D1730401

Franz Petermann • Dieter Vaitl (Hrsg.)

Entspannungsverfahren

Das Praxishandbuch

Franz Petermann • Dieter Vaitl (Hrsg.)

Entspannungsverfahren

Das Praxishandbuch

4., vollständig überarbeitete Auflage

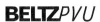

BELTZ*PVU*

Anschriften der Herausgeber:

Prof. Dr. Franz Petermann
Zentrum für Klinische Psychologie und Rehabilitation der Universität Bremen
Grazer Straße 6
28359 Bremen
E-Mail: fpeterm@uni-bremen.de

Prof. Dr. Dieter Vaitl
Bender Institute of Neuroimaging
Justus-Liebig-Universität Gießen
Otto-Behaghel-Str. 10
35394 Gießen
E-Mail: dieter.vaitl@psychol.uni-giessen.de

4., vollständig überarbeitete Auflage 2009

1. Auflage 1993 Psychologie Verlags Union, Weinheim
2., überarbeitete Auflage 2000 Psychologie Verlags Union, Weinheim
3., vollständig überarbeitete Auflage 2004 Beltz Verlag, Programm PVU, Weinheim

© Beltz Verlag, Weinheim, Basel 2009
Programm PVU Psychologie Verlags Union
http://www.beltz.de

Lektorat: Gisa Windhüfel, Monika Radecki
Herstellung: Grit Möller
Umschlaggestaltung: Federico Luci, Odenthal
Umschlagbild: iStockphoto, Calgary (CA)
Satz und Bindung: Druckhaus „Thomas Müntzer", Bad Langensalza
Druck: Druck Partner Rübelmann, Hemsbach

Printed in Germany

ISBN 978-3-621-27642-9

Inhaltsübersicht

Teil IV Anwendungsbereiche bei Kindern und Jugendlichen

Inhalt

Teil I   Grundlagen der Entspannung

Teil II Entspannungsverfahren

Teil III Anwendungsbereiche bei Erwachsenen

Teil IV Anwendungsbereiche bei Kindern und Jugendlichen

Vorwort zur 4. Auflage

Entspannungsverfahren gehören zu den etabliertesten Standardverfahren der Psychotherapie. Kaum eine Therapieschule verzichtet auf sie, und sie fehlen in fast keinem multimodalen Behandlungspaket. Seit der Herausgabe der 1. Auflage unseres Handbuches (im Jahre 1993) hat sich die Vielfalt ihrer Anwendungen sogar noch erheblich erhöht. Der Anwendungsboom findet jedoch kaum Niederschlag in entsprechenden Forschungsaktivitäten. Zu einigen neuen Anwendungsgebieten existieren keine umfassenden Studien; kaum werden die verschiedenen Entspannungsverfahren – auf ein Anwendungsgebiet bezogen – in ihrer Wirksamkeit systematisch verglichen und in ihrer Leistungsfähigkeit empirisch gegenübergestellt.

Bei der Weiterentwicklung dieses Handbuches folgten wir den Wünschen vieler Praktiker! Der zentrale Wunsch aus der Perspektive der Praxis besteht darin, zu den vielfältigen Anwendungsbereichen „Kompaktwissen" zu liefern. Mit dem Praxishandbuch verfolgen wir deshalb drei Ziele:

(1) Wir möchten kurz gefasste Basisinformationen zu den verschiedenen, wissenschaftlich abgesicherten Entspannungsverfahren liefern.
(2) Die vielfältigen Anwendungsgebiete einheitlich aufbereiten, was das Nachschlagen und Erproben in der Praxis erheblich erleichtert.
(3) Zudem sind zu den wichtigsten Anwendungsgebieten die spezifischen Vorgehensweisen genau dargestellt, so dass sie leicht nachvollzogen werden können.

Bei der Realisierung dieser Auflage unseres Buches unterstützte uns das Lektorat des Verlags Beltz PVU sehr; hier danken wir vor allem Frau Gisa Windhüfel und Frau Monika Radecki. So wurde uns die unangenehme Aufgabe, „Schreibdisziplin" von unseren Autoren zu verlangen, weitgehend abgenommen. Dafür danken wir sehr. Ebenso bedanken wir uns bei unseren Lesern, die uns durch Rückmeldungen dazu anregten, unser Buch in der vorliegenden Form weiterzuentwickeln. Unseren Mitautoren danken wir für ihr Mitwirken und ihre Geduld.

Bremen und Gießen, im Juli 2009   Franz Petermann und Dieter Vaitl

Entspannungsverfahren – eine Einführung

Franz Petermann • Dieter Vaitl

1   Vom Alltagsverständnis zur wissenschaftlichen Methode

Vielfältige Entspannungsmöglichkeiten im Alltag. Das Leben des Menschen ist eingespannt in Zyklen der Anspannung und Lockerung, der Aktivität und der Ruhe. Zu einem Leben, das Anstrengung und Mühe verlangt, gehören Phasen der Ruhe, Entlastung und Entspannung. Wir alle wissen, dass Belastungen, die die Kräfte des Körpers übersteigen, ebenso Schaden anrichten können wie lange Phasen der Passivität und Immobilisation (z. B. aufgrund erzwungener Bettlägerigkeit). Menschen nutzen vielfältige Möglichkeiten, um dem Körper Erholung zu gewähren und Wohlbefinden zu erzeugen. Sie reichen vom Dösen, Abschalten, Ausschlafen, Meditieren bis hin zu Aktivitäten wie Tanzen, Singen und Spielen.

Standardisierte Entspannungsverfahren im klinischen Kontext. Die Entspannungsverfahren, die in diesem Handbuch behandelt werden, unterscheiden sich von diesen Praktiken hinsichtlich Provenienz und Methode. Es handelt sich um standardisierte Verfahren, die größtenteils einem klinischen Kontext entstammen und zur Behandlung psychischer Störungen und körperlicher Erkrankungen entwickelt wurden. Sie haben mit den oben genannten, für die jeweilige Kulturepoche typischen Erholungspraktiken nur wenig gemeinsam.

Die Anwendung in klinischen Kontexten bringt eine exaktere, im Vergleich zur Alltagssprache differenziertere Auffassung des Konzepts „Entspannung" mit sich. Während im Alltag meist nur das subjektive Gefühl des Entspannt-Seins oder die damit verbundenen Tätigkeiten gemeint sind, unterscheiden professionelle Anwender zwischen vegetativen, hirnelektrischen und interozeptiven Entspannungskomponenten. In diesem Zusammenhang sind auch pharmakologische Aspekte zu berücksichtigen. Diese psychophysiologischen Grundlagen der Entspannung werden im ersten Teil dieses Buches dargestellt.

Entspannungsverfahren haben in den vergangenen Jahrzehnten eine große Popularität erlangt und besitzen als therapeutische Methoden eine hohe Attraktivität. Zum klinischen Standardrepertoire zählen heute folgende Entspannungsverfahren:

► Hypnose,
► autogenes Training,

- ▶ meditative Verfahren,
- ▶ imaginative Verfahren,
- ▶ progressive Muskelentspannung und
- ▶ Biofeedback.

Die verschiedenen Entspannungsverfahren werden im zweiten Teil des Buches in ihren Grundzügen vorgestellt. Der dritte Teil befasst sich mit den vielfältigen Anwendungsbereichen dieser Verfahren für Erwachsene, der vierte mit den Anwendungsbereichen für Kinder und Jugendliche. Bevor wir diese Bereiche näher betrachten, sollen einige wichtige Aspekte diskutiert werden, die alle Entspannungsverfahren betreffen.

2   Durchbrechen der Schulenbarrieren

Betrachtet man die Ursprünge dieser Verfahren, wird deutlich, wie sehr sie Zeitströmungen unterliegen und ihre Legitimation aus zeitgebundenen Vorstellungen und Meinungen über Krankheitsursache und Krankheitsbehandlung herleiten. Dies gilt insbesondere für Hypnose und autogenes Training, aber auch für die moderneren Verfahren wie progressive Muskelrelaxation und Biofeedback (vgl. Tab. 1).

Verschiedene Verfahren haben viel gemeinsam. Die Forschung der vergangenen Jahrzehnte hat entscheidend dazu beigetragen, die verschiedenen Verfahren zu entmythologisieren und sie aus ihrer Fixierung auf schulengebundene Denkweisen herauszulösen. Der kritische Empirismus, mit dem ihre Erforschung vorangetrieben wurde, hat eher die Gemeinsamkeiten, die zwischen den einzelnen Entspannungsverfahren bestehen, zutage gefördert als ihre Besonderheit und Einzigartigkeit, auf die in manchem älteren Lehrbuch noch gepocht wird. Da in der jüngeren Vergangenheit die Forschungsaktivitäten vorwiegend im klinisch-psychologischen Bereich angesiedelt waren und von dort die Erklärungsansätze und Anwendungsrichtlinien stammen, sind Entspannungsverfahren immer mehr zu akzeptierten Methoden der Psychologie geworden. Bei einer historischen Betrachtung fällt auf, wie wenig hilfreich jene Begründungen gewesen sind, die die „Erfinder" der jeweiligen Verfahren geliefert haben.

Entspannungsverfahren erzeugen keine außergewöhnlichen Phänomene. Erst das Durchbrechen der Barrieren, die durch die Vertreter der einzelnen Schulen errichtet worden waren (insbesondere bei der Hypnose und dem autogenen Training), hat eine Kooperation der verschiedenen Disziplinen möglich gemacht. So lieferten die Neurowissenschaften, die Psychophysiologie und die Verhaltenswissenschaften neue Modellansätze und Konzepte, die zu einem besseren Verständnis der biologischen Grundlagen von Entspannungsverfahren

Tabelle 1. Verschiedene „Schulen" der Entspannung

Verfahren	Grundlagen
Hypnose	Bei der Hypnose bewirken bestimmte Einleitungsprozeduren (z. B. spezielle Sprachmuster) eine besondere und komplexe (kognitive, emotionale und physiologische) Wahrnehmungs- und Erlebnisverarbeitung (Kossak, 2009). Eine zu hypnotisierende Person muss „suggestibel" sein (Hoppe, 1993). Ihre Rolle ist eher passiv; der Therapeut übernimmt weitgehend die Führung des Geschehens (Revenstorf, 1993).
Autogenes Training	Beim autogenen Training handelt es sich um eine Form der „konzentrativen Selbstentspannung", die ohne die Kontrolle eines Hypnotiseurs durchgeführt werden kann und die durch Übung perfektioniert wird (Schultz, 1973). Schultz unterscheidet psychophysiologische Standard-Übungen (Unterstufe), meditative Übungen (Oberstufe) und spezielle Übungen.
Meditative Verfahren	Meditative Verfahren sind sehr vielfältig und haben ihren Ursprung in religiösen Übungen, die vor allem der Erweiterung des Bewusstseins dienen sollen (vgl. Ott, 2009). Auftretende Entspannungsreaktionen werden eher als Nebeneffekt betrachtet. Meditative Verfahren können im Sitzen durchgeführt werden oder auch bestimmte Bewegungen beinhalten (z. B. Yoga, Tai Chi u. a.; vgl. Scholz, 2008).
Imaginative Verfahren	Imaginative Verfahren nutzen die Vorstellungskraft, um Verhalten „im Geist" einzuüben, wenn dies nicht in der Realität geschehen kann (z. B. Fallschirmsprung). Es existieren zahlreiche verschiedene Anwendungsformen, die sich teilweise unabhängig voneinander entwickelt haben und sich deutlich unterscheiden. Besondere Bedeutung hat die emotionale Imagination nach Lang (1977), die psychophysiologische Erkenntnisse einbezieht (Petermann et al., 2009).
Progressive Muskelentspannung	Die progressive Muskelentspannung basiert auf der Annahme einer Wechselwirkung zwischen zentralnervösen, mentalen Prozessen und peripheren, muskulären Veränderungen (Hamm, 2009). Der Begründer dieser Schule, Jacobson, postulierte, dass durch mentale Prozesse die Muskulatur und das vegetative Nervensystem beeinflusst werden können (zentrifugale Wirkung). Weiterhin sollen Veränderungen der Muskel-

Tabelle 1. (Fortsetzung)

Verfahren	Grundlagen
	spannung auch die zentralen mentalen Prozesse beeinflussen (zentripetale Wirkung). Das Verfahren besteht in der willkürlichen Aktivierung und Lösung von Muskelgruppen, um so sukzessiv eine Entspannung des ganzen Körpers und damit verbunden auch eine mentale Deaktivierung zu erreichen.
Bio-feedback	Das seit den 1970er Jahren verwendete Biofeedback beruht auf dem Prinzip, normalerweise nicht wahrnehmbare physiologische Prozesse in elektronische Signale zu verwandeln und der Person zurückzumelden (Vaitl & Rief, 2009). Die Person erhält damit die Möglichkeit, ihre autonomen Körperfunktionen willentlich und – im Gegensatz z. B. zum autogenen Training – objektiv messbar zu beeinflussen.

beigetragen haben und zu Spezifikationen ihrer praktischen Anwendung führten. Dadurch wurde deutlich, dass die Wirkungen, die Entspannungstechniken erzeugen, keine außergewöhnlichen Phänomene darstellen, sondern dass sie zum normalen Verhaltensrepertoire des Menschen gehören. Es handelt sich um Ressourcen, die in jedem Menschen schlummern. Zu ihrer Aktivierung aber bedarf es bestimmter Methoden und Techniken.

3 Das Wirkungsspektrum

Wirksamkeit der Entspannungsverfahren empirisch geprüft. Die Forschung hat deutlich gemacht, dass ungeprüfte Vorannahmen über die klinische Wirksamkeit von Entspannungsverfahren (z. B. bei der Behandlung von Angst) aufgegeben bzw. modifiziert werden müssen. So zeigten Meta-Analysen, dass Entspannungsverfahren nur bei ganz bestimmten Typen von Angststörungen effektiv sind, während sich in anderen Fällen andere Therapieformen bewährt haben (z. B. die Muskelentspannung bei der Behandlung der Panik- und generalisierten Angststörung; vgl. Conrad & Roth, 2007). In anderen Bereichen (z. B. bei der Hypertonie-Behandlung oder bei der Behandlung von Schmerzzuständen) haben sich hingegen positive Effekte gezeigt, die früher für fraglich gehalten wurden. Das Wirkspektrum von Entspannungsverfahren wird dadurch zwar eingeschränkt, aber präzisiert. Hierbei spielen klinisch wichtige Gesichtspunkte eine entscheidende Rolle. Die zentralen Faktoren in diesem Zusammenhang sind:

- die Spezifität der Effekte,
- die differentielle Indikation,
- die Vereinfachung der Methode und
- die Ökonomie der Anwendung.

Dies sind wichtige Schritte auf dem Weg hin zu empirisch fundierten Indikationskatalogen. Entspannungsverfahren werden ambulant und stationär in der Behandlung, Rehabilitation und Prävention zahlreicher psychischer und körperlicher Störungen und Erkrankungen eingesetzt.

Beispiel

Psychische Störungen und körperliche Erkrankungen als Anwendungsfelder von Entspannungsverfahren

Psychische Störungen

- stressbedingte Störungsformen
- Angststörungen
- aggressives Verhalten
- leichte bis mittelgradige depressive Störungen
- Belastungs- und Anpassungsstörungen
- Sprechstörungen
- Aufmerksamkeitsdefizit-/Hyperaktivitätsstörungen
- Störungen infolge eines Substanzmissbrauchs

Körperliche Erkrankungen

- Bluthochdruck
- koronare Herzerkrankungen
- periphere Durchblutungsstörungen (z. B. die Raynaud'sche Erkrankung)
- Asthma bronchiale
- gastrointestinale Störungen
- Kopfschmerzen vom Migräne- und Spannungstyp
- akute und chronische Schmerzzustände
- Schlafstörungen
- sexuelle Funktionsstörungen
- somatoforme Störungen
- Fibromyalgie
- rheumatische Erkrankungen

Entspannungsverfahren oft als Zusatzmaßnahme indiziert. Natürlich können nicht alle psychischen und körperlichen Störungen und Erkrankungen einzig und allein durch Entspannungsverfahren verhindert oder behandelt werden. In der Regel kann man Entspannungsverfahren – je nach Krankheitsbild – einen besonderen Stellenwert innerhalb eines übergeordneten Therapieschemas zuweisen. Es muss daher differenziert werden zwischen Störungsbildern, bei denen Entspannungsverfahren als zentrale Behandlungsmethoden eingesetzt werden können (z. B. bei spezifischen Phobien, generalisierten Angst- und Panikstörungen; Conrad & Roth, 2007), und Störungen oder Erkrankungen, bei deren Behandlung die Entspannungsverfahren lediglich zusätzliche therapeutische Maßnahmen im Rahmen einer übergeordneten Behandlungsstrategie darstellen (z. B. bei Krebs; vgl. Lübbert et al., 2001). Im letzteren Fall werden Entspannungsverfahren als Begleitmaßnahmen verstanden, die den Behandlungserfolg beschleunigen, stabilisieren und generalisieren helfen und die dazu beitragen, dass die Krankheitsbewältigung besser gelingt.

4 Gemeinsamkeiten

Selbstkontrolle. Obwohl die vorliegenden Befunde sehr heterogen sind, lassen sich doch Gemeinsamkeiten feststellen, die auf allgemeine Wirkprinzipien zurückgehen. Eines dieser Prinzipien liegt sehr wahrscheinlich im Erwerb von Eigenkompetenz und Selbstkontrolle (vgl. Tab. 2). Eine Ausnahme stellt die Hyp-

Tabelle 2. Aufbau von Selbstkontrolle durch verschiedene Entspannungsverfahren

Verfahren	Aufbau von Selbstkontrolle
Autogenes Training	Eine Person erfährt das Gefühl von Kontrolle über ihre Körperwahrnehmungen, indem sie ihre *Aufmerksamkeit* aktiv auf bestimmte Körperfunktionen richtet und sie zu beeinflussen versucht.
Meditation	In der meditativen Versenkung erlebt eine Person das Gefühl von Kontrolle über die eigenen *Gedanken* und ihre Fähigkeit zur *Konzentration*.
Imagination	Durch die Imagination, zum Beispiel kompetenten Verhaltens in bestimmten Situationen, übt eine Person in der *Vorstellung*, wie sie sich selbst und ihre Reaktionen kontrollieren kann.
Progressive Muskelentspannung	Eine Person gewinnt Kontrolle über ihren Körper, indem sie lernt, ihre *Muskelspannung* aktiv zu beeinflussen. Auf diese Weise wird es ihr möglich, einen Entspannungszustand selbst herbeizuführen.
Biofeedback	Selbstkontrolle wird erworben, indem eine Person lernt, eigene *körperliche Reaktionen* willentlich zu steuern, wobei sie durch direkte Rückmeldungen verstärkt wird.

nose aufgrund der abhängigen Rolle des Patienten dar, die ihm nur wenig eigene Initiative bei der Gestaltung des Entspannungsvorgangs ermöglicht.

Entspannungsverfahren stellen in diesem Sinne hilfreiche Angebote dar, um das Bewusstsein der Patienten zu stärken, dass sie ihren Belastungen und Beschwerden nicht hilflos ausgeliefert sind. Vergleichbar sind sie darin den aus der Verhaltenstherapie bekannten Wirkkomponenten der Selbstwirksamkeit und der Selbstkontrolle (vgl. Self-Management-Konzept von Kanfer et al., 2006). Weitere gemeinsame Wirkprinzipien der Entspannungsverfahren sollen im Folgenden kurz aufgeführt werden.

Schulung der Konzentration. Eine Gemeinsamkeit aller Entspannungsverfahren besteht darin, dass sie die Fähigkeit der Teilnehmer fördern, sich auf bestimmte Objekte oder auch auf das innere Erleben zu konzentrieren. Diese Schulung der Konzentration kann den Personen zum Beispiel dabei helfen, im Alltag störende Außenreize zu ignorieren oder eigene Bedürfnisse besser wahrzunehmen und zu erfüllen. Aufmerksamkeit und Konzentration sind besonders bedeutsam im Kontext der Meditation (z. B. Lazar et al., 2000; vgl. Ott, 2009), sie liegen jedoch auch allen anderen Entspannungsverfahren zugrunde.

Beruhigung. Weiterhin bewirken alle Entspannungsverfahren unabhängig von ihrer speziellen Methodik eine Entspannungsreaktion und damit eine Beruhigung, die sich auch anhand von physiologischen Parametern nachweisen lässt (darunter je nach Verfahren neuromuskuläre, kardiovaskuläre und zentralnervöse Veränderungen; z. B. Ott, 2001; vgl. Kapitel 1, „Neurobiologische Grundlagen der Entspannungsverfahren" in diesem Buch).

Steigerung des Wohlbefindens. Schließlich ist den Entspannungsverfahren gemeinsam, dass sie das subjektive physische und emotionale Wohlbefinden der Teilnehmer steigern (z. B. Löwe et al., 2002; Lohaus et al., 2001), also verstärkend wirken und dadurch zum Beispiel die Therapiemotivation fördern können.

Es lässt sich hieraus ableiten, dass durch die Entspannung günstige interne Bedingungen geschaffen werden (Selbstkontrolle, Konzentration, Ruhe, Wohlbefinden), welche die Erfolgsaussichten anderer Therapieanteile erhöhen können. Aus diesen Gründen werden heute Entspannungsverfahren nicht mehr als isolierte Therapie eingesetzt, sondern sind meist integraler Bestandteil eines übergeordneten Behandlungskonzepts. Der gemeinsame Nenner, von dem sich ihr Stellenwert innerhalb verschiedener Therapien herleitet, ist der einer Alternativreaktion; denn Entspannungsverfahren tragen dazu bei, dass ein neues psychophysiologisches Reaktionsmuster gelernt und erprobt wird, das bislang unbekannt war und sich nun günstig auf Beschwerden und auf den Umgang mit ihnen auswirkt.

5   Anerkannte psychologische Interventionsmethoden

Sektionen psychologischer und ärztlicher Fachgesellschaften. Entspannungsverfahren, insbesondere die Hypnose, das autogene Training und die progressive Muskelrelaxation, zählen zu den klinisch anerkannten psychologischen Interventionsmethoden. Nach den Richtlinien des Bundesausschusses der Ärzte und Krankenkassen über die Durchführung der Psychotherapie (1998) sind sie sowohl Methoden der psychosomatischen Grundversorgung als auch Methoden psychotherapeutischer Anwendungsformen. Der Verbreitungs- und Bedeutungsgrad dieser Methoden ist auch daran abzulesen, dass innerhalb von psychologischen und ärztlichen Fachgesellschaften Sektionen gebildet wurden, die in Form von Konsensuskonferenzen die Standards für die Diagnostik, Indikation bzw. Kontraindikation, Durchführung und Erfolgskontrolle dieser Verfahren festgelegt haben; in diesem Zusammenhang wären die Psychologische Fachgruppe zum Thema „Entspannungsverfahren" in der Sektion Klinische Psychologie im Berufsverband Deutscher Psychologinnen und Psychologen (BDP) und die Deutsche Gesellschaft für Ärztliche Hypnose und Autogenes Training (DGÄHAT) zu nennen.

Studien zur Wirksamkeit und differentiellen Indikation. Wie bei allen Verfahren, die nach den heute geltenden Kriterien einer „evidence based medicine and psychotherapy" beurteilt werden, stellt sich auch bei den Entspannungsverfahren die Frage nach deren Wirksamkeit und differentiellen Indikation. Zur ersten Frage, der nach der Wirksamkeit, bestätigen inzwischen zahlreiche Studien, dass bestimmte Entspannungsverfahren bei zahlreichen psychischen und somatischen Störungen erfolgreich sind. Der empirische Nachweis ist in Form von narrativen Analysen zum Beispiel für das autogene Training (Linden, 1994) und die progressive Muskelentspannung (Gröninger & Gröninger, 1996) geführt worden oder ist das Ergebnis von umfangreichen Meta-Analysen. Meta-Analysen liegen vor für:

▶ das autogene Training (Stetter & Kupper, 2002),
▶ die Meditationsverfahren (Grawe et al., 1994) und
▶ die progressive Muskelentspannung (Eppley et al., 1989; Pluess et al., 2008).

Die Tatsache, dass verschiedene Entspannungsverfahren klinisch wirksam sind, darf aber nicht darüber hinwegtäuschen, dass die zweite, klinisch weitaus relevantere Frage, nämlich die nach der differentiellen Wirksamkeit, nicht einmal in Ansätzen beantwortet ist. Es existieren zwar verschiedene Studien, die versucht haben, die unterschiedliche Wirksamkeit des einen oder anderen Entspannungsverfahrens zu bestimmen (z. B. verschiedene Hypnoseformen vs. Muskelentspannung bei Fibromyalgie-Patienten; Conrad et al., 2007), doch sind die Fragestellungen oft zu spezifisch, die Störungsformen zu heterogen und schließlich die

Resultate zu disparat, als dass daraus Schlussfolgerungen im Hinblick auf eine differentielle Indikation gezogen werden könnten.

Gänzlich mangelt es an prospektiven Verbund- und Multizenter-Studien, wie sie in Prüfphase III der klinischen Interventions- und Evaluationsforschung üblich sind. So bleibt nur die Hoffnung, dass diese wissenschaftlich und praktisch relevanten Fragen in naher Zukunft in Angriff genommen werden.

6 Entwicklungsrichtungen der Forschung

Erkenntnisse der verschiedenen biologisch orientierten Humanwissenschaften. Hoffnungsvoller kann demgegenüber die Entwicklung stimmen, die die Erforschung der Wirkmechanismen von Entspannungsverfahren genommen hat. In den vergangenen zwei Jahrzehnten sind vor allem in den biologisch orientierten Humanwissenschaften, wie der Neuropsychologie, der Psychophysiologie und der experimentellen Psychologie, Erkenntnisse gewonnen worden, die auch zu einem besseren Verständnis jener Prozesse beitragen, die während der Entspannung und der Selbstkontrolle von körperlichen Vorgängen ablaufen. Es ist seit langem bekannt, dass es durch den Einsatz der verschiedenen Entspannungsverfahren zu einer Entspannungsreaktion kommt, die sich in charakteristischen körperlichen und psychischen Veränderungen widerspiegelt. Was sich aber im Gehirn ereignet, während sich ein Mensch in der Entspannung befindet, erschließt sich erst seit kurzem. Häufig werden dazu Gehirnaktivitäten in Form des EEG aufgezeichnet (z. B. Aftanas & Golocheikine, 2001; Travis, 2001; Williams & Gruzelier, 2001); jedoch kann vom EEG nicht direkt auf kognitive Prozesse geschlossen werden. Jüngst entwickelte Methoden wie die bildgebenden Verfahren eröffnen hier neue Wege und Einsichten (z. B. Raichle, 1998). Diese Forschungen werden subsummiert unter dem Oberbegriff „veränderte Bewusstseinszustände" (Vaitl, 2003).

Fazit: Entspannung bewirkt Veränderungen der Bewusstseinslage. Wie auch immer man das Geschehen während der Entspannung bezeichnet, Einigkeit besteht inzwischen darüber, dass es sich um mehr oder weniger ausgeprägte Veränderungen der Bewusstseinslage handelt. Deutlich wird dies – nimmt man nur die Erlebnisberichte der Übenden als Grundlage – vor allem bei der Hypnose, bei meditativen Verfahren, beim autogenen Training und in abgeschwächter Form bei der progressiven Muskelentspannung und dem Biofeedback.

7 Kultur der Entspannung

Entspannung – wozu? Entspannungsverfahren sind allesamt übende Verfahren. Sie sind leicht zu erlernen und entfalten ihre Wirkung in der Regel erstaunlich rasch. Sind die Übungsbedingungen günstig gestaltet, können sich die im Menschen angelegten potentiellen Reaktionsformen im Sinne einer Alternativreaktion entwickeln und Entspannung herbeiführen. Wenn wir von einer „Kultur der Entspannung" sprechen, meinen wir damit jene besonderen Regeln, nach denen das Prinzip „Entspannung" verwirklicht wird. Entspannung für sich genommen ist ein Mittel, kein Selbstzweck. Sie muss in den Kontext von Anspannung und Alltagsbelastungen integriert werden. Entspannung nur zu betreiben, um die Muskeln zu relaxieren, mag schon ein Übungsziel an sich sein. Doch was geschieht, wenn alle Muskeln erschlafft sind? Ist das der erstrebte Zustand? Wenn es gelingt, ein Gefühl der Ruhe und Gelöstheit zu erleben und sich dies mit zunehmender Geübtheit immer rascher einstellt, drängt sich unmittelbar die Frage auf, zu welchem Zweck wir uns in diesen hedonischen Zustand befördern und wie lange wir ihn auskosten sollen. Wie oft haben wir die Erfahrung machen müssen, dass die Entspannungstechniken ihre Attraktivität verloren und schal wurden, sobald die biologische Kunstfertigkeit, sich zu entspannen, beherrscht wurde.

Entspannung als Alternativreaktion und neue Erfahrung. Entspannungsverfahren müssen ihren „Sitz im Leben" haben. Ihr klinisches Potential liegt darin, dass sie helfen, eine Alternativreaktion in Situationen zur Verfügung zu haben, die dies erfordern. Diese Situationen können sich jedoch massiv von den Bedingungen unterscheiden, unter denen Entspannung erlernt wurde. Werden Entspannungsmethoden klinisch eingesetzt, bestimmt das übergeordnete Therapieziel, weshalb eine solche Alternativreaktion nötig ist und wogegen sie helfen soll. Damit ist das Wirkspektrum der Entspannungsverfahren allerdings noch nicht erschöpft. Neben dem somatotropen Wirkungsprofil existiert noch ein psychotropes, das in einer kognitiven Restrukturierung besteht. Darunter fallen sehr verschiedene psychische Prozesse, die durch Entspannungsverfahren angestoßen werden und zu neuen Erfahrungen führen. Hierzu zählen die Sensitivierung für und die Fokussierung auf imaginative Vorgänge sowie die Akzeptanz ungewohnter und paradoxer Ereignisse. Diese unerwarteten Erfahrungen aber sollen nicht als etwas Fremdes, sondern als Teil der eigenen Person erlebt werden.

Um eine Kultur der Entspannung zu fördern, ist die Verbreitung von Wissen über die Bedeutung von Entspannung und über Anwendungsmöglichkeiten unter Fachleuten wie unter Laien notwendig. Unter anderem hat sich das Internet als Medium und Forum für gesundheitliche Themen etabliert. Es stellt ein großes Angebot an Informationen über Entspannungsverfahren sowohl für Laien als auch für Fachkreise bereit.

Informationen über Entspannungsverfahren im Internet

Informationen für Fachkreise

Schweizer Psychologie-Portal: Therapie Guide: Entspannungsverfahren
http://www.psychology.ch/index/Therapie_Guide/Entspannungsverfahren/
(Stand: 14. 4. 2009)

ÖGATAP – Österreichische Gesellschaft für Autogenes Training und Allgemeine Psychotherapie
http://www.oegatap.at/ (Stand: 14. 4. 2009)

Psychologische Fachgruppe Entspannungsverfahren: Autogenes Training, Progressive Relaxation, Hypnose, Biofeedback der Sektion Klinische Psychologie im Berufsverband Deutscher Psychologinnen und Psychologen (BDP) e.V. – ehem. Psychologischer Arbeitskreis für Autogenes Training & Progressive Relaxation
http://www.entspannungsverfahren.com (Stand: 14. 4. 2009)

Informationen für Laien

Beratung und Therapie online: Entspannung, Entspannungstechniken, Entspannungsprozesse
http://www.btonline.de/entspannung.html (Stand: 14. 4. 2009)

MedizInfo®Datenbank: Entspannungsverfahren
http://www.medizinfo.de/psychotherapie/entspannung/start.shtml
(Stand: 14. 4. 2008)

8 Problemfelder und Störungsbilder bei Erwachsenen

Anhand von ausgewählten Problemfeldern und Störungsbildern soll in diesem Buch verdeutlicht werden, worin der praktische Nutzen von Entspannungsverfahren besteht und für welche Patienten sie als Behandlungsform oder Therapiebaustein in Frage kommen. Um die Vielfalt der Anwendungsmöglichkeiten zu veranschaulichen, werden in diesem Buch Anwendungsbereiche bei psychischen Störungen und körperlichen Erkrankungen von Erwachsenen und auch von Kindern vorgestellt.

Ein klassisches Anwendungsgebiet von Entspannungsverfahren sind alle Formen von Angststörungen. Da Angst und Entspannung unvereinbar sind, zählen Entspannungsverfahren zu den Grundkomponenten der meisten Angsttherapien. Wie der Angst mit Entspannungstechniken begegnet werden kann, wird in diesem Buch ausführlich dargestellt.

Nicht nur psychische Störungen wie Angst, sondern auch chronische körperliche Erkrankungen stellen bedeutende Anwendungsfelder der Entspannungsverfahren dar. Dazu zählen zum Beispiel Asthma, Herz-Kreislauf-Erkrankungen und Rheuma. In den entsprechenden Kapiteln dieses Buches werden Möglichkeiten vorgestellt, wie mit der Hilfe von Entspannungsverfahren die Bewältigung dieser Erkrankungen erleichtert werden kann. Psychosomatische Störungen wie Schlafstörungen, sexuelle Funktionsstörungen und somatoforme Störungen stellen die dritte Gruppe der Störungsbilder dar, die mit Entspannungsverfahren therapierbar sind. Sie werden in separaten Kapiteln ebenfalls in diesem Buch behandelt.

Entspannungsverfahren dienen jedoch nicht nur der Behandlung von Störungen und Erkrankungen, sondern auch der Optimierung der Leistungsfähigkeit im Alltag, zum Beispiel bei der Arbeit oder beim Sport (z. B. Kellmann, 2002). Als ein Beispiel für den nicht-klinischen Einsatz von Entspannungsverfahren wird daher in einem Kapitel der Anwendungsbereich „Sport und Bewegung" vorgestellt.

9 Problemfelder und Störungsbilder bei Kindern und Jugendlichen

Ähnlich wie bei den Erwachsenen lassen sich auch bei Kindern mehrere wichtige Anwendungsfelder unterscheiden. Wie bei den Erwachsenen zählen unter den psychischen Störungen die Angststörungen zu den häufigen Einsatzbereichen der Entspannungsverfahren. Ein kindspezifisches Problemfeld und eine wichtige Herausforderung für Therapeuten stellen Aufmerksamkeitsdefizit-/Hyperaktivitätsstörungen (ADHS) und aggressives Verhalten dar. Obwohl bei diesen Störungen ein multimodales und bei ADHS auch eine pharmakologische Behandlung empfohlen wird, ist die Bedeutung von Entspannungsverfahren in diesem Bereich zum Beispiel durch die Meta-Analyse von Turchiano (2000) belegt. Auf solche neueren Anwendungsbereiche geht das Buch in verschiedenen Kapiteln ausführlich ein.

Ein weiterer Anwendungsbereich wird durch bestimmte psychosomatische und somatische Störungsbilder definiert, die auch bei Kindern häufig auftreten. Dazu zählen funktionelle Bauchschmerzen, Schmerzen bei medizinischen Behandlungen, Kopfschmerzen, Neurodermitis und stressbedingte Störungen, die detailliert in diesem Buch behandelt werden.

Gerade bei Kindern lohnt sich der Einsatz präventiver Maßnahmen, um der Entstehung und Fixierung von Störungen wirksam vorzubeugen. Der dritte wichtige Anwendungsbereich liegt daher in der Nutzung von Entspannungsver-

fahren für präventive Interventionen, zum Beispiel in der Schule, also bei Lern-
und Verhaltensproblemen.

10 Fachliche Kompetenz

Voraussetzungen auf der Seite des Therapeuten. Wer Entspannungsverfahren
klinisch einsetzt, muss fachliche Kompetenz besitzen. Bei dem Wissen, das wir
heute über Entspannungsverfahren haben, und bei dem breit gefächerten Indi-
kationskatalog ist es nicht mehr zu rechtfertigen, wenn Übungsleiter oder
Therapeuten nur ein einziges Entspannungsverfahren beherrschen. Bedauer-
licherweise gibt es aber heute noch viel zu viele selbsternannte „Entspannungs-
therapeuten", die nur ein einziges Verfahren kennen, dessen Wirkung sie meist
aus nahe liegenden Gründen überschätzen. Nicht selten trifft man auf die Meinung, dass Entspannung die ultima ratio sei, wenn sonst nichts mehr hilft. Diese
Maxime wird umso häufiger vertreten, je weniger und je oberflächlicher Diagnostik betrieben wurde und je unklarer und naiver das Konzept ist, das der
Behandlung zugrunde liegt. Wie jede andere therapeutische Maßnahme auch,
setzen Entspannungsverfahren eine gründliche medizinische und psychologische
Diagnostik voraus. Sie ist umso wichtiger, je mehr Möglichkeiten bestehen, verschiedene, aus bekannten Verfahren hergeleitete Entspannungsmodule mit anderen therapeutischen Maßnahmen zu kombinieren. Entscheidend ist auch das
profunde Wissen über Kontraindikationen, um mögliche Schäden zu vermeiden
(z. B. Petermann, 2007). Wer diese diagnostische und therapeutische Kompetenz
nicht besitzt, das heißt keine ausreichende Ausbildung in Psychodiagnostik und
Klinischer Psychologie sowie Fort- und Weiterbildung in Verhaltenstherapie
nachweisen kann, ist nach heutigem Kenntnisstand nur unzureichend vorbereitet, mit diesen Methoden fachgerecht umzugehen.

Voraussetzungen auf der Seite des Teilnehmers. Ein weiterer Aspekt, der die
Effektivität von Entspannungsverfahren nachweisbar beeinflusst, betrifft die
Perspektive des Patienten beziehungsweise der Person, die Entspannungsverfahren erlernt. Die Teilnehmer müssen dem Therapeuten und dem Verfahren gegenüber eine positive Einstellung, Offenheit und Vertrauen entgegenbringen
können (Dohrenbusch & Scholz, 2003; Petermann, 2007). Es hat sich weiterhin
gezeigt, dass die Vorerfahrungen mit Entspannung und die Motive der Teilnehmer wichtige Prädiktoren für den Erwerb der Techniken und für den Transfer in
den Alltag darstellen (Krampen, 2002 a). Die Wirkung von Entspannungsverfahren kann teilweise durch einfache Methoden, wie die Auswahl von durch die
Teilnehmer akzeptierten Protokollierungstechniken, erhöht werden (Krampen,
2002 b). Sollen Entspannungsverfahren bei Kindern angewendet werden, ist auf

die Altersangemessenheit der Verfahren besonders zu achten (z. B. Fasthoff et al., 2003; Petermann 2007). Diese Punkte müssen berücksichtigt werden, wenn Entspannungsverfahren ausgewählt und angepasst werden. Entscheidend ist, dass in der Anwendung und in der Forschung die Perspektive der Teilnehmer einbezogen wird. Auch darin beweist sich die fachliche Kompetenz der Trainer und Forscher in diesem Bereich. Die Voraussetzungen für eine qualitativ hochwertige, fachlichen Standards genügende klinische Verwendung von Entspannungsverfahren sind nachfolgend noch einmal zusammengefasst.

Übersicht

Voraussetzungen für die Anwendung von Entspannungsverfahren
Qualität des Verfahrens
▶ empirische Belege für die Wirksamkeit des Verfahrens
▶ Standardisierung der Durchführung und Protokollierung
▶ Anpassung an die Zielgruppe (z. B. Altersangemessenheit)
▶ Übertragbarkeit der Effekte auf den Alltag

Voraussetzungen auf der Seite des Therapeuten
▶ Vertrautheit mit dem Verfahren, idealerweise Beherrschung mehrerer Entspannungsverfahren
▶ diagnostische Kompetenz; Wissen über differentielle Indikationen und Kontraindikationen
▶ therapeutische Kompetenzen
▶ Kenntnisse über medizinische und psychophysiologische Zusammenhänge

Voraussetzungen auf der Seite des Teilnehmers
▶ allgemeine Voraussetzungen wie Motivation, Interesse, Vertrauen in den Therapeuten
▶ je nach Verfahren spezielle Voraussetzungen, zum Beispiel Suggestibilität bei der Hypnose

---

Für alle, die Entspannungsverfahren anwenden und sich über den aktuellen Kenntnisstand informieren wollen, haben wir dieses Buch herausgegeben. Damit ist der Wunsch verbunden, dass auf der Grundlage des Bekannten und Erprobten nach Neuem Ausschau gehalten wird und dass diejenigen, die sich mit Entspannungsverfahren beschäftigen, in dieser Hinsicht produktive Kompetenz erwerben und mit dazu beitragen, dass sich unser Wissen um diese Methoden erweitert.

Weiterführende Literatur

Bernstein D. A. & Borkovec, T. D. (2007). Entspannungstraining: Handbuch der progressiven Muskelentspannung nach Jacobson (12. Aufl.). Stuttgart: Klett-Cotta.

Kossak, H.-C. (2004). Hypnose (4. Aufl.). Weinheim: Beltz/Psychologie Verlags Union.

Petermann, U. (2007). Entspannungstechniken für Kinder und Jugendliche (5. erweit. Aufl.). Weinheim: Beltz.

Zitierte Literatur

Aftanas, L. I. & Golocheikine, S. A. (2001). Human anterior and frontal midline theta and lower alpha reflect emotionally positive state and internalised attention: High-resolution EEG investigation of meditation. Neuroscience Letters, 310, 57–60.

Bundesausschuss der Ärzte und Krankenkassen (1998). Richtlinien des Bundesausschusses der Ärzte und Krankenkassen über die Durchführung der Psychotherapie (Psychotherapie-Richtlinien) in der Fassung vom 11. Dezember 1998. Köln: Bundesanzeiger.

Castel, A., Pérez, M., Sala, J., Padrol, A. & Rull, M. (2007). Effect of hypnotic suggestion on fibromyalgic pain: Comparison between hypnosis and relaxation. European Journal of Pain, 11, 463–468.

Conrad, A. & Roth, W. T. (2007). Muscle relaxation therapy for anxiety disorders: It works but how? Journal of Anxiety Disorders, 21, 243–264.

Dohrenbusch, R. & Scholz, O. B. (2003). Wer profitiert von Hypnotherapie? Der Hypnose-Screeningsfragebogen (HypnoS) als Hilfe zur Indikationsentscheidung. Zeitschrift für Klinische Psychologie, Psychiatrie und Psychotherapie, 51, 230–244.

Eppley, K. R., Abrams, A. I. & Shear, J. (1989). Differential effects of relaxation techniques on trait anxiety: A meta-analysis. Journal of Clinical Psychology, 45, 957–974.

Fasthoff, C., Petermann, F. & Hampel, P. (2003). Eine Reise mit Kapitän Nemo. Zur Bedeutung von Entspannungsverfahren als Modul in Stressbewältigungstrainings von Kindern. Report Psychologie, 28, 86–95.

Grawe, K., Donati, R. & Bernauer, F. (1994). Psychotherapie im Wandel. Göttingen: Hogrefe.

Gröninger, S. & Gröninger, J. (1996). Progressive Relaxation: Indikation, Anwendung, Forschung, Honorierung. München: Pfeiffer.

Hamm, A. (2009). Progressive Muskelentspannung. In F. Petermann & D. Vaitl (Hrsg.), Entspannungsverfahren. Das Praxishandbuch (4. veränd. Aufl.) (S. 143–164). Weinheim: Beltz PVU.

Hoppe, F. (1993). Schmerz. In D. Revenstorf (Hrsg.), Klinische Hypnose (S. 297–312). Berlin: Springer.

Kanfer, F. H., Reinecker, H. & Schmelzer, D. (2006). Selbstmanagement-Therapie (4. Aufl.). Berlin: Springer.

Kellmann, M. (2002). Psychologische Erholungs- und Beanspruchungssteuerung im Ruder- und Radsport. Leistungssport, 32, 23–26.

Kossak, H.-C. (2009). Hypnose. In F. Petermann & D. Vaitl (Hrsg.), Entspannungsverfahren. Das Praxishandbuch (4. veränd. Aufl.) (S. 99–115). Weinheim: Beltz PVU.

Krampen, G. (2002a). Prognostischer Wert von Vorerfahrungen und Teilnahmemotiven für den Lern- und Transferprozess bei Autogenem Training und Progressiver Relaxation. Entspannungsverfahren, 19, 5–24.

Krampen, G. (2002b). Akzeptanz und Effekte unterschiedlicher Protokollierungstechniken bei Einführungen in das Autogene Training und die Progressive Muskelrelaxation. Zeitschrift für Klinische Psychologie, Psychiatrie und Psychotherapie, 50, 65–74.

Kröner, B. & Heiss, M. (1982). Der Einsatz von Entspannungsverfahren bei chronischen Kopfschmerzen. In H. P. Huber (Hrsg.), Migräne (S. 154–175). München: Urban & Schwarzenberg.

Lang, P. J. (1977). Imagery in therapy: An information processing analysis of fear. Behavior Therapy, 8, 862–886.

Linden, W. (1994). Autogenic training: A narrative and quantitative review of clinical outcome. Biofeedback and Self-Regulation, 19, 227–264.

Löwe, B., Breining, K., Wilke, S., Wellmann, R., Zipfel, S. & Eich, W. (2002). Quantitative and qualitative effects of Feldenkrais, progressive muscle relaxation, and standard medical treatment in patients after acute myocardial infarction. Psychotherapy Research, 12, 179–191.

Lohaus, A., Klein-Hessling, J., Vögele, C. & Kuhn-Hennighausen, C. (2001). Psychophysiological effects of relaxation training in children. British Journal of Health Psychology, 6, 197–206.

Lübbert, K., Dahme, B. & Hasenbring, M. (2001). The effectiveness of relaxation training in reducing treatment-related symptoms and improving emotional adjustment in acute non-surgical cancer treatment: A meta-analytical review. Psycho-Oncology, 10, 490–502.

Ott, U. (2001). The EEG and the depth of meditation. Journal of Meditation and Meditation Research, 1, 55–68.

Ott, U. (2009). Meditation. In F. Petermann & D. Vaitl (Hrsg.), Entspannungsverfahren. Das Praxishandbuch (4. veränd. Aufl.) (S. 132–142). Weinheim: Beltz PVU.

Petermann, F., Kusch, M. & Natzke, H. (2009). Imagination. In F. Petermann & D. Vaitl (Hrsg.), Entspannungsverfahren. Das Praxishandbuch (4. veränd. Aufl.) (S. 116–131). Weinheim: Beltz PVU.

Petermann, U. (2007). Entspannungstechniken für Kinder und Jugendliche (5. erweit. Aufl.). Weinheim: Beltz.

Pluess, M., Conrad, A. & Wilhelm, F. H. (2009). Muscle tension in generalized anxiety disorder: A critical review of the literature. Journal of Anxiety Disorders, 23, 1–11.

Raichle, M. E. (1998). Bildliches Erfassen von kognitiven Prozessen. In O. Güntürkün (Hrsg.), Biopsychologie (S. 128–135). Heidelberg: Spektrum.

Revenstorf, D. (Hrsg.) (1993). Klinische Hypnose. Berlin: Springer.

Scholz, W.-U. (2008). Entspannung in der Verhaltenstherapie dritter Generation. Entspannungsverfahren, 25, 6–38.

Schultz, T. H. (1973). Das Autogene Training. Konzentrative Selbstentspannung (14. Aufl.). Stuttgart: Thieme.

Stetter, F. & Kupper, S. (2002). Autogenic training: A meta-analysis of clinical outcome studies. Applied Psychophysiology and Biofeedback, 27, 45–98.

Travis, F. (2001). Autonomic and EEG patterns distinguish transcending from other experiences during transcendental meditation practice. International Journal of Psychophysiology, 42, 1–9.

Turchiano, T. P. (2000). A meta-analysis of behavioral and cognitive therapies for children and adolescents with attention deficit hyperactivity and/or impulsivity disorders. Dissertation Abstracts International: Section B: The Sciences & Engineering, 60 (11-B), 5760.

Vaitl, D. (2003). Veränderte Bewusstseinszustände. Sitzungsberichte der Wissenschaftlichen Gesellschaft an der Johann Wolfgang Goethe-Universität Frankfurt am Main. Band XLI, Nr. 2 (S. 53–123). Stuttgart: Frank Steiner Verlag.

Vaitl, D. & Rief, W. (2009). Biofeedback. In F. Petermann & D. Vaitl (Hrsg.), Entspannungsverfahren. Das Praxishandbuch (4. veränd. Aufl.) (S. 81–98). Weinheim: Beltz PVU.

Williams, J. D. & Gruzelier, J. H. (2001). Differentiation of hypnosis and relaxation by analysis of narrow band theta and alpha frequencies. The International Journal of Clinical and Experimental Hypnosis, 49, 185–206.

Teil I Grundlagen der Entspannung

Neurobiologische Grundlagen der Entspannungsverfahren

Dieter Vaitl

1 Einleitung

Entspannung ist ein spezifischer körperlicher Prozess, der sich auf dem Kontinuum von „Aktiviertheit – Deaktiviertheit" ansiedeln lässt und sich zum Pol eines fiktiven Ruhezustands hin bewegt. Es handelt sich nicht um ein Sonderphänomen, sondern um ein Reaktionsmuster, das zum biologischen Verhaltensrepertoire des Menschen gehört. Die neurobiologische Betrachtungsweise von Entspannungsverfahren löst sie aus ihrem ideengeschichtlichen und schulengebundenen Hintergrund heraus und führt sie auf ihre biologischen Grundmerkmale zurück. Sie erlaubt, einzelne Verfahrensteile, die aus unterschiedlichen Entspannungsmethoden stammen, zu kombinieren und nach einem Baukastenprinzip (Modul-Technik) miteinander zu verknüpfen.

2 Die Entspannungsreaktion

Die verschiedenen Methoden der Entspannungsinduktion (z. B. autogenes Training, progressive Muskelentspannung, Meditationsverfahren, Biofeedback; vgl. Abb. 1.1) führen zu mehr oder weniger ähnlichen physiologischen Veränderungen, die unter dem Begriff der Entspannungsreaktion zusammengefasst werden. Die bekanntesten physiologischen Kennzeichen einer solchen Reaktion sind im Übersichtskasten weiter unten dargestellt. Bahnung und Stabilisierung einer Entspannungsreaktion erfolgt bei allen Verfahren durch beharrliches und systematisches Üben, ähnlich dem Erlernen einer motorischen Fertigkeit. Ist eine Entspannungsreaktion einmal erlernt, stellen sich längerfristige Effekte ein. Sie bestehen im Allgemeinen

▶ in der Verminderung der sympatho-adrenergen Erregungsbereitschaft (= Sympathikolyse) und

▶ in der Modulation zentralnervöser Prozesse.

Im Folgenden werden die wichtigsten Veränderungen, die zu einer Entspannungsreaktion gehören, im Hinblick auf die physiologischen Grundprozesse und die sich daraus ergebenden praktischen Konsequenzen für die Anwendung von Entspannungsverfahren dargestellt.

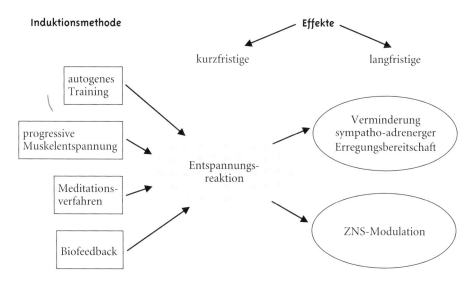

Abbildung 1.1. Entspannungsverfahren und Entspannungsreaktion. Durch verschiedene Induktionsmethoden wird eine Entspannungsreaktion erzeugt (kurzfristige physiologische und psychologische Effekte). Werden die Induktionsmethoden über längere Zeit hin systematisch angewandt, ergeben sich langfristige Effekte, die durch eine Verminderung der sympatho-adrenergen Erregungsbereitschaft und durch Modulationen der zentralnervösen Prozesse gekennzeichnet sind

Übersicht

Physiologische Kennzeichen einer Entspannungsreaktion
Neuromuskuläre Veränderungen:
▶ Abnahme des Tonus der Skelettmuskulatur
▶ Verminderung der Reflextätigkeit
Kardiovaskuläre Veränderungen:
▶ periphere Gefäßerweiterung (Vasodilatation, insbesondere in den Hautarealen)
▶ geringfügige Verlangsamung der Herzrate
▶ Senkung des arteriellen Blutdrucks
Respiratorische Veränderungen:
▶ Abnahme der Atemfrequenz
▶ Gleichmäßigkeit der einzelnen Atemzyklen
▶ Abnahme des Sauerstoffverbrauchs

▶

Elektrodermale Veränderungen:

▶ Abnahme der Hautleitfähigkeit
▶ Abnahme der Spontanfluktuationen

Zentralnervöse Veränderungen:

▶ Veränderung der hirnelektrischen Aktivität
▶ Veränderung der neuro-vaskulären Aktivität

Neuromuskuläre Veränderungen. Muskuläre Entspannung kommt neurophysiologisch dadurch zustande, dass sich die Anzahl der aktiven motorischen Einheiten verringert oder die Entladungsfrequenz der beteiligten Motoneurone abnimmt. An der Körperoberfläche können die Summenpotentiale mit Hilfe des Elektromyogramms (EMG) registriert werden. Das, was Entspannungsverfahren gewöhnlich an neuromuskulärer Entspannung erreichen, ist meist nur eine Näherung an das elektromyographische Null-Niveau in bestimmten Muskelpartien. Dies wird meistens dadurch erreicht, dass der Körper ruhig gestellt wird, sich in einer angenehmen Sitz- oder Liegeposition befindet und dafür gesorgt ist, dass keine externen (z. B. Lärm, Türenschlagen) oder internalen Reize (z. B. Beklemmungsgefühle infolge zu enger Kleidung, Blasendruck) Unruhe verursachen.

Wenn Entspannungsverfahren auf eine stärkere Senkung des Muskeltonus abzielen, ist ein zweiter Mechanismus der neuromuskulären Kontrolle zu berücksichtigen. Hier spielt das alpha- und gamma-motorische System eine wichtige Rolle (vgl. Birbaumer & Schmidt, 2003). Für die muskuläre Entspannung ist es wichtig zu wissen, dass dieses Regelsystem unter supraspinaler Kontrolle steht, d. h., dass das Empfindlichkeitsniveau der Messfühler „Muskelspindeln" durch Einflüsse aus höheren zentralnervösen Regionen eingestellt wird. Von dort gehen sowohl erregende als auch hemmende Einflüsse auf das neuromuskuläre System aus und bestimmen so den basalen Muskeltonus. Daraus ergibt sich, dass es bei der Induktion von neuromuskulärer Entspannung nicht allein mit einer

> **!** Um die zentrifugalen Anregungsmomente, die den Muskeltonus über das gamma-motorische System steigern, zu dämpfen oder zu verhindern, ist es wichtig, dass Vorstellungen und Assoziationsketten – mit welcher Methode auch immer – unterbrochen werden, die einen Handlungsimpuls enthalten oder in irgendeiner Weise sonst auf einen Bewegungsentwurf hinauslaufen. Daraus ergibt sich neben der entsprechenden Positionierung und Ruhigstellung des Körpers, dass auch eine mentale Ruhigstellung erreicht und Bewegungsvorstellungen vermieden werden.

passiven Ruhigstellung des Bewegungsapparats, z. B. durch angenehme Lagerung oder Sitzhaltung, getan sein kann; denn durch sie wird nur der afferente (aufsteigende) Signaleinstrom aus der Stützmotorik vermindert.

Periphere Gefäßerweiterung (Vasodilatation). Eines der sichersten Zeichen, dass sich körperliche Entspannung anbahnt oder bereits erreicht ist, sind Kribbel- und Wärmesensationen, insbesondere in den Extremitäten, in den Hautarealen von Händen und Füßen. Diese Wärmeempfindungen kommen durch einen vermehrten Blutzufluss infolge einer lokalen Gefäßerweiterung zustande. Der Wechsel der peripheren Durchblutung wird hauptsächlich durch sympathoadrenerge Vasokonstriktor-Nerven kontrolliert. Neben der neuralen Steuerung der Vasomotorik spielen vasoaktive Substanzen, die das Blut transportieren, eine wichtige Rolle (z. B. Katecholamine).

Bei der praktischen Durchführung von Entspannungsverfahren ist zu berücksichtigen, dass sich die Empfindlichkeit der alpha- und beta-Rezeptoren entsprechend der Umgebungstemperatur ändert und damit auch der lokale Blutfluss, folglich auch die Wärmesensationen. Es sollte also immer eine Behaglichkeitstemperatur (30 bis 36 °C) herrschen, damit es den Übenden leichter fällt, Wärmesensationen zu erleben.

Herzrate. Die Herzrate (Anzahl der Herzschläge pro Minute) ist ein beliebtes und zuverlässiges Maß für Aktivierungsprozesse. Dies gilt vor allem für physische, emotionale und mentale Belastungen und Beanspruchungen, nicht aber für Entspannungsprozesse. Entspannungsverfahren führen zwar zu einer geringfügigen Abnahme der Herzrate, allerdings sind diese Änderungsbeträge im Allgemeinen nicht größer als jene, die allein schon aufgrund fehlender körperlicher Belastung und der ruhigen Körperlage auftreten würden.

Arterieller Blutdruck. Ähnlich wie bei der Herzrate treten bei körperlicher Belastung sowie bei emotionaler und mentaler Beanspruchung Blutdrucksteigerungen auf. Entspannungsverfahren können zu entgegengesetzten Effekten führen und den Blutdruck senken. Erklärt werden diese Blutdruckeffekte damit, dass Entspannungsverfahren die Sympathikus-Aktivität dämpfen. Daneben können noch andere Einflussgrößen, die an der Blutdruckregulation beteiligt sind, durch diese Verfahren günstig beeinflusst werden, z. B. Abnahme der Kontraktilität des Herzmuskels oder der Katecholamin-Ausschüttung (zu den kurzfristigen und lang anhaltenden Regulationsmechanismen vgl. Vaitl, 2001).

Atemtätigkeit. Bei verschiedenen Entspannungsverfahren kommt es zu einer Abnahme der Atemfrequenz und zu einer Abflachung des Atemzugvolumens. Außerdem nimmt die abdominelle gegenüber der thorakalen Atmung zu. Beobachtet wurde auch, dass sich innerhalb eines Atemzyklus die Einatmungsphase gegenüber der Ausatmungsphase während der Entspannung verlängert. Insgesamt wird die Atemtätigkeit flacher und gleichmäßiger. Dies sind Effekte, die durch das Fehlen körperlicher Aktivität zustande kommen. Eine Ausnahme stellt die transzendentale Meditation dar. Hier traten bei Personen – meist mit langjähriger Meditationserfahrung – charakteristische Veränderungen auf. So nahm die Atemfrequenz um 50 Prozent und die Sauerstoffaufnahme um 40 Prozent ab. Außerdem war die Sensitivität für Zunahmen des CO_2-Gehalts in der Atemluft während der Meditationsphasen herabgesetzt (Jevning et al., 1992).

Elektrodermale Veränderungen. Durch die Änderung der Schweißdrüsenaktivität ändert sich die elektrische Leitfähigkeit der Haut (daher die Bezeichnung „elektrodermal"; griech. derma = Haut). Darauf beruhen verschiedene Messverfahren zur Bestimmung von langanhaltenden (tonischen, z. B. Veränderungen der Hautleitfähigkeit, Anzahl der Spontanfluktuationen) und kurzfristigen (phasischen, z. B. durch Reize ausgelösten) Reaktionen (zur Methode vgl. Boucsein, 2001). Die Schweißdrüsenaktivität wird neural ausschließlich über den Sympathikus gesteuert, wobei Acetylcholin der Überträgerstoff ist. Die Zunahme der Sympathikus-Aktivität führt zu erhöhten phasischen und tonischen elektrodermalen Reaktionen. Die Effekte von Entspannung müssten sich, sofern sie zu einer Dämpfung des Sympathikotonus führen, demnach in einer Abnahme oder in einem Ausbleiben von elektrodermalen Reaktionen zeigen (Edmonston jr., 1981).

Zur Interpretation elektrodermaler Reaktionen während der Entspannung ist zu unterscheiden, ob das spezielle Verfahren ausschließlich auf eine vegetative Aktivierungsdämpfung abzielt oder ob mentale Operationen von den Übenden, wie z. B. während der Hypnose und Meditation, verlangt werden. Im letzteren Fall führen die Veränderungen in den Aufmerksamkeitsprozessen (z. B. Orientierungsreaktionen) zu vorübergehenden Steigerungen der elektrodermalen Reaktionen. Ebenso können sich Störfaktoren im Übungskontext in einer Zunahme der elektrodermalen Reaktionen niederschlagen. Insofern sind diese Maße ein sensibler Indikator für Veränderungen im autonomen Nervensystem, seien sie nun kurzfristig oder länger anhaltend.

Andere physiologische Veränderungen. Die bisher besprochenen physiologischen Veränderungen sind natürlich nicht die einzigen, die während der Entspannung auftreten können. Daneben gibt es noch zahlreiche andere, unter verschiedenen Entspannungsverfahren beobachtete Besonderheiten physiologischer Reaktionen. Sie alle zu erwähnen, würde den Rahmen dieses Kapitels sprengen. Manche von ihnen sind eher Einzelbefunde und entbehren noch einer breiteren empirischen Basis. Dennoch sollen einige physiologische Veränderungen hier kurz genannt werden:

▶ gastrointestinale Veränderungen (z. B. durch autogenes Training, Biofeedback),

▶ Senkung des Cholesterinspiegels (z. B. durch autogenes Training),

- ▶ Veränderungen des Blutzuckerspiegels (z. B. durch autogenes Training),
- ▶ Erhöhung der Anzahl der natürlichen Killerzellen (z. B. durch Meditation),
- ▶ Reduktion der Schilddrüsen-Überfunktion (z. B. durch autogenes Training).

3 Zentralnervöse Prozesse

Die wichtigsten Informationsquellen für Ein- und Auswirkungen von Entspannungsverfahren sind Methoden, die einen Einblick in die strukturelle und funktionelle Organisation des arbeitenden Gehirns gewähren.

Elektroenzephalogramm (EEG)

Das EEG zeichnet an der Schädeloberfläche elektrische Potentialschwankungen auf, die durch Erregungsprozesse in der Hirnrinde entstehen (vgl. Birbaumer & Schmidt, 2003). Neben evozierten Potentialveränderungen (z. B. durch wiederholte Stimulation) kommt den verschiedenen Formen der Spontanaktivität des EEG im Rahmen von Entspannungsverfahren eine wichtige Rolle zu. Die Muster der rhythmischen EEG-Aktivität erlauben Rückschlüsse auf den Aktiviertheitszustand der Großhirnrinde, insbesondere auf den Wachheitsgrad eines Individuums. Bei Aufgaben, die hohe Vigilanz erfordern, oder bei körperlichen und emotionalen Belastungen treten EEG-Muster auf, die sich eindeutig von Zuständen der Deaktiviertheit, von Prozessen des Einschlafens oder von einzelnen Schlafstadien unterscheiden. Die Spontanaktivität des EEG gestattet differenziertere Aussagen über Abstufungen des Aktivierungsgrades, als dies bisher aufgrund der oben erwähnten peripher-physiologischen Indikatoren möglich ist.

EEG-Indikatoren

Alpha-Wellen. Sie treten meist im entspannten Wachzustand in Form von Spindeln („bursts") auf. Häufigkeit und Dauer der alpha-Spindeln nehmen gewöhnlich zu, wenn die Augen geschlossen, die okulomotorische Aktivität vermindert und die Umgebung frei von Störreizen ist.

Beta-Wellen. Vermehrt treten beta-Rhythmen bei mentaler und emotionaler Anstrengung sowie unter körperlicher Belastung auf.

Theta-Wellen. Diese Wellenform tritt unter zwei verschiedenen Aktivierungsbedingungen auf: erstens im verminderten Wachzustand (z. B. beim Dösen), beim Schläfrigwerden oder beim Übergang zum Einschlafen, und zweitens bei bestimmten Aufgaben, die eine Fokussierung der Aufmerksamkeit (z. B. Problemlösen, Beobachten eines Radarschirms) verlangen.

▶

Gamma-Wellen. Diese kurzfristigen, hochfrequenten (30–90 Hz) Wellen treten bei der Bindung von Bestandteilen eines neuronalen Netzwerks auf. Sie liefern Informationen über die Kohärenz von kortikalen Repräsentationen.

K-Komplexe und Schlafspindeln. Beim Übergang vom Wachzustand zum Einschlafen treten kurzfristig charakteristische EEG-Zeichen auf: K-Komplexe (Dauer: 1–2 Sekunden, hoch-amplitudige, steil ansteigende Wellenzüge) und Schlafspindeln (Dauer: 0,5 Sekunden, Frequenzbereich zwischen 11 und 15 Hz, annähernd sinusförmiges Schwingungsmuster). Das erstmalige Auftreten von K-Komplexen zusammen mit Schlafspindeln innerhalb eines niedrigamplitudigen EEG mit gemischten Frequenzbändern ist ein klares Zeichen dafür, dass eine Person eingeschlafen ist und sich im Schlafstadium I befindet.

Bildgebende Verfahren

In den beiden vergangenen Jahrzehnten haben bildgebende Verfahren wesentlich dazu beigetragen, die bei Entspannungsverfahren ablaufenden Gehirnprozesse besser zu verstehen und die daran beteiligten Hirnareale zu identifizieren. Sie dienen der Darstellung von neuroanatomischen Strukturen und neurofunktionellen Prozessen im Gehirn. Unter den bildgebenden Verfahren stehen in dieser Hinsicht die Positronen-Emissions-Tomographie (PET) sowie die Magnet-Resonanz-Tomographie (MRT) an erster Stelle. Letztere zählt in der Neuropsychologie zu den am häufigsten verwendeten Verfahren (zu den Methoden vgl. Jäncke, 2005).

Spontan-EEG und Entspannung

Das Spontan-EEG wurde während des autogenen Trainings, unter Hypnose, bei verschiedenen Meditationsformen sowie bei Biofeedback-Verfahren untersucht. Im Mittelpunkt stand die Frage, ob das EEG spezifische Zeichen liefert, anhand derer verschiedene Entspannungsverfahren als gesonderte Hirnfunktionszustände voneinander zu unterscheiden sind. Außerdem soll das EEG Auskunft darüber geben, inwieweit die Übenden wach waren, eingeschlafen sind oder sich sonst in einem besonderen Wach-Einschlaf-Zustand befanden.

Autogenes Training

Es gibt bislang noch keine Hinweise auf EEG-Muster, die dafür sprächen, dass es sich bei dem Entspannungszustand, wie er während des autogenen Trainings auftritt, um einen besonderen hirnfunktionellen Zustand handelt. Wohl gaben die frühen EEG-Untersuchungen zum autogenen Training Hinweise darauf, dass Kurzzeittrainierte dazu neigten, währen des autogenen Trainings einzuschlafen, während Langzeittrainierte diesen physiologischen Prozess des Übergangs vom

Wachen zum Schlafen offensichtlich zu blockieren gelernt hatten. EEG-Veränderungen, die sich während des autogenen Trainings einstellen, sind wichtig für die Entwicklung einer Entspannungsreaktion. Narita und seine Mitarbeiter (1987) haben festgestellt, dass die kortikale Deaktivierung eine wesentliche Voraussetzung dafür ist, dass die für eine Entspannungsreaktion charakteristischen peripher-physiologischen Kennzeichen auftreten.

Hypnose

Kein Schlafzustand. Die frühen EEG-Untersuchungen zur Hypnose galten vor allem der Frage, ob sich Hypnose elektroenzephalographisch von Schlafzuständen unterscheidet. Damit war der Wunsch verbunden, die während der Hypnose auftretenden veränderten Bewusstseinslagen als kortikale Sonderzustände klassifizieren zu können. Heute geht man davon aus, dass es sich bei Hypnose keinesfalls um einen Schlafzustand handelt. Außerdem gehen alle Hypnose-Theorien, seien sie nun psychologischer oder neurophysiologischer Herkunft, davon aus, dass es sich bei Hypnose nicht um einen einheitlichen Zustand der Bewusstseinsveränderung handelt. Dennoch besteht heute kein Zweifel, dass die veränderten Erlebnisweisen und Bewusstseinszustände während der Hypnose mit neurophysiologischen Veränderungen im Kortex einhergehen (Crawford, 1994; DePascalis, 1999). Ein Modell der Hypnose, das durch verschiedene neurophysiologische und neuropsychologische Untersuchungen untermauert ist, stammt von Gruzelier (2000). Es berücksichtigt vor allem die kortikale Dynamik der während verschiedener Stadien der Hypnose ablaufenden Prozesse. Wenn der Hypnotiseur die Suggestion gibt, die Aufmerksamkeit auf bestimmte Dinge zu richten (z. B. einen Punkt zu fixieren) und andere Umgebungsreize auszublenden, kommt es zu einer Aktivierung im Bereich des linken Stirnhirns. Diese präfrontalen Funktionen werden dann schrittweise durch die Suggestion von Entspannung und Schläfrigkeit inhibiert. Dies ist auch der Zeitpunkt, währenddessen kritische Gedanken und Versuche, die Realität zu überprüfen, nachlassen und die Handlungskontrolle dem Hypnotiseur überlassen wird. Diese Beobachtungen stimmen auch mit der durch bildgebende Verfahren unterstützten These überein, dass insbesondere der dorsolaterale präfrontale Kortex für kritische Selbstreflexion, Gedächtnisprozesse, kognitive Flexibilität und Verhaltenskontrolle verantwortlich ist. Während der Hypnose und ähnlicher Prozeduren kommt es zu einer Abnahme der Aktivität in diesen Hirnstrukturen. Im weiteren Verlauf der Hypnose verlagert sich dann die Aktivität von der linken auf die rechte Gehirnhälfte sowie von den vorderen zu den hinteren Regionen. Dies tritt meist dann auf, wenn die Hypnotisierten durch Suggestionen dazu gebracht werden, sich bestimmte Vorstellungen zu machen.

Suszeptibilität. Es gibt Unterschiede in den Reaktionen auf Suggestionen (Suszeptibilität). Bei hochgradig suszeptiblen Personen fand man (Crawford, 1994; Williams & Gruzelier, 2001) eine vermehrte alpha-Aktivität in der linken Stirnhirnseite und in den rechten hinteren Kortexarealen. Diese Personen sind offensichtlich bereiter als schwer Hypnotisierbare, sich auf die durch die Suggestionen vorgegebenen Vorstellungen einzulassen oder diese zu erzeugen. Auch gelingt es ihnen besser, den Zustand innerer Ruhe über längere Zeit hin aufrechtzuerhalten und sich mental weniger anstrengen zu müssen (DePascalis, 2004). Wahrscheinlich verfügen sie über ein effizienteres Kontrollsystem für die Lenkung ihrer Aufmerksamkeit (Gruzelier, 1998; Kallio & Revonsuo, 2003).

Minderung der Schmerzempfindlichkeit. Neue Einblicke in die Dynamik der Hirnfunktionsänderungen während der Hypnose haben Untersuchungen zur Minderung der Schmerzempfindlichkeit (Hypalgesie) gebracht. Schon früh hat Hilgard (1973) beobachtet, dass Versuchspersonen unter Hypnose keinerlei verbale Schmerzäußerung von sich gaben und körperlich völlig entspannt wirkten, während die physiologischen Indikatoren auf erhebliche Schmerzen hindeuteten. Nach neueren Erkenntnissen, die mit dem EEG und funktioneller MRT (fMRT) gewonnen wurden, kommt es unter Hypnose wahrscheinlich zu einer Dissoziation zwischen den frühen sensorischen und den späteren affektiv-kognitiven Komponenten der Schmerzverarbeitung, d. h., dass die affektive Komponente des Schmerzerlebens von der primären somato-sensorischen Verarbeitung des Schmerzreizes abgespalten wird. Man spricht hier vom Phänomen des Kohärenz-Zerfalls bzw. von einer Abschwächung der Konnektivität der zerebralen Netzwerke (Friedrich et al., 2001). Man nimmt an, dass es mehrere, hierarchisch geordnete Kontrollsysteme gibt, die speziell unter der Wirkung von Hypnose zu solchen Dissoziationen fähig sind. Immer dann, wenn bei Entspannungsverfahren mit Instruktionen gearbeitet wird, die bestimmte Vorstellungen hervorrufen, ist mit solchen Dissoziationsphänomenen zu rechnen. Sie können aber auch spontan neuartige Erlebnisse hervorrufen, die als Veränderung der Bewusstseinslage erfahren werden.

Meditationsverfahren

Von den Meditationsverfahren wurde in den vergangenen 40 Jahren am intensivsten die transzendentale Meditation untersucht. In mehreren Übersichtsarbeiten sind die wichtigsten Befunde dargelegt (z. B. West, 1987; Newberg & d'Aquili, 2000). Es wurde die transzendentale Meditation als ein Bewusstseinszustand beschrieben, der durch einen physiologischen Zustand der Entspannung und kortikalen Deaktivierung gekennzeichnet ist. Änderungen, die während der Meditation im EEG auftreten, nämlich eine Zunahme der alpha- und theta-Aktivität, sind nicht meditationsspezifisch, sondern sprechen eher für eine allgemeine Abnahme der Vigilanz und des Aktivierungsniveaus. Spezifische EEG-Veränderungen finden sich jedoch dann, wenn man Meditierende mit langjähriger Erfahrung (mindestens drei Jahre) mit solchen vergleicht, die erst vor weniger als sechs Monaten zu meditieren begonnen haben. Langzeiterfahrung in Meditation führt zu einer Zunahme der langsamen Frequenzen im EEG (theta-Rhythmus), vor allem im Bereich des Stirnhirns. Außerdem fand sich, dass die Intensität des Gefühls „paradiesischer Wonne" von einer Zunahme der theta-Aktivität in eben diesen Stirnhirnregionen begleitet ist. Darüber hinaus war bei den Langzeitmeditierenden die theta-Synchronisation zwischen den Stirnhirnarealen und dem posterioren Kortex stärker ausgeprägt als bei den Kurzzeitmeditierenden (Aftanas & Golocheikine, 2001). Neuere Untersuchungen mit bildgebenden Verfahren sehen in der transzendentalen Meditation eine besondere Technik, um Aufmerksamkeitsprozesse willentlich zu steuern. Lazar et al. (2000) fanden während der Meditation vor allem in jenen neuronalen Strukturen eine erhöhte Aktivität, die mit der Kontrolle der Aufmerksamkeit und des autonomen Nervensystems zu tun haben.

Da verschiedene Meditationsformen zu Beginn eine streng kontrollierte Aufmerksamkeitssteuerung verlangen, kommt es zu Veränderungen in den präfrontalen und singulären Kortexarealen (Cahn & Pollich, 2006). Auch gibt es erste Hinweise darauf, dass sich die Meditationsdauer auf die Hirnstruktur von Langzeitmeditierenden auswirkt. Hölzel u. a. (2008) konnten zeigen, dass die langjährige Übungsdauer (durchschnittlich 6000 Stunden Achtsamkeitsmeditation) mit der Konzentration an grauer Substanz im orbitofrontalen Kortex korreliert, der an der Emotionsregulation beteiligt ist.

4   Entspannungszustand und Bewusstseinsveränderung

Die bisher erwähnten Entspannungsverfahren erzeugen, wenn sie über einen längeren Zeitraum praktiziert werden, Veränderungen der Gehirnfunktionen, die dann als veränderte Bewusstseinszustände erlebt werden können. Solch ein Zustand lässt sich aufgrund von EEG-Indikatoren auf dem Kontinuum von Wachsein und Schlafen ansiedeln.

Übergang von Wachheit zum Einschlafen. Die EEG-Forschung zu Einschlafprozessen hat gezeigt, dass es beim Übergang von aktivierter Wachheit zum Einschlafen zu charakteristischen Wellenformen im EEG kommt. Je schläfriger ein Individuum wird und je mehr seine Vigilanz nachlässt, umso stärker nimmt die Grundfrequenz des alpha-Rhythmus ab; vermehrt treten langsamere theta-Wellen auf. Mit Sicherheit ist jemand eingeschlafen, wenn in seinem EEG so genannte K-Komplexe und Schlafspindeln auftauchen. Von diesem Stadium an beginnt der Tiefschlaf (vgl. Abb. 1.2).

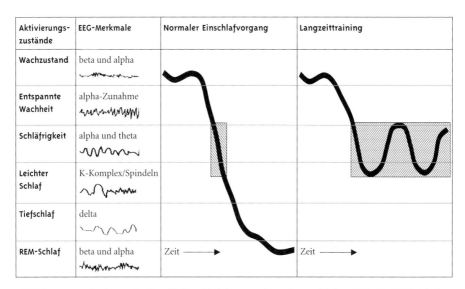

Aktivierungs-zustände	EEG-Merkmale	Normaler Einschlafvorgang	Langzeittraining
Wachzustand	beta und alpha		
Entspannte Wachheit	alpha-Zunahme		
Schläfrigkeit	alpha und theta		
Leichter Schlaf	K-Komplex/Spindeln		
Tiefschlaf	delta		
REM-Schlaf	beta und alpha	Zeit ⟶	Zeit ⟶

Abbildung 1.2. Senkung der kortikalen Aktivierung ohne einzuschlafen: Wie die EEG-Merkmale zeigen, erfolgt beim normalen Einschlafvorgang der Übergang vom Wachzustand zum Schlaf sehr rasch. Durch Langzeittraining ist es möglich, sich aus dem Zustand aktivierter Wachheit herauszulösen, aber gleichzeitig das Einschlafen zu verhindern und dadurch einen veränderten Bewusstseinszustand zu erlangen

Das Erlebnis eines veränderten Bewusstseinszustandes ist aber nicht im Tiefschlaf anzusiedeln, sondern eher dort, wo es zu einem Übergang von Wachheit und hoher Vigilanz zum Einschlafen kommt. Es sind wahrscheinlich jene Stadien kurz vor dem Einschlafen, in denen die Vigilanz bereits eingeschränkt, der Einschlafvorgang aber noch nicht so weit fortgeschritten ist, dass das Individuum ihn nicht mehr unterbrechen könnte. Beim normalen Einschlafvorgang wird diese Periode in der Regel sehr rasch durchlaufen, so dass die währenddessen ablaufenden mentalen Prozesse und Erlebnisse den wenigsten bewusst werden (vgl. „Normaler Einschlafvorgang" in Abb. 1.2). Es gibt zwei Möglichkeiten, dieses Stadium zu verlassen: entweder durch ein Absinken in das Einschlafstadium und weiter in den Tiefschlaf oder aber durch das Auftauchen in den Bereich erhöhter Vigilanz und aktivierter Wachheit. Ein Zwischenzustand ist dann erreicht, wenn es gelingt, beides zu verhindern. Darin besteht die Kunst der verschiedenen Entspannungstechniken, nämlich den Übenden soweit als möglich aus dem Bereich der aktivierten Wachheit herauszulösen, gleichzeitig aber zu verhindern, dass er einschläft (vgl. „Langzeittraining" in Abb. 1.2). Dieser Zwischenbereich ist äußerst schmal und aus der alltäglichen Erfahrung heraus weitgehend unbekannt. Je länger sich aber jemand in diesem Zwischenbereich aufhält, umso eher wird er neue Erfahrungen machen, die von denen abweichen, die er sonst bewusst erlebt.

Foulkes und Fleischer (1975) berichteten von Versuchspersonen, die im Zustand entspannter Wachheit in 19 Prozent der Fälle über spontane halluzinatorische und in 15 Prozent der Fälle über regressive Prozesse berichteten, bei denen es zu einem deutlichen Realitätsverlust kam. Ähnliche Phänomene sind aus Untersuchungen zur sensorischen Deprivation bekannt, bei der der Einstrom von Außenreizen erheblich reduziert ist. Beim Einschlafen geschieht Ähnliches. Hier sind es die spontanen hypnagogen Zustände, die gewöhnlich als traumähnliche, pseudohalluzinatorische Erlebnisse beschrieben werden. Die unterschiedliche Prävalenz von hypnagogen Zuständen wird auf 37 Prozent geschätzt. Meist sind es kurze Episoden intensiver und lebhafter visueller (86 Prozent) und akustischer (8 Prozent) Vorstellungen. Eindrücke aus anderen Sinneskanälen gibt es zwar auch, doch sind sie sehr selten. Je länger aber der Aufenthalt in dem oben beschriebenen Zwischenbereich andauert, umso höher ist die Wahrscheinlichkeit, dass diese neuen Erfahrungen gemacht werden (vgl. Vaitl, 2003).

5 Psychophysiologie der Interozeption

Im Unterschied zur Exterozeption (Wahrnehmung der äußeren Welt über die fünf Sinneskanäle) umfasst der Oberbegriff „Interozeption" zwei verschiedene Wahrnehmungsformen, nämlich die Properozeption und die Viszerozeption. Bei der Properozeption stammen die Körpersignale vorwiegend aus dem muskulären System (Gelenke, Sehnen, Muskeln), während sie bei der Viszerozeption (lateinisch: viscera = Eingeweide) ihren Ursprung ausschließlich in den Hohlorganen haben (Übersicht bei Vaitl, 2000). Die Interozeption spielt bei Entspannungsverfahren – zumindest am Anfang – eine wichtige Rolle. So wird oft die Wirksamkeit eines Entspannungsverfahrens danach bemessen, ob die Übenden über Ruhe und bestimmte körperliche Sensationen (z. B. Erleben von Schwere und Wärme in den Gliedmaßen) berichten. Interozeption wird so zum Gradmesser für den Erfolg eines Entspannungsprozesses überhaupt. Im Zusammenhang mit Entspannungsverfahren sind drei Interozeptionsbereiche von Bedeutung: die Thermozeption bzw. die Temperaturempfindung, die muskuläre Sensibilität und die kardiovaskuläre Interozeption.

Thermozeption

Kälte- und Wärmesensoren. Es gibt innere und äußere Thermosensoren. Für Entspannungsprozesse sind die in der Haut lokalisierten äußeren Thermosensoren von Bedeutung. Man unterscheidet dort zwischen Kälte-Sensoren (KS) und Wärme-Sensoren (WS). Die Nervenendigungen der KS liegen mehr an der Oberfläche der Haut, ihre Nervenfasern sind relativ schnell leitende, dünne markhaltige Fasern. Die WS liegen meist in den oberen und mittleren Schichten des Corium, ihre Nervenfasern sind marklos und leiten daher langsamer als die Nervenfasern der KS. Aus dieser Tatsache heraus erklärt sich bereits, warum Kältesensationen rascher auftreten als Wärmesensationen (vgl. Birbaumer & Schmidt, 2003).

Temperaturempfindung. Bei Entspannungsverfahren stehen dynamische Temperaturveränderungen (z. B. infolge einer Vasodilatation in den Extremitäten) im Vordergrund. Ob Änderungen der Temperatur in den Hautarealen überhaupt empfunden werden, hängt ab (1) von der Ausgangstemperatur der Haut, (2) von der Geschwindigkeit der Temperaturänderung und (3) von der Größe des Hautareals selbst. Wichtig in diesem Zusammenhang ist vor allem die Ausgangstemperatur der Haut. Es gibt eine Zone der Indifferenztemperatur (30 bis 36 °C), bei der eine völlige Adaptation der Temperaturempfindung (im unbekleideten Zustand!) stattfindet. Man bezeichnet diese als den Behaglichkeitsbereich. Hier sind es vor allem die Schwellen für Wärme- und Kälteempfindungen, die im Normalfall von der Ausgangstemperatur der Haut beeinflusst werden. Bei niedriger Hauttemperatur liegt die Schwelle für Wärmeempfindungen höher, ist die Hauttemperatur dagegen hoch, werden die Wärmeschwellen erniedrigt und die Kälteschwellen erhöht.

Thermozeption und autogenes Training (Wärme-Übung)

Bei niedrigen Ausgangstemperaturen bedarf es einer stärkeren Erwärmung der Haut, damit eine Wärmesensation zustande kommt, und, spiegelbildlich dazu, einer stärkeren Abkühlung bei hohen Ausgangstemperaturen, um eine Kältesensation hervorzurufen. Im Hinblick auf die Wärmeübungen von Entspannungsverfahren, z. B. beim autogenen Training, ergibt sich daraus, dass zu Beginn des Entspannungstrainings für eine Erhöhung der Hauttemperatur gesorgt werden muss, um sicherzustellen, dass die geringen Erwärmungen, die z. B. in den Hautarealen durch Vasodilatation zustande kommen, überhaupt wahrgenommen werden können. Erst wenn die Sensibilität hierfür ausgebildet und stabilisiert ist, kann bei niedrigeren Ausgangstemperaturen versucht werden, vergleichbare Wärmesensationen hervorzurufen.

Wärmesensation und periphere Temperaturveränderungen. Da Wärmesensationen in den Extremitäten objektiv als Indikatoren einer Sympathikolyse betrachtet werden können und bei den meisten Entspannungsverfahren entweder spontan auftreten oder systematisch eingeübt werden (z. B. beim autogenen Training oder beim Handerwärmungs-Feedback) ist es unter praktischen Gesichtspunkten von Vorteil, wenn diese Veränderungen auch zuverlässig wahrgenommen werden könnten und mit den objektiven Temperaturveränderungen übereinstimmten. Aus frühen Untersuchungen gibt es Hinweise darauf, dass die Korrelation zwischen Wärmesensation und peripherer Temperaturveränderungen hoch ist ($r = .97$; Vogel, 1967). Dies gelingt allerdings nur dann, wenn die Außentemperaturen im Bereich der Indifferenztemperatur (siehe oben „Temperaturempfindung") liegen. Falls sich die Umgebungstemperatur ändert, ändert sich auch diese Korrespondenz zwischen objektivem Befund und subjektivem Befinden. Es ist bekannt, dass es je nach Ausgangslage der Hauttemperatur zu Über- bzw. Unterschätzungen der Wärmesensationen kommen kann: Zwischen 25 und 37 °C kommt es zu einer Unterschätzung und ab 37 °C zu einer Überschätzung der Hauttemperatur.

Muskuläre Sensibilität

Einschränkung der Wahrnehmungsgüte. Durch die Ruhe-Positionen kommt es während der Entspannung im Allgemeinen zu einer deutlichen Abnahme der afferenten Impulse aus dem Bereich der Stellungs-, Bewegungs- und Kraftsinns bis hin zu einem somatischen Sensibilitätsverlust. Viele Entspannungsverfahren zielen direkt auf eine Senkung des neuromuskulären Tonus ab. Ähnlich wie bei der Thermozeption wäre es auch hier wünschenswert, wenn die Wahrnehmungsgüte hoch wäre und einen Gradmesser für die tatsächlich erreichte muskuläre Entspannung darstellte. Bei statischer und dynamischer Muskelarbeit stimmt die Wahrnehmung der Muskelaktivität weitgehend mit dem muskulären Belastungsniveau überein. Anders verhält es sich dagegen bei Entspannung. Hier ist die Interozeption, insbesondere die Wahrnehmungsgüte, erheblich eingeschränkt; denn es entfallen zunächst sämtliche interozeptive Hinweisreize, die z. B. bei der körperlichen Anstrengung das Wahrnehmungsurteil leiten. Außerdem ist bei einem sehr niedrigen Muskeltonus (etwa bei einem EMG von 10 µVolt) während der Entspannung die Varianz so gering, dass kaum noch Spielraum bleibt zu bestimmen, wie genau die Wahrnehmung ist. So ist auch fraglich, ob die Progressive Muskelentspannung ein Training zur Verbesserung eines „Muskelsinus" sein kann (Bischoff, 1989).

Kardiovaskuläre Interozeption

Schlagvolumen und Herzwahrnehmung. Dass man das Herz bei körperlicher Anstrengung „bis zum Hals" schlagen spürt, ist jedem geläufig. Unter Ruhe- und Entspannungsbedingungen dagegen ist die Herztätigkeit gewöhnlich nicht oder kaum wahrzunehmen. Aus Laborexperimenten und Feldstudien weiß man, dass die Herztätigkeit prinzipiell wahrgenommen werden kann (Übersicht bei Vaitl & Schandry, 1995). Die Herzwahrnehmung ist umso besser, je genauer das Wahrnehmungsurteil mit dem tatsächlichen Herzschlag übereinstimmt. Kardiovaskulärer Parameter ist hierbei die Schlagkraft des Herzens, d. h. das bei jedem Herzschlag ausgeworfene Blutvolumen.

Lageveränderungen. Der Zusammenhang zwischen Schlagvolumen und Herzwahrnehmung spielt insbesondere bei Lageveränderungen eine wichtige Rolle und insofern auch bei Entspannungsverfahren. Wenn sich nämlich der Körper aus der aufrechten Position in eine waagerechte Lage begibt, kommt es aufgrund der Umverteilung des Blutes in Richtung des Brustraums zu einem Mehrangebot von Blut im rechten Herzen. Je weiter der Körper in eine waagerechte Lage gebracht wird, umso mehr nimmt das Schlagvolumen des Herzens zu. Je kräftiger sich das Herz dabei aufgrund der stärkeren Füllung kontrahiert (so genannter Frank-Starling-Mechanismus), umso stärker sind auch die Erschütterungen im Brustraum sowie die Stimulation der dort befindlichen Mechanorezeptoren. Da die Probanden erst jetzt – und noch dazu in einer Ruheposition, in der sie keine stärkere Herztätigkeit erwarten (!) – ihr Herz stärker schlagen spüren, meinen sie irrtümlicherweise, ihr Herz schlage „rasch", und fühlen sich durch das „Herzrasen" beunruhigt (= Fehlattribution). Eine sachgerechte Erklärung, wie diese Sensationen physiologisch zustande kommen, hilft in den meisten Fällen, derartige Fehlinterpretationen zu korrigieren. Sollten sich diese negativ getönten Interozeptionen dennoch nicht abstellen lassen, hilft meist eine Hochlagerung des Oberkörpers, da hierdurch der Blutrückstrom zum Herzen aus den unteren Körperpartien verringert wird. In der Sitzposition verschwinden solche unangenehmen Sensationen meist völlig.

Stellenwert der Interozeption bei Entspannungsverfahren

Bei Entspannungsverfahren wird die Aufmerksamkeit direkt oder indirekt auf das Gewahrwerden von Körperprozessen gerichtet. Die Wahrnehmung von Signalen aus dem Körperinneren bleibt im Laufe eines Entspannungstrainings jedoch nicht konstant. Die Signale können sich ändern oder gänzlich verloren gehen. Dies besagt, dass Interozeption innerhalb des Entspannungsgeschehens nur vorübergehend von Bedeutung ist. Je weiter nämlich ein Entspannungstraining fortschreitet, umso rascher und umso leichter stellt sich eine Entspannungsreaktion samt ihren neurovegetativen und zentralnervösen Korrelaten ein. Alles läuft weitgehend automatisch ab; konditionierte Reaktionsanteile spielen dabei eine entscheidende Rolle. In diesem Trainingszustand sind die interozeptiven Signale zur Korrektur eines sich ändernden Entspannungszustands keineswegs mehr nötig. Je „automatischer" dieser Prozess abläuft, umso eher kann auf Hilfssensationen, die die Interozeption liefert, verzichtet werden. Daraus folgt, dass Interozeption nur am Anfang einer Trainingssequenz eine zu pflegende und zu präzisierende Fähigkeit darstellt, die aber nach Erreichen des Ziels, nämlich nach Herbeiführung eines Entspannungszustands auf einen Hinweisreiz hin (im Sinne einer konditionierten Reaktion), wieder vernachlässigt werden kann.

6 Entspannungsprozess – praktische Konsequenzen

Aus den dargelegten psychophysiologischen und neurophysiologischen Effekten, die Entspannungsverfahren haben können, ergeben sich praktische Konsequenzen, die die Entwicklung kurz- und langfristiger Entspannungseffekte begünstigen. In der Einleitungs- und Vorbereitungsphase werden in der Regel Informationen über das Verfahren und seine Zielsetzungen gegeben, um übertriebene bzw. fehlgeleitete Erwartungen und Befürchtungen abzubauen. Als hilfreich und den Prozess der Entspannung beschleunigend haben sich Probe-Entspannungsdurchgänge erwiesen, in denen durch einfache Beobachtung festgestellt werden kann, ob beispielsweise die Atmung gleichmäßig ist, die Muskeln entspannt sind und sich die okulomotorische Aktivität beruhigt.

Entspannungsfördernde äußere Bedingungen. Die Übungen sollen in der Regel in einer störungsfreien und reizarmen Umgebung stattfinden. Gerade in der Initialphase ist es wichtig, bestimmte Einflüsse auszuschalten, da gewöhnlich die Wahrnehmungsschwellen zu diesem frühen Zeitpunkt niedrig sind und es zu vorübergehenden kortikalen Aktivierungen bis hin zu Schreckreaktionen mit den bekannten autonomen Begleiterscheinungen kommen kann. Nicht selten werden Körperempfindungen in der Anfangsphase deutlicher wahrgenommen und können zu Irritationen führen.

Phase der Entspannungsinduktion. Die angestrebte Reduktion des sensorischen Inputs führt nach gewisser Zeit zu einer Senkung des Vigilanzniveaus und zu einer Abnahme des neuromuskulären Tonus. Wichtig ist hierbei, dass neben der körperlichen Ruhigstellung auch dafür gesorgt wird, dass jene mentalen Aktivitäten (Vorstellungen) gedämpft werden, die mit Bewegung assoziiert sind.

Eine der wichtigsten Maßnahmen zur Stabilisierung einer Entspannungsreaktion ist das beharrliche Üben unter stets gleichbleibenden Bedingungen. Damit wird erreicht, dass sich die Entspannungsreaktion zu einer konditionierten Reaktion ausbildet.

Vorbeugen gegen Einschlafneigung. Es ist bekannt, dass die natürliche Tendenz, während der Entspannungsübungen einzuschlafen, ein ernstes Hindernis darstellt, wenn es gilt, etwas zu lernen. Es soll vermieden werden, was diese unwillkürliche Neigung noch unterstützt: zu lange Übungsphasen; Tageszeiten, zu denen die Klienten ohnehin schon erschöpft und müde sind; Körperlagen, die beim Einschlafen eingenommen werden; zu geringe Stimulation aufgrund zu selten gegebener Instruktionen. Die Kunst, einen Entspannungszustand herzustellen, besteht darin, den Reizeinstrom soweit zu verringern, dass das Niveau und der Wachheitsgrad abnehmen, allerdings nicht soweit, dass die Übenden einschlafen.

Dialog mit den Übenden. Ähnlich wie bei hypnagogen Zuständen können während eines Entspannungszustands traumähnliche und pseudohalluzinatorische Erlebnisse auftreten, die aufgrund der Minderung der Kontrollmöglichkeit ein gewisses dynamisches Eigenleben entfalten. Dies bedarf einer besonderen Beachtung und muss mit den Klienten besprochen werden; denn nicht immer sind diese Erfahrungen angenehm und erwünscht. Bei fernöstlichen Meditationsverfahren ist es der Meister, der dem Schüler hilft, mit diesen bösen „Geistererscheinungen" richtig umzugehen und sie in einen Sinnzusammenhang zu stellen. Es genügt also nicht, stereotyp nach einem festgelegten Kanon ein Entspannungsverfahren zu praktizieren, sondern das anfangs physiotrope Vorgehen sollte in die Kunst der Imagogik übergehen, d. h. in einen Dialog mit den Vorstellungswelten des anderen.

Weiterführende Literatur

Cahn, B. R. & Polich, J. (2006). Meditation states and traits: EEG, ERP, and neuroimaging studies. Psychological Bulletin, 132, 180–21.

Kallio, S. & Revonsuo (2003). Hypnotic phenomena and altered states of consciousness: A multilevel framework of description and explanation. Contemporary Hypnosis, 20, 111–164.

Zitierte Literatur

Aftanas, L. I. & Golocheikine, S. A. (2001). Human anterior and frontal midline theta and lower alpha reflect emotionally positive state and internalised attention: High-resolution EEG investigation of meditation. Neuroscience Letters, 310, 57–60.

Birbaumer, N. & Schmidt, R. F. (2003). Biologische Psychologie (5. Aufl.). Berlin: Springer.

Bischoff, C. (1989). Wahrnehmung der Muskelspannung. Göttingen: Hogrefe.

Boucsein, W. (2001). Physiologische Grundlagen und Messmethoden der dermalen Aktivität. In F. Rösler (Hrsg.), Grundlagen und Methoden der Psychophysiologie (S. 551–623). Göttingen: Hogrefe.

Cahn, B. R. & Polich, J. (2006). Meditation states and traits: EEG, ERP, and neuroimaging studies. Psychological Bulletin, 132, 180–210.

Crawford, H. J. (1994). Brain dynamics and hypnosis: Attentional and disattentional processes. The International Journal of Clinical and Experimental Hypnosis, 42, 204–232.

DePascalis, V. (1999). Psychophysiological correlates of hypnosis and hypnotic susceptibility. International Journal of Clinical and Experimental Hypnosis, 47, 117–143.

DePascalis, V. (2004). Blockierende Halluzinationen, Aufmerksamkeit und Automatismen in der Hypnose. Hypnose und Kognition, 21 (1+2), 157–181.

Edmonston, W. E. Jr. (1981). Hypnosis and relaxation: Modern verification of an old equation. New York: Wiley.

Foulkes, D. & Fleischer, S. (1975). Mental activity in relaxed wakefulness. Journal of Abnormal Psychology, 85, 66–75.

Friederich, M., Trippe, R. H., Özcan, M., Weiss, T., Hecht, H. & Miltner, W. H. R. (2001). Laser evoked potentials to noxious stimulation during hypnotic analgesia and distraction of attention suggest different brain mechanisms of pain control. Psychophysiology, 38, 768–776.

Gruzelier, J. (1998). A working model of the neurophysiology of hypnosis: A review of evidence. Contemporary Hypnosis, 15, 3–21.

Gruzelier, J. H. (2000). Redefining hypnosis: Theory, methods, and integration. Contemporary Hypnosis, 17, 51–70.

Hilgard, E. R. (1973). A neodissociation interpretation of pain reduction in hypnosis. Psychological Review, 80, 396–411.

Hölzel, B., Ott, U., Gard, T., Hempel, H., Weygandt, M., Morgen, K. & Vaitl, D. (2008). Investigation of mindfulness meditation practitioners with voxel-based morphometry. Social, Cognitive and Affective Neuroscience, 3, 51–61.

Jäncke, L. (2005). Methoden der Bildgebung in der Psychologie und den kognitiven Neurowissenschaften. Stuttgart: Kohlhammer.

Jevning, R., Wallace, R. K. & Beidebach, M. (1992). The physiology of meditation: A review. A wakeful hypometabolic integrated response. Neuroscience & Biobehavioral Reviews, 16, 415–424.

Lazar, S. W., Bush, G., Gollub, R. L., Fricchione, G. L., Khalsa, G. & Benson, H. (2000). Functional brain mapping of the relaxation response and meditation. NeuroReport, 11, 1581–1585.

Narita, T., Morozumi, S. & Yagi, T. (1987). Psychophysiological analysis during autogenic training. Advances in Biological Psychiatry, 16, 72–89.

Newberg, A. B. & d'Aquili, E. G. (2000). The neuropsychology of religious and spiritual experience. Journal of Consciousness Studies, 7, 251–266.

Vaitl, D. & Schandry, R. (Hrsg.) (1995). From the heart to the brain. Frankfurt: Lang.

Vaitl, D. (2000). Psychophysiologie der Interozeption. In D. Vaitl & F. Petermann (Hrsg.), Handbuch der Entspannungsverfahren. Band 1: Grundlagen und Methoden (2. Aufl.) (S. 101–132). Weinheim: Beltz PVU.

Vaitl, D. (2001). Hypertonie. Göttingen: Hogrefe.

Vaitl, D. (2003). Veränderte Bewusstseinszustände. Sitzungsberichte der Wissenschaftlichen Gesellschaft an der Johann Wolfgang Goethe-Universität Frankfurt am Main. Band XLI, Nr. 2 (S. 53–123). Stuttgart: Frank Steiner Verlag.

Vogel, W. (1967). Veränderungen der Hautdurchblutung im autogenen Training während der ersten 9 Übungswochen. Tübingen: Med. Dissertation.

West, M. A. (Hrsg.) (1987). The psychology of meditation. Oxford: Oxford University Press.

Williams, J. D. & Gruzelier, J. H. (2001). Differentiation of hypnosis and relaxation by analysis of narrow band theta and alpha frequencies. The International Journal of Clinical and Experimental Hypnosis, 49, 185–206.

Psychopharmaka und Entspannungsverfahren

Petra Netter

I Einführung

Es mag den Leser verwundern, in einem Handbuch über Entspannungsverfahren, das sich vorwiegend an psychotherapeutisch tätige Psychologen und Psychologinnen wendet, auch pharmakologische Methoden erwähnt zu finden. Dies begründet sich durch folgende Überlegungen: Wie im vorangegangenen Kapitel dargelegt, bezieht sich Entspannung auf muskuläre, vegetative und emotionale Veränderungen sowie auf Veränderungen der Vigilanz und Sensibilität. Diese Komponenten der Entspannung können jeweils auch pharmakologisch herbeigeführt werden, wobei die Pharmakotherapie zur Unterstützung der verhaltensmedizinischen Interventionsverfahren dient und umgekehrt. Neben dem Ziel, die pharmakotherapeutischen Verfahren vorzustellen, verfolgt der Beitrag folgende Intentionen:

▶ Vermittlung der Kenntnis über die grundlegenden psychophysiologischen und psychochemischen Mechanismen, die den Entspannungseffekt erzeugen und die gemeinsame Endstrecke der psychotherapeutischen und pharmakotherapeutischen Zugangsweise darstellen,

▶ Vermittlung der Kenntnis über mögliche Nebenwirkungen zur Risikoabschätzung bei der Indikationsstellung und zur Bewertung potentieller Verhaltensauffälligkeiten und Symptome bei Patienten, die zusätzlich von ärztlicher Seite aus medikamentös behandelt in die Psychotherapiepraxis gelangen,

▶ Gewährleistung einer besseren Verständigungsmöglichkeit mit den Kollegen der Medizin, die am gleichen Patienten pharmakotherapeutisch tätig sind und

▶ Bereitstellung von Information zur Beantwortung von Patientenfragen, die Prognose, Nebenwirkungen, potentielle Erfolgsaussichten und Komplikationen bei Pharmakotherapie im Vergleich zur Psychotherapie betreffen.

Kombinationsbehandlung schwer beurteilbar. Da psychologische Methoden oft nicht mehr greifen können, wenn bereits auf dem Wege der pharmakologischen Angriffsorte eine Entspannung des Zielorgans erreicht worden ist, findet man in den Darstellungen der Literatur selten Vergleiche der Kombinationsbehandlung mit der Monotherapie, wie sie in Arbeiten zur Therapieevaluation bei Angstsyndromen, reaktiver und endogener Depression oder schizophrenen Erkrankungsformen sehr oft anzutreffen sind.

Es wird bei der Darstellung der pharmakologischen Methoden also darum gehen, im Wesentlichen die Möglichkeiten pharmakologischer Beeinflussbarkeit aufzuzeigen, ohne dass ihr additiver, potenzierender oder u. U. auch hemmender Effekt auf psychologische Entspannungsverfahren beurteilt werden kann.

Die folgenden Abschnitte behandeln:

- die Substanzklassen mit ihren zugehörigen Angriffsorten, Wirkprinzipien und Indikationsgebieten,
- die einzelnen Präparatklassen mit ihren spezifischen Dosierungsbedingungen, Nebenwirkungen und Kontraindikationen,
- die Absetzproblematik,
- die Akzeptanz von pharmakotherapeutischen Maßnahmen bei Patients und Therapeuten und
- das Problem der Antinomie oder Koexistenz von Psychotherapie und Pharmakotherapie.

2 Übersicht über Substanzgruppen, ihre Angriffsorte und Indikationen

Ursachen für Spannungszustände. Wie eingangs aufgelistet, können im Wesentlichen fünf verschiedene Systeme an dem Zustandekommen von Spannungszuständen bzw. deren Beseitigung beteiligt sein. Gemeinsam ist der Definition des Spannungszustandes in diesen Systemen eine erhöhte Reagibilität, d. h. eine herabgesetzte Schwelle, eine verkürzte Latenz, eine erhöhte Amplitude, eine verlängerte Dauer und ein häufigeres Auftreten der Reaktion. Im Falle der muskulären Verspannung betrifft dies vor allem die Übererregbarkeit tonischer Streckreflexe, deren in kurzen Abständen aufeinanderfolgende Erregungsimpulse zu einer spastischen tonischen Dauererregung führen (Hardman et al., 2001). Dasselbe gilt für die glatte Muskulatur der vegetativ innervierten Gefäße, Organe und Drüsen, wobei ebenfalls phasische Erregungen aufgrund der erhöhten Reaktionsbereitschaft zu einem tonischen Dauerzustand verschmelzen können. Ob die gleichen Gesetze für die emotionsvermittelten Erregungszustände des limbischen Systems gelten, kann nur aus den Verhaltensindikatoren der emotionalen Reagibilität erschlossen werden, da physiologische Messungen in der Tiefe des Gehirns bisher kaum möglich sind. Bei der Vigilanzveränderung handelt es sich ebenfalls in erster Linie um die Herabsetzung der Erregungsschwelle, vorwiegend in der Formatio reticularis, mit der zusätzlich ein erhöhtes Auflösungsvermögen für differente Reizintensitäten und -qualitäten in Kombination mit einer erhöhten Resistenz gegenüber Dauer und Stärke der Beanspruchung einhergeht.

Beteiligung mehrerer Systeme. Allgemein gilt, dass bei Verspannungszuständen selten nur eines dieser Systeme isoliert betroffen ist. Vor allem, wenn psychische Erregungs- und Angstsymptome im Vordergrund stehen, werden das neuromuskuläre und das vegetative System zusätzlich in Spannungszustände im oben definierten Sinne versetzt. Neuromuskuläre Verspannungen oder solche der vegetativ innervierten Organe können dagegen auch ohne Beteiligung psychischer Komponenten vorliegen und spezifisch medikamentös behandelt werden. Obwohl sich die Substanzen nach ihrer Hauptindikation und ihrem primären Angriffsort meist einem der „Verspannungssysteme" zuordnen lassen, weisen sie darüber hinaus oft Begleiteffekte in anderen Systemen auf, die entweder negativ als so genannte unerwünschte Wirkungen oder positiv als zusätzlicher Therapieeffekt zu berücksichtigen sind.

Zuordnung der Substanzklassen. Zur groben Orientierung geben Tab. 2.1 und 2.2 eine Übersicht über die derzeit für die Entspannung relevanten Substanzklassen mit ihren Indikationen. Obwohl die zentralnervös wirkenden Substanzen eine größere Bedeutung für den Psychotherapeuten haben als solche, die peripher an der quergestreiften oder glatten Muskulatur angreifen, sollen auch diese einbezogen werden, da sie zur Behandlung psychosomatischer und neuromuskulärer Krankheiten eingesetzt werden.

Aus Tab. 2.1 geht bereits hervor, dass sich Angriffsort und Substanzklasse nicht immer klar einander zuordnen lassen. Der Angriff am GABA-Rezeptor (durch Benzodiazepine) taucht z. B. sowohl bei den zentral wirksamen Muskelrelaxanzien als auch bei den Tranquilizern auf. Ferner ist zu erkennen, dass verschiedenartige Angriffsmechanismen für die gleichen Wirkungen verantwortlich sein können. Im Folgenden sollen die jeweiligen Wirkprinzipien, Anwendungsstrategien, Dosierungen und Nebenwirkungen kurz erwähnt werden.

3 Über neuromuskuläre Mechanismen wirksame Entspannungstherapeutika

Zentrale Muskelrelaxanzien. Da dem muskulären System bei der Ver- und Entspannung eine zentrale Rolle zukommt, sind jene Substanzen relevant, die den Tonus der Willkürmuskulatur herabsetzen. Dieses Ziel erfüllen außer den zentralen Muskelrelaxanzien auch periphere Muskelrelaxanzien, die zur Narkosevorbereitung eingesetzt werden, sowie Antiparkinsonmittel. Da aber beide Substanzgruppen außerhalb ihrer spezifischen Anwendungsgebiete nicht zur Reduktion von Muskelverspannungen im Alltag eingesetzt werden, sollen sie hier nicht speziell behandelt werden. Relevant sind in unserem Kontext die zentralen Muskelrelaxanzien (Tab. 2.3).

Tabelle 2.1. Über neuromuskuläre und psychische Mechanismen wirkende Substanzen im Rahmen von Entspannungstherapie

Substanzklasse	Hauptangriffsort	Hauptwirkprinzip	Indikation
zentrale Muskelrelaxanzien (z. T. identisch mit Anxiolytika und Antiparkinson)	ZNS: Formatio reticularis	▲ Dämpfung polysynaptischer Reflexe durch Verstärkung der GABA-Wirkung	▲ Narkoseeinleitung ▲ muskuläre Verspannungen zerebrale und spinale Spasmen
periphere Muskelrelaxanzien	Skelettmuskel: Motorische Endplatte	▲ Blockade der nicotinischen Acetyl-cholin-(nACh-)Rezeptoren Depolarisation durch nACh-agonistische Wirkung	▲ Muskelrelaxation bei Narkose
	Muskelzelle	▲ Hemmung der Freisetzung von Calcium(Ca^{++})-Ionen	▲ Spastische Lähmungen
Antiparkinsonmittel	ZNS: Basalganglien	▲ Dopamin-(DA-)Anreicherung (Zufuhr, Blockade von Abbau, Rezeptoragonisten) ▲ Blockade zentraler Acetylcholinrezeptoren	▲ Rigor, Tremor ▲ Akinese bei Parkinson
Anxiolytika Tranquilizer Sedativa	ZNS: Limbisches System	▲ Agonismus am GABA-Rezeptor	▲ psychische Spannungs-, Angst- und Erregungszustände
Hypnotika	ZNS: Formatio reticularis, Kortex Limbisches System	▲ Z. T. Agonismus am GABA-Rezeptor, z. T. Membranstabilisierung des neuronalen Axons	▲ Schlafstörungen

Tabelle 2.1. (Fortsetzung)

Substanzklasse	Hauptangriffsort	Hauptwirkprinzip	Indikation
Antidepressiva	ZNS: Limbisches System	▶ Wiederaufnahmehemmung von Neurotransmittern, speziell Serotonin	▲ Agitierte Depression ▲ Panikattacken ▲ Zwangssyndrome
Neuroleptika (= Antipsychotika)	ZNS: Basalganglien Limbisches System	▶ Dopaminrezeptorblockade, ▶ z. T. kombiniert: Serotonin-rezeptorblockade	▲ Psychosen ▲ Angstsyndrome
Analgetika Opiate/Opioide	ZNS: Hirnstamm Rückenmark Thalamus Limbisches System	▶ Agonismus am Opiatrezeptor	▲ Schmerzen
Antipyretika/ Antiphlogistika	Periphere Schmerz-rezeptoren	▶ Prostaglandinsynthese-Hemmung	▲ Schmerzen

Tabelle 2.2. Über vegetative Mechanismen wirkende Substanzen

Substanzklasse	Hauptangriffsort	Hauptwirkprinzip	Indikation
Substanzen der cholinergen Erregungsübertragung: Parasympatholytika	▲ parasympathische Nervenenden ▲ vegetative Ganglien	▲ Blockade des Acetylcholins am muscarinischen Rezeptor ▲ Hemmung des Acetylcholinabbaus	▲ Bronchospasmus, bradykarde Herzarrhythmien ▲ Spastische Gastritis ▲ Gallengangspasmen
Substanzen der adrenergen Erregungsübertragung: Sympathomimetika	▲ sympathische Nervenenden der glatten Muskulatur von Gefäßen und Organen ▲ Stoffwechsel ▲ endokrine Drüsen ▲ hämatologisches System	▲ postsynaptischer noradrenerger Agonismus am α- und β-Rezeptor ▲ Hemmung des Katecholaminabbaus oder der Rückresorption	▲ Bronchiospasmus ▲ Wehenhemmung
Sympatholytika	▲ sympathische Nervenenden der glatten Muskulatur, der Gefäße und Organe ▲ Stoffwechsel ▲ endokrine Drüsen ▲ hämatologisches System	▲ α- und β-Rezeptorenblockade, z. T. auch Seroninblockade	▲ Hypertonie ▲ Tachyarrhythmie ▲ Angina pectoris ▲ Tremor, Angst ▲ Migräneprophylaxe

Der Muskeltonus wird durch den monosynaptischen Dehnungsreflex kontrolliert. Dieser wird durch erregende und hemmende polysynaptische Bahnsysteme aus der Peripherie (Muskelspindeln, Gelenke, Haut) und aus dem Zentralnervensystem (Kortex, Formatio reticularis, Kleinhirn, Basalganglien) gesteuert. Die tonische Dauererregung (Spastik, Rigor) kann durch Erhöhung der erregenden oder Wegfall der hemmenden Einflüsse aufgrund verschiedener Ursachen (Schädigung bestimmter Hirnzentren, entzündliche Prozesse in Gelenken, schmerzbedingte Schonhaltungen) entstehen. Den zentralen Muskelrelaxanzien ist gemeinsam, dass sie diese – den Dehnungsreflex modulierende – polysynaptischen Reflexe dämpfen.

Benzodiazepine. Die dominierende Substanzklasse der zentralen Muskelrelaxanzien sind die Benzodiazepine, deren Hauptindikation in der Behandlung von Angst- und Schlafstörungen liegt (vgl. Abschnitt 4). Sie haben aber daneben auch eine krampflösende (antiepileptische) und vor allem muskelrelaxierende Wirkung. Diese Effekte sind bei den einzelnen Substanzen dieser Klasse dosisabhängig unterschiedlich ausgeprägt (vgl. Tab. 2.4). Als wichtigste Vertreter dieser Stoffklasse, bei denen die muskelrelaxierende Wirkung ausreichend ausgeprägt ist, sind in Tab. 2.3 Tetrazepam (Musaril®) und Diazepam (Valium®) genannt. Die Benzodiazepine entfalten ihre Wirkung durch die Verstärkung der erregungshemmenden Effekte der Gamma-Amino-Buttersäure (GABA) am GABA-Rezeptor. Dies erhöht die Durchlässigkeit der Ionenkanäle für Chlorid-Ionen und führt zur Hyperpolarisation im Zellinneren mit der Konsequenz der Erregungsdämpfung der Nervenzellen. Daher ihre Bezeichnung als „Bremskraftverstärker" der GABA-Bremse (Koella, 1989). Sie werden aber heute wegen ihres Abhängigkeitspotentials zunehmend weniger eingesetzt.

Baclofen. Baclofen (Lioresal®) ist ein Abkömmling der GABA und greift am GABA-B-Rezeptor an. Seine antispastische Wirkung beruht auf der Dämpfung poly- und monosynaptischer Erregungsübertragung vor allem im Rückenmark. Es kann jedoch nicht, wie GABA selbst, durch GABA-Antagonisten (z. B. Bicucullin) blockiert werden. Es verursacht keine Depolarisation primär afferenter Nervenenden, sondern vermindert die Freisetzung exzitatorischer Transmitter auf Motoneurone durch Erhöhung der Schwellen.

Carisoprodol und Tolperison. Carisoprodol (Sanoma®) wirkt ebenfalls über Hemmung der Freisetzung exzitatorischer Transmitter, und Tolperison (Mydocalm®) senkt über den Angriff an Natriumkanälen im Hirnstamm und Rückenmark die nociceptiven Afferenzen.

Diese Substanzen haben z. T. sedierende Eigenschaften und können durch die Erschlaffung der peripheren Muskulatur das Gefühl von Kontrollverlust über die Willkürmuskulatur und dadurch Angst auslösen.

Tabelle 2.3. Zentrale Muskelrelaxanzien; Hinweise zur Anwendung, zu Indikationen, Nebenwirkungen und Gegenanzeigen (z. T. nach Feuerstein in Forth, et al. 2001; Kümmerle, 1991; Reynolds & Martindale, 1989; Rote Liste, 2007)

Substanzgruppe	Beispiel für Handelsnamen	Tagesdosis (mg)	Halbwertszeit (Std.)	Indikationen	Nebenwirkungen	Gegenanzeigen
Tetrazepam (BDZ)	Musaril®	Einschleichend ½ bis 4 × 50	15	Muskelhypertonus, Kontrakturen, Muskelverspannungen aller Art, psychische und vegetative Spannungszustände	Müdigkeit, Reaktionszeitanstieg, anterograde Amnesie, Abhängigkeitspotential	Intoxikationen von Alkohol, dämpfende Psychopharmaka, Leberschäden
Diazepam (BDZ)	Valium®	3 × 5 bis 10	35			
Baclofen	Lioresal®	3 × 5 bis 2 × 20	2,75–4,75	Muskelspastizität	Müdigkeit, Übelkeit, Ataxie	Epilepsie + siehe BDZ
Carisoprodol	Sanoma®	3 × 350 bis 700	6	Ischias, Lumbago	siehe BDZ	Epilepsie
Tolperison	Mydocalm®	3 × 50 bis 150	2–3	schmerzbedingte Muskelverspannungen, zentral bedingte Spastik	Schwindel, Mundtrockenheit	Myasthenia gravis
Tizanidin	Sirdalud®	3 × 2 bis 4	3–5		Schwindel, Müdigkeit, Ataxie, Verwirrtheit	Leberfunktionsstörung, Einnahme von Serotoninwiederaufnahmehemmern

(BDZ = Benzodiazepine)

4 Über psychische Mechanismen wirksame Entspannungstherapeutika

Während die Muskelrelaxanzien direkt am Zielort angreifen, lassen sich Entspannungseffekte auch indirekt erzielen, indem man die dem muskulären Spannungszustand zugrunde liegenden emotionalen Erregungs- und Schmerzzustände sowie Zustände erhöhter Vigilanz und damit auch Schlaflosigkeit beseitigt. Es muss dabei betont werden, dass nicht alle Angstzustände zu muskulärer Verspannung führen und zudem sehr unterschiedliche Ursachen und Formen haben (z. B. Panikattacken, agitierte Angst bei Depressionen, Angst bei akuter Schizophrenie). Auch Schlaflosigkeit und Schmerz werden nicht in jedem Fall mit muskulärer Schonhaltung oder Abwehrspannung beantwortet. Dennoch sollen Substanzklassen, die diese potentiellen Ursachen für Spannungszustände beseitigen helfen, hier gemeinsam abgehandelt werden. Zur Beseitigung von Angst, Schlaflosigkeit und Schmerz können jeweils Substanzklassen sehr unterschiedlicher Struktur und Wirkungsmechanismen eingesetzt werden.

Tranquilizer und Hypnotika

Nach wie vor haben Benzodiazepine zur Behandlung von Angst- und Schlafstörungen den höchsten Verschreibungsanteil und auch das breiteste Spektrum an Präparaten. Ihr Wirkungsmechanismus war bereits unter den zentralen Muskelrelaxanzien beschrieben worden. Hier folgt eine Aufstellung der Substanzen, die in erster Linie zur Behandlung von Angst- und Schlafstörungen verwendet werden (Tab. 2.4).

Benzodiazepine als Anxiolytika. Dass Benzodiazepine als Anxiolytika bezeichnet werden, geht auf tierexperimentelle Befunde zurück. Diese Medikamente bewirken, dass das durch Bestrafung unterdrückte Verhalten aufgehoben wird. Übertragen auf den Menschen bedeutet dies, dass aversive und normalerweise als bedrohlich erlebte Reize keine Alarmreaktion angespannter Aufmerksamkeit und kein passives Vermeidungsverhalten mehr auslösen. Dieser Effekt ist nicht auf Sedierung und die Reduktion der motorischen Aktivität zurückzuführen. (Allerdings wird auf den Beipackzetteln die allgemein erregungs- und spannungsdämpfende Wirkung dieser Medikamente betont und nicht die speziell angstlösende, weswegen sie häufiger mit dem breiteren Begriff „Tranquilizer" als mit dem engeren Begriff „Anxiolytika" bezeichnet werden.)

Benzodiazepine als Hypnotika. Sedierende Effekte haben dagegen Substanzen, die auch (bzw. vorwiegend) als Schlafmittel (Hypnotika) eingesetzt werden. Sie setzen allgemein das Antriebsniveau herab, wodurch bei gleichzeitiger Müdigkeit auch die Anstrengungen zur Schmerz- und Unlustvermeidung reduziert werden. Daher dienen diese Substanzen auch in der Anästhesie zur Narkoseeinleitung, bei der

Tabelle 2.4. Tranquilizer und Hypnotika: Hinweise zur Anwendung, zu Indikationen und Nebenwirkungen (nach Goethert et al., 2001)

Substanzgruppe	Beispiel für Handelsnamen	Tagesdosis (mg)	Halbwertszeit[1] (Std.)	Indikationen[2]	Nebenwirkungen
Benzodiazepine					
Alprazolam	Tafil®	0,5–1,5	10–18	ASpE, Panikattacken	▲ Müdigkeit ▲ Muskelschwäche, Sturzgefahr ▲ Reaktionszeitverminderung ▲ bis auf Clobazam mehr oder minder starke anterograde Amnesie ▲ Abhängigkeitspotential
Diazepam	Valium®	2–15	20–40	ASpE	
Oxazepam	Adumbran®	10–60	5–18	ASpE	
Bromazepam	Lexotanil®	3–6	12–24	ASpE, S	
Clobazam	Frisium®			ASpE	
Chloridiazepoxyd	Librium®			ASpE, M	
Azaspirodecandion					
Buspiron	Bespar®	15	2–3	ASpE	▲ Übelkeit ▲ Schwindel ▲ Kopfschmerzen
Benzodiazepine					
Brotizolam	Lendormin®	0,125–0,25	4–8	S	▲ siehe Benzodiazepine als Tranquilizer
Triazolam	Halcion®	0,125–0,25	2–4	S	
Flumitrazepam	Rohypnol®	0,5–1,0	10–20	S	
Flurazepam	Dalmadorm®	15–30	2	S	
Zolpidem	Stilnox®	10–20	1,5–2,4	S	▲ kaum Suchtpotential
z. B. Baldrian	Baldrisedon®	100–200	Mischpräparat. (keine Hwzt.)	ASpE, S	▲ keine

Zeilengruppen (links): Tranquilizer · Hypnotika · Pflanzl. Stoffe

[1] ohne aktive Metabolite
[2] ASpE = Angst, Spannung, Erregung, S = Schlaflosigkeit, M = Muskelverspannung

noch zwei weitere Eigenschaften der Benzodiazepine, die Muskelrelaxation (siehe Abschnitt 3) und die an sich unerwünschte Nebenwirkung der anterograden Amnesie (Vergessen von Ereignissen nach Einnahme des Präparates), genutzt werden.

Die als Hypnotika verwendeten Benzodiazepine eignen sich je nach ihrer Halbwertszeit eher als Einschlafmittel (z. B. Triazolam) oder Durchschlafmittel (z. B. Flunitrazepam). Auch nicht mit den Benzodiazepinen strukturverwandte neuere Substanzen, wie Zolpidem und Zopiclon, wirken an Untereinheiten des GABA-A-Rezeptors. Ältere hypnotische Substanzen, wie Chloralhydrat und Barbiturate, werden wegen ihrer schlechten Nutzen-Risiko-Verhältnisse nicht mehr als Schlafmittel eingesetzt (Barbiturate: Hangover, Suchtpotentiale!).

Anwendung und Dosierung der Benzodiazepine. Bei der Anwendung und Dosierung von Benzodiazepinen muss beachtet werden, dass mit höherem Alter und größerem Körperfettanteil die Eliminationshalbwertszeit und damit die Wirkdauer verlängert wird. Diese Faktoren erklären auch die breite Streuung der Halbwertszeiten (vgl. Tab. 2.4) und die geringe Korrelation zwischen den Plasmakonzentrationen und der Wirkstärke. Bei den meisten Substanzen ist nur zu Beginn der Therapie ein enger Zusammenhang nachweisbar, der bei längerer Anwendung durch Toleranzentwicklung (siehe unten) entkoppelt wird.

Nebenwirkungen der Benzodiazepine. Obwohl sich die Benzodiazepine großer Beliebtheit erfreuen (siehe Abschnitt 7) und eine geringe Toxizität aufweisen (nicht zum Suizid geeignet), haben sie dennoch erhebliche Nebenwirkungen. Besonders zu Beginn tritt Müdigkeit und Benommenheit auf, die jedoch mit längerer Therapie nachlässt. In seltenen Fällen werden auch paradoxe Effekte wie Aggressivität, Erregtheit und Schlaflosigkeit beobachtet. Aufgrund der muskelrelaxierenden Wirkung treten bei hohen Dosen Gangunsicherheit mit Sturzgefahr und Ataxie auf. Ihre im letzten Jahrzehnt abnehmende Verschreibungshäufigkeit begründet sich vor allem durch ihr beachtliches Abhängigkeitspotential.

Buspiron. Ein anderes Wirkungsprinzip und Nebenwirkungsprofil hat das Buspiron®, ein Serotonin-(5-Hydroxytryptamin = 5-HT)5-HT$_{1a}$-Rezeptor-Agonist, dessen anxiolytische Wirkung jedoch erst nach ein bis zwei Wochen eintritt, so dass es einen geringen „Belohnungswert" und folglich zwar kein Suchtpotenzial birgt, aber auch weniger von Patienten akzeptiert wird.

Alkohol. Schließlich sollte auch der Alkohol als sedierende und relaxierende Substanz erwähnt werden, obwohl er nicht apothekenpflichtig ist. Er wirkt, wie Benzodiazepine und Barbiturate, auf das Verhaltenshemmsystem, verstärkt auch die GABA-erge Hemmung der synaptischen Erregungsübertragung und trägt durch Induktion der arzneimittelabbauenden Enzyme in der Leber zur Toleranzentwicklung bei. Sein Haupteffekt auf zellulärer Ebene besteht in einer Erhöhung der Membranfluidität, ohne dass deren exakter Bezug zur Erregungsdämpfung bisher identifiziert werden konnte.

Antidepressiva und Neuroleptika (= Antipsychotika)

Antidepressiva. Antidepressiva haben nur in sehr begrenztem Umfang Bedeutung für das vorliegende Thema, denn sie wirken primär psychomotorisch aktivierend und stimmungsaufhellend. Einige Substanzen haben allerdings auch eine sedierende oder anxiolytische Wirkung, so dass sie zum Einsatz bei agitiert ängstlicher Depression oder bei Panikattacken geeignet sind. Das gemeinsame Grundprinzip der Wirkung von Antidepressiva ist der Eingriff in den Neurotransmitter-Stoffwechsel von Noradrenalin und Serotonin oder Dopamin

(1) durch Hemmung von deren Wiederaufnahme in die präsynaptische Nervenzelle (Blockade des Transportes) oder

(2) durch Hemmung von deren Abbau (Monoaminoxidase-Hemmer) oder

(3) durch Stimulation der postsynaptischen Rezeptoren, indem sie den Transmitter verdrängen.

Alle drei Wege führen zu einer Erhöhung der transmitterassoziierten Effekte und bei längerfristiger Anwendung zu einer Reduktion der Zahl und Sensibilität der entsprechenden Rezeptoren. Dieser Prozess (so genannte Down-Regulation) wird als der eigentlich antidepressive Effekt angesehen. Die bei einigen Substanzen beobachtete sedierende Komponente (vgl. Tab. 2.5) wird z. T. auf die zusätzliche Blockade von Histamin (H1-Rezeptoren) zurückgeführt. Dieser Umstand sowie ihre unterschiedliche Wirkung auf den Noradrenalin- und Serotonintransporter haben zu der Einteilung in die mehr dämpfenden Substanzen vom Amitriptylin-Typ und die mehr antriebssteigernden Substanzen vom Desimipramin-Typ geführt. Nur erstere sind daher in Tab. 2.5 aufgeführt. Auch Panikattacken sprechen außer auf Alprazolam (vgl. Tab. 2.4) oft gut auf Antidepressiva an, vor allem auf solche, bei denen der serotonerge Mechanismus überwiegt, wie z. B. bei Imipramin, Clomipramin und spezifischen Serotoninwiederaufnahmehemmern (z. B. Fluoxetin, vgl. Tab. 2.5).

Antidepressiva haben in unterschiedlich starkem Ausmaß auch noch Wirkungen auf die α_1- und α_2-Rezeptoren sowie auf Acetylcholin- und Histaminrezeptoren. Dadurch erklären sich die zahlreichen, bei den einzelnen Präparaten unterschiedlich stark ausgeprägten Nebenwirkungen (vgl. Tab. 2.5).

Neuroleptika (= Antipsychotika). In neuerer Zeit werden zur Behandlung von Angst- und Verspannungssyndromen auch Neuroleptika in niedriger Dosierung eingesetzt, die in höheren Dosen zur Behandlung der Schizophrenie verwendet werden. Hiervon finden sich einige wichtige Vertreter in Tab. 2.5 (vgl. Giedke & Coenen, 1986).

Der Hauptwirkungsmechanismus dieser Substanzklassen ist der Antagonismus am Dopaminrezeptor, jedoch haben auch diese, wie die Antidepressiva, noch zahlreiche zusätzliche Angriffsorte. Dadurch ergeben sich therapeutisch

Tabelle 2.5. Angst- und spannungsreduzierende Substanzen aus der Klasse der Antidepressiva und Neuroleptika (Goethert et al., 2001; Möller et al., 1989; Koella, 1989; Hardman et al., 2001; Rote Liste 2007; Reynolds & Martindale, 1989; Kümmerle et al., 1991)

Substanzgruppe	Beispiel für Handelsnamen	Dosis (mg.) (tägl.)	Halbwertszeit (Std.)	Indikation im Bereich von Angstsyndromen	Nebenwirkungen	Pharmakodynamische Mechanismen
Amitryptilin	Saroten®	50–100	17–36	▲ ängstlich agitierte Depression	▲ Mundtrockenheit ▲ Verstopfung ▲ Schwindel ▲ Tachykardie ▲ Sehstörungen ▲ Blutdruckabfall ▲ Ödeme ▲ Herzrhythmusstörungen	anticholinerg α_1-adrenerg antihistaminerg
Imipramin	Tofranil®	25–100	18–25	▲ Zwänge ▲ Panikattacken		
Clomipramin	Anafranil®	50, später 150–200	17–28	▲ Zwänge ▲ Phobien ▲ Panikstörungen, ▲ Schmerzbehandlung		
Doxepin	Aponal®	50, später 75–150	18–40	▲ Unruhe ▲ Angst ▲ Schlafstörungen		
Flouxetin	Fluctin®	20	53 + 43	▲ Zwänge ▲ Panikattacken	▲ Übelkeit ▲ Unruhe ▲ Schlafstörung	serotonerg (präsynaptischer 5-HT$_{1a}$-Rezeptor)

Antidepressiva

Tabelle 2.5. (Fortsetzung)

Substanzgruppe	Beispiel für Handelsnamen	Dosis (mg.) (tägl.)	Halbwertszeit (Std.)	Indikation im Bereich von Angstsyndromen	Nebenwirkungen	Pharmakodynamische Mechanismen
Thioridazin	Melleril®	50–200	6–42	▲ SpE	▲ Frühdyskinesien	antidopaminerg
Levomepromazin	Neurocil®	50–200	14–30	▲ schwere Unruhe und Erregung	▲ Akathisie u. a. motorische Störungen	
Perphenazin	Decentan®	4	8,4–12,3	▲ ASpE	▲ Spätdyskinesien	antihistaminerg
Perazin	Toxilan®	25–100	8–16	▲ ASpE	▲ Sedation	
Fluphenazin	Dapotum 2,5®	i.m. 1,0 ml alle 14 Tage	Depotpräparat	▲ ASpE ▲ vegetative Störungen	▲ Blutdruckabfall ▲ Tachykardie,	α_1-adrenerg
Chlorprothixen	Truxal®	30–200	8–12	▲ Unruhe	▲ Mundtrockenheit	anticholinerg
Fluspirilen	Imap 1,5®	i.m. 1–1,5 ml jede Woche	Depotpräparat	▲ Angst	▲ Sehstörung ▲ Verstopfung ▲ Harnverhaltung	
Sulpirid[1]	Dogmatil®	150–300	5,5	▲ Phobien ▲ depressive Störungen		

Neuroleptika

[1] explizit zur Unterstützung bei Psychotherapie angegeben. Sp = Spannung, A = Erregung, E = Erregung

nutzbare Zusatzeffekte, wie analgetische, antiemetische und antiallergische, aber auch eine Reihe von unerwünschten Wirkungen, wie vor allem die über die Histaminrezeptoren vermittelte Gewichtszunahme und Sedation (die sich allerdings im Laufe der Behandlung durch Toleranzentwicklung verliert). Durch α-adrenerge und anticholinerge Effekte werden vegetative Nebenwirkungen, wie Blutdruckabfall, Herzratenanstieg, Mundtrockenheit, Sehstörungen, Verstopfung und Harnverhaltung, ausgelöst, und durch den dopaminergen Wirkungsmechanismus entstehen bei vielen Präparaten die so genannten Frühdyskinesien und Sitzunruhe. Allgemein gilt, dass die schwächer antipsychotisch wirksamen Substanzen stärkere vegetative Nebenwirkungen aufweisen. Bei den stärker antipsychotisch wirksamen treten vor allem nach Langzeitapplikation parkinsonähnliche, so genannte extrapyramidal-motorische Symptome auf. Diese sowie auch die selten, aber unvorhersagbar beobachtbaren Leber- und Blutbildschäden erfordern eine sorgfältige Überwachung beim Einsatz dieser Substanzen zur Angstbehandlung, auch wenn sie nicht – wie die Benzodiazepine – zur Abhängigkeit führen.

Analgetika

Durch Schmerzzustände entzündlicher Genese oder durch Schonhaltungen können direkte Reflexe aus der Peripherie zu Verspannungseffekten der Muskulatur führen (vgl. Abschnitt 2). Ebenso kann eine erhöhte Sensibilität und Schmerzwahrnehmung über zentralnervöse Mechanismen den Dehnungsreflex der Skelettmuskulatur beeinflussen. Umgekehrt können Verspannungen der glatten Muskulatur aus vegetativ innervierten Organen Schmerzen erzeugen, die den Spannungszustand über zentralnervöse Mechanismen perpetuieren. Daher sollen kurz die wichtigsten Analgetika mit ihren Wirkungsmechanismen erwähnt, jedoch nicht tabellarisch zusammengefasst werden. Analgetika untergliedern sich in Opioide und peripher wirksame Analgetika.

Opioide. Während stärkere Opiate, wie das Morphin selbst, meist nur postoperativ oder bei Tumorschmerzen eingesetzt werden, sind einige schwächere Opioide, wie Pethidin (Dolantin®) und Tramadol (Tramal®), auch bei Schmerzbehandlungen im Einsatz, die auch auf peripher wirksame Analgetika ansprechen. Auch diese schwächer wirksamen Opioide führen zur Toleranzentwicklung, jedoch wird bei post-operativer Schmerzbehandlung mit Opiaten kaum eine Suchtentwicklung beobachtet.

Peripher wirksame Analgetika. Bei peripher wirksamen Analgetika besteht der Wirkungsmechanismus in der Synthesehemmung der Prostaglandine, welche die Nociceptoren peripherer Neurone gegenüber schmerzerzeugenden Gewebshormonen, wie Histamin oder Bradykinin, sensibilisieren. Über diesen Mechanismus wirken sowohl die Acetylsalicylsäure (Aspirin®) und Paracetamol

(Benuron®) als auch die unter der Bezeichnung Antiphlogistica zusammengefassten Substanzen Indometazin (Indometacin Sandoz®), Piroxicam (Piro-
xicamHEXAL®), Diclofenac (Voltaren®) und Ibuprofen (Dolgit®). Durch die
Prostaglandinsynthese-Hemmung wirken diese Substanzen auch fiebersenkend
und entzündungshemmend. Wegen der kurzen Halbwertszeiten erfordern sie
eine mehrmalige Anwendung pro Tag (Dosierung bei Acetylsalicylsäure bis zu
3 g pro Tag, übrige Substanzen 50 bis 200 mg pro Tag). Da die Prostaglandinsynthese-Hemmung auch zur Verminderung der Thrombozytenaggregation
führt, ist als Nebenwirkung, besonders bei Acetylsalicylsäure und Indometazin,
mit Schleimhautblutungen in der Magenwand zu rechnen.

5 Über vegetative Mechanismen wirksame Entspannungstherapeutika

Da viele psychosomatische Krankheiten mit Spasmen der glatten Muskulatur an
den Gefäßen und Eingeweiden einhergehen, sind Präparate, die über das vegetative Nervensystem eingreifen, eine wichtige Gruppe der Entspannungstherapeu-
tika. Durch den Antagonismus zwischen Noradrenalin als sympathischem und
Acetylcholin als parasympathischem Überträgerstoff sind parasympatholytische
und sympathomimetische Substanzen an den Bronchien, am Magen-Darm-
Trakt und am Urogenitalsystem entspannungsfördernd, sympatholytische dagegen an den glatten Muskeln der Blutgefäße. Sie sind damit wirksam bei vegetativ
bedingten Herz-Kreislauf-Erkrankungen. Die Gefäßmuskeln tragen jedoch keine
Acetylcholinrezeptoren, daher entfallen hier parasympathomimetische Substanzen. Es gibt jedoch noch die Substanzklasse von direkt am glatten Muskel wirkenden Präparaten, die vor allem zur Erweiterung von Koronar- und Hirngefä-
ßen verwendet werden, z. B. Moxaverin (Kollateral®).

Parasympatholytika
Substanzen dieser Gruppe wirken am muscarinischen Rezeptor der peripheren
glatten Muskulatur als Acetylcholin-Antagonisten. Zu den Prototypen zählen
Atropin und Scopolamin (vgl. Tab. 2.6). Atropin dient in Comprettenform der
Behandlung von Magenspasmen sowie von Gallen- und Harnwegskoliken. Ferner wird es als Unterstützung der Sympathomimetika zur Erweiterung der Bronchien eingesetzt, sofern die damit verbundene Hemmung der Bronchialsekretion
in Kauf genommen werden kann. Als Nebenwirkungen sind besonders störend
die Hemmung des Speichelflusses, die Reduktion der Schweißsekretion mit der
Gefahr der Hyperthermie und die Darmatonie. Einige nebenwirkungsärmere
Substanzen, wie das Pirencepin (Gastrozepin®), sind spezifischer an der Magen-

Tabelle 2.6. Vegetativ wirksame Pharmaka I (nach Starke, 2001; Strubelt, 1991; Rote Liste 2007; Reynolds & Martindale, 1989)

Substanzgruppe	Beispiel für Handelsnamen	Tagesdosis (mg)	Halbwertszeit (Std.)	Indikationen	Nebenwirkungen
Cholinerg wirksame Substanzen: Parasympatholytika					
Atropinsulphat	Atropinum sulphuricum Compretten®	1,5–3	4	▲ Magen-, Gallengangs-, Harnwegsspasmus, Bronchospasmus	▲ Reduktion von Speichelfluss und Schweißsekretion ▲ Darmatonie ▲ Tachykardie ▲ Sehstörung (Akkomodationsstörung der Augenmuskeln)
Pirencepin	Gastrocepin®	2 × 50	10	▲ Magenschließmuskelspasmus	s. o.
N-Butylscopolamin	Buscopan®	bis 100	10	▲ Spasmen von Magen, Darm, Galle, Harnwegen Dysmenorrhoe	s. o.
Sympathomimetika (β₁ + β₂; β₂)					
Orciprenalin (β₁ + β₂)	Alupent®	4 × 0,1–0,2 Inhalation	2,1	▲ Asthma bronchiale spastische Bronchitis	▲ Muskeltremor ▲ Unruhe ▲ Herzklopfen ▲ Harnentleerungsstörungen
Fenoterol (β₂, β₁)	Berotec® Partusisten®	7,5–15 4–8 × 5	6–7	▲ Wehenhemmung	▲ Übelkeit ▲ Herzrhythmusstörungen ▲ Schwitzen ▲ Muskelkrämpfe ▲ Hautausschlag
Terbutalin (β₂)	Bricanyl®	7,5–15	3,5	▲ Asthma bronchiale	▲ Übelkeit ▲ Herzrhythmusstörungen ▲ Schlafstörungen
Salbutamol (β₂)	Sultanol	Aerosol 3–4 × 0,2 Inhalation	2–7	▲ spastische Bronchitis s. o.	s. o.

Darm-Muskulatur wirksam. Auch Scopolamin wird als Reinsubstanz außer als Antiemeticum in Form von Hautpflastern (Dämpfung der Magenmotorik) nur in abgewandelter synthetischer Form eingesetzt, so z. B. das N-Butyl-scopolamin (Buscopan®, eine sehr wirksame Substanz bei Spasmen der Einge-weidemuskulatur). Diese Derivate gelangen nicht in das zentrale Nervensystem und wirken daher auch nicht zentralnervös dämpfend wie Scopolamin selbst.

Sympathomimetika

Sympathomimetische Substanzen können grundsätzlich sowohl auf α_1- und α_2-Rezeptoren als auch auf die β_1- und β_2-Rezeptoren wirken. α- und β_1-Rezeptoren vermitteln im Herz-Kreislauf-System erregende Effekte. In unserem Kontext interessieren nur die vorwiegend β_2-Rezeptor-agonistisch wirkenden Substanzen, die den Tonus der glatten Muskulatur in den Bronchiolen, im Magen-Darm-Trakt, am Blasenschließmuskel, am Uterus und an den Gefäßen der Ske-lettmuskulatur herabsetzen (Tab. 2.6).

Da einige β-Rezeptoragonisten auf β_1- *und* β_2-Rezeptoren wirken, wie z. B. das Orciprenalin (Alupent®) und Fenoterol (Berotec®, Partusisten®), können bei der Behandlung des Asthma bronchiale oder bei der Wehenhemmung unerwünschte Wirkungen in Form von Steigerung der Herzrate, Überleitungs-geschwindigkeit und Kontraktilität am Herzen infolge der β_1-Wirkung auf-treten. Da auch bei Terbutalin und Salbutamol die Affinität zu β_2-Rezeptoren deutlich höher ist als die β_1-Wirkung, sind sie ebenfalls im Kontext der Relaxa-tion der glatten Muskulatur relevant.

Sympatholytika

Substanzen mit Angriff am α-Rezeptor. Eine Spasmolyse der peripheren Gefäße kann einmal durch einen Antagonisten am α_1-Rezeptor erfolgen, zum anderen durch α_2-Agonisten am präsynaptischen Rezeptor, welche die Freisetzung des Noradrenalins blockieren. Beide Prinzipien macht man sich in der Behandlung der Hypertonie zunutze. In Tab. 2.7 ist ein postsynaptisch wirkender reversibler α_1-Rezeptorenblocker, das Prazosin (Minipress®), aufgeführt, das neben einer Dilatation der Arteriolen auch eine Venenerweiterung bewirkt, während Cloni-din (Catapresan®) präsynaptisch als α_2-Agonist wirkt und damit die Noradrena-linfreisetzung blockiert. Ebenfalls am α-Rezeptor greifen Mutterkornalkaloide an, allerdings meist als α-Agonisten und α-Antagonisten zugleich. Wenn sie, wie das Ergotamin, eine mehr α-agonistische Wirkung entfalten, eignen sie sich durch die Vasokonstriktion zur Akuttherapie des Migräneanfalls.

β-Rezeptorenblocker. Die wichtigste Substanzgruppe zur Entspannung vegetati-ver Funktionen sind die β-Rezeptorenblocker (Tab. 2.7). Die meisten wirken unselektiv auf β_1- und β_2-Rezeptoren, wie Propranolol, Oxprenolol und Pindo-

Tabelle 2.7. Vegetativ wirksame Pharmaka II: Noradrenerg wirksame Substanzen (nach Starke, 2001; Strubelt, 1991; Rote Liste 2007)

Substanzgruppe	Beispiel für Handelsnamen	Tagesdosis (mg)	Halbwertszeit (Std.)	Indikationen	Nebenwirkungen
Über α-Rezeptoren wirkende Präparate					
Prazosin (α_1-Blocker)	Prazosin-ratiopharm®	einschleichend 0,5–20 mg/kg	2–3	▲ Hypertonie ▲ Morbus Raynaud	▲ anfangs orthostatische Dysregulation ▲ Tachykardie
Clonidin (α_2-Agonist)	Catapresan®	2 × 38–75	8	▲ Hypertonie	▲ s. o. ▲ Müdigkeit
Mutterkornalkaloide Ergotamin (α-Blocker + α-Agonist)	Ergo-Kranit®	0,124–0,5 sc oder im	1,5–2,5	▲ Migräneanfall	▲ Übelkeit ▲ Taubheits- und Kältegefühl in den Fingern (Vasokonstriktion) ▲ bei Langzeittherapie Coronarbeschwerden
Über β-Rezeptoren wirkende Präparate					
Atenolol (β_1-Blocker)	Tenormin®	1 × 50–100	6–9	▲ Hochdruck ▲ Tachykardie	▲ Benommenheit ▲ Reduktion des Tränenflusses
Metoprolol (β_1)	Beloc®	2–50–100	2–5		
Propranolol ($\beta_1 + \beta_2$)	Dociton®	2–3 × 40–80	2–4	▲ Migräneprophylaxe	▲ Mundtrockenheit
Oxprenolol ($\beta_1 + \beta_2$)	Trasicor®	2–3 × 40–80	1–3		
Pindolol ($\beta_1 + \beta_2$) (+ partieller Agonist)	Visken®	1–2 × 5–10	4–6		▲ Potenzstörungen

lol, d. h. sie wirken an den Bronchien konstriktorisch und werden außer bei Hochdruck auch gegen Tachykardien eingesetzt. Während die Senkung der Herzrate durch den genannten Wirkungsmechanismus eindeutig erklärt werden kann, ist die blutdrucksenkende Wirkung eher unklar. Man vermutet, dass die vorwiegend β_1-vermittelte Freisetzung von Renin aus den juxtaglomerulären Zellen der Niere blockiert wird. Andere Präparate wie Atenolol und Metoprolol wirken spezifisch auf β_1-Rezeptoren und sind daher weniger gefährlich für Asthmapatienten.

Die meisten der aufgeführten β-Rezeptorenblocker können nur in geringem Maße die Blut-Hirn-Schranke überwinden. Einige Substanzen, hier vor allem Propranolol und Pindolol, sind dazu in der Lage, was zu einem breiten Einsatz dieser Präparate in der Angstbehandlung geführt hat. Zahlreiche Vergleichsstudien zum Nachweis der anxiolytischen Wirkung von β-Rezeptorenblockern im Vergleich mit Benzodiazepinen und anderen Anxiolytika haben jedoch ergeben, dass eine Angstreduktion in erster Linie über die Reduktion der vegetativen Zeichen des „Lampenfiebers" gelingt, während das subjektive Empfinden der Angst nicht wesentlich beeinflusst wird (Tyrer & Lader, 1974).

Weitere Antihypertensiva. Außer den hier aufgeführten Möglichkeiten zur antihypertensiven Behandlung gibt es noch das ältere Wirkprinzip der Noradrenalinentspeicherung, z. B. durch Reserpin (Briserin®) sowie direkt am Gefäßmuskel angreifende Substanzen wie Dihydralazin (Nepresol®), ferner die Calciumkanalblockade durch Nifedipin (Adalat®) sowie so genannte ACE-Hemmer, die das Konversionsenzym zur Umwandlung von Angiotensin I in Angiotensin II blockieren, z. B. Captopril (Lopirin®). Bei der Hypertoniebehandlung werden verschiedene Behandlungsprinzipien je nach Schweregrad des Bluthochdrucks kombiniert, wobei die β-Rezeptorenblocker meist die Einstiegssubstanz bilden.

6 Probleme der Langzeittherapie, Absetzphänomene und Absetzstrategien

Probleme der Langzeittherapie. Viele Spannungszustände sind chronisch und erfordern eine langfristige Therapie, da kaum eine der genannten Substanzen (bis vielleicht auf einige analgetisch wirksame Antiphlogistika) die Ursachen der Spannungszustände beseitigen können. Aber fast alle Substanzen bergen Gefahren bei chronischem Gebrauch. Hierzu zählt u. a. die mehrfach erwähnte Toleranzentwicklung durch die Reduktion der Rezeptorsensibilität (z. B. bei Opioiden, Benzodiazepinen) oder durch den Enzyminduktion-bedingten beschleunigten Metabolismus (z. B. bei Benzodiazepinen, Barbituraten, Alkohol). Toleranz betrifft bei

Benzodiazepinen in erster Linie die sedierende (etwas später die antiepileptische) Komponente, während die anxiolytischen Effekte auch bei mehrjährigem Gebrauch erhalten bleiben. Sowohl die Toleranzentwicklung als auch die häufig damit verbundene physische und/oder psychische Abhängigkeit zwingen zum Übergang auf ein anderes Präparat bzw. Therapieprinzip.

Absetzphänomene. Das abrupte Absetzen, insbesondere von Substanzen mit hohem Toleranzentwicklungs- und Abhängigkeitspotential, führt zu Entzugssymptomen (neu auftretende, vor Therapiebeginn nicht vorhandene Symptome, die ihren Höhepunkt nach Absetzen haben und sich nach Wochen verlieren) oder zu Rebound-Phänomenen, die eine Mischung aus Entzugssymptomen und dem Wiederauftreten der Krankheitssymptome darstellen. Bei Hypnotika z. B. bestehen diese Rebound-Phänomene in einem extremen Anstieg des unterdrückten REM-Schlafes (= Rapid-Eye-Movement-Phase), bei fast allen Anxiolytika und Hypnotika in vermehrter Angst, Unruhe und Schlaflosigkeit, die zwei bis fünf Tage nach Absetzen auftreten und begleitet sein können von gastrointestinalen Beschwerden, Kreislaufstörungen, aber auch von neurologischen Ausfällen, epileptischen Attacken und Halluzinationen (Koella, 1989). Bei Benzodiazepinen sind diese Entzugsphänomene am besten untersucht und zeigen eine klare Abhängigkeit von Therapiedauer und Dosis. Bei Verwendung therapeutischer Dosen treten sie bei etwa 50 Prozent der Patienten auf, und zwar meist erst nach mindestens dreimonatiger Therapiedauer, bei höheren als den therapeutisch empfohlenen Dosen jedoch schon nach wenigen Wochen (Nutt, 1990). Benzodiazepine mit kürzerer Wirkdauer produzieren häufiger und stärkere Absetzsymptome als solche mit längerer Halbwertzeit (z. B. Alprazolam > Diazepam) und haben auch ein höheres Suchtpotential (Lüllmann et al., 1990).

Absetzstrategien. Bei dieser Art von Präparaten besteht die Strategie zur Reduktion daher in einem langsamen „Ausschleichen". Bei Benzodiazepinen z. B. empfehlen Möller et al. (1989) eine Dosisreduktion über vier Wochen, wobei alle sieben Tage die Dosis um ein Viertel der Vorphase reduziert wird, bis die kleinste Einzeldosis erreicht ist, die dann auf Intervalle bis zu 24 Stunden verteilt und schließlich in den letzten vier Wochen diskontinuierlich verabreicht wird. Beim Absetzen von Benzodiazepinen zur Behandlung von Panikattacken (Alprazolam) wird eine Dosisreduktion von 0,5 bis 1,0 mg alle drei Tage empfohlen. Oft ist eine unterstützende oder bereits prophylaktische Behandlung der Absetzphänomene durch Carbamazepin (Tegretal®) indiziert. Die Komplikationen der Langzeitbehandlung sind bei der Behandlung mit Muskelrelaxanzien in der Regel wegen der kürzeren Anwendungsdauer nicht gegeben. Auch die sonst bei der Neuroleptika-Dauertherapie gefürchteten Komplikationen der z. T. irreversiblen Spätdyskinesien spielen in den zur Angstbehandlung eingesetzten Dosen keine wesentliche Rolle. Diese Substanzen haben nicht die Probleme des Rebound oder der Entzugssymptomatik. Ähnliches gilt für Antidepressiva. Doch auch hier wird eine langsame Reduktion von zwei Tabletten pro Woche nach Paniktherapie empfohlen. Auch bei Sympatholytika ist eine ausschleichende Behandlung beim Absetzen erforderlich, da eine Sollwertverstellung der Kreislaufregulation eine langsame Rückgewöhnung des Organismus erforderlich macht.

In jedem Fall ist es ratsam, erlernbare und längerfristig einsetzbare nicht medikamentöse Entspannungsverfahren in den medikamentös überbrückten Phasen der Therapie dem Patienten zugänglich zu machen, ehe das Absetzen der Präparate erforderlich wird.

7 Akzeptanz von Pharmakotherapie bei Patienten und Therapeuten

Akzeptanz der Pharmakotherapie bei Patienten. Erhebungen zur Akzeptanz von Pharmakotherapie bei Patienten mit psychischen Störungen sprechen zwei verschiedene Sprachen, je nachdem, ob Umfragen über die Teilnahmebereitschaft an Medikamentenstudien oder aber Arzneimittelverbrauchsziffern zugrunde gelegt worden sind. So lehnten 48 Prozent der Patienten von zwei orthopädischen Kliniken die Teilnahme an einer Studie mit Analgetika ab, nicht, weil sie befürchteten, der unwirksamen Placebotherapie zugewiesen zu werden, sondern weil sie Angst vor einer Behandlung mit einem Medikament hatten. Der größere Teil von ihnen war weiblich und jünger als 40 Jahre (Netter et al., 1986). Andererseits ergaben Auswertungen des Verbrauchs von Tranquilizern und Hypnotika nach demographischen Merkmalen, dass der Konsum dieser Substanzklasse bei weiblichen Patienten der mittleren Altersklasse besonders hoch war.

Der Arzneimittelverbrauch spiegelt natürlich das Verordnungsverhalten des Arztes genauso wider wie die Nachfrage durch den Patienten. Sicher kann man

> **! Akzeptanz der Pharmakotherapie bei Therapeuten**
>
> Bei Befragung zur Akzeptanz der Pharmakotherapie bei psychotherapeutisch tätigen Psychiatern ergibt sich, dass ca. zwei Drittel der Respondenten medikamentöse Zusatztherapien verwenden, aber die Hälfte von diesen mit schlechtem Gewissen (Goldberg et al., 1991). Die Empfehlungen, die aus solchen Erhebungen resultieren, fordern eine bessere Absprache und Kooperation zwischen den Therapeuten der medikamentösen und nicht-medikamentösen Therapieformen, die simultan am Patienten verwendet werden. Die Empfehlungen treffen allerdings in erster Linie auf andere Psychotherapieformen zu als die Entspannungstherapie.

davon ausgehen, dass die Pharmakotherapie eine größere Akzeptanz bei psychosomatischen Erkrankungen mit organischem Befund (Asthma, Hypertonie usw.) genießt als bei Ängsten oder Schlaflosigkeit. Auch die hier zentral interessierenden Muskelverspannungen werden als Indikation für Pharmakotherapie leicht akzeptiert, besonders wenn sie auf neurologischen Krankheiten beruhen.

8 Pharmako- und Psychotherapie – Ergänzung oder Alternative?

! **Kriterien für die Entscheidung zur Pharmako- oder Psychotherapie**
Versuche, Pharmakotherapie (Ph) und Psychotherapie (Ps) als Alternativen oder sich ergänzende Therapieprinzipien zu betrachten, orientieren sich entweder an der Krankheitsklassifikation (Schizophrenie → Depression → neurotische Störung = Ph → Ph + Ps → Ps), dem Schweregrad der Erkrankung (Ph = bei schweren Stadien) oder sehen die Bevorzugung der einen oder der anderen Therapieform als determiniert durch den Zeitgeist verschiedener Jahrzehnte der Therapiegeschichte (1950–1960 = Ph, 1960–1970 = Ps, 1970– heute = Ph + Ps; Karasu, 1982).

Kombinationstherapie im Allgemeinen besser. Leider beziehen sich Untersuchungen und Modelle zu dieser Frage vorwiegend auf psychische und psychiatrische Erkrankungen. Eine Fülle von Studien liegt z. B. zum Therapievergleich bei der Depressionsbehandlung vor mit der überwiegenden Ergebnisformel Ps + Ph > (Ph, Ps), d. h., Kombinationstherapie ist besser als Monotherapie. Der Einsatz psychotherapeutischer Verfahren in Kombination mit den hier behandelten Entspannungspharmaka findet sich in Studien zu Fibromyalgie, Kreuzschmerzen, Reizdarmsyndrom, Migräne, Hypertonie, Schlaf- und Angststörungen. Obwohl nur wenige davon explizite Therapievergleiche anstellen (z. B. Rosny et al., 1999; Struzik et al., 2004), kommen Autoren, die Ärzte sind, meist zu dem Ergebnis, dass eine adjuvante Psychotherapie die medikamentöse Therapie wirkungsvoll ergänzen, wenn auch nicht ersetzen kann. Allerdings findet man nur in wenigen dieser Arbeiten den expliziten Einsatz von Entspannungsverfahren (Barrios & Karoly, 1983; Morian & Kwentus, 1988; Stainbrook et al., 1983). Andererseits geht aus Arbeiten von Psychotherapeuten hervor, dass sie eine medikamentöse Zusatztherapie nicht nur tolerieren, sondern ausdrücklich empfehlen (vgl. auch Benkert et al., 2008).

Bedeutung für die Arzt-Patient-Interaktion. Die Bedeutung des Einsatzes von Pharmaka als Element der Arzt-Patient-Interaktion wurde meist nur aus psychoanalytischer Sicht betrachtet.

Das Pharmakon dürfte jedoch auch aus verhaltensmedizinischer Sicht im Kontext von nicht-medikamentösen Entspannungsverfahren für die Arzt-Patient-Beziehung eine gewisse Wertigkeit haben. Es vermittelt den Eindruck von medizinischer Kompetenz und rascher Effizienz des Therapeuten, sofern der Entspannungs-Therapeut die Präparate in sein Programm inkorporiert (wenn auch nicht selbst verordnet).

Pharmaka als Vermittler der Psychotherapie-Wirksamkeit. Ein zweiter Aspekt ist, dass die Pharmakotherapie im Sinne einer Überbrückung den Organismus nicht-medikamentösen Entspannungsverfahren zugänglich macht, wenn akute Panik- oder Schmerzzustände den Zugriff dieser Verfahren verhindern; schließlich darf sogar davon ausgegangen werden, dass die Psychotherapie pharmakokinetische und -dynamische Parameter verbessert.

Auf jeden Fall aber scheint sich auch bei einer sorgfältigen Analyse von über 250 Arbeiten zur Kombinationstherapie kein Hinweis für eine Behinderung der Effektivität nicht-medikamentöser Therapieverfahren durch Pharmaka zu finden (GAP-Report, 1975).

Weiterführende Literatur

Forth, W., Henschler, D. & Rummel, W., Förstermann, U. & Starke, K. (Hrsg.) (2001). Allgemeine und spezielle Pharmakologie und Toxikologie (8. Aufl.). München: Urban & Fischer.

Estler, C.-J. & Schmidt, H. (Hrsg.) (2007). Pharmakologie und Toxikologie für Studium und Praxis (6. Aufl.). Stuttgart: Schattauer.

Benkert, O., Hautzinger, M. & Graf-Morgenstern, M. (2008). Psychopharmakologischer Leitfaden für Psychologen und Psychotherapeuten. Heidelberg: Springer.

Zitierte Literatur

Barrios, F. X. & Karoly, P. (1983). Treatment expectancy and therapeutic change in treatment of migraine headache: Are they related? Psychological Reports, 52, 59–68.

Feuerstein, T. J. (2001). Zentrale Muskelrelaxanzien. In W. Forth, D. Henschler, W. Rummel, U. Förstermann & K. Starke (Hrsg), Allgemeine und spezielle Pharmakologie und Toxikologie (8. Aufl.) (S. 323–326). München: Urban & Fischer.

Giedke, H. & Coenen, T. (1986). Die medikamentöse Behandlung von Angstzuständen. In W. Janke, P. Netter & D. Vaitl (Hrsg.), Angst und Psychopharmaka (S. 204–234). Stuttgart: Kohlhammer.

Goethert, M, Bönisch, H., Schlicker, E. & Helmchen, H. (2001). Psychopharmaka. In W. Forth, D. Henschler, W. Rummel, U. Förstermann & K. Starke (Hrsg), Allgemeine und spezielle Pharmakologie und Toxikologie (8. Aufl.) (S. 323–326). München: Urban & Fischer.

Goldberg, R. S., Riba, M., & Tasman, A. (1991). Psychiatrists' attitudes toward prescribing medication for patients treated by nonmedical psychotherapists. Hospital Community Psychiatry, 42, 276–280.

Group for the Advancement of Psychiatry (GAP), Committee on Research (1975). Pharmacotherapy and psychotherapy: paradoxes, problems, and progress. GAP Report, 9, 431–449.

Hardman, J. G., Limbird, L. E. & Gilman, A. G. (Hrsg.) (2001). The pharmacological basis of therapeutics (10. Aufl.). New York: McGraw-Hill.

Karasu, T. B. (1982). Psychotherapy and pharmacotherapy: Toward an integrative model. American Journal of Psychiatry, 129, 1102–1113.

Koella, W. P. (Hrsg.) (1989). Psychopharmaka. Stuttgart: Fischer.

Kümmerle, H. P., Hitzenberger, G. & Spitzy, K. H. (1991). Klinische Pharmakologie. München: Ecomed.

Lüllmann, H., Mohr, K. & Ziegler, A. (1990). Taschenatlas der Pharmakologie. Stuttgart: Thieme.

Möller, H. J., Kissling, W., Stoll, K. D & Wendt, G. (1989). Psychopharmakotherapie. Stuttgart: Kohlhammer.

Morin, C. M. & Kwentus, J. A. (1988). Behavioral and pharmacological treatments for insomnia. Annals of Behavioral Medicine, 10, 91–100.

Netter, P., Heck, S. & Müller, H. J. (1986). What selection of patients is achieved by informed consent in placebo controlled drug trials? Pharmacopsychiatry, 19, 336–337.

Nutt, D. J. (1990). Pharmacological mechanisms of benzodiazepine withdrawal. Journal of Psychiatric Research, 24, Suppl. 2, 105–110.

Reynolds, J. E. F. & Martindale, W. (1989). Extra pharmacopoe. London: Pharmaceutical Press.

Rosny, L. A., Beckelew, S. P., Dorr, N., Hagglund, K. J., Thayer, J. F. McIntosh, M. J., Hewett, J. E. & Johnson, J. C. (1999). A metaanalysis of fibromyalgia treatment interventions. Annals of Behavioral Medicine, 21, 180–191.

Rote Liste (2007). Arzneimittelverzeichnis für Deutschland (einschl. EU-Zulassungen). Rote Liste Service GmbH (Hrsg.). Frankfurt: Rote Liste Service GmbH.

Stainbrook, G. L., Hoffman, J. W., & Benson, H. (1983). Behavioral therapies of hypertension: Psychotherapy, biofeedback, and relaxation/meditation. International Review of Applied Psychology, 32, 119–135.

Starke, K. (2001a). Pharmakologie cholinerger Systeme. In W. Forth, D. Henschler, W. Rummel, U. Förstermann & K. Starke (Hrsg), Allgemeine und spezielle Pharmakologie und Toxikologie (8. Aufl.) (S. 147–172). München: Urban & Fischer.

Starke, K. (2001b). Pharmakologie noradrenerger und adrenerger Systeme. In W. Forth, D. Henschler, W. Rummel, U. Förstermann & K. Starke (Hrsg), Allgemeine und spezielle Pharmakologie und Toxikologie (8. Aufl.) (S. 175–217). München: Urban & Fischer.

Strubelt, O. (1991). Elementare Pharmakologie und Toxikologie (4. Aufl.) Stuttgart: Fischer.

Struzik, C., Verman, M., Coonerty-Femiano, A. & Katzman, M. A. (2004). Treatments for generalized anxiety disorder. Expert Review of Neurotherapeutics, 4, 285–294.

Tyrer, P. & Lader, M. (1974). Physiological and psychological effects of (+)-propranolol, (±)-propranolol, and diazepam on induced anxiety. British Journal of Clinical Pharmacology, 1, 379–385.

Teil II Entspannungsverfahren

3 Autogenes Training

Dieter Vaitl

Dieter Vaitl

I Einführung

Entstehung. Das autogene Training zählt in Europa zu den bekanntesten Entspannungsverfahren sowohl im klinischen als auch im außerklinischen Bereich. Breite Anerkennung hat es in der inneren Medizin, in der Psychiatrie und Psychotherapie, aber auch als Selbsthilfetechnik gefunden. Es wurde von dem Berliner Nervenarzt J. H. Schultz (1884–1970) in den 1920er Jahren aufgrund von Beobachtungen an hypnotisierten Patienten entwickelt. Er stellte fest, dass viele seiner Probanden nach einer Reihe von Hypnose-Sitzungen in der Lage waren, sich selbst in einen hypnotischen Zustand zu versetzen, Ruhe und Entspannung zu erleben, sowie Schwere und Wärme in den Gliedmaßen zu verspüren. Ausgangspunkt für das autogene Training war ferner die Beobachtung, dass manche Personen sich selbst in einen Hypnosezustand versetzen und die entsprechenden somatischen Reaktionen an ihrem Körper erleben konnten, ohne dass daran ein Hypnotiseur beteiligt gewesen ist. Nach einer solchen „autohypnotischen Ruhe" fühlten sich die Probanden erfrischt, berichteten über nachlassende Erschöpfung und stellten außerdem fest, dass körperliche Beschwerden, z. B. Kopfschmerzen und Verspannungen, verschwunden waren oder zumindest an Intensität verloren hatten. So lag es also nahe, diese Effekte selbst („autogen") zu erzeugen, wobei nicht die Fremdsuggestionen durch einen Hypnotiseur, sondern die Selbstsuggestionen im Mittelpunkt standen. Die regelmäßig auftretenden körperlichen Erscheinungen hielt Schultz für eine selbsterzeugte psychovegetative „Umschaltung" in einen Ruhezustand, der in der Regel von Gefühlen der Schwere in den Gliedmaßen sowie der Wärme in den Extremitäten und im ganzen Körper begleitet war. Bald gesellten sich zu den beiden ersten Grundübungen der „Schwere" und „Wärme" noch weitere Übungen hinzu, wie z. B. die Konzentration auf die Herztätigkeit (so genannte Herz-Übungen) oder der Versuch, die Atemtätigkeit zu regulieren (so genannte Atem-Übungen). Weiter beobachtete Schultz, dass bei agitierten und verspannten Patienten durch ein warmes Bad oder das Auflegen von kalten Kompressen auf die Stirn körperliche Beruhigung und Lockerung eintrat. Diese Effekte versuchte er nun ebenfalls „autogen", d. h. durch Selbstsuggestion herbeiführen zu lassen (so genannte Stirnkühle-Übung). In gleicher Weise sollten auch Wärmesensationen im abdominellen Bereich (so genannte Sonnengeflechts-Übungen) selbst erzeugt werden. Diese sechs physiologisch orientierten Übungen bildeten fortan den Kern des Verfahrens, das J. H. Schultz „autogenes Training" nannte.

Übendes Verfahren. Es handelt sich, wie der Begriff „Training" ausdrückt, um ein übendes Verfahren, das von den Probanden und Patienten unter Anleitung über längere Zeit durchgeführt werden muss, damit die gewünschten Effekte auftreten. Die sechs so genannten Unterstufen-Übungen des autogenen Trainings sind in ihrem Aufbau klar verständlich, gut nachvollziehbar und leicht lehr- und erlernbar. Das autogene Training wird im Allgemeinen von erfahrenen und professionell ausgebildeten Übungsleitern in verschiedenen klinischen Institutionen durchgeführt und stellt eine Methode der psychotherapeutischen Grundversorgung im Präventions- und Rehabilitationsbereich dar. Geübt wird einmal wöchentlich in kleinen Gruppen, die sich zu acht bis zwölf Sitzungen zusammenfinden. Im klinisch-stationären Bereich finden die Sitzungen dagegen wesentlich häufiger, zum Teil sogar täglich statt (Stetter & Kupper, 1998). Nach Schultz (1973) lassen sich drei Übungskomplexe unterscheiden:

(1) psychophysiologische Standardübungen (sechs Unterstufen-Übungen),

(2) meditative Übungen (so genannte Oberstufen-Übungen) und

(3) spezielle Übungen.

Der bekannteste und im klinischen Bereich verbreitetste Übungskomplex besteht nach wie vor aus den Unterstufen-Übungen. Seltener dagegen werden die Oberstufen-Übungen im klinischen Bereich verwendet. Es sind meditationsähnliche Versenkungs- und Provokationstechniken, deren Inhalte und Ziele Schultz (1973) weitgehend unsystematisch aus den Erlebnisberichten seiner Patienten und Schüler nach Durchführung der Unterstufen-Übungen entwickelt hat. Ihr klinischer Stellenwert ist empirisch nicht untermauert. Hinweise auf die speziellen Übungen finden sich bei Vaitl (2000). Als Einführungen in die Grundlagen, Techniken und Anwendung des autogenen Trainings mögen die Monographien von Luthe (1969/1970), Schultz (1973), Krampen (1998) und Hoffmann (2000) dienen.

2   Rahmenbedingungen

Von praktischer Bedeutung sind die Rahmenbedingungen, unter denen das autogene Training durchgeführt wird. Sie umfassen die Vorbereitungsphase, die Übungsposition, die Übungen selbst, den Abschluss der Übungsphase („sich zurücknehmen") sowie das abschließende Rundgespräch.

Vorbereitungsphase. In dieser Phase sind folgende Schritte zu beachten:

▶ Zunächst müssen Befürchtungen abgebaut werden, die sich möglicherweise daraus ergeben, dass das autogene Training fälschlicherweise für eine Form der Hypnose gehalten wird und Kontrollverlustängste aufkommen.

▶ Übungsteilnehmern muss klar gemacht werden, dass fast alle Personen in der Lage sind, an sich körperliche Veränderungen festzustellen, die nichts Außergewöhnliches sind, sondern lediglich Funktionsreserven darstellen, die in jedem Menschen biologisch angelegt sind und ohne große Schwierigkeit aktiviert werden können.

▶ Wichtig ist auch der Hinweis, dass diese Effekte nicht spontan auftreten, sondern einer längeren Übung bedürfen, ähnlich wie beim Erlernen neuer motorischer Fertigkeiten (z. B. Radfahren, Tennisspielen).

▶ Nicht unbedingt von Vorteil ist es, wenn man den Übungsteilnehmern erklärt, wie das autogene Training funktioniert. Stattdessen sollten sie ihren eigenen Erfahrungen überlassen werden, die jedoch nach Abschluss der Übungen in einem Rundgespräch (s. u.) detailliert besprochen und erörtert werden müssen.

Jeder zweite Übungsteilnehmer würde lieber im Liegen als im Sitzen üben (Vaitl, 2000). Das autogene Training sah ursprünglich als eine möglichst entspannte Körperhaltung den so genannten Droschkenkutschersitz vor. Demgegenüber hat das Üben im Liegen den Vorteil, dass die ersten beiden Unterstufen-Übungen rascher zu einer neuromuskulären Entspannung und peripheren Vasodilatation führen, wenn die Übungen in dieser Position durchgeführt werden. Der Nachteil des Liegens ist allerdings der, dass dadurch das Einschlafen begünstigt wird.

Die Übungen. Die sechs Unterstufen-Übungen des autogenen Trainings sind nach einem sehr einfachen Schema aufgebaut. Der Übende spricht sich „im Geiste" bestimmte Formeln vor, deren Form, Inhalt und Abfolge einem einfachen Schema folgt: Die Inhalte der so genannten Formeln beziehen sich direkt auf einen physiologischen Effekt (z. B. „der recht Arm ist schwer" – neuromuskuläre Entspannung). Die Aussagestruktur und der Inhalt der Formeln sollten nicht aktive und zielgerichtete Anstrengung der Patienten betonen, sondern eine passive, mehr auf den Zufall ausgerichtete Einstellung gegenüber den körperlichen Reaktionen nahe legen (z. B. „mein rechter Arm ist warm" und nicht, „ich wünsche, dass mein rechter Arm warm wird"). Auch sollten die Formeln keine Negationen enthalten. Die Inhalte der Formeln sollten außerdem dem augenblicklich erreichten funktionalen Zustand angepasst sein. Gegebenenfalls müssen sie geändert werden. Wenn beispielsweise der rechte Arm soweit entspannt ist, dass er vom Übenden nicht mehr wahrgenommen wird, erübrigt sich die Formel „mein rechter Arm ist schwer"; sie sollte dann durch die Formel „mein rechter Arm ist leicht" ersetzt werden (Luthe, 1969/1970).

Standard-Formeln der Unterstufen-Übungen

Schwere-Übung	„Der rechte Arm ist schwer."	Schwereempfindung
	Diese Formel kann erweitert werden auf den linken Arm, beide Arme bzw. beide Beine.	
Wärme-Übung	„Der rechte Arm ist warm."	Wärmeempfindung
	Diese Formel kann erweitert werden auf den linken Arm, beide Arme und beide Beine.	
Herz-Übung	„Herz schlägt ruhig und gleichmäßig."	Wahrnehmung des Herzschlags
Atem-Übung	„Es atmet mich."	Wahrnehmung der Atmung
Sonnengeflecht-Übung	„Sonnengeflecht strömend warm."	Wärmeempfindungen im Bauchraum
Stirnkühle-Übung	„Stirn angenehm kühl" oder „Kopf leicht und klar".	Empfindung von Kühle und Frische im Stirnbereich

Neben diesen Formeln gibt es noch unterstützende, organspezifische Formeln sowie die so genannte formelhafte Vorsatzbildung (Einzelheiten bei Vaitl, 2000).

Unterstützende Formeln. Dazu zählen Formeln, wie z. B. „ich bin ruhig, ganz ruhig", die zur Einleitung der Unterstufen-Übung gewählt werden können. Sie sollen die durch die spezifischen Formeln erreichten Effekte weiter verstärken und stabilisieren.

Organspezifische Formeln. Sie sprechen topographisch und physiologisch andere Körperbereiche an als die herkömmlichen Standardformeln, z. B. den Schulter-Nacken-Bereich, die Atmung oder schmerzende Körperstellen. Diese Formeln sind für den entsprechenden physiologischen Zweck neu zu entwickeln.

Teil II
Entspannungsverfahren

Formelhafte Vorsatzbildung. Diese Formeln haben bestimmte Verhaltensänderungen sowie Umstrukturierung von Erlebnis- und Reaktionsweisen zum
Ziel, die in der Regel sehr komplex sind und mit einem spezifischen Problem-
bereich der Übenden zu tun haben. Es sind individuumspezifische Leitsätze,
wie sie auch in der kognitiven Verhaltenstherapie verwendet werden.

Die Frage, wie oft die Übenden sich die Formeln vorsagen sollen, lässt sich
nicht quantitativ, sondern nur funktional beantworten. Denn neben der spezifischen Funktion, bestimmte physiologische Effekte hervorzurufen, erfüllen die
Formeln noch die wichtige Aufgabe, die „passive Konzentration" aufrechtzuerhalten. Dabei sollten die Übenden ihre Aufmerksamkeit als passiver
Beobachter des Geschehens gleichbleibend auf den Inhalt der jeweiligen Formel
(z. B. auf die Wärme-Sensation im rechten Arm) richten. Eine Haltung, die von
den Formeln angesprochenen Effekte erzwingen zu wollen, führt selten zum
Erfolg.

! **Übungsdauer.** Natürlich gelingt die passive Konzentration über einen längeren Zeitraum nicht auf Anhieb. Die Übungssegmente sollten daher am
Anfang nicht über 90 Sekunden ausgedehnt werden (Luthe, 1969/1970). Es gilt
das Prinzip: Je häufiger und kürzer, umso besser! Vorausgesetzt, die passive
Konzentration bleibt erhalten, lassen sich die Übungssegmente dann über
einen längeren Zeitraum ausdehnen. Es muss also ein „goldener Mittelweg"
gefunden werden zwischen zu dichter Abfolge der Formel, die zu einer Unterbrechung der passiven Konzentration führt und zu seltener Anwendung der
Formeln, was Einschlafen zur Folge haben kann.

Abschluss der Übungen. In den Unterstufen-Übungen kann es zu deutlichen
physiologischen Deaktivierungen kommen (z. B. Abnahme des neuromuskulären Tonus, Blutdruckabfall). Bevor die Übenden ihre Trainingsposition verlassen, muss sichergestellt sein, dass ihr Aktivierungsniveau wieder soweit angeho-
ben ist, dass es zu keinen Missempfindungen oder vegetativen Fehlregulationen
kommt (z. B. Benommenheit, Abgeschlagenheit, Kopfdruck, Übelkeit). Die
Rückführung auf ein normales Aktivierungsniveau geschieht auf folgende Weise:
▶ Anspannung und Bewegung der Arm- und Beinmuskulatur, um den neuromuskulären Tonus wieder auf ein Normalniveau zu bringen,
▶ mehrmals kräftiges Durchatmen,
▶ Öffnen der Augen.
Bereits zu Beginn des autogenen Trainings soll den Übenden klar gemacht werden, dass diese Rücknahme-Prozedur immer auf ein und dieselbe Weise gesche-

hen muss. Missbehagen nach den Übungen des autogenen Trainings geht nicht selten darauf zurück, dass die Übenden die Rückführung auf ihr normales Aktivierungsniveau nicht intensiv genug durchgeführt haben.

Rundgespräch. Einer der wichtigsten Verfahrensschritte ist das Gespräch bzw. Rundgespräch in Gruppen nach Abschluss der Übungen. Hier soll in einer ungezwungenen Atmosphäre die Möglichkeit geboten werden, über die während der Übung gemachten Erfahrungen zu berichten. Dabei kommen sowohl angenehme als auch irritierende Erlebnisse zur Sprache, die vom Übungsleiter besprochen und – sofern möglich – sachgerecht auf ihren physiologischen bzw. psychologischen Hintergrund zurückgeführt werden müssen. Im Allgemeinen wirken diese Gespräche desensibilisierend und motivierend. Sie sind vor allem immer dann hilfreich, wenn sich Erlebnisse eingestellt haben, die zu Irritationen geführt haben, welche die Übenden dazu bewegen könnten, das autogene Training abzubrechen.

Gruppengröße. Die Durchführung des autogenen Trainings in Gruppen ist der Regelfall. Sie hat den Vorteil, dass wesentlich mehr Information ausgetauscht, weitaus mehr Störfaktoren und Befürchtungen besprochen und systematisch abgebaut werden können, als dies im Einzelverfahren möglich ist. Danach bemisst sich die Gruppengröße. Sie sollte so klein gehalten werden, dass die Übungsleiter nach den einzelnen Übungen die persönlichen Erlebnisse der Teilnehmer erkunden und eingehend besprechen können. Die optimale Gruppengröße liegt zwischen sechs und zwölf Personen. Im Durchschnitt empfinden Kursteilnehmer eine Gruppengröße von neun Teilnehmern als angenehm und richtig (Susen, 1979).

3 Physiologische Effekte des autogenen Trainings

Sämtliche Unterstufen-Übungen des autogenen Trainings zielen auf physiologische Effekte ab, die sich in unterschiedlicher Weise manifestieren und objektiviert werden können.

Schwere-Übung. Während der Schwere-Übung nimmt die Verspannung der Muskulatur in verschiedenen Körperpartien ab; es kommt zu einem allgemeinen Tonusverlust. Zumeist treten die neuromuskulären Effekte in den Muskelpartien auf, die durch die Formeln angesprochen werden (z. B. rechter Arm, beide Beine, Schulter-Nacken-Bereich). In einer Gruppe von 200 Personen berichteten etwa 60 Prozent bereits nach der ersten Sitzung über ein Schweregefühl im trainierten Arm. In jener Gruppe, die kein Schwere-Erlebnis hatte, gaben 65 Prozent an, nicht entspannt gewesen zu sein (Luthe, 1969/1970).

Außer der neuromuskulären Tonusminderung stellen sich im Durchschnitt während der ersten Standard-Übung noch andere, relativ unspezifische physiologische Veränderungen ein, die für eine Entspannungsreaktion sprechen, z. B. eine Verlangsamung der Atemfrequenz, eine Abnahme der Herzrate, eine Vasodilatation sowie eine Abnahme der elektrodermalen Leitfähigkeit. Diese Veränderungen sprechen im Allgemeinen für eine Dämpfung des sympathikotonen Aktivierungsniveaus (vgl. Kapitel 1, „Neurobiologische Grundlagen der Entspannungsverfahren").

Wärme-Übung. Bereits während der Schwere-Übungen können sich spontan an verschiedenen Stellen des Körpers Wärmesensationen einstellen. Dies ist nach drei bis vier Wochen regelmäßigen Übens der Schwere bei etwa 60 Prozent der Probanden der Fall (Luthe, 1969/1970). Den Wärmesensationen in den Extremitäten liegt eine periphere Gefäßerweiterung (Vasodilatation) zugrunde. Verringert sich der Sympathikotonus, werden die Blutgefäße in den Hautarealen von Hand und Unterarm erweitert, wodurch mehr Blut in die Peripherie fließt. Diese hämodynamische Reaktion ist jener entgegengesetzt, die bei körperlicher und geistiger Belastung auftritt. Die von vielen Personen zu Beginn des autogenen Trainings berichtete Sensation des Prickelns und Kribbelns z. B. in den Händen, ist Zeichen einer sich anbahnenden peripheren Mehrdurchblutung. Die mit der Ultraschall-Dopplersonographie gewonnenen Befunde deuten auf eine starke Generalisierung der Blutströmungsänderung während des autogenen Trainings hin (Pelliccioni & Liebner, 1980). Vergleiche zwischen autogenem Training und allgemeinen Ruheinstruktionen haben gezeigt, dass die durchschnittlichen Anstiege der Fingertemperatur bei der Übungsgruppe größer waren (ca. 3 °C vs. 1 °C; Stetter, 1985).

Herz-Übung. Diese Übung hat zum Ziel, die psychophysiologischen Effekte der Schwere- und Wärmeformeln noch weiter zu verstärken. Im Allgemeinen sind die Angaben über die erzielten Änderungen der Herztätigkeit widersprüchlich. Die beobachteten Veränderungen der Herzrate gehen nicht über die durch die Abnahme der körperlichen Belastung bedingten hinaus. Diese Änderungen der Herzrate treten bereits während der ersten beiden Unterstufen-Übungen auf und sprechen insofern für eine allgemeine psychophysiologische Deaktivierung.

Bei dieser Übung geschieht es nicht selten, dass die bereits erreichten Effekte der Schwere- und Wärmeübung wieder verschwinden. Dafür gibt es mehrere Gründe. So kann es z. B. schwer fallen, den Herzschlag in der Herzregion zu spüren, während an anderen Körperstellen, z. B. in der Rückengegend, in den Händen oder am Hals, Pulsationen zu bemerken sind. Andererseits können Personen gerade dann durch diese Übung erheblich irritiert werden, wenn sie plötzlich Irregularitäten ihres Herzschlages feststellen. Nach Luthe (1969/1970) liegt der Prozentsatz der Patienten, die während der Herzübung unangenehme

Erfahrungen gemacht haben, mit 49 Prozent relativ hoch. Nur wenn eine klare Indikation besteht, sollte diese Übung im Anschluss an die ersten beiden Unterstufen-Übungen durchgeführt werden.

Atem-Übung. Diese Übung ist, ähnlich wie die Herz-Übung, ebenfalls eine so genannte Rhythmus-Übung, bei der es darauf ankommt, sich dem spontanen Verlauf von Ein- und Ausatmung zu überlassen. Wird auf die Herz-Übung verzichtet, kann die Atem-Übung als dritte Unterstufen-Übung an die Schwere- und Wärme-Übung angeschlossen werden. Bei der Atem-Übung kommt es zu einer Verlangsamung der Atemfrequenz. Außerdem ist ein Überwiegen der Bauch- gegenüber der Brustatmung zu beobachten. In schwächerer Ausprägung treten diese charakteristischen Veränderungen bereits während der Schwere- und Wärme-Übung auf. Außerdem verlängern sich innerhalb der Atemzyklen die Inspirations- und die Exspirationsphasen. Im Allgemeinen pendelt sich der Atemrhythmus auf eine flache, gleichmäßige Atmung mit relativ langen Pausen zwischen Inspiration und Exspiration ein. Bei Personen, die das autogene Training über sechs Monate praktizierten, war der Atemrhythmus langsamer und die abdominale Atmung ausgeprägter als bei Personen, die das autogene Training nur drei Wochen lang durchgeführt haben (Leitner, 1981).

Sonnengeflecht-Übung. Es liegen nur vereinzelt Berichte über typische Veränderungen im Gastrointestinaltrakt während des autogenen Trainings vor (Luthe, 1969/1970; Ikemi et al., 1965). Es kommt zu einer Zunahme der Darmmotilität und der Durchblutung der Darmwand; während der Übung stieg auch die Säureproduktion des Magens an. Diese Reaktion war außerdem mit einem deutlichen Anstieg der Schleimhautdurchblutung verbunden. Diese wenigen Befunde genügen jedoch nicht, um die beobachteten Effekte im gastrointestinalen Bereich eindeutig mit diesem Übungsteil in Zusammenhang zu bringen.

Stirnkühle-Übung. Diese Übung geht auf klinische Beobachtungen zurück, wonach hyperaktive und unruhige Patienten sich dadurch beruhigen ließen, dass ihnen kalte Kompressen auf die Stirn gelegt wurden (Schultz, 1973). Ob und auf welchem Wege die Kühlesensationen der Stirn während dieses Übungsteils zustande kommen, ist nach wie vor unklar. Temperaturmessungen an der Stirn haben gezeigt, dass die Erwärmung dieser Hautregion während der ersten beiden Unterstufen-Übungen den gleichen Verlauf nimmt wie die Hauttemperatur in den Extremitäten. Mann et al. (1989) beobachteten während der Stirnkühle-Übung eine leichte Zunahme der Stirntemperatur, die von einer stärkeren Erwärmung der Wangen begleitet war. Wenn im Bereich der Stirn ein Gefühl der Kühle auftritt, kann dies einmal durch eine vermehrte Wärmeabstrahlung bedingt sein, die sich durch die vermehrte Blutzufuhr und die dadurch gesteigerte Wärmeproduktion ergibt. Andererseits kann es zu minimalen Konvektionsströmen kommen, die ebenfalls durch die gesteigerte Abstrahlungswärme bedingt sind. Die Stirnkühle-Empfindungen kommen also sicherlich nicht durch eine Vasokonstriktion zustande. Die durch die Sympathikolyse hervorgerufenen Mehrdurchblutungen der Gesichts- und Stirnpartie können gelegentlich als unangenehm empfunden werden (z. B. dicker, dumpfer Kopf). Hieraus leitet sich der Stellenwert der Stirnkühle-Übung ab. Sie stellt sozusagen ein Kontrastprogramm zur allgemeinen Vasodilatation dar, die im gesamten Körper kraft der vorangegangenen Übungen abläuft. Dies kann dadurch zum Ausdruck gebracht werden, dass die traditionelle Formel „Stirn angenehm kühl" durch andere Formeln ersetzt wird, wie z. B. „Kopf leicht und klar". Insofern ist die Stirnkühle-Übung nur in jenen Fällen angezeigt, bei denen es zu einer vasomotorischen Überreaktion im Stirn- und Gesichtsbereich gekommen ist und dieser Effekt als unangenehm empfunden wird.

Andere physiologische Veränderungen während des autogenen Trainings. Während der verschiedenen Unterstufen-Übungen können sich neben den oben genannten, formelspezifischen Veränderungen noch andere einstellen, wie z. B. Veränderungen der biochemischen Parameter, der elektrodermalen Reaktionen und der kortikalen Aktivität. So fanden sich beispielsweise bei Langzeittrainierten konsistent Abnahmen des Plasma-Cortisolspiegels, während diese Befunde bei Kurzzeittrainierten nicht auftraten. Mit zunehmender Trainingsdauer nahmen auch die Serumcholesterinwerte sowohl kurzfristig als auch längerfristig ab. Dies berechtigte zu dem Hinweis, das autogene Training präventiv bei Personen mit einem erhöhten kardiovaskulären Risiko sowie rehabilitativ, z. B. nach einem Myokardinfarkt, einzusetzen (vgl. Müller-Hegemann & Stetter, 1989).

Durch die Senkung des Sympathikotonus nimmt während des autogenen Trainings die elektrodermale Aktivität ab.

Auch im Elektroenzephalogramm lassen sich Veränderungen während des autogenen Trainings feststellen (z. B. Amplitudenreduktion im alpha-Rhythmus, sporadische theta-Rhythmen und eine höhere Stabilität der alpha-Grundfrequenz; Luthe, 1969/1970). Außerdem ließen sich Langzeittrainierte von Kurzzeittrainierten in charakteristischen Veränderungen ihres EEGs unterscheiden (ausführlich dargestellt im Kapitel 2, „Neurophysiologie der Entspannungsverfahren").

Stabilisierung der Effekte (Lernprozess). Das autogene Training gilt als ein übendes Verfahren, dessen positive Effekte sich relativ rasch einstellen. Dazu zählen die formelspezifischen psychophysiologischen Veränderungen sowie jene Veränderungen, die sich spontan auf der somatischen und psychischen Ebene einstellen. Das Erleben von Ruhe, Schwere und Wärme tritt bereits nach etwa zwei bis drei Wochen regelmäßigen Übens auf und lässt sich mit einer gewissen Sicherheit hervorrufen. Dies spricht für eine Konsolidierung im Sinne eines konditionierten Reaktionsmusters. Ähnlich rasch stellt sich auch eine langsamere und flachere Atmung ein. Weniger leicht fallen dagegen die Herz-, Sonnengeflecht- und Stirnkühle-Übungen (Kraft, 1989; Krampen, 1991). Aus katamnesti-schen Erhebungen wird ersichtlich, dass deutlich positive Effekte dieser Formeln nur bei jenen Teilnehmern auftreten, die das autogene Training über einen län-geren Zeitraum, meist über einige Monate hinweg, weiter praktiziert und in ihren Lebensalltag integriert haben. Zumindest für die beiden letzten Unterstu-fen-Übungen ist ein längerer Prozess erforderlich, bis deren Effekte stabil sind.

Formelunabhängige Begleiterscheinungen während des autogenen Trainings. Bereits in frühen Studien zum autogenen Training beobachtete Schultz bei einem großen Prozentsatz seiner Patienten und Schüler körperliche Empfindun-gen und Erlebnisse, die mit den Übungsformeln in keinem Zusammenhang standen. Luthe (1969/1970) versuchte, durch systematische Beobachtungen Hinweise zu bekommen, wie diese Vorgänge zu erklären seien. Die während der Unterstufen-Übungen auftretenden, nicht formelspezifischen Erscheinungen nannte er „paradoxe Phänomene" oder „spontane Entladungen". Sie sind für den Fortgang des autogenen Trainings, insbesondere in der Anfangsphase, von großer Bedeutung, da sie vorübergehende Störmomente darstellen, von denen abhängt, ob die Übenden das autogene Training weiter fortführen oder abbre-chen. Hierüber Bescheid zu wissen, ist für den Übungsleiter, besonders unter praktischen Gesichtspunkten, von großer Bedeutung.

> **Übersicht**

Begleiterscheinungen des autogenen Trainings

▶ Motorische Begleiterscheinungen: z. B. Zucken einzelner Muskeln oder Muskelpartien, unwillkürliche, isoliert auftretende Bewegungen, Zittern in den Extremitäten oder im Rumpfbereich; reflexmotorische Phänomene, wie z. B. Husten, Schlucken

▶ Sensorische Begleiterscheinungen:
  ▶ Somatosensorische Empfindungen: z. B. Prickeln und Kribbeln, Pa-rästhesien
  ▶ Vestibuläre Begleiterscheinungen: z. B. Gefühle der Benommenheit, des Drehens, Schwebens, Fallens oder Fliegens; Schwindelgefühle
  ▶ Akustische Begleiterscheinungen: z. B. Hören von Tönen und Geräuschen
  ▶ Spontan auftretende Geschmacks- und Geruchsempfindungen

▶ Affektbetonte psychische Begleiterscheinungen: z. B. rasch wechselnde und gegenteilige Gefühlsreaktionen, wie z. B. Traurigkeit – fröhliche Gelöstheit oder Gespanntheit – Entspannung; hierzu zählen ferner plötzlich auftre-tende Angstgefühle, depressive Verstimmungen, Euphorie, Einsamkeits-gefühle, Weinen, Lachen oder ein unspezifisches Gefühl der Unruhe

▶ Mentale Begleiterscheinungen: z. B. einströmende Gedanken, die nicht zu kontrollieren sind, Konzentrationsschwierigkeiten

4 Psychische Effekte des autogenen Trainings

Verglichen mit der großen Zahl an psychophysiologischen und klinischen Studien sind Untersuchungen zu den psychischen Effekten des autogenen Trainings relativ selten.

Kurzfristige Veränderungen. Ein zuverlässiges Kriterium dafür, dass eine Übung gut verlaufen ist, stellt die körperliche und geistige Frische nach der Übung dar. Susen (1979) berichtet, dass sich im Laufe eines sechswöchigen Trainings immer mehr Teilnehmer geistig frisch und ausgeruht fühlten, bis zu 66 Prozent in der sechsten Übungswoche. Kröner und Beitel (1980) konnten zeigen, dass im Laufe von 19 Sitzungen körperliche und psychische Entspannung immer deutlicher erlebt wurde, wobei die körperlichen Effekte den psychischen vorausgingen, im Durchschnitt etwa um vier Sitzungen. Auch das seelische und körperliche Wohlbefinden nahm im Laufe der Übungen gleichermaßen zu. Dies legt den Schluss nahe, dass das autogene Training seinen aktivierungssenkenden bzw. -dämpfenden Einfluss zunächst auf der körperlichen Ebene entfaltet, worauf sich dann die positiven psychischen Veränderungen einstellen. Erst wenn dies erreicht ist, vermuten die Autoren, ist auch mit einer Übertragung und Generalisierung der Effekte auf Situationen außerhalb des Trainings zu rechnen.

Zu den kurzfristigen Effekten der Unterstufen-Übungen zählen Gefühle der Entspannung, Deaktivierung und Erholung. Sie korrelieren mit den psychophysiologischen Entspannungsindikatoren und verstärken sich, wenn die Übungsdauer ausgedehnt wird (Zusammenfassung bei Krampen, 1998, 2004). Durch das autogene Training lässt sich auch das Selbstkonzept verbessern (Beitel & Kröner, 1982) und die Kompetenz- und Kontrollüberzeugungen verändern (Krampen, 1991). Ähnlich positiv wirkt sich das autogene Training auch auf die Steigerung der Konzentrationsfähigkeit aus (Siersch, 1986, 1989; Kröner & Langenbruch, 1982) und verbessert die schulischen Leistungen (Krampen, 1991).

Längerfristige Veränderungen. Neben den aktuellen Zustandsänderungen kann das autogene Training auch zu längerfristigen Veränderungen habitueller Persönlichkeitsmerkmale führen. Sapier und Mitarbeiter (1965) fanden eine Abnahme der Depressionswerte im Minnesota-Multiphasic-Personality-Inventory (MMPI). Mit demselben Test stellten Schejbal et al. (1978) positive Veränderungen in den Skalen für neurotische und psychotische Tendenzen fest. Die positiven Effekte waren umso stärker, je zuverlässiger das Training durchgeführt worden war. Badura (1973) verwendete ebenfalls diesen Test, um den Erfolg des autogenen Trainings zu prognostizieren. Danach ist eine ungünstige Prognose vor allem bei solchen Personen zu erwarten, die höhere Hypochondrie-, Depressions-, Hysterie- und Introversionswerte zeigten. Susen (1979) stellte eine Abnahme der Neurotizismuswerte im Freiburger Persönlichkeits-Inventar (FPI) nach einem Kurzzeit-Training von nur sechs Sitzungen fest. Diese wenigen Beispiele mögen verdeutlichen, dass sich das autogene Training günstig auf sehr unterschiedliche psychische Prozesse auswirkt, wobei den spezifischen Persönlichkeitsmerkmalen wie Selbstkonzept, Kontrollüberzeugung, generalisierte positive Erwartungen eine indikative Bedeutung zugemessen wird (Krampen, 1992).

5 Indikation des autogenen Trainings

Schultz hat ursprünglich die Eignungsindikation für das autogene Training so breit gefasst, dass sie einem Verzicht auf jede Indikationsstellung gleichkommt (Schultz, 1973). Dies hat in der Folgezeit zu sehr hohen Abbruchquoten bei Einführungskursen zum autogenen Training geführt. Sie schwanken zwischen 18 und 80 Prozent (vgl. Krampen, 1992). Bemühungen, die Indikationsstellung des autogenen Trainings auf Fälle mit einem erhöhten psychophysiologischen Aktivierungs- und Erregungsniveau zu beschränken (Diehl, 1987), bleiben ebenfalls noch relativ unspezifisch.

Sechs Indikationsbereiche. Gegenwärtig geht man von sechs Bereichen aus, die als Indikation für das autogene Training gelten können (Krampen, 1998). Dies sind:
(1) körperliche und psychische Erschöpfungszustände und Belastungen,
(2) Nervosität und innere Anspannung,
(3) Symptome psychophysiologischer Dysregulation,
(4) Leistungs- und Verhaltensschwierigkeiten,
(5) Belastungen durch Schmerzzustände und
(6) Persönlichkeitsprobleme in der Selbstbestimmung und Selbstkontrolle.

Mit Hilfe der änderungssensitiven Symptomliste für das autogene Training („AT-SYM"; Krampen, 1991) werden diese sechs Indikationsbereiche erfasst und können auf ihre indikative Relevanz hin untersucht werden. Vier bis sechs Monate nach Kursabschluss zeigten die Katamnesedaten, dass die Personen, die zu Beginn des autogenen Trainings hohe Werte in den oben genannten sechs Indikationsbereichen hatten, die Übungen signifikant häufiger durchführten, positivere Wirkungen der Formelvorsätze erlebten und insgesamt dem autogenen Training gegenüber positiver eingestellt waren als Personen, die niedrige Werte in diesen Indikationsbereichen hatten (Krampen, 1998). Diese katamnestischen Daten und die aus den Effektbereichen des autogenen Trainings abgeleiteten AT-SYM-Skalen kovariieren allerdings nur mäßig miteinander (r < .34). Dies spricht dafür, dass es noch andere Variablen geben muss, die eine gewisse Indikationsrelevanz besitzen. Hierzu zählen die Einstellung und Motivation sowie die Kontrollüberzeugungen. Autogenes Training ist nach Krampen (2004) vor allem indiziert bei:

► positiven Vorerfahrungen mit dieser oder imaginativen oder meditativen Entspannungstechniken und

► negativen Erfahrungen mit der progressiven Relaxation.

Auf die klinische Indikation bei bestimmten Störungsbildern und Erkrankungen wird im Abschnitt 8 (Die Wirksamkeit des autogenen Trainings) noch näher eingegangen.

Nicht-klinischer Bereich. Seit es das autogene Training gibt, dient es neben der Behandlung von psychischen und psychophysiologischen Dysfunktionen auch der Selbstregulation bei gesunden Personen im Sinne einer Persönlichkeitsentwicklung, Leistungsverbesserung und Lebensgestaltung. Beispiele (Einzelheiten bei Krampen, 1998) für die Indikation des autogenen Trainings im nicht-klinischen Bereich sind:

► Verbesserung des Allgemeinbefindens und eine Verminderung der vegetativen Spannung,

► Hilfe bei der Verarbeitung von täglichen Belastungsmomenten,

► Prävention negativer Effekte spezifischer Entwicklungskrisen und Probleme,

► Verbesserung der Selbstwirksamkeitsüberzeugungen und

► Sportpsychologie.

Kurzzeittrainings effektiver. Gemeinsam ist allen neueren, meist besser kontrollierten Studien, dass das autogene Training nicht sämtliche sechs Unterstufen-Übungen umfasste; die Mehrzahl der Studien beschränkte sich meist auf die ersten beiden Unterstufen-Übungen der Schwere und Wärme. Auch handelte es sich dabei meist um relativ kurze Übungsperioden. Außerdem erschienen Langzeittrainings ungünstiger zu sein als Kurzzeittrainings (vgl. die Meta-Analyse von Linden, 1992). Die Effektstärke-Maße waren bei einem Vergleich der gut kontrollierten Studien untereinander meist dann größer, wenn es sich um ein Kurzzeittraining handelte; möglicherweise verliert das autogene Training bzw. das zeitlich ausgedehnte Üben von lediglich zwei Unterstufen-Übungen an Attraktivität und führt zu Langeweile und Interessenverlust.

6 Kontraindikation des autogenen Trainings

Es gibt nur wenige Kontraindikationen, die die Durch- und Fortführung des autogenen Trainings als riskant erscheinen lassen. Selten handelt es sich dabei um absolute, sondern meist um relative Kontraindikationen.

Störungen in der Anfangsphase. Relativ kontraindiziert scheint das autogene Training dann zu sein, wenn sich in der Anfangsphase erhebliche physiologische Fehlregulationen und/oder psychische Störungen einstellen. Hierzu gehören im physiologischen Bereich Phänomene wie starkes Herzrasen, Zittern, Schweißausbrüche, Ohnmachtsanfälle sowie alle Arten von unerklärbaren Schmerzzuständen. Treten diese Erscheinungen nur sporadisch und vorübergehend auf, sind sie den paradoxen Phänomenen zuzuordnen und stellen keine Kontraindikation im eigentlichen Sinne dar. Treten sie aber regelmäßig und mit zunehmender Intensität und Hartnäckigkeit auf, besteht eine Kontraindikation. Meist aber lassen sich diese Anfangsschwierigkeiten durch geeignete vorbereitende Maßnahmen, wie z. B. aufklärende Gespräche und unsystematische Desensibilisierung, beheben. Gelingt dies nicht, ist eine Fortführung des autogenen Trainings nicht sinnvoll.

Psychische Erkrankungen. Psychisch bedingte Kontraindikationen ergeben sich bei Patienten mit Zwangstörungen, starken symbiotischen Tendenzen, hysterischen Verhaltensweisen und akuten endogenen Psychosen aus dem schizophrenen Formenkreis. Ob das autogene Training relativ oder absolut kontraindiziert ist bzw. sich mit großer Wahrscheinlichkeit als wirkungslos erweisen wird, hängt vom Schweregrad der jeweiligen Störung ab (Badura, 1973).

Mangelnde Fähigkeit. Eine Schwierigkeit, die die Fortführung des autogenen Trainings zu überdenken ratsam erscheinen lässt, ist die mangelnde Fähigkeit mancher Menschen, das autogene Training überhaupt zu erlernen und/oder selbständig fortzuführen. Hierzu sind Fähigkeiten wie Mitarbeit, Konzentration, sozialer Kontakt und ein gewisses Maß an Selbstkontrolltechniken erforderlich.

7   Das Abbruch-Phänomen

Motivationsprobleme. Ob und wann eine Therapie abgebrochen wird, hängt größtenteils von der Motivation der Übungsteilnehmer ab. Gleichzeitig können aber auch verschiedene Komponenten des Behandlungsverfahrens selbst Ursache dafür sein. Die Abbrecherquoten variieren beim autogenen Training erheblich (18 bis 80 Prozent; vgl. Krampen, 1998). An einer unausgelesenen Stichprobe von 350 Kursteilnehmern konnten Büssing et al. (1982) feststellen, dass nur noch 90 Personen (25,7 Prozent) nach einem halben Jahr das autogene Training mit Erfolg weiterpraktizierten. Zu diesem Zeitpunkt stuften sie ihren Erfolg sogar höher ein als unmittelbar nach Beendigung des Kurses. Immer wieder wird betont, dass zu große Übungsgruppen (>15 Teilnehmer) eine relativ hohe Zahl an Kursabbrüchen zur Folge haben. Der Grund dafür ist, dass bei mehr als 15 Teilnehmern kaum noch auf jeden Einzelnen hinreichend eingegangen werden kann. Stehen Motivationsprobleme im Vordergrund der Trainingsabbrüche, gibt es verschiedene Vorschläge, wie das Üben attraktiver gestaltet werden kann, z. B. über begleitende psychologische Gespräche, Verwendung auditiver Hilfsmittel, Kombination mit Elementen der progressiven Muskelentspannung, Führen von

Tagebüchern. Keiner dieser Vorschläge ist allerdings auf seine motivationssteigernde Wirkung hin empirisch untersucht worden. Nach Besuch von Einführungskursen zum autogenen Training schätzt Krampen (1998) die Quote derer, die das autogene Training weiter praktizieren, auf nur 18 Prozent. Nur wenn es gelingt, die Übung des autogenen Trainings in den Lebensalltag zu integrieren und seine positiven Auswirkungen auf das Allgemeinbefinden, die Gesundheit, die Leistungsfähigkeit und den Umgang mit Belastungen zu erfahren, besteht die Chance, dass das autogene Training weiter fortgeführt wird.

Abhängigkeit von der Symptomatik. Anders stellt sich das Abbruchphänomen bei Personen dar, die mit einem gewissen Leidensdruck zur Behandlung kommen und sich von dieser Methode Linderung ihrer Beschwerden versprechen. Hier hängt es entscheidend von der Symptomatik ab, ob das autogene Training frühzeitig abgebrochen oder über einen längeren Zeitraum hin praktiziert bzw. in den Alltag integriert wird. So fand man beispielsweise, dass Patienten mit Bluthochdruck, die mit dem autogenen Training behandelt werden sollten, eine ungewöhnlich hohe Abbruchquote von 69 Prozent aufwiesen (Kleinsorge & Klumbies, 1967). Die Gruppe der Abbrecher setzte sich dabei vorwiegend aus männlichen Patienten zusammen, die jünger als 26 Jahre waren und ambulant behandelt wurden. Im Vergleich dazu ist die Abbrecherquote bei Asthma-Patienten weitaus niedriger. In einem Katamnese-Zeitraum von 6 bis 50 Monaten hatten nur 13 Prozent das autogene Training abgebrochen (Schenk, 1958). Eine nahe liegende Erklärung für diese günstigen Resultate ist wahrscheinlich der Nutzen, den gerade diese Patienten aus der Entspannung gezogen haben. Bei akut auftretenden Asthmaanfällen lässt sich unmittelbar feststellen, ob und inwieweit Anzahl oder Intensität der Asthma-Attacken abnehmen, wenn das autogene Training beherrscht wird.

8 Die Wirksamkeit des autogenen Trainings

Autogenes Training gleich wirksam wie andere Entspannungsverfahren

Bis 1994 beschränkte sich die klinische Forschung zum autogenen Training in der Mehrzahl auf Fallberichte oder Vorher-Nachher-Vergleiche. Der Mangel an kontrollierten klinischen Ergebnisstudien ist offensichtlich. Für ihre Meta-Analyse zum autogenen Training sichteten Grawe et al. (1994) etwa 1000 Studien, unter denen sich lediglich 14 kontrollierte Studien zum autogenen Training befanden. Dies führte zu dem Schluss, dass die Wirksamkeit des autogenen Trainings nur unzureichend validiert sei, insbesondere im Vergleich zu anderen Entspannungsverfahren wie der progressiven Muskelrelaxation. Linden (1994) führte eine erste qualitative und quantitative Meta-Analyse von klinischen

Effektstudien zum autogenen Training durch, die dem Kriterium einer kontrollierten Studie entsprachen. Sein Ergebnis, das auf 24 Studien beruht, lautet: Das autogene Training ist ebenso wirksam wie andere Entspannungsverfahren auch. Zu einem ähnlichen Ergebnis kommt Krampen (2004) bei einem Vergleich mit der progressiven Muskelrelaxation.

Autogenes Training zeigt mittlere bis hohe Effektstärken

Die umfangreichste und jüngste Wirksamkeitsstudie zum autogenen Training stammt von Stetter und Kupper (2002). Sie ermittelten Effektstärken mit Hilfe von Variablen, die in einem direkten (spezifische Effekte) oder indirekten (unspezifische Effekte) Zusammenhang mit den Zielsymptomen der Störung bzw. Erkrankung stehen.

Insgesamt wurden 60 Studien in die Meta-Analyse aufgenommen; 35 davon waren randomisierte kontrollierte Studien. Als Gesamtergebnis kann festgehalten werden, dass das autogene Training in verschiedenen spezifischen und unspezifischen Symptombereichen positive Wirkungen erzielt. Die klinischen Haupteffekte des autogenen Trainings brachten insgesamt mittlere bis hohe Effektstärken (ES). Bei psychischen Störungen sind die Effektstärken hoch (ES: >.80), bei psychophysiologischen Störungen dagegen nur gering (ES: .20–.49) bis moderat (ES: .50–.79) ausgefallen. Generell gilt also, dass eine Therapie mit autogenem Training zu mittleren bis hohen klinischen Haupteffekten führt, die bei katamnestischen Nachuntersuchungen stabil bleiben und die Placebo-Effekte übertreffen. Im Vergleich zu anderen psychologischen Interventionen erwies sich das autogene Training als gleichwertig oder als etwas weniger wirksam. Ob und inwieweit das autogene Training den medizinischen Behandlungen überlegen ist, kann aufgrund der Datenlage nicht entschieden werden.

Psychophysiologische Störungen. Das autogene Training erwies sich als wirkungsvoll bei milder bis mittelgradiger Hypertonie, bei Kopfschmerzen vom Spannungs- und Migräne-Typ, bei koronaren Herzerkrankungen, Asthma bronchiale, Raynaud'scher Erkrankung und einem unspezifischen Typ der somatoformen Schmerzstörung. Direkte Vergleiche mit anderen psychologischen Maßnahmen, wie z. B. progressiver Muskelentspannung, Hypnose oder Biofeedback, sind sehr selten. Als Ergebnis zeichnet sich ab, dass das autogene Training gleichwertig oder geringfügig wirksamer war. Bei den genannten Erkrankungen ist bei der Interpretation der Effekte zu berücksichtigen, dass in vielen Studien für alle Patienten in allen Gruppen eine medizinische Primärbehandlung durchgeführt wurde. Insofern sind die Haupteffekte des autogenen Trainings nicht eindeutig zu bestimmen. Wohl aber gilt, dass das autogene Training als Begleittherapie bei psychosomatischen Störungen eine wichtige Rolle spielt.

Psychische Störungen. Das autogene Training erwies sich als wirksam bei Angststörungen, leichter bis mittelschwerer Depression und funktionellen Schlafstörungen. Bei den Angststörungen ist zu beachten, dass das autogene Training nicht mit kognitiver Verhaltenstherapie oder Expositionstherapie verglichen wurde. Auch fehlt ein Vergleich zwischen autogenem Training und psychopharmakologischen Behandlungen, vor allem bei Depressionen und Angststörungen. Nach diesen Befunden kann das autogene Training nicht als Alternative zu diesen Verfahren gelten, insbesondere nicht bei schweren Störungsformen. Im Kontext mit anderen Behandlungsverfahren kann das autogene Training bei psychischen Störungen aber als vorbereitende Maßnahme dienen, insofern das übergeordnete Therapieschema die Ausbildung und Beherrschung einer Entspannungsreaktion erfordert.

> **Übersicht**
>
> **Die Wirksamkeit des autogenen Trainings**
> ► In Meta-Analysen erweist sich das autogene Training als wirksames Entspannungsverfahren.
> ► Seine Wirkung gleicht denen der anderen Entspannungsverfahren.
> ► Die Meta-Analyse von Stetter und Kupper (2002) hat die allgemeinen Ergebnisse von Linden (1994) repliziert und widerspricht den Ergebnissen von Grawe et al. (1994).
> ► Das autogenen Training sollte, wie andere Entspannungsverfahren auch, nicht als einzige Therapie eingesetzt werden, insbesondere nicht bei schweren Erkrankungsformen.
> ► Bei psychophysiologischen Störungen bzw. psychosomatischen Erkrankungen sollten Entspannungsverfahren wie das autogene Training als Zusatztherapie bzw. als vorbereitende Maßnahme zur medizinischen Behandlung eingesetzt werden.
> ► Bei psychischen Störungen ist das autogene Training als vorbereitende psychotherapeutische Maßnahme erfolgreich.

9 Ausblick

Das autogene Training ist ein Pfeiler in der psychotherapeutischen Grundversorgung von Patienten mit verschiedenen psychischen und somatischen Störungen. Es hat insofern einen wissenschaftlich untermauerten Stellenwert im psychotherapeutischen, präventiven und rehabilitativen Bereich. Seine Kombination mit anderen psycho- oder pharmakologischen Behandlungsformen ist möglich und berechtigt. Allerdings bedarf es dazu einer Begründung, die sich aus dem Zusammenhang ergibt, der zwischen einer Störung und den primären Haupteffekten des autogenen Trainings besteht. Die leichte Durchführung des autogenen Trainings und die entsprechende Fertigkeit von Übungsleitern genügt allerdings noch nicht, um seinen Einsatz zu rechtfertigen. Voraussetzung hierfür ist stets ein fundiertes Störungswissen und eine spezifische Indikationsstellung. Die Gefahren bei der Anwendung des autogenen Trainings liegen nicht in der Methode, sondern sehr häufig in der fraglichen Qualifikation derer, die das autogene Training vermitteln. Es bestehen bereits Fort- und Weiterbildungs-Curricula, die von ärztlichen und psychologisch-psychotherapeutischen Verbänden zur Qualitätssicherung des autogenen Trainings seit geraumer Zeit praktiziert werden. Dies wird in Zukunft sicher dazu beitragen, dass dieses Verfahren optimiert und Bestandteil einer „evidence based psychotherapy" werden kann (vgl. dazu auch die Ausführungen in der Einleitung).

Weiterführende Literatur

Hoffmann, B. (2000). Handbuch Autogenes Training (14. Aufl.). München: Deutscher Taschenbuchverlag.

Krampen, G. (1998). Einführungskurse zum Autogenen Training. Göttingen: Hogrefe.

Zitierte Literatur

Badura, H. O. (1973). Vergleichende Untersuchungen von Persönlichkeitsvariablen bei Versagern im Autogenen Training mithilfe des MMPI. Psychotherapie und Medizinische Psychologie, 23, 200–205.

Beitel, E. & Kröner, B. (1982). Veränderung des Selbstkonzepts durch Autogenes Training. Zeitschrift für Klinische Psychologie, 11, 1–15.

Büssing, A., Lehmkuhl, G. & Bergmann, R. (1982). Anwendung und Übungserfolg des Autogenen Trainings über einen längeren Zeitraum. Zeitschrift für Klinische Psychologie und Psychotherapie, 30, 141–148.

Diehl, B. J. M. (1987). Autogenes Training und gestufte Aktivhypnose. Psychophysiologische Aspekte. Berlin: Springer.

Grawe, K., Donati, R. & Bernauer, F. (1994). Psychotherapie im Wandel. Von der Konfession zur Profession. Göttingen, Bern, Toronto, Seattle: Hogrefe.

Hoffmann, B. (2000). Handbuch Autogenes Training (14. Aufl.). München: Deutscher Taschenbuchverlag.

Ikemi, Y. et al. (1965). Bloodflow change by autogenic training – including observations in a case of gastric fistula. In W. Luthe (Hrsg.), Autogenes Training. Correlationes psychosomaticae (S. 64–68). New York: Grune & Stratton.

Kleinsorge, H. & Klumbies, G. (1967). Technik der Relaxation-Selbstentspannung. Jena: Fischer.

Kraft, H. (1989). Autogenes Training (2. Aufl.). Stuttgart: Hippokrates.

Krampen, G. (1991). Diagnostisches und evaluatives Instrumentarium zum Autogenen Training (AT-EVA). Göttingen: Hogrefe.

Krampen, G. (1998). Einführungskurse zum Autogenen Training. Göttingen: Hogrefe.

Krampen, G. (2004). Differentielle Indikation von autogenem Training und progressiver Relaxation. Entspannungsverfahren, 21, 6–27.

Kröner, B. & Beitel, E. (1980). Längsschnittuntersuchung über die Auswirkung des autogenen Trainings auf verschiedene Formen der subjektiv wahrgenommenen Entspannung und des Wohlbefindens. Zeitschrift für Klinische Psychologie und Psychotherapie, 28, 127–133.

Kröner, B. & Langenbruch, B. (1982). Untersuchung zur Frage der Indikation von autogenem Training bei kindlichen Konzentrationsstörungen. Psychotherapie, Psychosomatik, Medizinische Psychologie, 32, 157–161.

Leitner, G. (1981). Die Effektivität von aktiv autosuggestiven Entspannungsverfahren als Einflussgröße auf das Kreislaufgeschehen und die Atmung. Salzburg: Unveröffentlichte Dissertation.

Linden, W. (1992). A meta-analytic approach to studying clinical outcomes in autogenic training. Vortrag gehalten auf dem "Second International Congress of the Society for Behavioral Medicine", Hamburg.

Linden, W. (1994). Autogenic training: A narrative and quantitative review of clinical outcome. Biofeedback and Self Regulation, 19, 227–264.

Luthe, W. (Hrsg.) (1969/1970). Autogenic Therapy, Bd. I–VI. New York: Grune & Stratton.

Mann, K., Piepenhagen, G., Sikovski, D., Taubert, S. & Bartels, M. (1989). Experimentelle Untersuchung zur Stirnkühle im autogenen Training. Psychotherapie, Psychosomatik, Medizinische Psychologie, 39, 266–267.

Müller-Hegemann, D. & Stetter, F. (1989). Neuere Gesichtspunkte in Theorie und Praxis des autogenen Trainings. Psychotherapie, Psychosomatik, Medizinische Psychologie, 39, 178–181.

Pelliccioni, R. & Liebner, K.-H. (1980). Ultraschall-Dopplersonographische Messungen von Blutströmungsänderungen während der Grundübungen im Rahmen des Autogenen Trainings. Psychiatrie, Neurologie und Medizinische Psychologie, 32, 290–297.

Sapier, M. I., Javal, I. & Philibert, R. (1965). Utilisation du test M. M. P. I. a propos du training autogène. In W. Luthe (Hrsg.), Autogenes Training. Correlationes psychosomaticae. Stuttgart: Thieme.

Schejbal, P., Kröner, B. & Niesel, W. (1978). Versuch einer Objektivierung der Auswirkungen des Autogenen Trainings und der Transzendentalen Meditation auf Persönlichkeitsvariablen anhand eines Persönlichkeitsfragebogens. Zeitschrift für Psychotherapie und Medizinische Psychologie, 28, 158–164.

Schenk, Th. (1958). Das Autogene Training in der Behandlung von Asthmakranken. Psychotherapie, 3, 148–150.

Schultz, T. H. (1973). Das Autogene Training. Konzentrative Selbstentspannung (14. Aufl.). Stuttgart: Thieme.

Siersch, K. (1986). Verbesserung von Konzentrationsleistungen durch Autogenes Training. Zeitschrift für Klinische Psychologie, 15, 158–163.

Siersch, K. (1989). Zum Einfluß des Autogenen Trainings auf die Konzentrationsleistung und auf subjektiv erlebte Beanspruchungsfolgen. Ärztliche Praxis und Psychotherapie, 11(5/6), 5–10.

Stetter, F. (1985). Chronobiologische Aspekte beim Autogenen Training. Zeitschrift für Psychosomatische Medizin und Psychoanalyse, 31, 172–186.

Stetter, F. & Kupper, S. (2002). Autogenic training: A meta-analysis of clinical outcomes studies. Applied Psychophysiology and Biofeedback, 27, 45–98.

Susen, G. R. (1979). Vergleichende Untersuchung zur differentiellen Wirksamkeit des autogenen Trainings und der transzendentalen Meditation. Gießen: Unveröffentlichte Dissertation.

Vaitl, D. (2000). Autogenes Training. In D. Vaitl & F. Petermann (Hrsg.), Handbuch der Entspannungsverfahren, Bd. 1: Grundlagen und Methoden (2. Aufl.) (S. 206–255). Weinheim: Beltz/Psychologie Verlags Union.

4 Biofeedback

Dieter Vaitl • Winfried Rief

1 Vorbemerkung

Biofeedback ist ein Sammelbegriff für bestimmte Methoden und therapeutische Maßnahmen. Die Methode besteht in der Rückmeldung (engl. feedback) von Biosignalen (daher das Präfix „Bio"), die von physiologischen Prozessen im Körper erzeugt werden und der bewussten Wahrnehmung im Allgemeinen unzugänglich sind. Als therapeutische Maßnahme verfolgt Biofeedback das Ziel, dem Individuum Möglichkeiten zu eröffnen, willentlich Einfluss auf diese Prozesse zu nehmen. Es sind also Methoden, um Selbstkontrolle über körperliche Vorgänge zu erlernen.

In diesem Kapitel kann kein vollständiger Abriss der gesamten Biofeedback-Forschung gegeben werden. Dazu sind die Verfahren und ihre Anwendungsbereiche zu vielfältig und heterogen. Der Schwerpunkt liegt daher auf dem Zusammenhang zwischen Biofeedback und Entspannung. Betrachtet man die Historie der Biofeedback-Forschung, wird deutlich, dass die Entwicklung, die das Biofeedback genommen hat, einen günstigen Einfluss auf die wissenschaftliche Betrachtung von Entspannungsverfahren gehabt hat; denn die Kombination von Biofeedback- und Entspannungsverfahren trug wesentlich dazu bei, unser bis dahin rudimentäres Wissen über die physiologische Prozesse während körperlicher Entspannung zu erweitern und auf eine solidere empirische Basis zu stellen.

Übersicht

Voraussetzungen bei der Anwendung von Biofeedback
- ▶ Grundkenntnisse über die physiologischen Prozesse, die rückgemeldet werden (vgl. Rief & Birbaumer, 2006)
- ▶ Grundkenntnisse über die jeweiligen Registriertechniken (z. B. Messwert-Aufnehmer, Verstärker-Einheiten und deren Charakteristiken), die Feedback-Prozedur (Arten der Rückmeldung und deren Wirkweise) und Analyse der erhobenen physiologischen Messwerte
- ▶ Spezialkenntnisse über die pathophysiologischen Störungsformen, die mit Biofeedback behandelt werden sollen

Zahlreiche Grundlagenstudien haben den Nachweis erbracht, dass Selbstkontrolle zentralnervöser, neuromuskulärer und autonomer Prozesse möglich ist (Übersicht bei Schwartz & Andrasik, 2005). Gleichzeitig begann man, sich für die klinische Anwendung dieser Methoden zu interessieren. Inzwischen stellt Biofeedback eine unverzichtbare Gruppe von Verfahren innerhalb der Verhaltensmedizin dar.

Alle Feedback-Verfahren beruhen auf dem Prinzip, Biosignale (Messgrößen eines physiologischen Prozesses, wie z. B. Frequenzen, Amplituden, Druck) in Signale zu verwandeln, die von den Sinnesorganen wahrgenommen und vom Kortex weiterverarbeitet werden.

Übersicht

Messtechnische Voraussetzungen von physiologischen Prozessen

▶ Die Messwert-Aufnahme muss möglichst artefaktfrei und kontinuierlich erfolgen und bereits geringfügige Veränderungen eines physiologischen Prozesses zu registrieren erlauben.

▶ Veränderungen dieser physiologischen Messwerte müssen außerdem unmittelbar, d. h. weitgehend verzögerungsfrei rückgemeldet werden.

▶ Die Biosignale müssen so transformiert werden, dass der Übende in die Lage versetzt wird, Veränderungen der physiologischen Vorgänge sowohl wahrzunehmen als auch zu verstehen.

▶ Die Feedback-Signale selbst müssen so gewählt sein, dass eine sukzessive Annäherung der physiologischen Reaktion an ein Zielverhalten möglich wird, d. h., dass eine gewünschte Reaktion schrittweise aufgebaut werden kann. Die rückgemeldete Information muss deshalb eine verhaltensverstärkende Funktion besitzen.

Im Zusammenhang mit körperlicher Entspannung spielen folgende Systeme eine Rolle und eignen sich für das Biofeedback: das zentralnervöse System, das neuromuskuläre System sowie die autonomen oder vegetativen Systeme (hier insbesondere die vasomotorischen Reaktionen, die Herztätigkeit, der Blutdruck, Durchmesser von Blutgefäßen, die Hauttemperatur, die Atemfunktionen und die elektrodermalen Reaktionen).

2 EEG-Feedback

Die Rückmeldung der Hirnstrom-Aktivität (Elektroenzephalogramm: EEG) gehört zu den interessantesten und faszinierendsten Aufgaben der Biofeedback-Forschung. Am Anfang der EEG-Forschung standen Versuche, den Anteil an alpha-Aktivität im EEG mit Hilfe optischer und akustischer Signale zu steigern. Die damit verknüpfte Hoffnung, durch ein alpha-Feedback-Training einen veränderten Bewusstseinszustand herbeizuführen, hat sich nicht erfüllt.

Grundlagen

Herausfiltern von Feedback-Signalen. Im einfachsten Fall besteht das Feedback-Prinzip darin, aus dem Spontan-EEG jene Rhythmen herauszufiltern, die eine bestimmte Frequenz besitzen. Leistungsfähige Verstärker- und Filtereinheiten sind nötig, die ein digitales oder analoges Signal liefern, sobald ein entsprechender Rhythmus im EEG auftaucht (zur Technik vgl. Schwartz & Andrasik, 2005). Neben den EEG-Rhythmen haben sich noch die langsamen kortikalen Potentiale als geeignete Signale für eine Feedback-Prozedur erwiesen (s. u.). In beiden Fällen steuern diese Signale die Feedback-Einheit, die entweder ein digitales („An"/„Aus" je nach Vorhandensein/Nicht-Vorhandensein des betreffenden Rhythmus im EEG) oder ein analoges Signal (kontinuierliche Zu- bzw. Abnahme des Signals je nach Amplitudenhöhe des herausgefilterten EEG-Rhythmus) liefert. Die Modalität der Feedback-Signale kann visuell oder akustisch sein.

Alpha-Aktivität. Im Hinblick auf Entspannung kommt dem Feedback des alpha-Rhythmus eine gewisse Bedeutung zu, weil sich hier zeigen lässt, wie EEG-Veränderungen zustande kommen und welche Prozesse an der Selbstkontrolle elektrokortikaler Aktivitäten beteiligt sind. Wenn unter Übungsbedingungen die alpha-Aktivität im EEG zunimmt, liegt dies daran, dass diese Effekte hauptsächlich durch die Reduktion der okulomotorischen Aktivität zustande kommen. Dies hat im Hinblick auf die Induktion einer Entspannungsreaktion einen günstigen Einfluss: Je weniger die Probanden nämlich durch Umgebungsreize oder die Lebhaftigkeit ihrer Vorstellungen zu efferenten, okulomotorischen Aktivitäten angeregt werden, umso wahrscheinlicher zeigt deren EEG Zeichen der Synchronisation, insbesondere eine vermehrte alpha-Aktivität.

Blockierung der Reizaufnahme. Alle äußeren Bedingungen, wie z. B. Instruktionen, Beleuchtungsverhältnisse, bequeme Lage der Probanden und nicht-visuelle Feedback-Signale, die allesamt das Spektrum der Außenreize vermindern helfen und außerdem die Fokussierung der visuellen Aufmerksamkeit auf Vorstellungsinhalte verschwimmen lassen, erhöhen die Wahrscheinlichkeit, dass vermehrt alpha-Perioden im EEG auftauchen. Was gelernt wird, ist also nicht eine direkte Beeinflussung der Hirnstrom-Aktivität, sondern eine Ausblendung und Blockierung von Reizaufnahme und Reizverarbeitung. Die dadurch hervorgerufenen Veränderungen der kortikalen Aktivität können sich in einer Zunahme der alpha-Aktivität im Spontan-EEG widerspiegeln und durch Feedback-Signale verstärkt werden. Wie dies im Einzelnen von den Probanden bewerkstelligt wird, welche Vorgänge zu einer solchen Abschwächung okulomotorischer Kommandos führen, d.h. auf welche Weise sie ihre okulomotorischen Aktivitäten unterdrücken, spielt dabei keine Rolle.

Keine Deaktivierung der Körperperipherie. Zu fragen ist nun, ob durch eine vermehrte Synchronisation der Hirnstrommuster durch ein alpha-Feedback eine allgemeine Entspannungsreaktion begünstigt wird. Hierfür gibt es allerdings keinen zuverlässigen Beleg. Trotz Zunahme der alpha-Aktivität kommt es nicht, wie zu erwarten gewesen wäre, zu einer Abnahme des neuromuskulären Tonus, der peripheren Vasodilation und der elektrodermalen Reaktionen (Knox, 1982). Dies spricht dafür, dass es sich beim EEG-Feedback um eine spezifische mentale Kontrollstrategie handelt, die zwar eine kortikale Deaktivierung bewirkt, ihrerseits aber nicht ausgeprägt genug ist, um auch auf die Körperperipherie deaktivierend einzuwirken. Wie spezifisch die Effekte des EEG-Feedbacks sein können, haben in jüngster Zeit klinische Untersuchungen zum so genannten Neurofeedback gezeigt.

Neurofeedback: eine praktische Anwendung des EEG-Feedbacks

Veränderung des elektrokortikalen Erregungsniveaus. Das Neurofeedback zielt direkt auf eine Veränderung jener elektrokortikalen Prozesse ab, die mit psychischen und psychosomatischen Belastungszuständen einhergehen. So wurde schon früh von Sterman und Shouse (1980) festgestellt, dass eine Veränderung eines bestimmten EEG-Rhythmus bei Epilepsie-Kranken zu einer Reduktion der Epilepsie-Häufigkeit beitrug. Es handelt sich dabei um den sensomotorischen Rhythmus (SMR, auch μ-Rhythmus genannt; Frequenzband zwischen 12–15 Hz), der vor allem über dem sensomotorischen Kortex abgeleitet werden kann.

Neben dem sensomotorischen Rhythmus wird gerade zur Verbesserung von Aufmerksamkeitsprozessen auch ein theta-alpha-Training und/oder ein theta-beta-Training empfohlen. Dabei soll also das Aktivierungsmuster innerhalb eines Frequenzbandes im Verhältnis zur Aktivierung eines anderen Frequenzbandes des EEG verändert werden. Egner und andere (2002) konnten nachweisen, dass ein spezifisches Biofeedback des theta-alpha-Verhältnisses gerade im Vergleich zu einer verfälschten Rückmeldung der Hirnaktivität zu einer erwarteten Veränderung dieser Frequenzmuster in die gewünschte Richtung beitragen. Die Veränderung solcher Frequenzverhältnisse scheint dann von besonderer Relevanz zu sein, wenn es um die Beeinflussung von Aufmerksamkeitsprozessen, Entspannungsprozessen und die Bewältigung von Schlafstörungen geht.

Veränderung langsamer kortikaler Potentiale. Eine andere, ebenso erfolgversprechende EEG-Feedback-Prozedur ist die Rückmeldung der langsamen kortikalen Potentiale (slow cortical potentials, SCP). Hierbei soll eine Verschiebung der Gleichspannungsverhältnisse an der Schädeloberfläche in Richtung einer elektrischen Negativierung erfolgen. Sowohl Gesunde als auch Personen mit Epilepsie-Neigung sind in der Lage, diese langsamen kortikalen Potentiale willentlich in diese Richtung zu steuern. Je mehr Epileptiker Selbstkontrolle über die hirnelektrische Aktivität erlangen, umso stärker nimmt die Anfallshäufigkeit ab (Kotchoubey et al., 2001).

Ein praktisches Anwendungsgebiet des Neurofeedbacks: Aufmerksamkeitsdefizit-/Hyperaktivitätsstörung (ADHS)

Die meisten Kinder mit ADHS erhalten eine medikamentöse Behandlung mit Methylphenidat. Allerdings wird bei etwa einem Drittel der Kinder durch diese Medikation keine Besserung erzielt, das Nebenwirkungsprofil gerade bei Langzeitbehandlung ist noch nicht hinreichend geklärt und viele Eltern, Lehrer und gerade auch die betroffenen Patienten haben Vorbehalte (siehe zusammenfassend Strehl et al., 2006). Hier bietet Neurofeedback eine hilfreiche Behandlungsalternative.

Patienten mit ADHS zeigen mehr absolute und relative theta-Anteile und weniger Anteile in den schnelleren Frequenzbändern alpha und beta. Aus diesem Grund kann man durch das Neurofeedback zum einen eine Erhöhung des alpha-theta-Verhältnisses anstreben, zum anderen auch eine Erhöhung des SMR-Rhythmus. Allerdings müssen mindestens 20–40 Sitzungen angesetzt werden, um einen substantiellen klinischen Erfolg zu erzielen. In jüngerer Zeit wurden zusätzlich Trainings der langsamen Hirnpotentiale bei ADHS evaluiert (Strehl et al., 2004). Monastra et al. (2002) konnten zeigen, dass bei einem multimodalen Therapieprogramm vor allem jene Kinder eine langfristige Verbesserung aufwiesen, die auch ein Neurofeedback-Training erhalten haben. In einer vergleichenden Therapiestudie aus Deutschland konnten Fuchs et al. (2003) belegen, dass Kinder in einem Neurofeedback-Training ähnliche Verbesserungen in Verhaltensparametern und kognitiven Maßen aufweisen wie Kinder mit ADHS, die ausschließlich medikamentös betreut wurden. Zwar sind die Stichproben in dieser Studie klein, jedoch sind die Behandlungseffekte in beiden Behandlungsbedingungen beeindruckend groß und vergleichbar.

3   EMG-Feedback

Grundlagen

Entspannungsgrad bestimmter Muskelpartien. Alle Entspannungsverfahren haben per definitionem zum Ziel, den neuromuskulären Tonus zu senken. Hier hilft das EMG-Feedback, das eine direkte Rückmeldung über den Entspannungsgrad bestimmter Muskelpartien gibt. Das EMG-Feedback zählt zu den verbreitetsten Biofeedback-Methoden, insbesondere im klinischen Bereich.

In der Regel werden die Muskelaktivitäten bestimmter Körperpartien mit Hilfe von EMG-Elektroden (Oberflächen-Elektroden) erfasst. Allgemein gilt, dass die an der Oberfläche registrierten EMG-Signale kein direktes Maß für die neuromuskuläre Aktivität sind, weder für den Muskeltonus noch für die Muskelkontraktion (Goldstein, 1972). Dennoch besteht ein direkter Zusammenhang zwischen dynamischen Muskelkontraktionen und elektromyographischen Aufzeichnungen. Aufgrund dieses relativ engen korrelativen Zusammenhangs können die EMG-Amplituden als Indikator für Kontraktionsprozesse dienen. Anders verhält es sich dagegen, wenn eine Gruppe von Muskeln entspannt ist, d. h. die motorischen Einheiten deaktiviert sind. In diesen Fällen können keine Muskelaktions-Potentiale mehr registriert werden, was jedoch nicht bedeutet, dass der Muskeltonus auf ein Null-Niveau abgesunken wäre.

Generalisierung der Entspannungseffekte. Da von einer Oberflächen-EMG-Elektrode meist mehrere Muskelpartien gleichzeitig erfasst werden, kann das Summenpotential noch Aktivität anzeigen, obwohl die Mehrzahl der beteiligten motorischen Einheiten bereits deaktiviert und die Muskelfasern völlig entspannt sind. Diese physiologische Tatsache ist immer dann zu berücksichtigen, wenn bestimmte Muskelgruppen – irrtümlicherweise – als Indikatoren für eine allgemeine Entspannung herangezogen werden. Dies ist bei dem am häufigsten verwendeten EMG-Feedback – dem EMG-Feedback der Stirnmuskulatur (oder einfach: Stirn-EMG-Feedback) – der Fall. An diesem Ort werden nämlich nicht nur lokale Aktionspotentiale registriert, sondern auch Einstreuungen aus tiefer gelegenen, relativ reich innervierten Muskelpartien, wie z. B. Einstreuungen aus der Kau- und Zungenmuskulatur, der mimischen Muskulatur und der Nacken-Hals-Schultermuskulatur. Wenn sich also unter den auf der Stirne platzierten Oberflächen-Elektroden keine Aktivitäten registrieren lassen, kann dies auch bedeuten, dass die Aktivität in jenen Muskelpartien, aus denen diese Einstreuungen stammen, ebenfalls reduziert ist.

Wenn es gelingt, z. B. die Stirnmuskulatur bzw. die tiefer gelegenen Muskelpartien zu entspannen, führt dies nicht notwendigerweise auch zu Tonussenkungen in entfernteren Muskelpartien, wie z. B. im Unterarm, in den Beinen oder im Rumpf. Die Frage nach der Generalisierung der Entspannungseffekte stellt sich auch im Hinblick auf eine allgemeine Senkung des Aktivierungsniveaus. Es ist mehrfach bestätigt worden, dass im Laufe eines EMG-Feedback-Trainings Veränderungen auch in anderen physiologischen Systemen (z. B. Herzrate, Blutdruck, Atmung, elektrodermale Reaktion) auftreten. So konnten Gatchel et al. (1978) zeigen, dass die während eines EMG-Feedback-Trainings aufgetretenen Abnahmen der Herzrate und der Atemtätigkeit dann wieder verschwanden, wenn die Probanden nach dem Training belastet wurden. Ihren Muskeltonus aber konnten sie weiterhin auf einem niedrigen Niveau halten.

Vergleich mit anderen Entspannungsverfahren. Die Effekt-Unterschiede zwischen dem Stirn-EMG-Feedback und verschiedenen anderen Entspannungsverfahren (z. B. kognitives Entspannungstraining, Hypnose, Meditation) sind gering, wie eine Meta-Analyse gezeigt hat (Sharpley & Rogers, 1984). Die Effektstärken (ES) waren größer – d. h. die EMG-Niveaus waren niedriger – beim EMG-Feedback (ES = .42) als unter den Kontrollbedingungen (Aufforderung, sich zu entspannen) (ES = .21), nicht aber im Vergleich zu den anderen Entspannungsverfahren (ES = .33). Unterschiede in der Wirksamkeit ergaben sich nicht von vorneherein, sondern traten erst im Laufe des Trainings auf. Erwies sich das EMG-Feedback anderen Entspannungsverfahren (z. B. Hypnose, Meditationsverfahren, bloße Entspannungsinstruktion) gegenüber als überlegen, hatten die Probanden im Durchschnitt über einen längeren Zeitraum hin trainiert (z. B. acht gegenüber vier Sitzungen; Qualls & Sheehan, 1981).

Anwendungsbeispiel: Spannungskopfschmerz

Verspannungsgrad der Kiefer- und Gesichtsmuskulatur. Zahlreiche wissenschaftliche Studien und Meta-Analysen haben die Effektivität des Biofeedback bei der Behandlung von Spannungskopfschmerzen belegt. Die Effekte sind denen pharmakologischer Behandlungen vergleichbar (Blanchard, 1992). Neben der Reduktion der physiologischen Veränderungen des Muskeltonus tragen auch psychologische Faktoren zum Erfolg bei, insbesondere die von den Personen erlebte Selbstwirksamkeitserwartung.

In einer Meta-Analyse von Nestoriuc et al. (2008) konnten 74 Therapiestudien zur psychologischen Behandlung des Spannungskopfschmerzes identifiziert werden. Die mittlere Effektstärke war mit d = 0.73 (95 Prozent CI = 0.61–0.84) gerade für den Bereich chronischer Schmerzsyndrome erfreulich hoch und der Behandlungserfolg blieb über 15 Monate stabil. Die EMG-Biofeedback-Behandlung zeigte sich erfolgreicher als eine reine Kopfschmerz-Tagebuch-Bedingung oder als Placebo- oder Entspannungstherapien. Die höchste Effektstärke zeigte sich für die Reduktion von Kopfschmerzepisoden.

Ziel des Biofeedback-Trainings ist die Durchbrechung des Teufelskreises „Schmerz-Spannung-Schmerz". Heuser et al. (2006) haben hierfür ein spezielles Verfahren entwickelt. Nach einer ausführlichen Schmerz-Anamnese wird zunächst geklärt, wie hoch die Verspannungen in der Kiefer- und Gesichtsmuskulatur sind. Ableiteorte für die Biofeedback-Signale sind der rechte und der linke Kiefermuskel, der Stirnmuskel sowie die Schulter- und Nackenmuskulatur. Nach einer Baseline-Periode werden die Patienten gebeten, sich so gut wie möglich zu entspannen. Danach erfolgt ein standardisierter Stress-Test, auf den wiederum eine Ruhephase folgt. Daran schließt sich eine emotionale Stressbelastung an, bei der die Patienten über die Gründe berichten sollen, weshalb sie um eine Therapie nachgesucht haben. Während dieser Phasen erfolgt noch keine EMG-Rückmeldung. Wichtig ist zunächst nur, wie die Patienten die jeweiligen An- bzw. Entspannungszustände, wie sie in verschiedenen Muskelpartien während der Belastung auftreten, subjektiv einschätzen. Danach werden die während dieser Entspannungs- und Anspannungsphasen aufgezeichneten EMG-Registrierungen mit dem Patienten besprochen und demonstriert, mit welcher Muskelpartie der Patient unter den verschiedenen Testsituationen mit Anspannung reagiert und wie viel Zeit er benötigte, um wieder auf das Ausgangsniveau zurückzukehren.

Stufenweises Feedback-Training. Bis zur zweiten Sitzung sollen die Patienten in ihrem Alltag beobachten, wann sie mit Verspannungen reagieren und die Zähne zusammenbeißen. Nach der Besprechung dieser Aufgaben durchlaufen die Patienten eine längere Entspannungs-Kontrollsitzung. Dabei wird lediglich auf den Vorteil einer langsamen Bauchatmung und auf den Einsatz von Entspannungsbildern hingewiesen. Auch in dieser Sitzung werden die EMG-Registrierungen nicht während der Übung rückgemeldet, sondern erst nach deren Abschluss mit dem Therapeuten besprochen.

Sollten sich bei der generellen Entspannung Probleme ergeben, werden weitere Entspannungstechniken, wie z. B. die Schwere- und Wärmeübung des autogenen Trainings, eingeführt. Hilfreich ist in dieser Phase auch, dass das auf einem Bildschirm dargebotene EMG-Feedback-Signal zunächst nur passiv beobachtet wird; denn die Patienten sollen nicht dazu verleitet werden, die EMG-Veränderungen durch willentliche Anstrengung herbeizuführen. Die darauffolgenden Sitzungen dienen der Verbesserung der Interozeption. Hier bezieht sich nun die Rückmeldung auf einzelne Muskelpartien, die bis zu einem bestimmten Grad angespannt werden sollen. Der Anspannungsgrad wird über die Signale auf dem Monitor kontrolliert. Danach sollen sich die Patienten wiederum entspannen und auf ein Tonusniveau zurückkehren, das etwa 20 Prozent über der Ruhe-Spannung liegt. Nach mehrfacher Wiederholung dieses Zyklus von mäßiger Anspannung und Entspannung wird diese Schwelle schrittweise gesenkt.

Übertragung auf kritische Situationen. In den letzten Sitzungen sollen die Therapieerfolge auf kritische Situationen übertragen werden. Dazu soll der Patient ohne Hilfe des Feedback lernen, die Muskelanspannung nach Vorgabe des Therapeuten zu steigern bzw. zu senken. Wenn er den Eindruck hat, die geforderte Muskelanspannung erreicht zu haben, erhält er eine Rückmeldung über den tatsächlichen EMG-Wert. Diese Prozedur wird solange fortgeführt, bis die wahrgenommene Anspannung mit der tatsächlichen übereinstimmt. Daran schließen sich Übungen an, um nach einer Anspannung so schnell wie möglich eine völlige

Entspannung zu erreichen. Dieses Training wird zu Hause fortgeführt. Hierfür stehen tragbare EMG-Feedback-Geräte zur Verfügung.

Anwendungsbeispiel: Rückenschmerzen

Glombiewski et al. (2008) konnten zeigen, dass die Reaktionsmuster der Rückenmuskulatur bei chronischen Rückenschmerzpatienten sowohl Spezifität als auch Sensitivität aufweisen. Dies bedeutet, dass Rückenschmerzpatienten im Vergleich zu Gesunden bei externen Belastungen („Stressoren") zum einen mit einer erhöhten Aktivität der Rückenmuskulatur reagieren. Dieses Reaktionsmuster ist auch spezifisch, da z. B. Personen mit LWS-Syndrom speziell mit einer erhöhten Reaktivität der LWS-benachbarten Muskulatur reagieren, jedoch nicht mit einer erhöhten Reaktivität der Brustwirbelsäulen-Muskulatur. Damit ergeben sich physiologische Anhaltspunkte, auf die eine Biofeedback-Behandlung aufbauen kann.

Ineffektive Stressbewältigung. Bei den vielfältigen Ursachen, die zu chronischen Rückenschmerzen führen, kommt dem EMG-Feedback in Kombination mit anderen therapeutischen Maßnahmen (z. B. physikalische Therapie, pharmakologische Behandlung) eine besondere Bedeutung zu. Unabhängig von den pathophysiologischen Faktoren des chronischen Rückenschmerzes hilft eine Biofeedback-Therapie dabei, einen möglichen Zusammenhang zwischen Verkrampfung der Rückenmuskulatur und ineffektiven Versuchen der Stressbewältigung zu entdecken. Biofeedback kann also einerseits zur generellen Lösung von Verspannungen und als Hilfe zur Stressbewältigung genutzt werden, andererseits aber auch spezielle Techniken unterstützen, die körperlichen Fehlhaltungen und Asymmetrien entgegenwirken.

Verspannungsgrad der Rückenmuskulatur. Zunächst werden die Spannungsgrade der Rückenmuskulatur im Sitzen und im Stehen mit Normwerten (vgl. Cram, 1990) derjenigen Muskelpartien verglichen, die besonders stark angespannt sind. Gerade im Stehen unterscheiden sich Patienten sehr deutlich von Gesunden, da sie durch eine kleine Auslenkung des Gleichgewichts und Veränderungen in der Wirbelsäule schon stark erhöhte EMG-Werte produzieren. Auch eine dynamische Ableitung des EMG bei verschiedenen Tätigkeiten, wie z. B. beim Bücken, beim Rumpf drehen, Heben oder Gehen, kann sinnvoll sein, um zu entdecken, welche Muskelpartien unökonomisch benutzt und strapaziert werden. Es geht dabei auch um die Entdeckung, z. B. von einseitigen Fehlbelastungen und Anspannungen in solchen Muskelgruppen, die bei einem bestimmten Bewegungsablauf entbehrlich sind.

Triggerpunkte. Häufig lassen sich auch so genannte Triggerpunkte ertasten, die durch eine langfristige Überbelastung bestimmter Muskelpartien entstanden sind und bei einer Reizung zu übertragenem Schmerz, z. B. im Kopf- und Gesichtsbereich, führen können. Durch Anbringen von EMG-Elektroden über solchen Triggerpunkten kann hier eine spezifische, lokale Entspannung mit Hilfe von Biofeedback-Signalen eingeübt werden. Häufig lassen sich auf diese Weise auch Schonhaltungen feststellen. Der Patient versucht nämlich, den Schmerz dadurch zu vermeiden, dass er gegenüberliegende Muskelpartien stärker anspannt, was wiederum zu Schmerzen führen kann. Auch hier hilft das EMG-Feedback, diese kompensatorischen Schonhaltungen in ihrem Ausmaß zu veranschaulichen und darüber hinaus schrittweise die Überzeugung aufzubauen, dass sie zu beeinflussen sind.

Reaktion auf verschiedene Belastungen. Ähnlich wie bei der Biofeedback-Therapie des Spannungskopfschmerzes wird auch hier der Patient verschiedenen Belastungen ausgesetzt, um ihn davon zu überzeugen, dass es an definierten Stellen seines Körpers einen Zusammenhang zwischen der Belastungsreaktion und den muskulären Verspannungen gibt. Es geht vor allem darum, das Ausmaß der muskulären Reaktion zu erkennen und unter Kontrolle zu bringen, d. h. nach einer Anspannung möglichst rasch wieder auf ein Ausgangsniveau zurückzukehren.

4 Vasomotorisches Feedback

Grundlagen

Temperatur-Feedback. Das vasomotorische Feedback umfasst Formen des Temperatur-Feedback sowie das cephale vasomotorische Feedback. Das Temperatur-Feedback beruht darauf, dass infolge einer peripheren Vasodilatation die Temperatur in den stärker durchbluteten Hautarealen zunimmt. Meist genügt ein Temperatur-Fühler (Thermosonde, Thermistor), der an einem Finger oder an der Innenseite der dominanten Hand angebracht wird und mit einem Verstärker verbunden ist. Dieser liefert ein analoges, meist optisches Signal, das direkt als Feedback-Information verwendet werden kann.

Beim Temperatur-Feedback ist zu berücksichtigen, dass die Beziehung zwischen Hauttemperatur und Blutfluss nicht linear ist. Die Temperatur nimmt mit dem Blutfluss zu, bis sie die Körpertemperatur (36 bis 37 °C) erreicht hat. Von diesem Punkt an kann der Blutfluss weiter zunehmen, ohne dass sich dadurch die Hauttemperatur noch wesentlich ändert. Wird dieser Deckeneffekt berücksichtigt, kann das Temperatur-Feedback ein zuverlässiger, einfach zu messender und mit hinlänglicher Geschwindigkeit reagierender Indikator für periphere Blutflussänderungen sein.

Cephales vasomotorisches Feedback. Beim cephalen vasomotorischen Feedback wird der Blutfluss in den Schläfenarterien registriert (Messaufnehmer: Druckfühler, Photozellen oder Dopplersonden) und in Form von Balken oder sich weiten- den und verengenden Kreisen auf einem Computer-Bildschirm zurückgemeldet.

Veränderung der lokalen Durchblutung. Grundlagenstudien zur Wirkweise des vasomotorischen Feedback haben gezeigt, dass mit diesen beiden Formen der Rückmeldung die lokalen Durchblutungsverhältnisse verändert werden können. Allgemein waren die Veränderungsbeträge beim Senken der Fingertemperatur größer als beim Steigern (Freedman, 1991). Diese Effekte treten häufig schon zu Beginn des Trainings auf. In den Studien, die von einem signifikanten Anstieg der Fingertemperatur unter Feedback-Bedingungen berichtet haben, betrug die Trai- ningsperiode lediglich 15 Minuten oder weniger (Zusammenfassung bei Vaitl, 2000). Längere Trainingsperioden (24 und mehr Minuten) steigerten die Tempe- ratur nicht weiter. Hatten die Probanden diese positiven Effekte einmal erzielt, konnten sie sie auch ohne Hilfe der Feedback-Apparatur sowie außerhalb des Laboratoriums reproduzieren. Der Versuch, die durch Feedback induzierten, loka- len Vasodilationen noch durch zusätzliche Entspannungsübungen zu verstärken, erbrachte keinen zusätzlichen vasodilatatorischen Effekt mehr (Freedman, 1991).

Anwendungsbeispiel: Migräne

Anderen Behandlungsansätzen überlegen. Die Popularität, die das vasomotori- sche Feedback (das Fingertemperatur- oder Handerwärmungs-Feedback und das cephale vasomotorische Feedback) erlangt hat, beruht auf seiner klinischen Effi- zienz. Diese Feedback-Formen haben sich vor allem als wirkungsvolle psycholo- gische Methode zur Behandlung der Migräne erwiesen (Gerber, 1986; Hermann et al., 1995; Übersicht über ältere Arbeiten vgl. Vaitl, 2000). Bei Kindern mit Migräne erwies sich die Biofeedback-Behandlung ebenfalls als erfolgreich, wie eine Meta-Analyse von Hermann et al. (1995) gezeigt hat. Die Biofecdback- Behandlung war in Kombination mit Entspannungsverfahren anderen Behand- lungsansätzen (Verhaltensthcrapie, psychologische und pharmakologische Me- thoden) überlegen.

Auch eine neue Meta-Analyse von Nestoriuc und Martin (2007) bestätigt in einer Übersicht über 55 Studien, dass mit einer mittleren Effektstärke von d = 0.58 (95 Prozent CI = 0,52–0,64) durch Biofeedback-Behandlungen bei Migräne stabile, mittlere Behandlungseffekte erreicht werden können, die auch über 17 Monate stabil bleiben. Biofeedback zeigte sich hierbei erfolgreicher im Vergleich zu Kontrollbedingungen. Vasomotorisches Biofeedback war zumin- dest von den mittleren Effektstärken her erfolgreicher als andere Biofeedback- Arten, auch wenn hier die statistische Absicherung nicht ausreichend war. In Moderatorenanalysen dieser Zusammenfassung wird auch auf die Notwendig- keit von Heim-Übungen hingewiesen, da diese die Effektivität der Biofeedback- Behandlung stabilisieren können.

Kombination mit autogenem Training. Die klinische Effizienz (Abnahme der Migräne-Attacken, Einschränkung des Medikamentenkonsums) ist beim Handerwärmungs-Feedback im Durchschnitt größer als unter Kontrollbedingungen. Letztere bestanden darin, dass die Patienten entweder nur ein Kopfschmerz-Tagebuch führten oder völlig unbehandelt blieben. Allerdings war in diesen positiven Fällen das Feedback-Training mit Übungen des autogenen Trainings (Schwere- und Wärme-Übungen) kombiniert. Dadurch wird natürlich eine Schätzung des Netto-Effekts des Feedback-Trainings erschwert. Dennoch deutet sich an, dass diese Kombinationsbehandlung vorteilhafter für das Feedback-Training (inklusive EMG-Feedback) war, sich aber einem bloßen Entspannungstraining gegenüber keinesfalls als überlegen erwies (Blanchard & Andrasik, 1987).

Kontrolle über die Vasomotorik der Schläfenaterie. Beim Vasokonstriktions-Training mit Hilfe des cephalen vasomotorischen Feedback ist ebenfalls noch unklar, worin die eigentlichen Wirkfaktoren bestehen. Als erwiesen gilt, dass gesunde Untersuchungsteilnehmer sowie Patienten in der Lage sind, die Vasomotorik ihrer Schläfenarterie zu beeinflussen (Gerber, 1986). Dieser Effekt kommt – so wird vermutet – dadurch zustande, dass über die sympathische Erregung oder über die Muskelverspannung im Kopfbereich eine Gefäßverengung bzw. -erweiterung zustandegebracht wird. Die Vasokonstriktion ist allerdings nicht der einzige Faktor, der zur Besserung der Migräne beiträgt, vielmehr scheint die Stabilisierung des Arterientonus eine Rolle zu spielen. So führt ein Training in entgegengesetzter Richtung – nämlich zur extrakraniellen Vasodilatation – ebenfalls zu einer Linderung der Migräne, wenn diese Biofeedback-Methode zur Stressbewältigung in der Zeit zwischen den einzelnen Migräne-Attacken eingesetzt wird (vgl. auch Heuser et al., 2006).

Anwendungsbeispiel: Raynaud'sche Erkrankung

Stufenweises Absenken der Umgebungstemperatur. Die Raynaud'sche Erkrankung besteht in einer Hypersensitivität der Hautgefäße auf Kältereize und emotionale Belastung, die oft zu langanhaltenden peripheren Vasospasmen führt und im schlimmsten Fall das Absterben des Gewebes zur Folge hat. Da der periphere Vasospasmus meist bei niedrigen Umgebungstemperaturen auftritt, lag es nahe, ein Feedback-Training nicht nur unter normalen, d. h. für den Patienten unkritischen Umgebungstemperaturen durchzuführen, sondern während des Trainings die Außentemperaturen immer weiter abzusenken und gleichzeitig zu versuchen, dem drohenden Vasospasmus entgegenzuwirken. Dadurch sollte eine Übertragung der erlernten Durchblutungs-Kontrolle in Alltagssituationen gebahnt und stabilisiert werden.

Erfolgreiche Durchblutungssteigerung. Es zeigte sich, dass die Betroffenen tatsächlich in der Lage waren, ihre Handtemperatur nicht nur unter normalen, sondern auch unter erniedrigten Umgebungstemperaturen zu steigern (Freedman et al., 1983). Demgegenüber führten weder das Stirn-EMG-Feedback noch das autogene Training, die als Kontroll-Behandlungsformen dienten, zu vergleichbaren Durchblutungssteigerungen. Noch ein Jahr nach dem Training fanden sich Unterschiede zwischen den Behandlungsformen: Temperatur-Feedback plus erschwerte Bedingungen durch Kältereize führte zu Symptomverbesserung bei 92,5 Prozent der Patienten, Temperatur-Feedback allein bei 66,8 Prozent, autogenes Training bei 32,6 Prozent und das Stirn-EMG-Feedback nur bei 17,0 Prozent. Weder nach dem autogenen Training noch nach dem Stirn-EMG-Feedback ließ sich die Temperatur-Schwelle senken, bei der sonst gewöhnlich ein Vasospasmus aufgetreten war. Dagegen war sie signifikant niedriger nach den geschilderten Formen des Temperatur-Feedback.

Sympathikolyse. Der Mechanismus, der beim vasomotorischen Feedback sowohl bei Gesunden als auch bei Patienten mit Raynaud'scher Erkrankung eine Rolle spielt, ist sehr wahrscheinlich die Reduktion sowohl der alpha- als auch der beta-adrenergen sympathischen Aktivität (kurz: Sympathikolyse).

Zur Bewertung des vasomotorischen Feedbacks

Das Temperatur-Feedback führt offensichtlich zu lokalen vasomotorischen Reaktionen, die nicht Bestandteil eines allgemeinen Entspannungszustands oder einer generalisierten Entspannungsreaktion sind (Taub, 1977). Bislang ging man immer davon aus, dass die Zunahme der peripheren Blutversorgung einzig und allein auf einer über den Sympathikus vermittelten alpha-adrenergen Vasodilatation beruhe, die letztlich auf eine Abnahme der Nebennierenrinden-Aktivität zurückgeht. Es zeigte sich aber, dass durch eine lokale beta-Blockade die Vasodilatation unterbrochen werden kann. Dies bedeutet, dass auch die beta-Rezeptoren an der Vasodilatation in den Hautgefäßen beteiligt sein müsscn. Darin ist also ein zusätzlicher, lokaler und spezifischer Mechanismus zu sehen, der an einer feedbackunterstützten Kontrolle der peripheren Blutversorgung beteiligt ist (Freedman et al., 1988). So wird auch verständlich, weshalb bei einem Handerwärmungs-Feedback kaum eine Verlangsamung der Herzrate oder eine Verminderung des Muskeltonus auftritt, wie dies zum Beispiel beim autogenen Training oder schon nach einfachen Entspannungsinstruktionen geschieht; denn diese kardiovaskulären und neuromuskulären Effekte sind bei einer allgemeinen Entspannung in der Regel mit einer peripheren Vasodilatation verbunden. Man kann also heute davon ausgehen, dass das vasomotorische Feedback seine Wirkung auf die periphere Durchblutung sowohl über alpha- als auch über beta-adrenerge sympathische Einflüsse entfaltet.

5 Kardiovaskuläres Feedback

Willentlicher Einfluss auf Herz-Kreislauf-Reaktionen. Zwei kardiovaskuläre Parameter erwiesen sich als lohnenswerte Zielvariablen für Feedback-Untersuchungen: die Herztätigkeit und der Blutdruck. Zahlreiche Untersuchungen an Gesunden sowie an Patienten mit Herzrhythmus-Störungen und Bluthochdruck haben gezeigt, dass mit Hilfe geeigneter Feedback-Methoden willentlich Einfluss auf diese Herz-Kreislauf-Reaktionen genommen werden kann (Übersichten bei Vaitl, 1994). Im Zusammenhang mit Entspannungstechniken ist vor allem das Feedback des Blutdrucks von Bedeutung, insbesondere bei der verhaltensmedizinischen Behandlung des Bluthochdrucks (Hypertonie). Beim Blutdruck-Feedback wird der Blutdruck nicht-invasiv gemessen. Es gibt verschiedene Verfahren, die geeignete Werte für eine Rückmelde-Prozedur liefern (zur Methode der Blutdruck-Messung und der geeigneten Geräte vgl. Vaitl, 1994).

Blutdruck-Werte als Feedback-Signale. Neuere Verfahren zur kontinuierlichen Blutdruck-Messung registrieren den diastolischen und systolischen Blutdruck mit Hilfe einer Fingermanschette und eines druckregulierenden Servomechanismus. Diese im Rhythmus des Herzschlags registrierten Blutdruck-Werte können dann in Form geeigneter graphischer Elemente auf einem Computer-Bildschirm als Feedback-Signale dargeboten werden.

Unterdrückung der Korotkoff-Geräusche. Die einfachste und für den klinischen Einsatz (auch zu Hause) praktikabelste Methode besteht darin, dass die Patienten ohne jeden apparativen Aufwand, lediglich mit Hilfe eines einfachen handelsüblichen Blutdruck-Messgerätes lernen, die Korotkoff-Geräusche bei aufgeblasener Arm-Manschette zu unterdrücken: Sie nehmen nur dann ab, wenn der systolische Blutdruck sinkt. Dieses Verfahren hat den Vorteil, dass sich die Patienten ein solches Feedback jederzeit selbst und in ganz verschiedenen Situationen (z. B. zu Hause oder am Arbeitsplatz) verschaffen können (Engel et al., 1981). Mit dieser Methode ließen sich bei Patienten mit Bluthochdruck Blutdrucksenkungen systolisch im Mittel von 12 mmHg und diastolisch im Mittel von 9 mmHg erzielen (Glasgow & Engel, 1987).

Kombination mit Entspannung. Ähnliche Effekte erbrachte auch die Meta-Analyse von Eisenberg et al. (1993): Stabile Blutdrucksenkungen können nach einem Trainingsumfang von acht bis 20 Biofeedback-Sitzungen erzielt werden (Eisenberg et al., 1993; Glasgow & Engel, 1987). In einer kontrollierten Langzeitstudie haben Engel und seine Mitarbeiter die synergistische Wirkung des Blutdruck-Feedback (Methode siehe oben) und einer Entspannungsmethode (verkürzte Form der progressiven Muskelrelaxation nach Jacobson kombiniert mit Anteilen, die Meditationsverfahren entliehen waren) überprüft. Die unter medizinischen Bedingungen gemessenen Blutdruckveränderungen zeigten, dass im

Vergleich zu einer Kontrollbedingung die Kombination aus Feedback und Entspannung wirkungsvoller war, vor allem dann, wenn die Entspannungsverfahren auf die Feedback-Periode folgten. Offensichtlich wirken Entspannungsverfahren und Biofeedback unterschiedlich.

Stabile und signifikante Ergebnisse. Glasgow et al. (1982, 1989) nehmen an, dass Entspannungsverfahren zu einer Abnahme der Herzrate und des Herzminutenvolumens führen, während das Blutdruck-Feedback den totalen peripheren Widerstand senkt. Die Effekte, die durch Biofeedback allein oder in Kombination mit anderen psychologischen Behandlungsverfahren erzielt werden, bleiben über einen Zeitraum zwischen sechs Monaten und vier Jahren relativ stabil (Jacob et al., 1987). Weaver und McGrady (1995) schätzen, dass 50 bis 80 Prozent derjenigen Patienten, die mit Blutdruck-Feedback, mit oder ohne Kombination mit Entspannungsverfahren, behandelt worden sind, Blutdrucksenkungen erzielten, die unter medizinischen Gesichtspunkten als klinisch signifikant einzustufen sind.

Übersicht

Wer profitiert am meisten vom Blutdruck-Feedback? Allgemein gilt, dass offensichtlich diejenigen am meisten vom Blutdruck-Feedback profitieren, deren Bluthochdruck mit einer Hyperreaktivität des sympathischen Nervensystems zusammenhängt (Indikatoren: erhöhte Herzrate, kalte Hände, erhöhter Muskeltonus, hohe Plasma-Renin-Aktivität). Insbesondere profitieren nach McGrady et al. (1995) folgende Gruppen von Hypertonikern von einem Feedback-Training:

▶ Patienten, die stark unter den Nebeneffekten der medikamentösen Therapie leiden
▶ Patienten mit einer hohen Behandlungsmotivation
▶ junge Patienten, deren Bluthochdruck sich in einem frühen Stadium befindet
▶ Patienten, deren Blutdruck-Anstiege und Blutdruck-Niveaus durch Stressbelastung im Alltag mitbeeinflusst werden
▶ Patienten, die aufgrund einer familiären Prädisposition für die Folgen eines erhöhten Blutdrucks sensibilisiert und daher für eine Biofeedback-Therapie besonders motiviert sind

Der Stellenwert, den die Biofeedback-Behandlung im Rahmen einer verhaltensmedizinischen Intervention zur Senkung des hohen Blutdruck besitzt, ergibt sich stets aus der Kombination mit anderen Behandlungsmaßnahmen. Biofeedback ist einzubetten in Maßnahmen zur Veränderung der Lebensgewohnheiten (Reduktion des Kochsalzkonsums, Gewichtsreduktion bei Übergewicht, Einschränkung des Alkoholkonsums, körperliche Betätigung). Anzustreben sind auch Kombinationen mit psychologischen Behandlungsmethoden (Stress- und Ärgermanagement). Ein Beispiel für einen integrativen Ansatz, bei dem das Blutdruck-Biofeedback einen besonderen Stellenwert hat, findet sich bei Marwitz (2006).

6 Die Akzeptanz des Biofeedbacks

In Verbindung mit Entspannungsverfahren sind Biofeedback-Methoden verhaltensmedizinische Maßnahmen, die bei den Patienten auf eine hohe Akzeptanz treffen. Patienten einer verhaltensmedizinisch orientierten Klinik gaben in 90 Prozent der Fälle an, dass sie die Biofeedback-Behandlung als sehr hilfreich oder hilfreich empfunden haben (Rief & Birbaumer, 2006).

Der therapeutische Nutzen, den die Patienten aus den Biofeedback-Verfahren ziehen, besteht darin, dass sie lernen, ihre Körperfunktionen unter willentliche Kontrolle zu bringen. Dies gelingt aber immer nur dann, wenn in zwei Richtungen geübt wird; nämlich in Richtung der Aktivierung und in Richtung der Deaktivierung. Erst so wird die Streubreite physiologischer Reaktionen subjektiv erfahrbar und objektiv über das Feedback-Signal demonstriert. Studien, bei denen nur in eine Richtung, z. B. in Richtung der Entspannung, geübt wurde, erwiesen sich als weniger wirkungsvoll. Erst wenn die Zyklen Aktivierung-Deaktivierung mehrfach durchlaufen werden und der Selbstkontrolle der Körperfunktion auf Anforderung hin sowohl in die eine als auch in die andere Richtung gelingt, können Patienten davon überzeugt werden, dass sie eine neue Fertigkeit erlernt haben (vgl. das Konzept der Selbstwirksamkeit). Durch die Vermittlung dieses speziellen Wissens und den Aufbau neuer Fertigkeiten kann es, spezifisch oder unspezifisch, zu Einstellungsveränderungen, aber auch zu Veränderungen von subjektiven Krankheitsmodellen kommen.

Weiterführende Literatur

Rief, W. & Birbaumer, N. (Hrsg.) (2006). Biofeedback. Grundlagen, Indikationen, Kommunikation, praktisches Vorgehen in der Therapie (2. Aufl.). Stuttgart: Schattauer.
Schwartz, M. S. & Andrasik, F. (2005). Biofeedback. A practioner's guide (3. Aufl.). New York: Guilford.

Zitierte Literatur

Blanchard, E. B. (1992). Psychological treatment of benign headache disorders. Journal of Consulting and Clinical Psychology, 60, 537–551.
Blanchard, E. B. & Andrasik, F. (1987). Biofeedback treatment of vascular headache. In J. P. Hatch, J. G. Fischer & J. D. Rugh (Hrsg.), Biofeedback. Studies in clinical efficacy (S. 1–80). New York: Plenum Press.
Cram, J. R. (1990). Clinical EMG for surface recordings, Bd. 2. Nevada City: Clinical Resources.
Egner, T. & Gruzelier, J. H. (2001). Learned self-regulation of EEG frequency components affects attention and event-related

brain potentials in humans. Cognitive Neuroscience, 12, 1–5.

Egner, T., Strawson, E. & Gruzelier, J. H. (2002). EEG signature and phenomenology of alpha/theta neurofeedback training versus mock feedback. Applied Psychophysiology and Biofeedback, 27, 261–270.

Engel, B. T., Gaarder, K. R. & Glasgow, M. S. (1981). Behavioral treatment of high blood pressure: I. Analyses of intra- and interdaily variations of blood pressure during a one-month, baseline period. Psychsomatic Medicine, 32, 255–270.

Eisenberg, D. M., Delbanco, T. L., Berkey, C. S., Kaptchuk, T. J., Kupelnick, B., Kuhl, J. & Chalmers, T. C. (1993). Cognitive behavioural techniques for hypertension: Are they effective? Annuals of International Medicine, 118, 964–972.

Freedman, R. R. (1991). Physiological mechanisms of temperature biofeedback. Biofeedback and Self-Regulation, 16, 95–115.

Freedman, R. R., Ianni, P. & Wenig, P. (1983). Behavioral treatment of Raynaud's disease. Journal of Consulting and Clinical Psychology, 51, 539–549.

Freedman, R. R., Morris, M., Norton, D. A. M., Masselink, D., Sabharwal, S. C. & Mayes, M. (1988). Physiological mechanisms of digital vasoconstriction training. Biofeedback and Self-Regulation, 13, 299–305.

Fuchs, T., Birbaumer, N., Lutzenberger, W., Gruzelier, J. H. & Kaiser J. (2003). Neurofeedback treatment for attention-deficit / hyperactivity disorder in children: A comparison with methylphenidate. Applied Psychophysiology and Biofeedback, 28, 1–12.

Gatchel, R. J., Korman, M. Weis, C. B., Smith, D. & Clarke, L. (1978). A multiple response evaluation of EMG biofeedback performance during training and stress induction conditions. Psychophysiology, 15, 252–258.

Gerber, W. D. (1986). Verhaltensmedizin der Migräne. Weinheim: VCH Verlagsgesellschaft.

Glasgow, M. S. & Engel, B. T. (1987). Clinical issues in biofeedback and relaxation therapy for hypertension. In J. P. Hatch, J. G. Fischer & J. D. Rugh (Hrsg.), Biofeedback. Studies in clinical efficacy (S. 81–121). New York: Plenum Press.

Glasgow, M. S., Engel, B. T. & D'Lugoff, B. C. (1989). A controlled study of a standardized behavioural stepped treatment for hypertension. Psychsomatic Medicine, 51, 10–26.

Glasgow, M. S., Gaarder, K. R. & Engel, B. T. (1982). Behavioral teatment of high blood pressure: II. Acute and sustained effects of relaxation and systolic blood pressure biofeedback. Psychsomatic Medicine, 44, 155–170.

Glombiewski, J. A., Tersek, J. & Rief, W. (2008). Muscular reactivity and specificity in chronic back pain patients. Psychosomatic Medicine, 70, 125–131.

Goldstein, J. B. (1972). Electromyography. In N. S. Greenfield & R. A. Sternbach (Hrsg.), Handbook of psychophysiology (S. 329–365). New York: Holt.

Hermann, C., Kim, M. & Blanchard, E. B. (1995): Behavioral and prophylactic pharmacological intervention studies of pediatric migraine: An exploratory meta-analysis. Pain, 60, 239–256.

Heuser, J., Rief, W. & Nestoriuc, A. (2006). Kopfschmerz vom Spannungstyp und Migräne. In W. Rief & N. Birbaumer (Hrsg.), Biofeedback. Grundlagen, Indikationen, Kommunikation, praktisches Vorgehen in der Therapie (2. Aufl.) (S. 28–45). Stuttgart: Schattauer.

Jacob, R. G., Wing, R. & Shapiro, A. P. (1987). The behavioral treatment of hypertension: Long-term effects. Behavioral Therapy, 18, 325–352.

Knox, S. S. (1982). Alpha enhancement, autonomic activation, and extraversion. Biofeedback and Self-Regulation, 7, 421–433.

Kotchoubey, B., Strehl, U., Uhlmann, C., Holzapfel, S., König, M., Fröscher, W., Blankenhorn, V. & Birbaumer, N. (2001). Modification of slow cortical potentials in patients with refractory epilepsy: A controlled outcome study. Epilepsia, 42, 406–416.

Marwitz, M. (2006). Essentielle Hypertonie. In W. Rief & N. Birbaumer (Hrsg.), Biofeedback. Grundlagen, Indikationen, Kommunikation, praktisches Vorgehen in der Therapie (2. Aufl.) (S. 46–72). Stuttgart: Schattauer.

McGrady, A., Olson, R. P. & Kroon, J. S. (1995). Biobehavioral treatment of essential hypertension. In M. S. Schwartz (Hrsg.), Biofeedback: A Practitioner's guide (2. Aufl.) (S. 445–467). New York: Guilford.

Monastra, V. J., Monastra, D. M. & George, S. (2002). The effects of stimulant therapy, EEG biofeedback, and parenting style on the primary symptoms of attention-deficit/hyperactivity disorder. Applied Psychophysiology and Biofeedback, 27, 231–249.

Nestoriuc, Y. & Martin, A. (2007). Efficacy of biofeedback for migraine: A meta-analysis. Pain, 128, 111–127.

Nestoriuc, Y., Rief, W. & Martin, A. (2008). Meta-analysis of biofeedback for tension-type headache: Efficacy, specificity, and treatment moderators. Journal of Consulting and Clinical Psychology, 76, 379–396.

Qualls, P. J. & Sheehan, P. W. (1981). Role of the feedback signal in electromyographic feedback: The relevance of attention. Journal of Experimental Psychology, 110, 204–216.

Rief, W. & Birbaumer, N. (Hrsg.) (2006). Biofeedback. Grundlagen, Indikationen, Kommunikation, praktisches Vorgehen in der Therapie (2. Aufl.). Stuttgart: Schattauer.

Schwartz, M. S. & Andrasik, F. (2005). Biofeedback. A practioner's guide (3. Aufl.). New York: Guilford.

Sharpley, C. F. & Rogers, H. J. (1984). A meta-analysis of frontalis EMG levels with biofeedback and alternative procedures. Biofeedback and Self-Regulation, 9, 385–393.

Sterman, M. B. & Shouse, M. N. (1980). Quantitative analysis of training, sleep EEG and clinical response to EEG operant conditioning in epileptics. Electroencephalography and Clinical Neurophysiology, 49, 558–576.

Strehl, U., Leins, U., Danzer, N. C., Hinterberger, T. & Schlottke, P. F. (2004). EEG-Feedback für Kinder mit einer Aufmerksamkeitsdefizit- und Hyperaktivitätsstörung (ADHS) – erste Ergebnisse aus einer randomisierten, kontrollierten Pilotstudie. Kindheit und Entwicklung, 13, 180–189.

Strehl, U., Leins, U. & Heinrich, H. (2006). Aufmerksamkeitsdefizit-/Hyperaktivitätssyndrom (ADHS). In W. Rief & N. Birbaumer (Hrsg.), Biofeedback. Grundlagen, Indikationen, Kommunikation, praktisches Vorgehen in der Therapie (2. Aufl.) (S. 209–230). Stuttgart: Schattauer.

Taub, E. (1977). Self regulation of human tissue temperature. In G.E. Schwartz & J. Beatty (Hrsg.), Biofeedback: Theory and research (S. 265–300). New York: Academic Press.

Vaitl, D. (1994). Herzkreislauferkrankungen, In F. Petermann & D. Vaitl (Hrsg.). Handbuch der Entspannungsverfahren, Bd. 2: Anwendungen (S. 106–130). Weinheim: Beltz/Psychologie Verlags Union.

Vaitl, D. (2000). Biofeedback. In D. Vaitl & F. Petermann (Hrsg.). Handbuch der Entspannungsverfahren, Bd. 1: Grundlagen und Methoden (2. Aufl.) (S. 337–391). Weinheim: Beltz/Psychologie Verlags Union.

Weaver, M. T. & McGrady, A. (1995). A provisional model to predict blood pressure response to biofeedback-assisted relaxation. Biofeedback and Self-Regulation, 20, 229–240.

5 Hypnose

Hans-Christian Kossak

I Historischer Abriss

Frühe Hypnoseanwendungen. Die Geschichte der Hypnose beginnt vor über 4.000 Jahren in China; im antiken Griechenland wird die Hypnose im Äskulap-kult als Heilschlaf angewandt. Auch vielen Naturvölkern ist sie als Ritus bekannt, der nach dem jeweiligen im Kulturkreis oder Volksstamm tradierten Krankheits- und Heilungsbild wirksam ist, d. h. die erzeugten Reaktionserwartungen be-stimmen die Kooperation und Heilung der Patienten. Über Exorzismusde-monstrationen kommt F. A. Mesmer (1734–1815) in der Mitte des 18. Jahrhun-derts in Kontakt mit diesen Techniken, die er anfangs auf Magnetwirkungen zurückführt, später auf ein „Fluidum". Bernheim (1888) sieht die Ursache der Heilwirkungen in Suggestionen, die Gedanken in Handlungen umwandeln. Der schottische Arzt Braid führt 1843 für dieses vordergründig schlafähnliche Ver-halten den Begriff „Hypnose" ein, benannt nach Hypnos, dem griechischen Gott des Schlafes.

Hypnose in der Psychotherapie. Bei der Behandlung der Anna O. erkennen Breuer und Freud 1893 die modernen Anwendungsmöglichkeiten der Hypnose in der Psychotherapie. Da Freud Hypnose jedoch nur zur Symptomveränderung benutzt, lehnt er sie vorschnell ab, denn sie wirke nicht kausal, mache Patienten passiv, führe zu unangemessenen Therapeut-Patienten-Beziehungen usw.

Bedingt durch die intensive Hypnoseforschung in den USA ist Hypnose dort seit 1961 ein anerkannter akademischer Lehrgegenstand. Im deutschsprachigen Raum ist ab ca. 1975 eine deutliche Weiterentwicklung zu beobachten: Hypnose-gesellschaften werden gegründet, die Ausbildungen mit geregelten Curricula an-bieten, und Hypnose wird nun als Verfahren der Psychotherapie anerkannt.

Ab Mitte des 20. Jahrhunderts nimmt die Grundlagenforschung mit Entste-hung der experimentellen Hypnose zu, die zum Teil Kognitionsforschung ist. Parallel dazu entwickelte sich die klinische Hypnose, die Anwendungsfelder erschließt und die Effektivität von Hypnose in der Therapie überprüft (siehe Tab. 5.1).

Tabelle 5.1. Ordnung der Hypnosebereiche

	Bereiche der Hypnose	Anwendungen
Experimentelle Hypnose		Grundlagenforschung, z. B. zu Messbarkeit, Tests, Hypnotisierbarkeit, Wirkfaktoren, psychologischen und physiologischen Korrelaten und deren Auswirkungen
Angewandte Hypnose	**Klinische Hypnose**	Forschung, Praxisanwendung, Effektivität in Diagnostik und Therapie: ▶ Psychotherapie, Psychologie, Psychiatrie ▶ Medizin, Psychosomatik, Verhaltensmedizin ▶ Zahnmedizin ▶ Sportpsychologie, teilweise reine Anwendungstechniken
	Forensische Hypnose	Amnesien, Gedächtnisforschung
Grenzbereiche zur Show/ Grenzbereiche der Wissenschaft	**Show-Hypnose**	meist Tricks unter dem Namen der Hypnose oder ethisch zweifelhafte Vorgehensweisen
	Tierhypnose	nur Analogie zur Hypnose beim Menschen

2   Definition und Abgrenzung der Hypnose

Unterschiede in der Begriffsbildung. Der Begriff „Hypnose" wird von Autoren für unterschiedliche Vorgänge verwandt, wodurch es leicht zu Missverständnissen und Fehlvergleichen von Experimenten kommen kann. Unter Hypnose kann man drei Folgeabschnitte in der Vorgehensweise verstehen, die später ausführlicher dargestellt werden:

(1) Einleitungsverfahren (Hypnose-Induktion),
(2) Entspannungsphase (Hypnose-Entspannung) und
(3) Therapiephase (Hypnose-Behandlung).

Abgrenzungen gegenüber anderen Erlebensweisen. Hypnose ist gegenüber den ihr ähnlichen Erlebens- und Verhaltensweisen abzugrenzen. Im Schlaf treten die typischen REM-Phasen auf, die Reflexerregbarkeit und die Hautleitfähigkeit sind herabgesetzt, nicht jedoch in Hypnose. Das Schlaf-EEG unterscheidet sich deutlich vom Hypnose-EEG. Verhalten ist im Schlaf nicht willkürlich beeinflussbar, jedoch in Hypnose.

In Entspannung und Hypnose sind die physiologischen Reaktionen identisch – vorausgesetzt, es wurde Entspannung suggeriert. Hypnose ist jedoch auch bei Wachheit und körperlicher Belastung möglich. Alltagsaktivitäten unterscheiden sich kaum von Hypnosewirkungen, da in beiden Erlebensformen z. B. Altersregressionen, Amnesien usw. möglich sind; Hypnose ist demnach kein außergewöhnliches oder mystisches Phänomen.

3 Theorien der Hypnose

Die sehr zahlreichen Theorien und Erklärungsversuche der Hypnose lassen sich grob in zwei Schulgruppierungen zusammenfassen.

„State"-Theorien. Die „state"-Theorien beschreiben Hypnose als einen veränderten Bewusstseinszustand, als Trance, die sich deutlich vom Alltagsbewusstsein und Alltagserleben unterscheidet. So geht z. B. die Neodissoziationstheorie (Hilgard, 1974) davon aus, dass Hypnose kognitive, physiologische, bewusste und unbewusste Systeme voneinander entkoppelt (= dissoziieren), was die typischen „Phänomene" der Hypnose ermögliche (siehe Abschnitt 6). Es wird angenommen, dass man die Reaktionen als unwillkürlich erlebe, als nahezu nicht durch die Person beeinflussbar.

„Non-state"-Theorien. Die „non-state"-Theorien belegen, dass Hypnose kein besonderer Zustand ist, sondern eine abhängige Variable, die gesteuert wird z. B. von Erwartungen (wie man sich in Hypnose zu verhalten habe), Bewertungen der Gesamtsituation oder Vorinformationen z. B. durch den Therapeuten (Spanos, 1988). Diese Theorien widerlegen zudem das Unwillkürliche der Hypnose-Reaktionen: Auch viele Alltagstätigkeiten werden ohne Beteiligung des Bewusstseins verrichtet, ohne dass Personen sie als Ich-fremd oder manipuliert erleben. Hypnose ist ein aktiver Prozess, in dem sich Personen keinesfalls passiv wie Automaten verhalten; sie erleben es lediglich so, als ob ihr Verhalten von allein geschieht. Basierend auf behavioristischen Theorien entwickeln sich moderne sozio-kognitiv-behaviorale Modelle (Kirsch & Lynn, 1999).

Grundsätzlich wird von beiden Schulrichtungen Konzentrationsfähigkeit und Absorptionsfähigkeit als Voraussetzung für Hypnose angesehen, d. h. sich auf die Worte des Therapeuten einzulassen und nur noch ausschließlich sie wahrzunehmen, sie also von anderen gleichzeitig eintreffenden Reizen abzugrenzen. Ebenso sind die bildhaften und plastischen Vorstellungen von Szenen bzw. Handlungen in verschiedenen Wahrnehmungsqualitäten wesentlich.

4　Suggestion, Hypnotisierbarkeit und Hypnosetiefe

Suggestion. Der Begriff der Suggestion wird meist mit Macht oder Manipulation verbunden, ist jedoch vielmehr eine Form der Kommunikation, die Alternativen anbietet und (scheinbar) eine Wahlfreiheit lässt. So impliziert z. B. die „doublebind"-Suggestion „der ausgestreckte Arm wird sich heben oder senken" eine Armbewegung, unabhängig von ihrer Richtung. Erfolgt eine Kooperation im intendierten Sinne (den Arm zu bewegen), wird diese Bewegung dann systematisch verstärkt – und die Suggestion einer Bewegung war erfolgreich.

Suggestion ist nicht mit Hypnose identisch (Gheorghiu, 1996), denn Suggestionen erfolgen auch in der Alltagskommunikation. „Willst du die rote oder die grüne Mütze aufsetzen?" impliziert, dass das Kind eine Mütze aufsetzt. Selffulfilling prophecy und Placebo können beide als Suggestion verstanden werden, da Erwartungshaltungen aufgebaut und unreflektiert befolgt werden. Auch Forschungsergebnisse, Zertifikate oder Insignien können Denkrichtungen lenken – so wie in Gottfried Kellers Roman „Kleider machen Leute" und in Andersens Märchen „Des Kaisers neue Kleider". Erst bei der Kombination einer Suggestion mit Hypnose liegen demnach hypnotische Suggestionen vor, die zur Entspannung genutzt werden.

Hypnotisierbarkeit. Hypnotisierbarkeit ist keinesfalls mit Willensschwäche oder Gutgläubigkeit gleichzusetzen. Die „state"-Anhänger nehmen an, Hypnotisierbarkeit sei ein relativ stabiler Persönlichkeitsfaktor, der auch über viele Jahre hin anhält. Die „non-state"-Anhänger dagegen zeigen auf, dass dieses Verhalten erlernbar ist. Bislang konnte kein Zusammenhang von Hypnotisierbarkeit und irgendeiner Persönlichkeitsvariable (wie sie mit Tests messbar ist) gefunden werden. In gleicher Weise muss der Therapeut keine besonderen Persönlichkeitsvariablen aufweisen. In der Therapieforschung zur Klinischen Hypnose wurde festgestellt, dass Hypnotisierbarkeit nur mit wenigen Störungen oder deren Behandlungserfolg korreliert.

Messung der Suggestibilität und Hypnotisierbarkeit. Zur Messung der Reaktionsbereitschaft auf (Hypnose-)Suggestionen wurden zahlreiche Tests entwickelt. Meist werden motorische und mentale Aufgaben benutzt; die motorischen wie z. B. die Handlevitation („. . . der Arm wird immer leichter und hebt sich hoch") lassen sich leichter beobachten und verifizieren, die mentalen (z. B. Amnesie der

Zahl Sechs) sind nur durch den Bericht der Versuchsperson erfassbar, der mit vielen methodischen Problemen behaftet ist.

Der bekannteste Suggestibilitätstest und die Grundform späterer Spezialformen ist die Stanford Hypnotic Susceptability Scale SHSS (Weitzenhoffer & Hilgard, 1959). Ihre in den letzten Jahrzehnten in vielen Ländern durchgeführten Normierungen stimmen sehr gut überein. Da diese Tests in den bekannten Studien nicht vor und nach der Hypnose angewandt werden, geben sie wahrscheinlich keine Auskunft über die Fähigkeit, wie gut jemand hypnotisierbar ist.

Tiefe der Hypnose. Die zur Messung der Hypnosetiefe entwickelten Tests sind wenig zuverlässig, da die Tiefe nur schwer zu beurteilen ist und die Kooperation in Hypnose auf verschiedenen Ebenen erfolgt.

> **!** Die Tiefe der Hypnose korreliert nicht mit Entspannung und dem Gelingen einer Therapie. Wesentlich ist die Kooperation des Patienten – unabhängig davon, ob dieses dann gezeigte Verhalten als Hypnose oder Imagination bezeichnet werden kann. Die Übergänge sind hier sehr fließend und können auch von Fachleuten kaum unterschieden werden (Wagstaff, 1999).

5 Induktion

Die Induktion (= Einleitung) der Hypnose ist ein „Ritual", mit dem eine bestimmte Kommunikation des Patienten ermöglicht wird, bei der er Umweltreize weitgehend ausblendet, bis er letztlich nur noch die Worte des Therapeuten wahrnimmt. Die darin enthaltenen Instruktionen bzw. Suggestionen können nun seine Wahrnehmung und sein subjektives Empfinden so verändern, dass der Patient fast nur noch auf dieser Ebene reagiert.

> **!** Während früher ganz bestimmte Techniken oder die Macht des Hypnotiseurs als Wirkfaktoren angesehen wurden, gilt heute als nachgewiesen, dass die gemeinsame Kommunikation wesentlich ist.

Der Therapeut schafft eine ruhige und vertrauensvolle Beziehung und verstärkt systematisch die Kooperation in Richtung auf Entspannung. Wesentlich ist dabei anfangs seine ruhige und relativ monotone Stimme und meist die Augenfixation auf einen Punkt hin. Diese bewirken im Gehirn alpha-Wellen, die Entspannung und Ruhe anzeigen.

Bei der Induktion sind Erwartungshaltungen oder Vorinformationen wirksam. Ist der Patient von der positiven Wirkung der Hypnose überzeugt, wird er besser kooperieren, sich entspannen und sich „hypnotisch" verhalten. Hierbei spielen auch Prestige und Verhalten des Therapeuten und positive Modellpersonen eine wesentliche Rolle.

6 Das Verhalten in Hypnose

Auch wenn in Hypnose kein veränderter Bewusstseinszustand vorliegt, sind in ihr Verhaltensweisen zu bewirken, die in einem anderen Kontext meist nicht so schnell auftreten und deshalb oft als „typisch" für Hypnose angesehen werden. Hier sind die kognitiven und sozialen Variablen wirksam, die auch für die Interaktion in Hypnose gelten.

> **!** Die vertrauensvolle Therapeut-Patient-Beziehung gibt die Grundlage, sich geborgen zu fühlen (= Rapport) und erleichtert es dem Patienten, in Hypnose die den Suggestionen entsprechenden Verhaltensweisen zuzulassen.

Diese Verhaltensweisen sind z. B. Analgesien, Anästhesien, Altersregression (Erleben früherer Ereignisse), Halluzinationen. Letztere sind durch Hypnose und Suggestionen bewirkte Filterprozesse in der Wahrnehmung, die wahrscheinlich im Thalamus erfolgen.

Differenzierte psychophysiologische Reaktionen sind auf gezielte Hypnose-Suggestionen möglich, wie z. B. Histaminveränderungen, die für wirksame Allergiebehandlungen relevant sind, – oder die Beeinflussung zahlreicher Blutparameter, die das Immunsystem (Bongartz, 1998) oder die Blutgerinnung (z. B. bei Hämophilie) mitbestimmen.

PET- oder SPECT-Untersuchungen der Hirnaktivitäten während der Hypnose zeigen eine Verschiebung zur rechtshemisphärischen und occipitalen Aktivierung des Gehirns bei Entspannung (Halsband, 2007). Durch Hypnose werden zentrale Hirnaktivitäten angesprochen, wie z. B. der Hypothalamus, der anteriore zinguläre Kortex oder die Amygdala (z. B. Rainville et al., 2001). Diese Top-down-Einflüsse der Hypnose erklären das meist ganzheitliche Erleben in Hypnose und wahrscheinlich auch deren oft so verblüffend schnelle Wirkungen, die leicht generalisieren (Näheres zur EEG-Veränderung vgl. Kapitel 1).

Letztlich konnte festgestellt werden, dass besonders bei den Hochhypnotisierbaren der Denkstil in Hypnose mehr ganzheitlich ist.

Das relevante therapeutische Verhalten oder Erleben wird in Hypnose zwar ausschließlich mental realisiert, aber neuropsychologisch werden gleichzeitig die damit verknüpften Funktionen (z. B. Motorik, Attribution, Wahrnehmung) aktiviert und können deshalb schnell in die Realhandlung umgesetzt werden. Dies erklärt auch die Stabilität der mit Hypnose erarbeiteten Therapieerfolge.

7 Hypnose in Kombination mit anderen Therapieverfahren

Hypnose wird fast ausschließlich als Zusatztherapie oder -maßnahme („adjunct") angewandt, also in Kombination mit einer konventionellen Grundtherapie, um diese zu intensivieren oder zu bereichern (Kirsch et al., 2001).

Traditionell ist die Verwendung der Hypnose in der Psychoanalyse bekannt, auch in ihr nahe stehenden Methoden, wie z. B. der Individualpsychologie oder der Daseinsanalyse. Kombinationen mit der Gesprächspsychotherapie, der rational-emotiven Therapie (RET), der Methode der Eye Movement Desensitization and Reprozessing (EMDR) und mit Gruppenmethoden wie Psychodrama, Gestalttherapie und Paartherapie sowie mit autogenem Training, Meditation oder Biofeedback sind bekannt, jedoch sehr selten in systematische Vergleichsstudien einbezogen.

Die Kombination von Hypnose und moderner Verhaltenstherapie hat sich in den letzten beiden Jahrzehnten entwickelt (Kossak, 1983, 2001). Dabei bleiben die Grundprinzipien der Verhaltenstherapie bestehen, so z. B. Stimulusveränderungen, detailliertes Probehandeln, Angstkonfrontationen. Diese Kombinationsform hat sich in zahlreichen Vergleichsstudien als besonders effektiv erwiesen (Kirsch et al., 1995).

8 Indikation der Hypnose

Hypnose dient in Kombination mit einer etablierten Therapiemethode zur Ergänzung der Diagnostik und Intensivierung, auch Ökonomisierung der Therapie. Der Patient kann einen besseren Zugang zu seinen Erinnerungen, Gefühlen, Bedürfnissen, Wahrnehmung und Ressourcen finden. Da die bearbeiteten Szenen oder Ereignisse oft ganzheitlich unter Beteiligung vieler Wahrnehmungseindrücke erlebt werden, ist die Analyse von Problemsituationen oder das Wiedererleben (und Bearbeiten) traumatisierender Ereignisse leichter möglich. Die verbesserte Selbstwahrnehmung von Kognitionen, Motivationen und Attributionen bietet die Grundlage für kognitive Umstrukturierungen.

Auch können Problemsituationen (z. B. Angstszenen) so konstruiert und modifiziert werden, dass der Patient darin Lösungen vornehmen kann (z. B.

selbstsicher auftritt), die er sehr schnell in seine Alltagssituation integriert. Dadurch sind schnelle und stabile Einstellungs- und Verhaltensänderungen möglich, die die Autonomie und Selbstkontrolle des Patienten deutlich fördern.

Im Regelfall wird Hypnose stets kausal orientiert genutzt – wie auch die mit ihr kombinierte Therapieform. Nur in Ausnahmen (z. B. bei akuten Schmerzproblemen) wird Hypnose nur am Symptom orientiert verwandt.

9 Formen der Hypnose

Autogenes Training. Das autogene Training von Schultz ist ursprünglich Selbsthypnose (= Autohypnose). Durch seine formelhaften Vorsätze und Selbstsuggestionen hat es eine meist tiefenpsychologische Ausrichtung erhalten und wird in dieser Form mitunter auch mit Hypnose kombiniert.

Selbsthypnose. Unter Anleitung ist Selbsthypnose relativ leicht zu erlernen, um sie eigenständig und in Ergänzung zu den Therapiesitzungen durchzuführen und deren Effektivität zu erhöhen. Die Indikation der Selbsthypnose ist überall dort gegeben, wo Selbstkontroll-Methoden, Copingstrategien bzw. der Aufbau der Autonomie des Patienten erforderlich sind – oder in intimen Situationen, die die Anwesenheit des Therapeuten nicht zulassen (z. B. präoperativ, in der Klausur, vor dem Bühnenauftritt, im Sport, im Intimleben).

Klassische und indirekte Hypnose. Die in den 50er Jahren des 20. Jahrhunderts beginnende nicht-direktive und klientenzentrierte Therapierichtung von Carl R. Rogers brachte die Therapeut-Patient-Beziehung als therapeutisches Agens ein. M. H. Erickson (1901–1980) nutzte diese Entwicklung für die Hypnoseanwendung und stellte das kooperierende Therapeut-Patient-Beziehungsverhältnis in den Vordergrund. Zusätzlich wandte er mehr indirekte Suggestionen an, um – verbunden mit bestimmten Sprachmustern – z. B. unbewusste Suchprozesse durch Metaphern anzuregen. Ebenso macht er die direkt oder indirekt angebotenen Patientenreaktionen für die Therapiezwecke nutzbar.

> **!** Zur besonderen Abgrenzung nennt sich die Erickson-Vorgehensweise u. a. „indirekte, moderne Hypnose". Andere Formen werden aus dieser Sicht oft global als „klassisch, alt und autoritär" bezeichnet, da bis in die 1970er Jahre hinein durchaus noch am Symptom orientierte Suggestionen, ja sogar Verbots- und Gebotssuggestionen gegeben wurden.

Oft wird übersehen, dass auch andere Therapeuten die Entwicklungen der modernen Psychotherapie und Hypnoseanwendungen nachvollzogen haben, nur nicht unbedingt den Annahmen Ericksons folgen. Die Effektivität der „Erickson-Form" wurde bislang nur anekdotisch belegt. In Vergleichsstudien erweist sie sich als nicht effektiver als die „andere" Hypnose (Matthews, 2000). Im Zusammenhang mit der Erickson-Vorgehensweise wird der Begriff der „Hypnotherapie" benutzt, was ein eigenständiges Therapieverfahren annehmen lässt. Vereinzelte Meta-Analysen weisen in Teilaspekten auf diese Möglichkeit hin, die dafür erforderlichen Wissenschaftskriterien werden bislang jedoch nicht erfüllt.

Hypnose bei Kindern und Jugendlichen. Hypnose bei Kindern bedarf besonderer methodischer Vorgehensweisen, abhängig von deren individuellem Entwicklungsstand und sozio-kulturell oder altersbedingten Denk- und Sprachstilen. Kinder können ihre Aufmerksamkeit und motorische Ruhe nur kurzfristig kontrollieren und pendeln deshalb mehrfach zwischen entspannt und wach oder nicht-entspannt; dies ist bei der Hypnose besonders in den Therapieverlauf zu integrieren (Olness & Cohen, 2001).

Bei jüngeren Kindern sind es mehr präverbale und motorische Induktionen und Suggestionen, wie z. B. Summen oder Schaukeln, die dann von einfachen Geschichte, Teddybären und Comicfiguren abgelöst werden (Kossak, 2004). Da Kinder mitunter angstbezogene Einstellungen zur Hypnose haben, sollte sie meist als „Vorstellungsübung" oder Ähnliches eingeführt werden.

10   Hypnose als Entspannungsverfahren

Hypnose bewirkt Entspannung, wenn sie als reines Induktionsverfahren angewandt oder mit entsprechenden Suggestionen zur Entspannung verbunden wird. So können Ruheszenen vorgegeben werden, die möglichst auf individuelle Entspannungserfahrungen des Patienten zurückgreifen sollten und durch die Imagination dieser Erfahrungen die damit assoziierten Entspannungsreaktionen aktivieren. Wird Hypnose-Entspannung mit anderen Entspannungsverfahren verglichen, so ist sie ähnlich effektiv wie diese (Vaitl, 2004).

Beispiel

Ruheszene. „Sie befinden sich hier am Strand; das ist Ihr Strand mit der herrlich weit geschwungenen Bucht vor Ihnen und dem breiten weißen Sandstrand. Der ist so hell, dass er in der Sonne fast blendet. Sie liegen auf Ihrem Badetuch und genießen die viele Zeit, die Sie haben. Die Sonne scheint warm auf Ihre Haut, Sie merken deutlich die Wärme der Sonnenstrahlen in Ihrem Gesicht, wie diese dort die Haut leicht anspannen. Auch auf Ihren Schultern (usw.) merken Sie diese Wärme ganz deutlich.

Die Wellen des blauen Meeres sind ganz flach und laufen langsam, fast träge ans Ufer. Die Brandung ist ganz leise, ein leises Zischen vom Kommen und Gehen der Wellen . . . Sie riechen auch deutlich diese würzige Luft; das Salz der Seeluft spüren Sie deutlich in Ihrer Nase, vermischt mit dem leichten Geruch von Tang. Die Luft ist ganz salzhaltig; das merken Sie auch auf Ihren Lippen. Die schmecken ganz salzig; Sie merken deutlich mit Ihrer Zunge diesen Salzgehalt, typisch nach Seeluft schmeckt es . . . Und Sie genießen diese herrliche Entspannung an diesem wunderschönen Sandstrand mit den Wellen, die leicht auf und ab gehen, und der herrlichen Sonne, in der Sie so schön dösen können."

11   Anwendung in der Therapie

Hypnose ist ein Bestandteil von Diagnose, Indikation, Abwägung und Anwendung, in dem die Therapeut-Patient-Beziehung eine große Rolle spielt. Die Kommunikation während der Hypnose ist wesentlich, so dass der Therapeut stets mit dem Patienten im Dialog bleibt. Nur so kann er die individuell erforderlichen Gestaltungen, Modifikationen oder Impulse zu Veränderungen vornehmen und gleichzeitig die Aktivität, Kooperation und Autonomie des Patienten fördern.

Psychotherapie. In der Psychotherapie ist die Kombination von Hypnose und Psychoanalyse bislang am weitesten verbreitet. Die Kombination mit Verhaltenstherapie findet jedoch immer häufiger ihre Anwendung (Kossak, 2004).

Nahezu alle im DSM-IV oder ICD-10 genannten Erkrankungen oder Problemstellungen und ihre Behandlungen sind in der Fachliteratur zur Klinischen Hypnose vertreten. Sie können hier nur sehr stichwortartig genannt werden.

▶ Angstprobleme: Tiefenpsychologische Aufarbeitungen oder verhaltenstherapeutische Konfrontationen, Desensibilisierungen, Probehandlungen und Umstrukturierungen werden vorgenommen.

▶ Essstörungen: Bei Adipositas, Bulimie und Anorexie unterschiedlichster Genese erfolgen sehr komplexe, meist verhaltenstherapeutische Interventionen.

▶ Schlafstörungen: Schlafstörungen sind meist mit Entspannungstrainings verbunden. Bei Pavor nocturnus, Narkolepsie oder Schlaflähmung sind komplexe Interventionen erfolgreich.

▶ Schmerzprobleme: Die umfassenden psychischen, sozialen und somatischen Einflussfaktoren berücksichtigend, dient Hypnose zum Abbau von Erwartungsängsten vor dem Schmerz und hebt dadurch die Schmerzschwelle an. Auch Suggestionen der Kühle oder der Veränderung des Schmerzerlebens (dumpf statt stechend) sind möglich. Hypnose ist hier ein wesentlicher Bestandteil des Schmerzmanagements.

▶ Depressionen: Je nach Genese der einzelnen Depressionsformen können mit Hypnose alte Ressourcen wieder entdeckt und im Alltag eingesetzt werden, so auch frühere positive Gefühle.

▶ Lern- und Leistungsstörungen, Examensprobleme: Mit komplexen Programmen lassen sich Lern- und Behaltensprobleme abbauen, auch bei Examensproblemen, die meist einer Angstbehandlung bedürfen.

▶ Schizophrene Störungen: Angestrebt wird die Selbstkontrolle von Ängsten und Halluzinationen.

▶ Verbrechensopfer, posttraumatische Belastungsreaktionen: Das Erinnern und (dadurch) Bearbeiten der traumatisierenden Situation ist sehr wirkungsvoll.

▶ Probleme älterer Menschen: Hypnose als Entspannung, zum Aufbau von Selbstsicherheit, zur Verbesserung der reduzierten Sexualität und zum Schmerzmanagement.

▶ Rehabilitation: Bei Schädelhirnverletzten und Lähmungen wird Hypnose genutzt, um psychischen Folgen wie Blockaden und Ängste zu behandeln.

Medizin. Im Bereich der Psychosomatik und Verhaltensmedizin gewinnt Hypnose immer öfter und in größer angelegten Vergleichsstudien an Bedeutung.

▶ Kardiovaskuläre Erkrankungen: Hier helfen meist Entspannungstrainings, teilweise verbunden mit Selbstsuggestionen; z. B. bei primärer Hypertonie; ventrikulärer Tachykardie und der Raynaud'schen Krankheit.

▶ Internistische Erkrankungen: Morbus Crohn, Colitis ulcerosa, Reizkolon, Diabetes u. a. sprechen gut auf Hypnose-Behandlungen an.

▶ Allergische Reaktionen: Bei Asthma, allergischer Rhinitis, Neurodermitis wird Selbsthypnose erfolgreich zur Stresskontrolle angewandt.

▶ Onkologische Erkrankungen und ihre Folgeprobleme: Hypnose wird zur Entspannung und zum Aufbau positiver Einstellungen genutzt sowie zur Behandlung von Nebenwirkungen, wie z. B. Schmerzen, Erbrechen, Ängste, Schlafstörungen.

▶ Gynäkologie: Hypnose während der Schwangerschaft begünstigt die fötalen Bewegungen und dadurch die Reduktion von Frühgeburten und erleichtert den Geburtsprozess. Beim prämenstruellen Syndrom hilft Hypnose zum Spannungs- und Schmerzabbau.

▶ Chirurgie und Anästhesie: Hypnose wird zur Vorbereitung von Operationen und als Ersatz für Narkosemittel bei kleinen und sogar größeren Eingriffen (Kaiserschnitt, Gebärmutterentfernung, Hauttransplantationen) eingesetzt.

Zahnheilkunde. Besonders im zahnärztlichen Bereich wird Hypnose immer häufiger von Patienten gewünscht.

► Angst- und Schmerzkontrolle: Behandelt werden Ängste und Schmerzen bei lang andauernden oder unangenehmen Eingriffen.

► Operativer Bereich: Hypnose zur Anästhesie und Analgesie, zur Reduktion von Injektionen oder sogar als Ersatz für sie.

► Sonstige Indikationsbereiche: Bei Problempatienten, wie z. B. Kindern, Hämophilen oder Parkinsonpatienten, kann mit Hypnose eine Beruhigung bzw. Blutungsreduktion erreicht werden. Bei Würgereiz und unangemessenen Verhaltensweisen wie Daumenlutschen usw. sind schnell Erfolge erreichbar.

Sport. Bei Versagens- und Leistungsängsten im Sport ist Hypnose als Entspannungsverfahren zur Stressreduktion, zur Erreichung eines optimalen Erregungsniveaus wirkungsvoll, so auch in der Psychotherapie und Rehabilitation der Sportler anwendbar. Je nach Sportart lassen sich in Hypnose wiederkehrende Bewegungsabläufe (z. B. Formationstanz, Skiabfahrtslauf) durchüben; es wird so eine mentale Festigung der Abläufe ohne körperliche Beanspruchung, Verletzungsgefahr oder Ermüdung erreicht.

Gericht und Erinnerungsfähigkeit. In Deutschland ist die Anwendung von Hypnose bei der Zeugen- oder Täterbefragung nicht zulässig. In den USA werden sehr kontroverse Diskussionen über ihre Anwendung im forensischen Bereich geführt, da dort Laien wie Polizisten oder auch Fachleute in Verhören Hypnose unsachgemäß anwandten, und Hypnose keinesfalls als sichere Methode zur Wahrheitsfindung anzusehen ist. Entsprechend ist sie nur in einigen Bundesstaaten zugelassen.

> **!** Durch Hypnose können möglicherweise Erinnerungsbeeinträchtigungen und Pseudoerinnerungen entstehen, von deren Richtigkeit die Befragten überzeugt sind. Die Gedächtnisforschung zeigt, dass sich Versuchspersonen in Hypnose zwar an mehr Details erinnern können, die Erinnerungen jedoch ungenau sein können, und Konfabulationen möglich sind. Andererseits gibt es Zeugenbefragungen mit Hypnose, die zur Erinnerung von relevanten Sachverhalten (z. B. Autonummernschild) beitrugen.

Insgesamt kann Hypnose hilfreich sein, wenn die mit ihr gewonnenen Informationen kritisch und nie direkt verwandt werden; sie können nur zur Hypothesenbildung dienen, die durch andere Zusatzinformationen verifiziert werden muss – so auch im psychotherapeutischen Bereich.

Gefahren. Umfangreiche Untersuchungen belegen, dass nach fachgerecht angewandter Hypnose nicht mehr Nebenwirkungen auftreten als nach anderen Interventionen (wie z. B. Psychoanalyse). Somit gilt Hypnose als unbedenklich (z. B. Petersen et al., 1991).

Analysen zur missbräuchlichen Anwendung zeigen, dass eine Person nicht gegen ihren Willen hypnotisiert werden kann, da ihre aktive Kooperation erforderlich ist. Ebenso kann eine Person in Hypnose nicht dazu veranlasst werden, etwas zu tun, das gegen ihren Willen oder ihre Moral gerichtet ist. So ist z. B. sexueller Missbrauch allein durch Einsatz von Hypnose wahrscheinlich nicht möglich, jedoch durch die soziale Drucksituation. Gleichzeitig bietet sich für Personen die Möglichkeit, ihre nachträglich missbilligten Verhaltensweisen durch die Wirkung von Hypnose zu rechtfertigen, so wie einige analog die Alkoholwirkung dafür verantwortlich machen und nicht ihre eigene Motivation. Dies schließt nicht aus, dass ein Therapeut die soziale Beziehung und das Vertrauensverhältnis des Patienten für seine Zwecke missbraucht und dann mit Hypnose in einen anderen Kontext bringen kann.

Grenzen. Grenzen der Hypnose sind da zu sehen, wo die Methode in ihren Möglichkeiten falsch und überbewertet wird. So ist eine Altersregression kein in allen Bereichen wirksamer Rückschritt in eine frühere Entwicklungsstufe, sondern mehr eine kognitive Konstruktion von dem, was der Erwachsene der Gegenwart an Erwartungen, Wünsche und Befürchtungen mit dieser früheren Situation verbindet. Ebenso sind in Hypnose keine Reinkarnationen und damit keine Rückführungen in ein früheres Leben möglich. Hypnosesuggestionen können nicht direkt Muskelkraft, Lernfähigkeit oder Wahrnehmungsfähigkeit verbessern, jedoch die sie beeinträchtigenden Faktoren verändern.

Früher wurde angenommen, durch Hypnose könnten leichter psychotische Reaktionen ausgelöst werden, da diese Technik das Bewusstsein „aufspalte". Heute wird jedoch auch bei Schizophrenen Hypnose erfolgreich eingesetzt, z. B. zur Selbstkontrolle von ängstigenden Halluzinationen.

Hypnose kann starke Probleme und eventuell psychotische Reaktionen bewirken, wenn sie z. B. am vordergründigen Symptom bzw. unsachgemäß angewandt wird – so z. B. in der Showhypnose. Hier ist der schlechte Therapeut das Problem.

Kontraindikationen. Für Patienten mit negativer Einstellung zur Hypnose ist diese Technik kontraindiziert, wenn eine Aufklärung nicht wirksam ist. Bei Realitätsflucht und Vermeidungsstrategien (z. B. durch extensive Meditation oder Entspannungsverfahren) ist Hypnose kontraindiziert, ebenso bei Patienten mit Abgrenzungsproblemen, die Hypnose als ein passives Verfahren ansehen, nicht kooperieren oder nicht nach Autonomie streben, so auch bei starken Verunsi-

Teil II
Entspannungsverfahren

cherungen und sehr fließenden Persönlichkeitsgrenzen, wie z. B. bei Borderline-Patienten. Wird Hypnose nur zur Symptomveränderung eingesetzt, können schnell Widerstände und Misserfolge eintreten, wenn der Patient bislang einen sekundären Krankheitsgewinn aus seiner Symptomatik gezogen hat.

Showhypnose. Die bereits vor der Showhypnose aufgebauten Erwartungen erhöhen die spätere Kooperation des Publikums. In der Show ermöglichen kleine, einfach zu befolgende Vortests eine gestufte Selektion der Mitwirkenden, die unter dem sozialen Druck der Bühnensituation gut kooperieren – ähnlich wie in den Experimenten von Milgram (1965). Einige der gezeigten Supereffekte sind Tricks. Die dann meist sehr kurz gezeigten Showeffekte lassen dem Mitspieler keine Zeit, anders zu reagieren und damit den Gegenbeweis zu erbringen.

Die bekannte „menschliche Planke", bei der eine Person „unter Hypnose" steif wie ein Brett wird und als solches, nur unterstützt von zwei Stuhllehnen, starr liegen bleibt, gelingt auch ohne Hypnose – und generell nur für maximal drei Minuten! Beim Fakirbrett wird das Körpergewicht schmerzfrei auf viele Auflagepunkte verteilt, ebenso beim barfüßigen Überschreiten von Glasscherben; beim Feuerlaufen vermittelt die kurze Auftrittzeit noch keine Schmerzen (Kossak, 2004) – alles ohne Hypnose möglich. Nicht auszuschließen ist, dass tatsächlich Hypnose angewandt wird. Hierbei können relativ schnell persönliche Grenzen oder Traumaerlebnisse (z. B. durch Altersregression) ungeschützt angesprochen werden.

Die Hypnose wird meist nur sehr oberflächlich beendet, und der Showhypnotiseur kümmert sich danach nicht um den psychischen Zustand seiner Mitspieler. Dies kann zu starken seelischen Belastungen bis hin zu psychotischen Reaktionen führen, die langer Psychotherapien bedürfen. Deshalb ist Showhypnose z. B. in Schweden und Israel verboten.

Tierhypnose. Zur Tierhypnose werden z. B. Hühner abrupt auf den Rücken gedreht, die dann starr liegen bleiben. Diese plötzliche vestibuläre Reizung löst lediglich eine Schreckstarre oder einen Totstellreflex aus. Einige tierische Verhaltensweisen äußern sich in vergleichbaren Reaktionen der Körperstarre, wie z. B. beim Begattungsreflex (Schweine), zur Tarnung und Mimikry (Rohrdommel, Rehkitz) oder als Schreckreaktion (Maus, Hase).

Da die Körperstarre der Tiere dem Hypnoseverhalten des Menschen äußerlich scheinbar ähnliche ist, wird hier der Analogieschluss gezogen, dass es sich um Tierhypnose handelt. Im (meist anglo-amerikanischen) medizinischen Sprachgebrauch wird fälschlicherweise von „animal hypnosis" berichtet, wenn ein Tier chemisch narkotisiert oder in Schlaf versetzt wurde, was zur Begriffsverwirrung beiträgt. Letztlich hypnotisiert die Schlange also keine Kaninchen und der Fakir beschwört keine Schlangen (Kossak, 2004).

13   Effektivität der Hypnose

Der allgemeine und auch international bestehende Kostendruck, möglichst schnell, grundlegend und hoch wirkungsvoll zu behandeln, lässt Hypnose immer mehr in den Vordergrund rücken, da mit ihr immer öfter Coping- und Selbstmanagement-Strategien verbunden werden, die zur schnelleren Autonomie des Patienten führen. Selbsthypnose ist hier hervorragend geeignet.

Hohe Wirksamkeit. Sobald über eine reine Hypnose-Induktion hinausgehend Suggestionen gegeben werden, steigt ihre Effektivität gegenüber den traditionellen Entspannungsverfahren. Werden in Hypnose zusätzlich Suggestionen gegeben, die z. B. Selbstkontrolle im Sinn der Verhaltenstherapie beinhalten (z. B. zur Gewichtsreduktion), steigt ihre Effektivität weiter an. Mehrere Meta-Analysen zeigen die Effektivität der Hypnose in der Psychotherapie, Medizin und Zahnmedizin auf, die teilweise konventionelle Therapieverfahren übertrifft – besonders in Kombination mit kognitiv-behavioralen Methoden (Kirsch et al., 1995; Pinell & Covino, 2000) – so z. B. bei Übergewicht, Anorexie, bei Schmerzen und in der Raucherentwöhnung. Deshalb ist Hypnose auch als Methode der Psychotherapie zugelassen.

Bei Asthma tritt nach Hypnosesuggestionen eine Symptomreduktion und Abnahme von Medikamentengebrauch ein – stärker als bei der progressiven Muskelrelaxation. Bei Heuschnupfen wirkt Hypnose stärker als die konventionelle medizinische Behandlung. Bei Warzen ist die Hypnosegruppe wesentlich erfolgreicher als die Kontrollgruppe.

In der Chirurgie sind prä-, intra- und postoperativ deutlich bessere psychische Befindlichkeiten als ohne Hypnose festzustellen. Die Blutungsintensität, Klinikverweildauer und das Infektionsrisiko sind nach Hypnoseanwendung verringert und die Heilungsgeschwindigkeit verbessert (Cowan et al., 2001; Enqvist et al., 1995).

Für Erstgebärende ist mit Hypnose die Verweildauer im Kreißsaal (im Vergleich zur Kontrollgruppen) verkürzt und die Benutzung von Analgetika reduziert.

Schnelle Einsetzbarkeit. Konventionelle Entspannungsverfahren wie autogenes Training oder progressive Muskelrelaxation erfordern eine Übungsphase von vier bis acht Sitzungen, bis sie in der Therapie einsetzbar sind. Mit Hypnose wird meist schon während der ersten Sitzung nach 15 bis 30 Minuten eine vergleichbare Entspannungswirkung erreicht. Da sehr viele Patienten so positiv und intensiv auf Hypnose reagieren, kann die therapeutische Intervention meist sofort einsetzen, wenn es die Indikation erlaubt.

Die zahlreichen Interventionsmöglichkeiten mit Hypnose machen eine fundierte Ausbildung erforderlich. Da primär ihre therapeutische Anwendung im Vordergrund steht, sollen in der Regel Ärzte, Psychologen, Psychotherapeuten und Zahnärzte zu dieser Zusatzausbildung zugelassen werden.

Es sollten nur die von den großen Hypnosegesellschaften angebotenen Ausbildungen akzeptiert werden, da sie über differenzierte Curricula und anerkannte Ausbilder in den einzelnen Methoden- und Fachbereichen verfügen. Entsprechend sollten Patienten nur bei diesen speziell ausgebildeten Fachleuten um eine Behandlung nachfragen und deren jeweilige Spezialisierungen berücksichtigen. So wird sich ein Kinder- und Jugendlichenpsychotherapeut wahrscheinlich weniger im Bereich der Geriatrie auskennen, und ein Hypnose-Zahnarzt wird selten in Psychotherapie spezialisiert oder sogar approbiert sein.

Weiterführende Literatur

Kossak, H.-C. (2004). Hypnose. Lehrbuch für Psychotherapeuten und Ärzte (4. Aufl.). Weinheim: Beltz/Psychologie Verlags Union.

Zitierte Literatur

Bernheim, H. (1888). Die Suggestion und ihre Heilwirkungen (übers. von Sigmund Freud). Leipzig: Wilhelm Engelmann.

Bongartz, W. (1998). Beeinflussung der Haftfähigkeit (Adhärenz) von weißen Blutzellen (Granulozyten) durch Hypnose und Stress. Hypnose und Kognition, 15, 33–41.

Braid, J. (1843). Neurohypnology, or the rationale of nervous sleep considered in relation with animal magnetism. London: J. Curchill.

Cowan, G. S. jr., Buffington, C. K., Cowan, G.S. 3rd & Hathaway, D. (2001). Assessment of the effects of a taped cognitive behavior message on postoperative complications (Therapeutic suggestions under anesthesia). Obesity and Surgery, 11, 589–593.

Enqvist, B., Bystedt, H. & von Konow, L. (1991). Preoperative hypnotherapy and preoperative suggestions in general anesthesia: Somatic responses in maxillofacial surgery. Hypnos, Swedish Journal of Hypnosis, 18, 72–77.

Gheorghiu, V. A. (1996). Die adaptive Funktion suggestionaler Phänomene: Zum Stellenwert suggestionsbedingter Einflüsse. Hypnose und Kognition, 13, 125–146.

Halsband, U. (2007). Hypnose und Meditation. Was passiert in unserem Gehirn? Vortrag gehalten am 15.11.2007 zur Jahrestagung der Deutschen Gesellschaft für Hypnose und Hypnotherapie e.V. in Bad Lippspringe.

Hilgard, E. R. (1974). Toward a neodissociation theory: Multiple cognitive controls in human functioning. Perspectives in Biology and Medicine, 17, 301–316.

Kirsch, I. & Lynn, S. J. (1999). Hypnotic involuntariness and the automaticy of everyday life. In I. Kirsch, A. Capafons, E. Cardena-Buelna & S. Amigó (Hrsg.), Clinical hypnosis and self-regulation: Cognitive-behavioral perspective (S. 49–72). Washington, DC: American Psychological Association.

Kirsch, I., Lynn, S. J. & Rhue, J. W. (2001). Introduction to clinical hypnosis. In J. W. Rhue, S. J. Lynn & I. Kirsch (Hrsg.),

Handbook of clinical hypnosis (S. 3–22). Washington: American Psychological Association.

Kirsch, I., Mobayed, C. P., Council, J. R. & Kenny, D. A. (1992). Expert judgement of hypnosis from subjective state reports. Journal of Abnormal Psychology, 101, 657–662.

Kirsch, I., Montgomery, G. & Sapirstein, G. (1995). Hypnosis as an adjunct to cognitive behavioral therapy: A meta-analysis. Journal of Consulting and Clinical Psychology, 63, 214–220.

Kossak, H.-C. (1983). Integration der Hypnose in das Konzept der Verhaltenstherapie: Eine Fallstudie. Experimentelle und Klinische Hypnose, 1, 45–56.

Kossak, H.-C. (2001). Hypnose in der Kinder- und Jugendlichen-Verhaltenspsychotherapie. In M. Borg-Laufs (Hrsg.), Lehrbuch der Verhaltenstherapie, Bd. 2: Interventionsmethoden (S. 727–767). Tübingen: dgvt-Verlag.

Kossak, H.-C. (2004). Hypnose. Lehrbuch für Psychotherapeuten und Ärzte (4. Aufl.). Weinheim: Beltz/Psychologie Verlags Union.

Matthews, W. J. (2000). Ericksonian approaches to hypnosis and therapy: Where are we now? International Journal of Clinical and Experimental Hypnosis, 48, 418–426.

Milgram, S. (1965). Some conditions of obediance to authority. Human Relation, 18, 57–76.

Olness, K. & Cohen, D. P. (2001). Lehrbuch der Kinderhypnose und -hypnotherapie. Heidelberg: Auer.

Pinell, C. M., Covino, N. A. (2000). Empirical findings on the use of hypnosis in medicine: A critical review. International Journal of Clinical and Experimental Hypnosis, 48, 170–194.

Petersen, P., Coe, W. C., Crockford, M. & Decker, S. (1991). Hypnotic sequelae revisited. Paper presented at the 99th Annual Convention of the American Psychological Association, San Francisco.

Rainville, P., Bushnell, M. C. & Duncan, G. H. (2001). Representation of acute and persistent pain in the human CNS: Potential implications for chemical intolerance. In B. A. Sorg & I. R. Bell (Hrsg.), The role of neural plasticity in chemical tolerance. Annals of the of New York Academy of Sciences, Bd. 933 (S. 130–141). New York: New York Academy of Sciences.

Spanos, N. P. (1988). Hypnotic and suggestive procedures in wart removal. Paper read at: 11th International Congress of Hypnosis and Psychosomatic Medicine. 13.–19. 8. 1988, Den Haag.

Vaitl, D. (2004). Psychophysiologie der Entspannungsverfahren. In D. Vaitl & F. Petermann (Hrsg.), Entspannungsverfahren. Das Praxishandbuch (3. Aufl.) (S. 21–33). Weinheim/Basel: Beltz PVU.

Wagstaff, G. (1999). Hypnosis and forensic psychology. In I. Kirsch, A. Capafons, E. Cardena-Buelna & S. Amigó (Hrsg.), Clinical hypnosis and self-regulation: Cognitive-behavioral perspektive (S. 277–308). Washington, DC: American Psychological Association.

Weitzenhoffer, A. M. & Hilgard, E. R. (1959). Stanford Hypnotic Susceptibility Scale, Forms A and B. Palo Alto: Consulting Psychologists Press.

6 Imagination

Franz Petermann • Michael Kusch • Heike Natzke

1 Einleitung

Die Arbeit mit Imaginationen bildet seit Jahrzehnten einen festen Bestandteil psychologischer, psychotherapeutischer und pädagogischer Praxis (Sheik, 2003). Als Imaginationen bezeichnet man dynamische, psychophysiologische Prozesse, bei denen auf der Vorstellungsebene realitätsnahe Wahrnehmungen unterschiedlicher Sinnesqualitäten (z. B. Bilder, Geräusche oder Gerüche) erzeugt werden, ohne durch reale Reize von außen ausgelöst worden zu sein (Menzies & Taylor, 2004). Da Imaginationen ohne die Darbietung externaler Reize emotionale, physiologische und Reaktionen auslösen können, gelten imaginative Techniken im Rahmen von Psychotherapien als besonders praktikable, ökonomische und ethisch gut vertretbare Methoden zur Verhaltensmodifikation. Im Bereich der Psychotherapie und Verhaltensmedizin werden sie vor allem eingesetzt, um

▶ dysfunktionales Verhalten abzubauen,
▶ Erkrankungssymptome (wie z. B. Schmerzen) zu lindern,
▶ eine Annäherung an Modell- oder Bewältigungsverhalten zu erzielen,
▶ die Motivation zum Erreichen von Therapie- oder Veränderungszielen zu verbessern sowie
▶ das Wohlbefinden während einer Behandlung zu erhöhen.

Abhängig von den jeweiligen Behandlungszielen haben sich imaginative Techniken im Laufe der Zeit als Kernkomponenten unterschiedlicher Behandlungsansätze etabliert und werden sowohl gemeinsam mit, als auch ohne Entspannungsverfahren verwendet. Beispiele für einen kombinierten Einsatz von Imaginationen und Entspannungsverfahren bilden die systematische Desensibilisierung oder die gelenkte Imagination („guided imagery"). Als weit verbreitete imaginationsbasierte Behandlungsverfahren ohne zusätzliche Verwendung von Entspannungstechniken gelten vor allem die Konfrontation in sensu, die verdeckte Sensibilisierung sowie das „Imagery Rescripting" (Vorstellungssubstitution).

2 Ausgewählte imaginative Techniken

Imagination in verhaltenstherapeutisch-fundierten Verfahren

In der Verhaltenstherapie werden imaginative Techniken in vielfältiger Weise in Verfahren zur Verhaltensmodifikation integriert. Zu den verbreiteten verhaltenstherapeutischen Interventionen, die imaginative Techniken verwenden, zählen die so genannten verdeckten Verfahren (wie etwa die verdeckte Sensibilisierung oder die verdeckte Verstärkung), die Konfrontation in sensu, die systematische Desensibilisierung sowie die gelenkte Imagination.

Verdeckte Verfahren

Bei den verdeckten Verfahren handelt es sich im Prinzip um Weiterentwicklungen klassischer Verfahren der Verhaltenstherapie, die im Wesentlichen auf der Grundlage respondenten oder operanten Lernens sowie des Modelllernens basieren (Cautela, 1966). Kognitionen (Gedanken, Vorstellungen) können in verdeckten Lernprozessen als verdeckte Reize, verdeckte Reaktionen oder verdeckte Konsequenzen fungieren. Beim verdeckten Gegenkonditionieren lassen sich vor allem angstbezogene Verhaltensmuster dadurch abbauen, indem angenehme mit aversiven Vorstellungen gekoppelt werden. So wurde die Dunkelangst bei einem zehnjährigen Jungen im Rahmen von drei Sitzungen erfolgreich behandelt, indem man ihn aufforderte, die Vorstellung „Dunkelheit" (aversiver Reiz) mit der angenehmen Vorstellung, er sei ein Comic-Held, wiederholt zu koppeln (Lazarus & Abramovitz, 1962).

Als eines in der Praxis häufiger verwendetes verdecktes Verfahren gilt die verdeckte Sensibilisierung. Hiermit soll Problemverhalten abgebaut werden, indem ursprünglich angenehm erlebte Vorstellungen, die Problemverhalten auslösen, mit aversiven Vorstellungen gekoppelt werden und in der Folge ihren Aufforderungscharakter für unerwünschtes Verhalten verlieren. So beschreibt Cautela (1972) das Vorgehen am Beispiel einer Korrektur dysfunktionalen Umgangs mit Alkohol.

Beispiel

Vorgehen bei der verdeckten Sensibilisierung (modifiziert nach Cautela, 1972). In den ersten drei bis vier Sitzungen erlernt der Patient eine Entspannungstechnik. Nachdem er hierdurch geübt hat, sich zügig in einen entspannten Zustand zu versetzen, wird ihm erklärt, dass er sein exzessives Trinkverhalten abbauen kann, indem er die Vorstellung seines Problemverhaltens mit einer unangenehmen Visualisierung koppelt. Beide Vorstellungen werden ihm nacheinander vom Therapeuten dargeboten: „Ich möchte, dass Sie sich nun vorstellen, dass Sie gerade gemütlich in einer Gaststätte sitzen und sich ein Glas Whisky eingeschenkt haben. Nun sind Sie im Begriff, nach dem Glas zu greifen und den Alkohol zu trinken. Als Sie nach dem Glas greifen, spüren Sie ein mulmiges Gefühl im Magen. Dieses Gefühl steigert sich rapide zu einer starken Übelkeit. Als Sie das Glas mit Ihren Fingern berühren, spüren Sie, wie Sie langsam beginnen zu würgen. In dem Moment, in dem Sie das Glas anheben, spüren Sie, wie sich Ihr Mundraum mit Erbrochenem füllt …"

Der Patient wird aufgefordert, sich die aversive Szene so lange vorzustellen, bis ihm tatsächlich übel wird. Um dem Patienten schließlich Erleichterung zu verschaffen, wird die Sequenz damit beendet, dass er sich in der Vorstellung von der nunmehr belastenden Situation abwendet. Der Therapeut fordert den Patienten abschließend auf, sich vorzustellen, er flüchte nach draußen an die frische Luft, renne nach Hause, wo er ein reinigendes Bad nehme und schließlich spüre, wie die durch den Alkohol hervorgerufene Übelkeit vollständig überwunden sei.

Konfrontationsverfahren mit Reaktionsverhinderung

Eine weitere zentrale Methode der Verhaltenstherapie, in der imaginative Techniken verwendet werden, bilden Konfrontationsverfahren mit Reaktionsverhinderung. Sie werden insbesondere bei der Behandlung von Angststörungen eingesetzt. Hier werden Patienten entweder in der Vorstellung (in sensu) oder direkt (in vivo) mehrfach so lange mit den gefürchteten Angstsituationen konfrontiert, bis sie eine deutliche Angstreduktion erleben. Die dysfunktionale Vermeidungsreaktion wird unterbunden. Die Konfrontation kann in abgestufter, schrittweiser (graduierter) oder massierter Form (Flooding, Implosion) erfolgen (vgl. Tab. 6.1).

Tabelle 6.1. Typen konfrontativer Therapie (modifiziert nach Tryon, 2005)

Konfrontationstherapie	Graduiert	Massiert
mit imaginierter Reizdarbietung	systematische Desensibilisierung	Implosion
mit realer Reizdarbietung	graduierte Konfrontation	Flooding

Bei der Konfrontation in sensu wird der Patient den gefürchteten Angstsituationen in der Vorstellung ausgesetzt. Der Therapeut fordert dabei den Patienten auf, sich die gefürchtete Situation möglichst realitätsnah mit allen Sinnen lebendig vorzustellen, um eine ausreichende physiologische Erregung auszulösen und schließlich eine Habituation zu erzeugen (siehe Beispiel).

Beispiel

Auszug aus einer Konfrontationsübung in sensu bei einer Mäusephobie.
„Schließen Sie nun Ihre Augen. Stellen Sie sich die Maus vor Ihnen vor. Greifen Sie nun danach, nehmen Sie sie mit den Händen und setzen Sie sie auf den Schoß. Spüren Sie das Fell der Maus an Ihren Händen. Nehmen Sie ihren Geruch und ihre Bewegungen wahr. Versuchen Sie, die Einzelheiten des Mäusekörpers mit Ihren Händen und Fingern zu ertasten. Sie wehren sich dagegen, die Maus zu berühren. Sie zwingen sich aber dazu, sie anzufassen. ..."

„Imagery Rescripting" (Vorstellungssubstitution)

Eine Kombination imaginativer Techniken und kognitiver Umstrukturierung bildet das so genannte „Imagery Rescripting" (Holmes et. al. 2007; Hunt & Fenton, 2007). Diese Technik geht über das übliche Vorgehen bei kognitiven Umstrukturierungen hinaus, da hiermit nicht nur verzerrte, sprachgebundene Gedanken und Überzeugungen korrigiert werden, sondern sich zusätzlich belastende oder verzerrte, dysfunktionale durch angemessene, alternative „innere Bilder" ersetzen lassen (siehe Beispiel).

Den Ansatzpunkt für einen Einsatz dieser Methode bilden empirische Hinweise darauf, dass verzerrte wahrnehmungsgebundene, vor allem bildhafte Vorstellungen eine bedeutsame Rolle bei der Genese und Aufrechterhaltung von Angststörungen, insbesondere spezifischen Phobien darstellen. So berichten Patienten mit Tierphobien häufiger über äußerst lebendige Horrorvorstellungen zu phobischen Objekten, wie zum Beispiel überdimensionierten Spinnen, die die Patienten in ihren „Klauen" festhielten (vgl. Hunt & Fenton, 2007). Pratt et al. (2004) fanden darüber hinaus Belege für multimodal verankerte Horrorvorstellungen bei Patienten mit Spinnenphobie (einschließlich spürbarer Haut- und Körperempfindungen). Bei den Patienten ihrer Studie zeigte sich zudem eine lineare Beziehung zwischen ihren phobischen Vorstellungen und der Angstintensität: Je lebendiger und vielfältiger die verzerrten Vorstellungen, desto stärker die Angstausprägung.

Beispiel

Vorgehen beim „Imagery Rescripting". Das konkrete Vorgehen beim „Imagery Rescripting" schildern Hunt und Fenton (2007) wie folgt am Beispiel einer Schlangenphobiebehandlung: Im ersten Schritt werden die verzerrten

Gedanken und Vorstellungen des Patienten identifiziert. Zum Beispiel beschreibt ein Patient die Vorstellung einer angriffslustigen, riesigen Schlange, die sich in Vorbereitung auf den bevorstehenden Biss genüsslich die Lippen leckt und ihm ihre langen spitzen Zähne kurz darauf von hinten in seinen Nacken rammt.

Danach werden dann die verzerrten Gedanken und Überzeugungen des Patienten korrigiert. Beispielweise vermitteln die Therapeuten dem Patienten sachliche Informationen zum Verhalten von Schlangen (z. B. Schlangen lecken sich nicht die Lippen, sondern nutzen ihre Zunge dazu, ihre Umgebung zu explorieren). Schließlich werden mit dem Patienten zusammen alternative Vorstellungen erarbeitet, die seine ursprünglichen Horrorvorstellungen ersetzen. Als alternative innere Bilder eignen sich laut Hunt und Fenton (2007) häufig humor- oder phantasievolle Szenen. So visualisiert der Patient die gefürchtete Schlange alternativ als zahnlosen „Schlangengreis" oder stellt sich vor, wie die Schlange in eine ihn schützende metallene Rüstung beißt und sich dabei die Zähne abbricht. Häufig verstärkt der Therapeut die positive Wirkung alternativer innerer Bilder dadurch, dass er irrationale Vorstellungen zum Erleben von Schlangenbissen (massives Schmerzempfinden) durch realistischere Empfindungen ersetzt. So wird der Patient aufgefordert, sich die Empfindung eines Nadelstichs vorzustellen und diese Vorstellung mit dem Biss einer kleinen Schlange zu koppeln.

Systematische Desensibilisierung

Im Unterschied zu den Konfrontationsverfahren kommt es bei der so genannten systematischen Desensibilisierung zu einer Verwendung von angstreduzierenden Techniken, während der Patient schrittweise Angstsituationen mit aufsteigender Intensität ausgesetzt wird. In der Regel wird als angstreduzierende Technik ein Entspannungsverfahren, vor allem die progressive Muskelentspannung eingesetzt. Desensibilisierungsverfahren lassen sich sowohl in vivo als auch in sensu durchführen, wobei das von Wolpe (1958) entwickelte ursprüngliche Vorgehen Vorstellungsübungen vorsieht (siehe Beispiel).

Beispiel

Vorgehen bei der systematischen Desensibilisierung. Das klassische Vorgehen bei einer systematischen Desensibilisierung umfasst die folgenden Schritte:
(1) Erstellen einer Angsthierarchie,
(2) Vorbereitung auf die systematische Desensibilisierung,

▶

(3) Erlernen einer Entspannungstechnik,

(4) Prüfung der Vorstellungsfähigkeit und

(5) Koppelung der Entspannung mit den Angstsituationen.

Nachdem der Patient die angstauslösenden Situationen je nach Intensität in eine aufsteigende Rangfolge gebracht hat (Angsthierarchie), wird ihm das weitere Vorgehen und der Wirkmechanismus der systematischen Desensibilisierung verständlich erläutert. Im nächsten Schritt erlernt der Patient ein Entspannungsverfahren, in der Regel die progressive Muskelentspannung, da sie im Vergleich zu anderen Entspannungsverfahren leichter zu erlernen ist. Nachdem der Therapeut die Vorstellungsfähigkeit des Patienten überprüft hat, erfolgt die Darbietung der Angstsituationen nach folgendem Modus: Der Patient versetzt sich mit Hilfe des erlernten Verfahrens in einen entspannten Zustand. Unter Anleitung des Therapeuten wird der Patient in seiner Vorstellung mit der Angstsituation, die laut Angsthierarchie die geringste Angst auslöst, konfrontiert. Sobald der Patient Angst verspürt, wird die Vorstellungsübung unterbrochen und der entspannte Zustand wieder hergestellt. Danach erfolgt eine erneute Darbietung der Angstsituation in der Vorstellung. Diese Abfolge wird so lange wiederholt, bis der Patient keine Angst mehr verspürt. Im Anschluss daran werden im Laufe der Therapie die weiteren Situationen der Angsthierarchie in der gleichen Form durchgegangen.

Gelenkte Imagination

Bei der gelenkten Imagination („guided imagery") handelt es sich ebenfalls um ein verhaltenstherapeutisch-fundiertes Verfahren. Im Kern werden den Patienten regelmäßig Imaginationsskripte dargeboten, die angenehme genesungsunterstützende Vorstellungsbilder bei ihnen hervorrufen sollen. Die Darbietung der Skripte erfolgt in der Regel durch Dritte (Trainer, Pfleger, Therapeuten) oder mittels Tonträgern (z. B. CD), so dass das Verfahren vor allem im Rahmen von Selbsthilfeprogrammen Verbreitung gefunden hat. In der Regel wird die gelenkte Imagination gemeinsam mit Entspannungskomponenten, wie etwa der progressiven Muskelentspannung, dargeboten und ist je nach Einsatzbereich in Behandlungsprogramme mit weiteren psychotherapeutischen oder verhaltensmedizinischen Interventionen eingebettet (Tindle et al., 2006).

Einen genaueren Einblick in die Art der Interventionen mit gelenkter Imagination geben Tindle und Kollegen (2006). In ihrer Nikotinentwöhnungsstudie (n = 34) erhielten die Patienten während eines sechswöchigen Programms wöchentlich eine durch einen Trainer angeleitete Imaginationsinstruktion in der Gruppe. Darüber hinaus erhielten sie ein Arbeitsbuch mit CDs, um zu Hause mindestens einmal täglich Übungen durchführen zu können. Diese Übungen bezogen sich jedoch nicht allein auf Imaginationen, sondern integrierten zusätzlich Aufgaben zur Selbstbeobachtung, Stimuluskontrolle und Rückfallprävention.

Die Inhalte der Imaginationsübungen wurden mit dem Fortgang des Programms variiert. In den ersten beiden Wochen konzentrierten sich die Patienten auf das Erlernen eines Entspannungstrainings und der Suche nach einem inneren sicheren Ort. In den folgenden zwei Wochen wurden die Patienten mit Imaginationsskripten darin unterstützt, sich Ziele bezüglich Nikotinabstinenz zu setzen und sich vorzustellen, das Rauchen aufgegeben zu haben (siehe Sequenz im Beispielkasten). In den letzten beiden Wochen erhielten die Patienten gelenkte Imaginationen zu den Themen Umgang mit kritischen Verlockungssituationen und Rückfällen.

Beispiel

Gelenkte Imagination aus einem Nichtraucherprogramm (modifiziert nach Tindle et al., 2006). Wenn du bereit bist, schließ deine Augen und konzentrier dich ganz auf deine Atmung. Beobachte, wie dein Körper ganz von selbst in seinem natürlichen Rhythmus ein- … und … ausatmet. … Vielleicht stellst du dir vor, wie ein Ball oder ein Licht bei jedem Einatmen tief vom Bauchraum bis in deine Stirn aufsteigt und bei jedem Ausatmen an der Wirbelsäule und deinen Beinen entlang wieder hinunter gleitet.

Während du dich auf deinen Atem konzentrierst, denk daran, wie gut es sich anfühlen würde, wenn du es wirklich schaffst, das Rauchen für immer aufzugeben. … Stell dir vor, wie es wäre, wenn du gar keinen Drang mehr verspüren würdest, dir eine Zigarette anzustecken.

Jetzt stell dir vor, du wärest zu einem erfolgreichen Nichtraucher geworden. … Entwirf in der Vorstellung ein ganz genaues Bild darüber, wie du dann aussehen möchtest … und wie du dich fühlen möchtest, wenn du es geschafft hast, das Rauchen aufzugeben. Während du dir das Bild machst, achte auf jedes Detail – was du anhast, … den Ausdruck deines Gesichtes, … deine Körperhaltung. … Nimm genau wahr, wie selbstbewusst du dich fühlst, … wie viel Energie du hast, … wie leicht du atmen … und dich bewegen kannst. Spür, wie gut es sich anfühlt, dich selbst so zu erleben […].

Imagination in psychodynamischen Behandlungsansätzen

Im Unterschied zu verhaltenstherapeutischen Ansätzen, in denen sowohl die Inhalte als auch das Vorgehen der Imagination stark vorstrukturiert sind, wird bei psychodynamisch orientierten Interventionen eher mit subjektiven, spontanen Vorstellungen des Patienten gearbeitet. Grundsätzlich basieren die Ansätze vor allem auf der Annahme, dass in spontanen Vorstellungen unbewusste Verhaltensmotive zum Ausdruck kommen. Die Phantasien der Patienten dienen vor allem als Anhaltspunkte zur Identifikation subjektiv bedeutsamer Fragestellungen und innerer Konflikte. Ziel von Imaginationen ist das in Form von Vorstellungen zutage tretende „unbewusste Material" zu deuten und „durchzuarbeiten" (vgl. Battino, 2007).

Die psychodynamisch-orientierten Interventionen reichen von weitgehend strukturfreien klassischen Methoden, wie dem freien Assoziieren, bis zu stärker systematisierten Interventionen, wie dem katathymen Bilderleben bzw. der katathym-imaginativen Therapie. Die Verfahren beruhen auf der Annahme, dass Patienten ihre inneren vor- oder unbewussten Zustände auf symbolische Selbstdarstellungen projizieren. Der Therapeut gibt verschiedene Standardmotive vor, die potentiell konflikthaftes Material enthalten könnten. Der Patient erhält die Aufgabe, diese mit eigenen spontanen Assoziationen zu ergänzen und im Anschluss weitgehend selbst zu interpretieren. Die Aufgabe des Therapeuten besteht darin, den Erkenntnisprozess minimal anzuleiten und zu ergänzen (Battino, 2007; Kretzer, 2002).

Die katathym-imaginative Therapie wird zur Behandlung unterschiedlicher psychischer Störungen eingesetzt, wie z. B. bei posttraumatischen Belastungsstörungen (Krippner, 2002), Persönlichkeitsstörungen (Brömmel, 2002) sowie in Paartherapien (Kottje-Birnbacher, 2002); ausreichende Wirksamkeitsnachweise stehen jedoch nach wie vor aus.

3 Wirkgrößen

Verdeckte Verfahren

Den theoretischen Hintergrund für verdeckte Verfahren, wie die verdeckte Sensibilisierung, bildet der Mechanismus der Gegenkonditionierung. Wie bereits im vorangehenden Absatz beschrieben, können Patienten im Rahmen von Alkoholentwöhnungsbehandlungen aufgefordert werden, eine Gaststättenszene mit Alkoholgenuss zu imaginieren, die dann wiederholt mit einer unangenehmen Vorstellung (z. B. Übelkeit, Erbrechen) verbunden wird. Durch die mehrfache Koppelung beider Vorstellungen werden die emotional aversiven Komponenten der zweiten Vorstellung auf die Vorstellung der ursprünglich angenehm erlebten, jedoch dysfunktionalen Vorstellung konditioniert. Die Vorstellung des Trinkens von Alkohol wird aversiv, das Unterbrechen der Vorstellung positiv konditioniert. Den Hintergrund für ein solches Vorgehen, das im Prinzip eine therapeutische Alternative zu offenen Aversionsverfahren darstellt, bildet die Zielsetzung, problematische automatisierte Verhaltensketten (z. B. Vorstellung der Stammkneipe > Verlangen nach Alkoholgenuss > Alkoholgenuss) frühzeitig zu unterbrechen und damit die Auftretenswahrscheinlichkeit für problematisches Verhalten zu senken. Die verdeckten Verfahren fußen vor allem auf folgenden, empirisch fundierten Annahmen:

► Die Hypothese der funktionalen Äquivalenz, wonach sowohl offenes, beobachtbares als auch verdecktes Verhalten (Gedanken, Vorstellungen) den Lerngesetzen unterworfen ist.
► Die Hypothese der Generalisierung und Interaktion, wonach offene (Handlungen) und verdeckte Verhaltensebenen (Gedanken, Gefühle, physiologische Reaktionen) sich gegenseitig beeinflussen können.

Konfrontationsverfahren mit Reaktionsverhinderung

Es besteht nach wie vor Uneinigkeit darüber, welchen Mechanismen die positiven Wirkungen dieser Behandlungsmethode zuzuschreiben sind. Es werden u. a. die folgenden Wirkmechanismen diskutiert:

► Habituation,
► Löschung,
► kognitive Neubewertung sowie
► Netzwerkmodelle emotionaler Verarbeitung (vgl. Tryon, 2005).

Unter Habituation wird eine angeborene Fähigkeit bezeichnet, eine durch einen Reiz ausgelöste physiologische Erregung unwillkürlich abzusenken. Eine optimale, vor allem kurzfristig wirksame Habituation ist bei einem niedrigen physiologischen Erregungsniveau zu erzielen. Auf der Grundlage der bei Konfrontationen herbeigeführten Habituation (Verminderung der Angstintensität) führt das wiederholte konkrete Erleben der Ungefährlichkeit des Angstreizes (kognitive Neubewertung) durch Ausbleiben der gefürchteten Konsequenzen (z. B. im Kaufhaus ohnmächtig werden) langfristig zu einer Löschung der Angstreaktion.

Als ein weiterer Erklärungsansatz für die Genese psychischer Störungen, insbesondere Angststörungen, und die Wirksamkeit von imaginationsbezogenen Behandlungsansätzen gelten nach wie vor die Arbeiten von Peter Lang (vgl. zusammenfassend Drobes & Lang, 1995) zur Emotionsverarbeitung. Bereits zum Ende der 1970er Jahre entwickelte Peter Lang ein bioinformationales Modell emotionaler Verarbeitung, in dem er davon ausgeht, dass Informationen, Wahrnehmungen und Emotionen zu externalen und internalen Reizen (Ereignissen) in Form von Propositionen im Rahmen assoziativer Netzwerke verarbeitet und gespeichert werden (Lang, 1977). Mit dem Begriff „Proposition" (Behauptung/Aussagen) unterstreicht Lang zum einen den subjektiven Charakter der zu verarbeitenden Informationen und Wahrnehmungen, die beispielsweise im Falle einer Spinnenphobie durch eine Vielzahl von irrationalen und verzerrten Inhalten gekennzeichnet sein kann. Zum anderen verdeutlicht er hiermit ihren handlungsleitenden Aufforderungscharakter. In seinem Modell unterscheidet Lang zwischen assoziativ verbundenen

▶ Situationspropositionen (z. B. subjektive Informationen zu Angstauslösern, wie zum Beispiel die Vorstellung einer behaarten großen Spinne),

▶ Bedeutungspropositionen (z. B. die Interpretation der Spinne als bedrohliches Tier) sowie

▶ Reaktionspropositionen (z. B. starke physiologische Erregung, Anspannung und Flucht vor der Spinne).

So kann bei Patienten mit einer Spinnenphobie bereits die Vorstellung einer Spinne das in Propositionen strukturierte Netzwerk auf verschiedenen Ebenen des Erlebens (Gedanken, Emotionen, körperliches Empfinden) aktivieren und eine automatisierte Verhaltensreaktion auslösen. Umgekehrt wird durch diesen Ansatz erklärbar, dass mit Interventionen auf der Vorstellungsebene erfolgreich Verhaltensänderungen herbeigeführt werden, indem man über diesen Weg propositionale Netzwerke modifiziert.

Mittlerweile liegen einige empirische Hinweise für die Existenz einer Netzwerkstruktur emotionaler Verarbeitung vor (vgl. Tryon, 2005). Zudem weisen neuere Ergebnisse auf einen engen Zusammenhang zwischen Emotionen, emotionalem Gedächtnis und bildlichen Vorstellungen hin. So konnten Arntz, de Groot und Kindt (2005) zeigen, dass im Kontext traumatischer Erfahrungen emotionale Erinnerungen vor allem auf bildlicher Ebene abgespeichert werden. Holmes und Kollegen (Holmes & Mathews, 2005; Holmes et al., 2006) konnten in Experimenten demonstrieren, dass negative oder positive Kognitionen in Form einer bildlichen Vorstellung stärkere Emotionen bei Personen hervorriefen als in Form von sprachbezogenen Gedanken.

Systematische Desensibilisierung

Ursprünglich ging Wolpe (1958) davon aus, dass die der systematischen Desensibilisierung zugrunde liegenden Wirkmechanismen kurzfristig der reziproken Inhibition sowie langfristig der Gegenkonditionierung zuzurechnen seien (vgl. Tab. 6.2).

Tabelle 6.2. Haupterklärungsansätze zur systematischen Desensibilisierung

Erklärungsansätze	Kurzfristige Effekte	Langfristige Effekte
Ansätze mit Inkompatibilitätsannahme (z. B. Angst ⟷ Entspannung)	reziproke Inhibition	Gegenkonditionierung
Ansätze ohne Inkompatibilitätsannahme	Habituation	Löschung

Wolpe (1958) vermutete, dass Angst schrittweise reduziert werden kann, wenn sie wiederholt mit einem inkompatiblen, langfristig konditionierten Reiz, wie beispielsweise einem entspannten Zustand, gekoppelt wird. Sein Konzept ließ sich jedoch im Rahmen vieler empirischer Studien zur systematischen Desensibilisierung durchgängig nicht belegen (Tryon, 2005). Entgegen Wolpes Annahme stellten sich besonders die Behandlungen der Patienten als erfolgreich heraus, deren physiologische Erregung während der Entspannung stärker anstieg, so dass man heute davon ausgeht, dass die Wirkung der systematischen Desensibilisierung vor allem auf die Konfrontationskomponente zurückzuführen ist, die kurzfristig einen Habituations- und langfristig einen Löschungsprozess erzeugt (vgl. Tab. 6.2). Das Entspannungsverfahren scheint den Habituationsprozess jedoch insoweit zu begünstigen, als dass es hiermit gelingt, die physiologische Erregung auf einem niedrigen Niveau zu stabilisieren.

4 Effektkontrolle und Schlussfolgerungen

Verdeckte Verfahren

Insgesamt liegen bislang nur wenige Studien vor, die die Wirksamkeit verdeckter Verfahren, insbesondere der verdeckten Sensibilisierung bei der Behandlung von Suchterkrankungen, belegen können. So sind die von Kearney (2006) zitierten Studien durchweg mehr als 20 Jahre alt, weisen sehr geringe Stichprobengrößen auf und entsprechen auch darüber hinaus nicht heutigen Standards.

Konfrontationsverfahren mit Reaktionsverhinderung

Die Effektivität von Konfrontationsverfahren, insbesondere bei der Behandlung von spezifischen Phobien, Panikstörungen, Agoraphobien und der posttraumatischen Belastungsstörung, ist vielfach belegt. Allerdings erwiesen sich in vivo Behandlungen in der Regel als wirksamer als Konfrontationen in der Vorstellung (vgl. Choy et al., 2007; Petermann & Essau, 2008).

„Imagery Rescripting"

Neuere Studien zur Wirksamkeit dieser Methode liegen u. a. im Zusammenhang mit der Behandlung der posttraumatischen Belastungsstörung und spezifischen Phobien vor. So verglichen Arntz et al. (2007) die Effekte einer Konfrontationsbehandlung in sensu mit einer Kombinationsbehandlung aus „in sensu"-Konfrontations- und „Imagery Rescripting"-Komponenten bei Patienten mit einer posttraumatischen Belastungsstörung. Die Mehrheit der 67 Patienten wurde wegen Störungen infolge von körperlichen oder sexuellen Übergriffen behandelt (z. B. Vergewaltigung). Während die erste Gruppe auf der Vorstellungsebene ausschließlich mit dem traumatischen Material konfrontiert wurde, erhielt die zweite Gruppe ab der fünften Therapiesitzung die Gelegenheit, ihre Erinnerungen an das traumatische Erleben je nach Wunsch abzuändern und zu visualisieren. Die Änderungen der Patienten sollten sich vor allem auf ihr eigenes Verhalten in der traumatischen Situation beziehen.

Es zeigte sich, dass die Gruppe der Patienten mit Kombinationsbehandlung eine um mehr als 25 Prozent niedrigere Drop-out-Quote aufwies: Die Patienten schilderten im Vergleich positivere Auswirkungen auf ihr Ärgerkontrollvermögen sowie Feindseligkeits- und Schuldgefühle. Demgegenüber konnte eine neuere Studie mit Patienten mit einer Schlangenphobie keine Überlegenheit der „Imagery Rescripting"-Methode gegenüber einer „in vivo"-Konfrontationsbehandlung nachweisen (vgl. Hunt & Fenton, 2007).

Systematische Desensibilisierung

Die Wirksamkeit des Verfahrens konnte vor allem bei der Behandlung spezifischer Phobien nachgewiesen werden. In einer Überblicksarbeit zitieren Choy und Kollegen (Choy et al., 2007) fünf kontrollierte Studien zu Tier-, Flug-, Höhen- und Klaustrophobien bei Erwachsenen. In allen Studien gelang es, das subjektive Angsterleben der Patienten der Interventionsgruppen im Vergleich zu Patienten der (Warte-)Kontrollgruppen abzubauen. Die nachhaltige Wirksamkeit dieses Interventionsansatzes ließ sich in verschiedenen Studien über Zeiträume bis zu 3,5 Jahren nach Beendigung der Behandlung belegen. Die positiven Wirkungen des Verfahrens auf das Vermeidungsverhalten der Patienten fielen hingehen weniger eindeutig aus. In zwei Studien zur Behandlung von Tierphobien und Flugängsten ergab sich kein positiver Effekt auf das Vermeidungsverhalten der Patienten. Allerdings betonen Choy und Kollegen (2007), dass die Effekte des Verfahrens auf das Vermeidungsverhalten der Patienten in vielen Studien nicht untersucht wurde, so dass Aussagen hierüber insgesamt mit Vorbehalt zu betrachten sind.

Ähnlich wie beim Vergleich der Konfrontation in vivo mit der Konfrontation in sensu zeigt sich auch im Vergleich der systematischen Desensibilisierung mit „in vivo"-Konfrontationen eine deutliche Überlegenheit des direkten Expositionsverfahrens (vgl. Choy et al., 2007; Petermann & Essau, 2008).

Gelenkte Imagination

In den vergangenen Jahren wurde die gelenkte Imagination erfolgreich in Nikotinentwöhnungsprogrammen (z. B. Sykes & Marks, 2001; Wynd, 2005) sowie verhaltensmedizinischen Behandlungsmaßnahmen bei Fibromyalgie (Menzies et al., 2006) und Brustkrebs (Fetter et al., 2007; Nunes et al., 2007) eingesetzt. Während die Intervention in Nikotinentwöhnungsprogrammen verwendet wurde, um Patienten bei der Aufrechterhaltung ihrer Nikotinabstinenz zu unterstützen, diente das Verfahren in Behandlungsprogrammen bei Patienten mit Fibromyalgie dazu, Erkrankungssymptome zu vermindern und das Selbstwirksamkeitserleben im Umgang mit Schmerzen zu verbessern.

Studien mit Krebspatientinnen. In den Studien zu Krebserkrankungen sollte vor allem untersucht werden, inwieweit die Methode in der Lage ist, erkrankungs- und behandlungsbegleitende Stresssymptome und Angstreaktionen zu vermindern sowie die Lebensqualität der Patienten zu verbessern. So wurden Brustkrebspatientinnen, während sie eine ambulante Strahlentherapie absolvierten, in einer kontrollierten Studie zusätzlich mit gelenkter Imagination behandelt (Nunes et al., 2007). Während die Patientinnen der Interventionsgruppe direkt nach der Bestrahlung über 24 Tage täglich drei gelenkte Imaginationen durchführten, erhielten die Patientinnen der Kontrollgruppe neben der Bestrahlung keine zusätzliche Behandlung. Während die Darbietung einer täglichen Entspannungs- und Imaginationssequenz in strukturierten Kleingruppen durch einen Trainer in der Klinik erfolgte, sollten die Patienten zusätzlich täglich zwei Imaginationseinheiten zu Hause mit Unterstützung einer Tonkassette durchführen. Daran wurden sie über Telefonanrufe erinnert. Die 30-minütigen Gruppensitzungen in der Klinik wurden durch Komponenten der progressiven Muskelentspannung, Atem- und Meditationsübungen eingeleitet. Danach sollten die Patientinnen Vorstellungsbilder imaginieren, in denen ihr Tumor zunächst von ihrem Immunsystem attackiert wird und anschließend innere Bilder einer vollständig geheilten Brust erzeugen. Im Vergleich zu Patientinnen der Kontrollgruppe wies die Interventionsgruppe direkt nach der Behandlung geringere Stress-, Angst- und Depressionswerte auf. Eine Veränderung objektiver Parameter (wie z. B. dem Cortisolspiegel) konnte jedoch nicht nachgewiesen werden.

Ähnliche Ergebnisse erbrachte eine kontrollierte Studie mit 66 Patientinnen mit Krebserkrankungen (Leon-Pizarro et al., 2007). Auch hier erhielten die Patientinnen der Interventionsgruppe eine Kombination aus täglichem Entspannungstraining und gelenkter Imagination zusätzlich zu ihrem sonstigen stationären Behandlungsprogramm. Mit Hilfe der zehnminütigen Imaginationsübungen sollten sich die Patientinnen angenehme erkrankungsunspezifische Bilder (wie z. B. Berglandschaften, Strandszenen) vorstellen. Die Imaginationsskripte wurden jedoch vor Beginn der Behandlung auf die Präferenzen der Patientinnen (Art der Vorstellungsbilder) abgestimmt. Auch zeigte sich bei den Patientinnen der Interventionsgruppe ein signifikanter Rückgang von erkrankungs- und behandlungsbezogenen Ängsten, depressivem Erleben und körperlichem Unwohlsein.

In einer Studie mit 114 Brustkrebspatientinnen verglichen Cohen und Fried (2007) die Effekte einer ambulanten kognitiv-behavioralen Gruppenbehandlung mit einer kombinierten Behandlung aus Entspannungstraining und gelenkter Imagination sowie mit den Ergebnissen einer Kontrollgruppe ohne vergleichbare Intervention. Im kognitiv-behavioralen Gruppenprogramm wurden u. a. an der Umstrukturierung dysfunktionaler Kognitionen gearbeitet. Zudem wurden Problemlösestrategien und Möglichkeiten zum Aufbau angemessener Aktivitäten vermittelt. Die zweite Gruppe erhielt ein unspezifisches Programm mit Entspannungstraining und unspezifischer gelenkter Imagination. Die Kontrollgruppe erhielt eine sozialpädagogische und pflegerische Standardversorgung in der Klinik. Die Gruppensitzungen dauerten jeweils 90 Minuten und fanden über drei Monate einmal pro Woche mit anschließenden Aufgaben für die Übungen zu Hause statt. Im Ergebnis zeigte sich im Vergleich zur Kontrollgruppe ein Rückgang von Stresserleben, Schlafproblemen, Fatigue-Symptomen bei beiden Behandlungsvarianten, wobei die Schlaf- und Fatigue-Beschwerden bei der Gruppe mit Entspannungstraining und gelenkter Imagination stärker zurückgingen. Diese Ergebnisse schreiben Cohen und Fried (2007) teilweise der Tatsache zu, dass die Imaginationsgruppe ihre Hausaufgaben deutlich häufiger durchführte als die Gruppentherapiegruppe, und verweisen auf eine Meta-Analyse von Luebbert und Kollegen (2001), die zu ähnlichen Ergebnissen gelangt.

Studie mit Fibromyalgie-Patienten. Während in den zitierten Studien mit Krebspatienten ausschließlich positive Effekte auf sekundäre Symptome der körperlichen Erkrankungen auftraten, berichten Menzies et al. (2006) von einem signifikanten Rückgang von primären Krankheitsbeschwerden bei Patienten mit Fibromyalgie, allerdings nicht in Bezug auf Schmerzsymptomatik selbst. Auch in dieser Studie wurde die Imaginationskomponente von einer Entspannungsinstruktion eingeleitet.

Alle zitierten Studien weisen methodische Mängel auf. Hier sind vor allem die kleinen Stichprobengrößen und unzureichend differenzierte Studiendesigns zu nennen, so dass mehrheitlich unklar bleibt, ob die erzielten Effekte auf die Entspannungskomponenten, die gelenkte Imagination (ggf. weiteren Interventionen) oder ihre Kombination zurückzuführen sind.

Schlussfolgerungen

Abschließend lässt sich feststellen, dass imaginative Techniken nach wie vor zum Standardrepertoire psychotherapeutischer Behandlungsansätze zählen. Die Wirksamkeit von psychotherapeutischen Verfahren, die Imaginationen verwenden, ließ sich bislang vor allem in verhaltenstherapeutisch-fundierten Verfahren nachweisen. Insgesamt ist jedoch festzuhalten, dass sich direkte, handlungsbezogene Verfahren, die zudem auf integrative Entspannungskomponenten verzichten, als besonders effektiv und nachhaltig erwiesen haben.

Weiterführende Literatur

Lazarus, A. (2000). Innenbilder. Imagination in der Therapie und als Selbsthilfe. Stuttgart: Klett-Cotta.

Sheik, A. A. (2003). Healing images: The role of imagination in health. Amityville: Baywood.

Zitierte Literatur

Arntz, A., de Groot, C. & Kindt, M. (2005). Emotional memory is perceptual. Journal of Behaviour Therapy and Experimental Psychiatry, 36, 19–34.

Arntz, A., Tiesema, M. & Kindt, M. (2007). Treatment of PTSD: A comparison of imaginal exposure with and without imagery rescripting. Journal of Behaviour Therapy and Experimental Psychiatry, 38, 345–370.

Battino, R. (2007). Guided imagery – Psychotherapy and healing through the mind-body connection. Bancyfelin: Crown House.

Brömmel, B. (2002). „Ich find's eh nett, wie Sie sich bemühen!" Zum Umgang mit Patienten mit schweren Persönlichkeitsstörungen. Imagination, 24, 131–137.

Cautela, J. R. (1966). A behavior therapy approach to pervasive anxiety. Behaviour Research and Therapy, 4, 99–109.

Cautela, J. R. (1972). Covert sensitization scenes: A compilation of typical scenes used in the application of covert sensitization to a variety of maladaptive behaviors. Chestnut Hill: Boston College; unpublished manuscript.

Choy, Y., Fyer, A. J. & Lipsitz (2007). Treatment of specific phobia in adults. Clinical Psychology Review, 27, 266–286.

Cohen, M. & Fried, G. (2007). Comparing relaxation training and cognitive-behavioral group therapy for women with breast cancer. Research on Social Work Practice, 17, 313–323.

Drobes, D. J. & Lang, P. (1995). Bioinformational theory and behavior therapy. In W.

O'Donohue & L. Krasner (Hrsg.), Theories of behavior therapy: Exploring behavior change (S. 229-257). Washington: APA.

Holmes, E. A., Arntz, A. & Smucker, M. R. (2007). Imagery rescripting in cognitive behaviour therapy: Images, treatment techniques and outcomes. Journal of Behavior Therapy and Experimental Psychiatry, 38, 297–305.

Holmes, E. A. & Mathews, A. (2005). Mental imagery and emotion: A special relationship? Emotion, 5, 489–497.

Holmes, E. A., Mathews, A., Dalgleish, T. & Mackintosh, B. (2006). Positive interpretation training: Effects of mental imagery versus verbal training on positive mood. Behaviour Therapy, 37, 237–247.

Hunt, M. & Fenton, M. (2007). Imagery rescripting versus in vivo exposure in the treatment of snake fear. Journal of Behavior Therapy and Experimental Psychiatry, 38, 329–344.

Kaerney, A. J. (2006). A primer of covert sensitization. Cognitive and Behavioral Practice, 13, 167–175.

Kottje-Birnbacher, L. (2002). Arbeit an der Paarbeziehung in Einzeltherapien mit KIP. Imagination, 24, 50–58.

Kretzer, G. (2002). Katathym-imaginative Psychotherapie (KIP) – Eine Einführung. Entspannungsverfahren, 19, 45–58.

Krippner, K. (2002). Neue Wege in der Behandlung der posttraumatischen Belastungsstörungen mit der KIP. Imagination, 24, 24–37.

Lang, P. J. (1977). Imagery in therapy: An information processing analysis of fear. Behavior Therapy, 8, 862–886.

Lazarus, A. A. & Abramovitz, A. (1962). The use of "emotive" imagery in the treatment of children's phobias. Journal of Mental Science, 108, 191–195.

Leon-Pizarro, C., Gich, I., Barthe, E., Rovirosa, A., Farrús, B., Casas, F., Verger, E., Biete, A., Craven-Bartle, J. Sierra, J. & Arcusa, A. (2007). A randomized trial of the effect of training in relaxation and guided imagery techniques in improving psychological and quality-of-life indices for gynecologic and breast brachytherapy patients. Psycho-Oncology, 16, 971–979.

Luebbert, K., Dahme, B. & Hasenbring, M. (2001). The effectiveness of relaxation training in reducing treatment-related symptoms and improving emotional adjustment in acute non-surgical cancer treatment. Psycho-Oncology, 10, 509–524.

Menzies, V. & Taylor, A. G. (2004). The idea of imagination: A concept analysis of imagery. Advances in Mind-Body Medicine, 20, 4–10.

Menzies, V., Taylor, A. G. & Bourguignon, C. (2006). Effects of guided imagery on outcomes of pain, functional status, and self-efficacy in persons diagnosed with fibromyalgia. Journal of Alternative and Complementary Medicine, 12, 23–30.

Nunes, D. F., Rodriguez, A. L., da Silva Hoffmann, F., Luz, C., Braga Filho, A. P., Muller, M. C. & Bauer, M. E. (2007). Relaxation and guided imagery program in patients with breast cancer undergoing radiotherapy is not associated with neuroimmunomodulatory effects. Journal of Psychosomatic Research, 63, 647–655.

Petermann, U. & Essau, C. A. (2008). Spezifische Phobien. In F. Petermann (Hrsg.), Lehrbuch der Klinischen Kinderpsychologie (6., völlig veränd. Aufl.) (S. 327–342). Göttingen: Hogrefe.

Pratt, D., Cooper, M. J. & Hackmann, A. (2004). Imagery and its characteristics in people who are anxious about spiders. Behavioural and Cognitive Psychotherapy, 32, 165–176.

Sheik, A. A. (2003). Healing images: The role of imagination in health. Amityville: Baywood.

Sykes, C. M. & Marks, D. F. (2001). Effectiveness of a cognitive behaviour therapy self-help programme for smokers in London, UK. Health Promotion International, 16, 255–261.

Tindle, H. A., Barbeau, E. M., Davis, R. B., Eisenberg, D. M., Park, E. R., Phillips, R. S. & Rigotti, N. A. (2006). Guided imagery for smoking cessation in adults: A randomized pilot trial. Complementary Health Practice Review, 11, 166–175.

Tryon, W. W. (2005). Possible mechanisms for why desensitization and exposure therapy work. Clinical Psychology Review, 25, 67–95.

Van den Bergh, O., Eelen, P. & Baeyens, F. (1989). Brief exposure to fear stimuli: Imagery ability as a condition of fear enhancement and fear decrease. Behavior Therapy, 20, 563–572.

Vanra, S. R. & Lang, P. J. (1990). Fear imagery and the startle-probe reflex. Journal of Abnormal Psychology, 99, 189–197.

Wolpe, J. (1958). Psychotherapy by reciprocal inhibition. Stanford: Stanford University Press.

Wynd, C. A. (2005). Guided health imagery for smoking cessation and long-term abstinence. Journal of Nursing Scholarship, 37, 245–250.

7 Meditation

Ulrich Ott

1 Einleitung

In die Entspannungsverfahren eingereiht, stellt Meditation insofern einen Sonderfall dar, als sie ihre historischen Wurzeln im religiösen Bereich hat. Bis heute werden Meditationstechniken in mystischen Traditionen rund um den Globus mit der Zielsetzung praktiziert, die spirituelle Entwicklung zu fördern und eine tiefgreifende Selbsterkenntnis – bis hin zur Erleuchtung – zu erlangen. Stressbewältigung und Entspannung spielen aus dieser Perspektive eine untergeordnete Rolle und erscheinen eher als Voraussetzung für die eigentlich angestrebten Bewusstseinsveränderungen. Beim Einsatz als „Entspannungsverfahren" wird dieser weitere Horizont der Meditation oft ausgeblendet. Er kann jedoch auch eine über die Symptombeseitigung hinausgehende Motivation gewährleisten sowie längerfristige Entwicklungsmöglichkeiten bieten und daher in bestimmten Anwendungsfällen von Nutzen sein (siehe Abschnitt 4).

Ein weiterer Unterschied zu den modernen, auf Entspannung abzielenden klinischen Standardverfahren ist die große Heterogenität der überlieferten Meditationsmethoden, die auf viele verschiedene Schulen und Autoren zurückgehen.

2 Meditationsmethoden

Meditation mit Bewegung. „Meditation" wird üblicherweise – und auch im vorliegenden Text – als Sammelbegriff für Methoden verwendet, die im Sitzen praktiziert werden. Neben diesen so genannten stillen Meditationsformen existieren auch eine Reihe meditativer Verfahren, die Bewegungen beinhalten, wie z. B. Tai Chi und Qigong. Da auf diese Verfahren im Folgenden nicht weiter eingegangen wird, soll an dieser Stelle darauf hingewiesen werden, dass sich hier ebenfalls Anwendungsmöglichkeiten eröffnen (Scholz, 2003).

Christliche Traditionen. Eine weitere Eingrenzung ergibt sich aus dem Umstand, dass in der Forschung und klinischen Anwendung nahezu ausschließlich Meditationstechniken vertreten sind, die aus den Traditionen des Yoga und des Buddhismus stammen oder aus ihnen abgeleitet wurden. Vergleichbare christliche Traditionen der Meditation und Kontemplation, wie beispielsweise die Exerzitien des Ignatius von Loyola oder das Herzensgebet der Ostkirchen, wurden bisher kaum wissenschaftlich untersucht. Auch ist ihre Anwendung weitgehend auf den religiösen Sektor beschränkt, so dass unter dem Aspekt „Entspannungsverfahren" auf eine Besprechung verzichtet werden kann.

Fernöstliche Traditionen. Innerhalb der fernöstlichen Traditionen hat sich eine Vielzahl von Meditationstechniken entwickelt. Eine gängige Einteilung orientiert sich an der Frage, ob die Aufmerksamkeit während der Meditation ausschließlich auf ein bestimmtes Objekt gerichtet („konzentrative Meditation") oder ob alle Eindrücke gleichermaßen mit einer distanzierten Haltung beachtet werden sollen („Achtsamkeitsmeditation"). Zwischen diesen Polen mit extrem eng und extrem weit gestelltem Aufmerksamkeitsfokus existiert ein breites Spektrum von Zwischenformen. (Angestrebt werden jedoch auch bei den objektbezogenen Techniken letztendlich Meditationserfahrungen ohne Gegenstand) („umfassende Leere", „All-Einheit", „reines Bewusstsein"). Als Meditationsobjekte werden unter anderem verwendet:

▶ somatosensorische Stimuli, z. B. die Atembewegung, ein Wandern durch die einzelnen Körperregionen („Body Scan") oder die Fokussierung auf ein spirituelles Energiezentrum (Chakra, z. B. Herz, „Drittes Auge"),

▶ auditive Stimuli in Form einer Meditationssilbe (Mantra, z. B. das bekannte „OM"), die zumeist lautlos innerlich wiederholt wird, oder

▶ visuelle Stimuli, z. B. eine Kerzenflamme, ein Meditationsbild (Mandala) oder auch Vorstellungsbilder, z. B. die Visualisierung einer Buddha-Gestalt.

Der Umgang mit den genannten Meditationsobjekten kann je nach Zielsetzung sehr unterschiedlich ausfallen.

Zen. Im Zen wird das Beobachten und begleitende Zählen der Atemzüge als Anfängerübung eingesetzt, um die Konzentrationsfähigkeit zu schulen (Kapleau, 1987): Bei Eins beginnend wird mit jedem Einatmen und jedem Ausatmen um eins weitergezählt (später nur mit jedem vollständigen Atemzyklus). Nachdem man bei Zehn angekommen ist, wird wieder bei Eins begonnen, oder auch, wenn die Aufmerksamkeit abgeschweift ist und die aktuelle Zahl vergessen oder über Zehn hinaus gezählt wurde.

Vipassana. In der gegenstandslosen Achtsamkeitsmeditation (Vipassana) wird vor der eigentlichen Meditation in manchen Schulen das systematische Wandern durch den Körper praktiziert oder das Verweilen bei einer bestimmten Körperregion. Diese Vorübungen sollen helfen, Spannungen im Körper aufzulösen, und die Sammlung der Aufmerksamkeit erleichtern.

Diese beiden beschriebenen meditativen Übungen zielen zwar auch darauf ab, die Konzentrationsfähigkeit zu fördern, sie werden jedoch mit einer beobachtenden, distanzierten Haltung praktiziert. Insofern unterscheiden sie sich von den konzentrativen Meditationstechniken im engeren Sinn, bei denen eine vollständige Identifikation mit dem Meditationsobjekt angestrebt wird.

Yoga. In den Yoga-Lehren wird dieser letztgenannte Ansatz detailliert beschrieben (Vivekananda, 1988): Durch die intensive Konzentration auf ein Mantra oder ein anderes Meditationsobjekt soll der Gegensatz zwischen wahrnehmendem Subjekt und wahrgenommenen Objekt aufgehoben werden. Ein solcher Zustand der Versenkung (samadhi) wird angestrebt, um die vielen, ständig wechselnden mentalen Prozesse und Inhalte stillzulegen und durch einen einzigen, dauerhaften Fokus zu ersetzen. Das Verschmelzen mit einzelnen Meditationsobjekten soll ein umfassendes Einswerden vorbereiten, in dem das Individuum seine wahre Natur, seine Identität mit Gott erfährt.

Andere Yoga-Schulen betonen stärker die Notwendigkeit, mit Hilfe von gezielten Muskelanspannungen, Atem- und Meditationstechniken (z. B. Konzentration auf Chakras, Visualisierung von Energieströmen) die so genannte Kundalini-Energie zu erwecken und zum Aufsteigen entlang der Wirbelsäule zu bewegen. Sobald diese das siebte Energiezentrum auf ihrem Weg am Scheitelpunkt des Kopfes erreicht habe, werde Erleuchtung erfahren.

Transzendentale Meditation. Ebenfalls aus der Yoga-Tradition stammt die „Transzendentale Meditation" (TM) von Maharishi Mahesh Yogi (1966). Diese Meditationsform besteht aus 20-minütigen Sitzungen am Morgen und am Abend und verwendet ebenfalls ein Mantra, das den Schülern im Rahmen eines Einführungsrituals individuell zugewiesen wird. Anders als bei der oben beschriebenen konzentrativen Meditation wird das Mantra hier jedoch nicht ständig mit der Zielsetzung wiederholt, ganz darin aufzugehen. Der Schüler soll sich ausdrücklich nicht auf das Mantra konzentrieren, sondern es lediglich anstrengungslos und schwach („leise") denken. Auftauchenden Gedanken soll mit einer akzeptierenden Haltung begegnet werden, jedoch ohne ihnen weiter nachzugehen. Durch die Spontanfluktuation der Aufmerksamkeit verschwinde das Mantra mit der Zeit aus dem Fokus, und es stelle sich ein natürlicher Zustand ruhevoller Wachheit ein, ein Bewusstseinszustand ohne Inhalte („pure consciousness"), in dem die Identität des individuellen Bewusstseins mit dem allumfassenden Bewusstsein erfahren werde.

Ein Vorteil der TM ist die standardisierte Art der Unterweisung, die eine feste Abfolge von Vorträgen, Einzel- und Gruppengesprächen beinhaltet. Als Nachteile für die klinische Forschung erwiesen sich schon früh die ablehnende Haltung der TM-Organisation gegenüber direkten Vergleichsuntersuchungen mit anderen Methoden und die von ihr festgesetzten hohen Preise für TM-Kurse von autorisierten Lehrern. Diese Umstände und die rituellen Elemente bei der Vergabe des Mantras bewogen Carrington (1992) in den 1970er Jahren dazu, die „Clinically Standardized Meditation" (CSM) zu entwickeln, eine „nichtkultische" Variante der TM, in der die Meditierenden u. a. ihr Mantra selbst aussuchen.

Benson-Methode. Ein ähnlicher Versuch, für die Anwendung im westlichen Kulturraum religiöse Bezüge aus fernöstlichen Meditationstechniken zu entfernen, wurde von Benson unternommen. Bei der so genannten Benson-Methode (Beary & Benson, 1974) wird ein- bis zweimal täglich anstelle eines traditionellen Mantras die Zahl „Eins" für 20 Minuten mit einer passiven Haltung innerlich wiederholt (englisch „One", im Klang ähnlich dem „OM"), um eine Entspannungsreaktion hervorzurufen.

Autogene Meditation. Hier ist auch die Oberstufe des autogenen Trainings („autogene Meditation") einzureihen, deren abgestuftes Vorgehen deutliche Parallelen zu Yoga-Lehren aufweist. Schultz (1991, S. 359) geht in seinem klassischen Lehrbuch zum autogenen Training selbst auf diese Übereinstimmungen ein und äußert die Hoffnung, mit seiner Methode „den Realbestand der Yoga-Tradition ebenso zu erobern, wie frühere Forschung aus dem mystischen Magnetismus die rationale Hypnotherapie entstehen ließ".

Stressbewältigung durch Achtsamkeit. Als klinisches Verfahren ist schließlich noch das Trainingsprogramm von Kabat-Zinn (1994) zu erwähnen, das körperliche Übungen aus dem Hatha-Yoga mit buddhistischer Achtsamkeitsmeditation kombiniert. Dieses seit 1979 an der Stress Reduction Clinic des Medical Centers der Universität von Massachusetts etablierte Programm wird an über 240 Kliniken und Gesundheitszentren in den USA eingesetzt und vereinzelt auch in Deutschland angeboten und beforscht (Majumdar, 2000). Ein Kurs geht über acht Wochen und beinhaltet wöchentliche Gruppensitzungen, in denen Yoga- und Meditationsübungen erlernt und vorgegebene Themen besprochen werden. Die Teilnehmer sollen dazu angeregt werden, eine neue Lebenshaltung einzuüben, die unter anderem geprägt ist von Nicht-Beurteilen, Geduld, Vertrauen, Akzeptanz und Loslassen. Außerdem verpflichten sie sich dazu, während des Kurses täglich zu üben und erhalten hierzu Anleitungen auf Tonkassetten (Hatha-Yoga-Übungen, Body Scan und Achtsamkeitsmeditation). Bezüge zur buddhistischen Philosophie werden vermieden, wie auch die Verwendung des Begriffes „Meditation" überhaupt, da er durch seine religiösen Konnotationen die Teilnehmer verunsichern könne.

Der vorangegangene Überblick über traditionelle und klinische Meditationsmethoden erhebt keinen Anspruch auf Vollständigkeit. Es existieren noch viele weitere, weniger bekannte Methoden, die in der Forschung ebenfalls als Meditation klassifiziert werden.

In der letzten einschlägigen Bibliographie von Murphy und Donovan (1997) sind weit über tausend wissenschaftliche Publikationen zum Thema „Meditation" aufgeführt, was es gerechtfertigt erscheinen lässt, von der Meditationsforschung als einem eigenen Forschungsbereich zu sprechen. Einen Überblick über den aktuellen Stand der Forschung gibt die in zweiter Auflage erschienene Monographie von Engel (1999).

Drei Forschungsphasen. Die Entwicklung der Meditationsforschung kann in drei Phasen eingeteilt werden. In der Frühphase, die sich von den 1930er bis zu den 1960er Jahren des 20. Jahrhunderts erstreckte, wurden indische Yogis und japanische Zen-Mönche vor Ort aufgesucht. Dieser frühen Feldforschung mit einer vergleichsweise geringen Anzahl an Studien folgte in den 1970er Jahren eine Forschungswelle, die durch das Aufkommen der transzendentalen Meditation in den USA ausgelöst wurde. Maharishi erlangte als Guru der Beatles eine enorme Popularität, auch unter Studenten, und durch die Ausbildung von TM-Lehrern verbreitete sich die Methode rasch an den amerikanischen Hochschulen. Eine große Anzahl an Personen wurde verfügbar, die eine standardisierte Meditationsmethode praktizierten, und die TM-Organisation spornte ihre Anhänger an, die positiven Wirkungen der Methode wissenschaftlich zu bestätigen. Auch viele unabhängige Forscher sahen sich in dieser Blütezeit der Meditationsforschung dazu aufgerufen, die proklamierten Effekte zu untersuchen und entwickelten dazu eigene Varianten der TM (siehe Abschnitt 2).

In den 1980er Jahren setzte dann eine Konsolidierungsphase ein, in der zahlreiche Übersichtsarbeiten erschienen. Hervorzuheben ist hier der Sammelband von West (1987), in dem ausgewiesene Experten die zu den verschiedenen Fragestellungen vorliegenden Befunde kritisch bewerten und zusammenfassen. Die Darstellung des Forschungsstandes kann sich auf diese und weitere Meta-Analysen stützen, wie beispielsweise die umfassende Studie zur Wirksamkeit von Psychotherapie von Grawe et al. (1994), in der Meditation gemeinsam mit (Hatha-)Yoga unter der Rubrik der Entspannungsverfahren einbezogen wurde.

Gute Wirksamkeit. In der letztgenannten Meta-Analyse erfüllten 15 Studien mit Meditationstechniken alle methodischen Ansprüche. Die behandelten Störungen reichten von allgemeiner Nervosität, Stress und Gespanntheit über Asthma, Schlafstörungen und Hypertonie bis hin zu Suchterkrankungen und neurotischen Störungen, insbesondere Angstneurosen. Die Autoren kommen zu dem Ergebnis, dass Meditation in Anbetracht der geringen Dauer und Intensität der Behandlung eine überraschend gute Wirksamkeit zeige, vergleichbar mit der von Hypnose, Biofeedback und progressiver Muskelentspannung. Angesichts der geschilderten Methodenvielfalt (siehe Abschnitt 2) und Heterogenität der einbezogenen Methoden ist dieses pauschale Urteil zur Wirksamkeit von „Meditation" jedoch zu relativieren. Bereits in der Grundlagenforschung zur somatischen Entspannung bei Meditierenden zeigt sich, dass zwar bei den meisten Verfahren eine ausgeprägte Entspannungsreaktion auftritt, aber keineswegs bei allen. So können ausgeprägte konzentrative und Kundalini-Techniken auch mit einer Zunahme der vegetativen Erregung einhergehen.

Angstreduktion. Eine solche Differenzierung zwischen verschiedenen Meditationsverfahren fanden auch Eppley et al. (1989) in ihrer Meta-Analyse zu angstreduzierenden Effekten. Die stärksten Effekte zeigten sich bei Praktizierenden der TM, mittlere Effekte bei anderen Meditationstechniken mit einer passiven Haltung (z. B. Benson-Methode) und klinischen Entspannungsverfahren (EMG-Biofeedback, progressive Muskelentspannung), wohingegen die Studien mit konzentrativer Meditation im Durchschnitt keinen angstreduzierenden Effekt ergaben. Das Trainingsprogramm von Kabat-Zinn (1994) erwies sich in Studien mit klinischen Populationen ebenfalls als effektiv bei der Behandlung von Angststörungen und chronischen Schmerzen.

Bedeutung einzelner Elemente. Obwohl die transzendentale Meditation und andere passive Meditationsmethoden also die typischen Merkmale einer Entspannungsreaktion hervorrufen können, ist nach wie vor umstritten, ob diese nicht ebenso durch einfaches Ausruhen ausgelöst werden kann (Holmes, 1987), bzw. welche Bedeutung einzelnen Elementen der Meditationstechniken (Sitzhaltung, Mantra, Atemregulation, passive Einstellung) und sozialen Faktoren (Aufforderungscharakter, Erwartungshaltungen, Gruppenerlebnis) zukommt.

Bei kombinierten Trainingsprogrammen sind die verschiedenen Komponenten bisher nicht isoliert untersucht worden. Bei der TM werden zu Beginn große Erwartungen geweckt, die eine regelmäßige Praxis motivieren und über geringere Absprungraten ebenfalls zum Erfolg der Methode beitragen können (Eppley et al., 1989). Der angestrebte „Zustand ruhevoller Wachheit mit reduziertem Stoffwechsel" ist zudem nach Diktion der TM ein eigenständiger, vierter Bewusstseinszustand. Die körperliche Entspannung wird also eng mit einem Zustand der „Transzendenz" verknüpft und damit aufgewertet.

EEG-Aktivität. Im Bereich der EEG-Forschung mit Meditierenden wurde anfänglich der Zunahme der alpha-Wellen eine große Bedeutung beigemessen (Fenwick, 1987). Diese tritt jedoch auch bei normaler Entspannung mit geschlossenen Augen auf. Fortgeschrittene Meditierende zeigen häufiger auch theta-Aktivität im EEG, was vereinzelt als ein Hinweis auf Dösen oder Einschlafvorgänge gewertet wurde. Dies trifft jedoch eher bei Anfängern zu, die zunächst Mühe haben, wach zu bleiben, als bei Langzeitmeditierenden, die trotz langsamer EEG-Aktivität auf Ansprache sofort reagieren. Schließlich wurden vereinzelt auch schnelle EEG-Wellen im beta- und gamma-Bereich beobachtet, die als Anzeichen besonders tiefer Meditationszustände eingestuft wurden, sich jedoch in einer neueren Untersuchung nicht replizieren ließen (Ott, 2001).

Ein besonderer Stellenwert wurde der EEG-Kohärenz zugewiesen, deren Zunahme im EEG während der TM ein Anzeichen für die zunehmende „Ordnung des Denkens" sei. Fenwick (1987) merkt zu dieser Interpretation kritisch an, dass auch bei an Schizophrenie erkrankten Personen hohe Kohärenzwerte gemessen würden und schon von daher der simple Analogieschluss von einer zunehmenden Kohärenz („Ordnung") der Gehirnwellen auf eine Ordnung der Gedanken haltlos sei.

Zusammenfassend lässt sich formulieren, dass bei der Praxis der anstrengungslosen Meditationsformen in der Regel eine ausgeprägte physiologische Entspannungsreaktion auftritt. Auch im subjektiven Erleben erfahrener Meditierender ist „Entspannung" ein wichtiger Faktor tiefer Meditationserfahrung, der über die muskuläre und vegetative Ebene hinaus eine tiefgreifende emotionale und mentale Beruhigung einschließt (Ott, 2001). Durch das Erlernen und die Praxis dieser Meditationstechniken konnten vor allem bei Stress, hohem Blutdruck und Angst klinisch relevante, positive Wirkungen erzielt werden.

Außergewöhnliche Bewusstseinszustände. Neben physiologischen Entspannungswirkungen und klinischen Anwendungen haben viele weitere Fragestellungen die Meditationsforschung beschäftigt, wie beispielsweise die ausgelösten außergewöhnlichen Bewusstseinszustände (Ott, 2002; Pekala, 1987). Diese können heilsame aber auch desintegrierende Wirkungen entfalten und dürfen daher bei der klinischen Anwendung nicht außer Acht gelassen werden.

4   Klinische Anwendung

Beobachtende Haltung. Klinische Meditationsmethoden unterscheiden sich von ihren traditionellen Vorläufern durch ihr Bemühen um weltanschauliche Neutralität und die Vermeidung religiöser und ritueller Elemente (vgl. Abschnitt 2). Die positiven Wirkungen der Meditation werden dabei in der Regel auf die körperliche Ruhigstellung und die akzeptierende, distanziert beobachtende Haltung zurückgeführt, die das vegetative Erregungsniveau und die emotionale Reaktivität allmählich senken.

Therapeutischer Nutzen. Vertreter der verschiedenen Psychotherapieschulen, die für einen ergänzenden Einsatz von Meditation plädierten, haben weitere Erklärungsansätze ins Feld geführt, wie etwa die Schwächung von Abwehrmechanismen während der Meditation, die dazu dienen könne, unbewusstes Material für die psychoanalytische Deutung zu fördern, oder – aus verhaltenstherapeutischer Sicht – die Stärkung der kognitiven Selbstkontrolle durch ein Training in konzentrativer Meditation (Seer, 1986). Auch in humanistischen, transpersonalen und existentialistischen Therapierichtungen wird der Meditation teilweise ein großer Nutzen bei der Selbstklärung und -findung zugesprochen (Boorstein, 1988).

Selbsterfahrung. In der Einleitung wurde bereits darauf hingewiesen, dass der Selbsterfahrungsaspekt der Meditation unter bestimmten Voraussetzungen auch von Nutzen sein kann. So kann er eine Motivation bieten, Meditation regelmäßig zu praktizieren, so dass die Entspannungsreaktion sich weiter vertieft und zunehmend schneller eintritt, wie dies beispielsweise bei Langzeitmeditierenden der TM der Fall ist. Dieser potentielle Nutzen ist jedoch an die Voraussetzung geknüpft, dass von Seiten der Patienten tatsächlich ein Interesse an Selbsterfahrung besteht. Sofern lediglich eine Symptombeseitigung angestrebt wird, liegt es nahe, spezifischere Verfahren, wie die progressive Muskelentspannung, vorzuziehen.

Das autogene Training bietet mit seiner Mittel- und Oberstufe zwar ebenfalls eine Entwicklungsperspektive, es scheint jedoch, dass diese in der klinischen Anwendung bisher kaum Verbreitung gefunden haben. Die meditative Oberstufe ist auch im Angebot der offenen Erwachsenenbildung nicht so stark vertreten, wie die traditionellen Formen der Yoga- und Zen-Meditation. Insbesondere das körperorientierte Hatha-Yoga, das Elemente der Tiefenentspannung und Meditation beinhaltet, erfreut sich hier großer Beliebtheit. Das reichhaltige Angebot kann von Vorteil sein, wenn nach einer Behandlung das Interesse besteht, die Methode in einer Gruppe weiter zu praktizieren.

Risiken. Dieses erweiterte Potential der Meditation zur Selbsterfahrung ist jedoch auch mit Risiken verbunden. Verglichen mit Verfahren wie der Grundstufe des autogenen Trainings und der progressiven Muskelentspannung ist die Situation während der Meditation weniger strukturiert. Besonders bei der gegenstandlosen Meditation, aber auch bei objektbezogenen Techniken kommt es zu einer intensiven Konfrontation mit der eigenen Innenwelt. Durch den Wegfall von ablenkenden Außenreizen und Handlungsplänen können zuvor unterdrückte Gedanken und Gefühle auftauchen, ein Kontrollverlust, der zu meditationsinduzierter Angst führen kann. Bei starker affektiver Erregung und bei psychotischen Erkrankungen ist daher besondere Sorgfalt geboten. Sofern eine psychotherapeutische Begleitung gewährleistet ist, kann jedoch auch beim Vorliegen der genannten Risikofaktoren Meditation eingesetzt werden. Es handelt sich also nicht um absolute, sondern um relative Kontraindikationen, bei denen eine genaue Abwägung des Nutzens und des möglichen Risikos im Einzelfall erfolgen muss. In dieselbe Richtung weist die Beobachtung, dass intensive Meditation auch desintegrierend wirken kann („over-meditation"; Scharfetter, 1992) und Tendenzen zur Weltflucht verstärkt werden können. Neben der üblichen Anforderung, dass Meditation als Behandlungsverfahren nur von Personen eingesetzt wird, die selbst über eine langjährige Meditationserfahrung verfügen, sollten daher auch diagnostische und therapeutische Kompetenzen vorliegen, um gefährdete Personen erkennen, Risiken vermeiden und auftauchende Probleme gegebenenfalls auffangen zu können.

Jüngste Forschungen. In jüngster Zeit hat die Meditationsforschung in Deutschland durch die Gründung einer Fachorganisation (Society for Meditation and Meditation Research) neue Impulse erhalten, und auf internationaler Ebene haben hochkarätige Forschungsgruppen begonnen, mit bildgebenden Verfahren die an den Meditationseffekten beteiligten Gehirnmechanismen zu untersuchen, was Grundlagen für eine theoretisch fundiertere klinische Anwendung in der Zukunft schafft (Cahn & Polich, 2006).

5 Ausblick

Meditation hat bisher als klinisches Entspannungsverfahren im deutschsprachigen Raum kaum Verbreitung gefunden, was laut Grawe et al. (1994) aufgrund der nachgewiesenen Wirksamkeit eigentlich nicht gerechtfertigt ist. Die Zielsetzung, den Realbestand der mystischen Meditationslehren wissenschaftlich zu erklären und therapeutisch nutzbar zu machen, rückt durch den zunehmenden Einsatz von bildgebenden Verfahren und die Zusammenarbeit mit Meditationsexperten, wie dem Dalai Lama, in greifbare Nähe (Houshmand et al., 2002).

Es konnte gezeigt werden, dass während der Meditation Gehirnregionen aktiviert werden, die an der Regulation des autonomen Nervensystems und der Aufmerksamkeit beteiligt sind (Hölzel et al., 2007). Nach Teilnahme an dem Trainingsprogramm von Kabat-Zinn ließen sich Veränderungen der Gehirnaktivität in Richtung einer positiveren Emotionalität feststellen, die außerdem mit verbesserten Immunreaktionen einhergingen (Davidson et al., 2003).

Die verschiedenen Meditationstechniken können – als rational begründete Methoden mentalen Trainings eingesetzt – wichtige Beiträge zur Erforschung der autonomen und affektiven Selbstregulation liefern. Neben diesen unmittelbar gesundheitsrelevanten Aspekten, rücken auch die durch Meditation induzierten Bewusstseinszustände zunehmend ins Blickfeld der neurowissenschaftlichen Forschung. Mystische Erfahrungen sind die Wurzel der Religionen (James,

1902); sie können zur Sinnfindung beitragen und als Motivation für eine dauerhafte Meditationspraxis indirekt einen Beitrag zur Entspannung und Gesundheitsförderung leisten.

Weiterführende Literatur

Engel, K. (1999). Meditation: Geschichte, Systematik, Forschung, Theorie (2. Aufl.). Frankfurt am Main: Lang.

Murphy, M. & Donovan, S. (1997). The physical and psychological effects of meditation. A review of contemporary research with a comprehensive bibliography 1931–1996. Sausalito: Institute of Noetic Sciences.

West, M. A. (Hrsg.) (1987). The psychology of meditation. New York: Oxford University Press.

Zitierte Literatur

Beary, J. F. & Benson, H. (1974). A simple psychophysiologic technique which elicits the hypometabolic changes of the relaxation response. Psychosomatic Medicine, 36, 115–120.

Boorstein, S. (Hrsg.) (1988). Transpersonale Psychotherapie. Bern: Scherz.

Cahn, B. R. & Polich, J. (2006). Meditation states and traits: EEG, ERP, and neuroimaging studies. Psychological Bulletin, 132, 180–211.

Carrington, P. (1992). Das große Buch der Meditation. Bern: Scherz.

Davidson, R. J., Kabat-Zinn, J., Schumacher, J., Rosenkrantz, M., Muller, D., Santorelli, S. F., Urbanowski, F., Harrington, A., Bonus, K. & Sheridan, J. F. (2003). Alterations in brain and immune function produced by mindfulness meditation. Psychosomatic Medicine, 65, 564–570.

Eppley, K. R., Abrams, A. I. & Shear, J. (1989). Differential effects of relaxation techniques on trait anxiety: A meta-analysis. Journal of Clinical Psychology, 45, 957–974.

Fenwick, P. (1987). Meditation and the EEG. In M. A. West (Hrsg.), The psychology of meditation (S. 104–117). New York: Oxford University Press.

Grawe, K., Bernauer, R. & Donati, F. (1994). Psychotherapie im Wandel – von der Konfession zur Profession. Göttingen: Hogrefe.

Holmes, D. S. (1987). The influence of meditation versus rest on physiological arousal: A second examination. In M. A. West (Hrsg.), The psychology of meditation (S. 81–103). New York: Oxford University Press.

Hölzel, B., Ott, U., Hempel, H., Hackl, A., Wolf, K., Stark, R. & Vaitl, D. (2007). Differential engagement of anterior cingulate and adjacent medial frontal cortex in adept mediators and non-meditators. Neuroscience Letters, 421, 16–21.

Houshmand, Z., Harrington, A., Saron, C. & Davidson, R. J. (2002). Training the mind: First steps in a cross-cultural collaboration in neuroscientific research. In R. J. Davidson & A. Harrington (Hrsg.), Visions of compassion: Western scientists and Tibetan buddhists examine human nature (S. 3–17). New York: Oxford University Press.

James, W. (1902/1979). Die Vielfalt religiöser Erfahrung. Olten: Walter.

Kabat-Zinn, J. (1994). Gesund und stressfrei durch Meditation. Bern: Scherz.

Kapleau, P. (1987). Die drei Pfeiler des Zen. Lehre – Übung – Erleuchtung (7. Aufl.). Bern: Barth.

Maharishi Mahesh Yogi (1966). The science of being and the art of living. London: International SRM Publication.

Majumdar, M. (2000). Gesundheit und Meditation. Eine Beobachtungsstudie. Essen: KVC.

Ott, U. (2001). The EEG and the depth of meditation. Journal for Meditation and Meditation Research, 1, 55–68.

Ott, U. (2002). Transpersonale Erfahrungen während tiefer Meditation. Zeitschrift für Transpersonale Psychologie und Psychotherapie, 8, 7–16.

Pekala, R. J. (1987). The phenomenology of meditation. In M. A. West (Hrsg.), The psychology of meditation (S. 59–80). New York: Oxford University Press.

Scharfetter, C. (1992). Der spirituelle Weg und seine Gefahren. Eine Übersicht für Berater und Therapeuten. Stuttgart: Enke.

Scholz, W.-U. (2003). Tai Chi (Taiji) und Qigong im multimodalen Stressmanagement. Entspannungsverfahren, 20, 62–96.

Schultz, J. H. (1991). Das autogene Training (19. Aufl.). Stuttgart: Thieme.

Seer, P. (1986). Konzentrative Meditation und kognitive Verhaltenstherapie: Integrationsmöglichkeiten und Unterschiede. Psychotherapie, Psychosomatik, Medizinische Psychologie, 36, 301–306.

Vivekananda, S. (1988). Raja-Yoga. Freiburg: Bauer.

8 Progressive Muskelentspannung

Alfons Hamm

1 Theoretische Grundannahmen

Die Methode der progressiven Muskelentspannung wurde erstmals 1929 von dem amerikanischen Physiologen Edmund Jacobson beschrieben. Seine Leitidee lässt sich am ehesten anhand des folgenden Zitats verdeutlichen: „Es gibt vielleicht kein allgemeineres Heilmittel als Ruhe" (Übersetzung des Autors nach Jacobson, 1938, S.1).

Mentale Beeinflussung muskulärer Veränderungen. Jacobson ging davon aus, dass ein solcher Zustand der Ruhe bzw. Entspannung am deutlichsten und zuverlässigsten in einer Reduktion des neuromuskulären Tonus sichtbar wird. Umgekehrt postulierte er, dass durch eine Reduktion der muskulären Verspannung auch die Aktivität im zentralen Nervensystem herabgesetzt werden könne (= Reziprozitätsprämisse; „. . . Entspannung als ein direkteres und effizienteres Mittel, um Ruhe in das Nervensystem zu bringen", Übersetzung des Autors nach Jacobson, 1938, S. 4). Dies bedeutet, dass sich zentralnervöse, mentale Prozesse und periphere, muskuläre Veränderungen wechselseitig beeinflussen.

Bereits 1920 begann Jacobson mit einer Serie von Untersuchungen, um dieses Wechselspiel von mentalen Prozessen und efferenten Veränderungen empirisch nachzuweisen. So konnte er zeigen, dass die Imagination bestimmter Armbewegungen mit einer Zunahme der EMG-Aktivität der Bizepsmuskulatur einherging. Auch die visuelle Vorstellung bestimmter Objekte (z. B. Eiffelturm, Morgenzeitung etc.) war mit entsprechenden Augenbewegungen assoziiert, die Jacobson elektro-okulographisch registrierte. Ähnliche Befunde berichtete später Deckert (1964), der eine enge Korrelation zwischen den Augenbewegungen fand, die während der direkten Wahrnehmung und der Imagination einer Pendelbewegung auftraten. Auch die Vorstellung einzelner sportlicher Aktionen (z. B. Freiwurf beim Basketball) ist mit entsprechenden muskulären Aktivitätsänderungen verbunden.

Mentale Beeinflussung autonomer Funktionen. Mentale Prozesse modulieren aber nicht nur die Aktivität quergestreifter Muskulatur. Auch Reaktionssysteme, die vom autonomen Nervensystem gesteuert werden, können durch mentale Prozesse beeinflusst werden. So führt die Vorstellung furchtauslösender Situationen beispielsweise zu einer deutlichen Beschleunigung der Herzrate (Cuthbert et al., 1991).

Wirkung muskulärer Entspannung auf das zentrale Nervensystem? Der zentrifugale Aspekt von Jacobsons Grundannahme, wonach mentale Prozesse mit efferenten peripher-physiologischen Veränderungen sowohl in der quergestreiften als auch in der glatten Muskulatur korrespondieren, ist empirisch also gut abgesichert. Weitaus umstrittener ist jedoch der zentripetale Aspekt seiner Hypothese, wonach auch die Reduktion des afferenten Inputs aus Muskelspindeln und Sehnenorganen (Ia- und Ib-Fasern) zu einer Dämpfung der Aktivierung des zentralen Nervensystems führt (vgl. Lichtstein, 1988). Ebenso unklar ist, ob es zu der von Jacobson postulierten Koppelung von neuromuskulärer und viszeraler Entspannung kommt. Auf dieses Problem wird weiter unten noch näher eingegangen.

2 Induktionstechnik

Willentliche Spannungsreduktion. Gemäß der theoretischen Grundannahmen Jacobsons ist das zentrale Ziel seines Entspannungsverfahrens die *willentliche*, kontinuierliche Reduktion der Spannung (Kontraktion) einzelner Muskelgruppen des Bewegungsapparates. Die Betonung liegt dabei auf dem Wort „willentlich"; denn Jacobson verzichtet explizit auf suggestive Elemente bei seinen Übungen.

Die Person soll vielmehr bewusst wahrzunehmen lernen, welche ihrer Muskeln verspannt, also kontrahiert sind, um dann zu wissen, wo sie sich entspannen soll. In dieser so genannten Kultivierung der Muskelsinne sieht Jacobson das Hauptziel seines Trainings.

> **!** Das Grundverfahren der progressiven Muskelentspannung besteht darin, dass die Person sukzessiv einzelne Muskelgruppen des Bewegungsapparates für eine Dauer von 1 bis 2 Minuten kontrahiert, sich auf die entsprechenden Empfindungen konzentriert und dann versucht, die gerade kontrahierte Muskelgruppe für die Dauer von 3 bis 4 Minuten maximal zu entspannen. Die Instruktionen sind dabei so aufgebaut, dass alle Muskelgruppen des Bewegungsapparates von den oberen und unteren Gliedmaßen über den Rumpfbereich bis hin zur Kopfregion zunächst angespannt und dann entspannt werden. Dabei geht es in den Anspannungsphasen nicht darum, möglichst intensive Kontraktionen durchzuführen, sondern im Gegenteil, möglichst subtile und geringfügige Anspannungen einzelner Muskelgruppen wahrnehmen zu lernen.

In Jacobsons als „Methode der Spannungsminderung" („method of diminishing tension") bezeichnetem Vorgehen, geht es darum, immer schwächere Kontraktionen zu unterscheiden und selbst diese minimalen Verspannungen noch weiter abzubauen.

Tab. 8.1 zeigt die Instruktionen für die Übungen im Sitzen sowie diejenigen Muskelgruppen, die bei den entsprechenden Bewegungen kontrahiert sind und deren Spannung bzw. Entspannung die übende Person wahrnehmen soll. Das Training kann auch im Liegen durchgeführt werden, wobei dann aber der Wortlaut einzelner Instruktionen verändert werden muss.

Tabelle 8.1. Instruktionen für die Übungen im Sitzen und Muskelgruppen, die bei den entsprechenden Bewegungen kontrahiert sind

Instruktionen[1]	Kontrahierte Muskelgruppen
I Armübungen	
(1) Beugen Sie die linke/rechte Hand nach hinten, so dass die Fingerspitzen nach oben deuten.	dorsale Gruppe der Unterarmmuskulatur (Handstrecker)
(2) Beugen Sie die linke/rechte Hand nach vorn, so dass die Fingerspitzen auf den Boden deuten.	palmare Gruppe der Unterarmmuskulatur (Handbeuger)
(3) Winkeln Sie den linken/rechten Ellenbogen an.	Oberarmmuskulatur (Armbeuger; z. B. m. biceps brachii)
(4) Drücken Sie das linke/rechte Handgelenk auf die Stuhllehne.	Oberarmmuskulatur (Armstrecker; z. B. m. triceps brachii)
II Beinübungen	
(1) Beugen Sie den rechten/linken Fuß nach oben, so dass die Zehenspitzen zur Decke deuten.	vordere Gruppe der Unterschenkelmuskulatur (z. B. m. tibialis anterior)
(2) Pressen Sie die Zehenspitzen des rechten/linken Fußes gegen den Boden.	Wadenmuskeln (z. B. m. gastrocnemius)
(3) Heben Sie Ihren linken/rechten Fuß an, ohne den Oberschenkel zu bewegen.	ventrale Gruppe der Oberschenkelmuskulatur (z. B. m. quadriceps femoris)
(4) Drücken Sie die Fersen des linken/rechten Fußes nach hinten, ohne den Oberschenkel zu bewegen.	dorsale Gruppe der Oberschenkelmuskulatur (z. B. m. biceps femoris)
(5) Drücken Sie den gesamten linken/rechten Fuß auf den Boden.	Gesäßmuskulatur (m. glutaeus maximus) und die ventrale Gruppe der Oberschenkelmuskulatur (s. o.)

Tabelle 8.1. (Fortsetzung)

Instruktionen[1]	Kontrahierte Muskelgruppen
(6) Ziehen Sie den linken/rechten Oberschenkel an, und lassen Sie den Fuß locker herunterhängen.	Hüftbeuger (m. iliopsoas; m. rectus femoris)
III Übungen im Rumpfbereich	
(1) Ziehen Sie den Bauch ein.	Bauchmuskulatur (z. B. m. transversus abdominis)
(2) Setzen Sie sich aufrecht hin, und machen Sie ein leichtes Hohlkreuz.	Rückenmuskulatur (z. B. m. erector spinae)
(3) Halten Sie die Luft an, beobachten Sie die Spannung in Ihrer Brust.[2]	Zwischenrippenmuskulatur und Zwerchfell
(4) Drücken Sie die Schultern nach hinten.	Schultermuskulatur (z. B. mittlerer Trapeziusteil)
(5/6) Heben Sie den (5) linken/(6) rechten Arm und führen Sie ihn vor der Brust nach (5) rechts/(6) links.	Brustmuskulatur (z. B. m. pectoralis major)
(7) Heben Sie die Schultern an.	Schultermuskulatur (z. B. oberer Trapeziusteil)
IV Nackenübungen	
(1) Drücken Sie den Kopf nach hinten (gegen einen externen Widerstand).	Nackenmuskulatur
(2) Drücken Sie den Kopf auf die Brust (gegen einen externen Widerstand).	prävertebrale Muskeln und Mm. scaleni
(3/4) Beugen Sie den Kopf nach (3) links/(4)rechts.	tiefe Nackenmuskulatur
V Übungen der Augenregion	
(1) Ziehen Sie die Augenbrauen nach oben, so dass auf der Stirn horizontale Falten entstehen.	Stirnmuskulatur (z.B. m. occipito frontalis)
(2) Ziehen Sie die Augenbrauen zusammen, so dass auf der Stirn vertikale Falten entstehen.	Gesichtsmuskulatur (m. corrugator supercilii)
(3) Schließen Sie fest die Augen.	Gesichtsmuskulatur (m. orbicularis oculi)
(4) Schauen Sie, ohne den Kopf zu beugen, nach links, rechts, oben, unten geradeaus.	Augenmuskulatur

Diese Übungen werden mit geschlossenen Augenlidern durchgeführt.

Teil II
Entspannungsverfahren

Tabelle 8.1. (Fortsetzung)

VI Visualisationsübungen

In diesen Übungen soll sich der Proband Bewegungen visualisierter Objekte vorstellen. Solche Imaginationen sind mit mikroskopischen Augenbewegungen assoziiert. Die Probanden sollen daher die schwachen Kontraktionen der Augenmuskulatur während dieser Imaginationsübungen wahrnehmen lernen. Zuerst werden horizontale (z. B. Imagination eines vorbeifahrenden Autos, Zuges etc.), dann vertikale (z. B. Vorstellung, dass man zu der Spitze eines Baumes oder Turmes hinaufblickt) und schließlich komplexe (z. B. Vorstellung eines flüchtenden, hakenschlagenden Hasen) Augenbewegungen ausgelöst. Diese Übungen werden zunächst mit geschlossenen, dann mit geöffneten Augen durchgeführt.

Instruktionen	Kontrahierte Muskelgruppen
VII Übungen der Sprechwerkzeuge	
(1) Schließen Sie den Mund, und beißen Sie die Backenzähne aufeinander.	Kaumuskulatur (z. B. m. masseter)
(2) Öffnen Sie den Mund.	Mundbodenmuskulatur (z. B. m. mylohyoideus)
(3) Zeigen Sie Ihre Zähne, lächeln Sie.	Gesichtsmuskeln (z. B. m. zygomaticus)
(4) Spitzen Sie Ihre Lippen (Kussmund).	Gesichtsmuskeln (z. B. m. orbicularis oris)
(5) Drücken Sie die Zunge nach vorn gegen die Zähne.	Zungenmuskeln (z. B. m. genioglossus)
(6) Drücken Sie die Zunge nach hinten gegen den Gaumen.	Zungenmuskeln (z. B. m. styloglossus)

Es folgen Sprechübungen, bei denen der Proband leichte Spannungen in der unteren Gesichtsmuskulatur, der Zungenmuskulatur, in Brust- und Zwerchfell wahrnehmen soll. Der Proband soll zuerst bis zehn zählen, dies dann lautlos wiederholen und schließlich Sprechakte imaginieren.

[1] Sollten sich bei einigen Instruktionen Unklarheiten ergeben, welche Bewegungsmuster initiiert werden sollen, so sei an dieser Stelle auf die graphischen Illustrationen bei Jacobson (1970) verwiesen.

[2] Während der Entspannungsphase wird die Person darauf hingewiesen, sich ihrer Atmung zu überlassen.

Durchführung der Übungen. Die Arm-/Beinübungen werden zunächst mit dem linken, dann mit dem rechten Arm/Bein durchgeführt. Jede einzelne Instruktion wird dreimal wiederholt (1 bis 2 Minuten Anspannung, gefolgt von 3 bis 4 Minuten Entspannung). Hat die übende Person Schwierigkeiten bei der Empfindung der Spannung, kann der Übungsleiter sie dadurch unterstützen, indem er die Bewegung gegen einen externen Widerstand ausführen lässt.

In der Originalversion sind für jede der in Tab. 8.1 aufgeführten Muskelgruppen eine täglich Übungszeit von einer Stunde sowie über 50 Trainingssitzungen (Trainieren von ca. drei Muskelgruppen pro Sitzung) vorgesehen, so dass drei bis sechs Monate vergehen, bis der Klient diese Entspannungstechnik vollkommen beherrscht. Inzwischen gibt es jedoch eine Vielzahl kürzerer Varianten der progressiven Muskelentspannung, auf deren Vor- und Nachteile, insbesondere bei der Beurteilung der Wirksamkeit des Verfahrens, weiter unten noch genauer eingegangen wird.

Differentielle Entspannung. Diesen Übungen zur Induktion eines generellen Entspannungszustandes (vgl. Kapitel 1, „Neurobiologische Grundlagen der Entspannungsverfahren") kann sich die so genannte differentielle Entspannung anschließen. Im Prinzip geht es hier darum, die im Liegen oder Sitzen gelernte muskuläre Entspannung auch bei alltäglichen Betätigungen und Aktivitäten beizubehalten, d. h. die für die primären Aktivitäten (z. B. Lesen, Schreiben etc.) notwendigen Bewegungen ökonomisch durchzuführen und alle nicht benötigten Muskelgruppen maximal entspannt zu halten. Zum Erlernen der differentiellen Entspannung schlägt Jacobson zunächst eine Entspannungsinduktion in einer anderen Körperposition vor, z. B. durch den Wechsel von der Induktion im Liegen zur Induktion im Sitzen. Danach wird das Training bei einer einfachen, sitzenden Tätigkeit (Lesen, Schreiben) durchgeführt. Diese Idee der differentiellen Entspannung findet sich in vielen neueren Varianten der progressiven Muskelentspannung wieder, die weiter unten noch näher beschrieben werden (z. B. „Applied Relaxation", „Applied Tension", „Cue-controlled Relaxation", „Self-Control Relaxation"). Auch im Hinblick auf die in den Sportwissenschaften immer populärer werdenden mentalen Trainingsverfahren ist die Induktion von differentieller Entspannung von zentraler Bedeutung.

Universelle Anwendbarkeit. Wie aufgrund des vorangestellten Zitats nicht anders zu erwarten, geht Jacobson von einer sehr universellen Anwendbarkeit seines Verfahrens aus und dokumentiert dies anhand umfangreicher Fallberichte, welche die klinische Wirksamkeit der progressiven Relaxation für diverse „somatische" (z. B. spastischer Ösophagus, Colitis ulcerosa, Insomnie) und affektive Störungsformen (Phobien, Panik, Zwänge, Depression, Hypochondrie etc.) belegen sollen. Solche kasuistischen Wirksamkeitsnachweise unterliegen natürlich immer einer starken Selektion seitens des behandelnden Therapeuten, insbesondere dann, wenn es um die Einführung eines von ihm selbst entwickelten, neuen therapeutischen Verfahrens geht. Kontrollierte klinische Studien zur Wirksamkeit der progressiven Muskelentspannung wurden jedoch erst durch den Popularitätszuwachs und die breite klinische Anwendung stimuliert, die dieses Verfahren dadurch bekam, dass Wolpe (1958) es als therapeutisches Instrument im Rahmen seiner systematischen Desensibilisierung in die Verhaltenstherapie einführte.

3 Post-Jacobson'sche Varianten der progressiven Muskelentspannung

Die ursprüngliche Anwendungsform der Jacobson'schen Methode der Muskelentspannung erfuhr im Laufe der Zeit entscheidende Veränderungen.

Variante von Wolpe

Ausgehend von seinen tierexperimentellen Befunden postulierte Wolpe (1958), dass Entspannung und Furcht antagonistische, also inkompatible Reaktionen sind, und die Angst dadurch reduziert werden kann, dass in Gegenwart der aversiven, phobischen Reize appetitives Verhalten (z. B. Entspannung) initiiert wird (zur ausführlichen Diskussion der Mechanismen der systematischen Desensibilisierung vgl. Hamm, 2006).

Auf der Suche nach einem Verfahren, welches im Humanbereich eine zur Angst antagonistische Reaktion hervorruft, stieß Wolpe auf Jacobsons Methode der progressiven Muskelentspannung. Bei der praktischen Anwendung reduzierte er jedoch nicht nur den Trainingsaufwand auf fünf bis sieben Sitzungen, sondern verringerte auch die Anzahl der trainierten Muskelgruppen erheblich und zwar auf weniger als 20. Wolpe konzentrierte sich im Wesentlichen auf die Muskeln der oberen und unteren Extremitäten, auf die Gesichts- und Nackenmuskulatur sowie auf Muskelgruppen im Rumpfbereich.

Neben der deutlichen zeitlichen Verkürzung nahm er außerdem noch wichtige prozedurale Veränderungen der Induktionstechnik vor. So verwendete er beispielsweise gezielt suggestive Formeln, um die Entspannung noch weiter zu vertiefen. Außerdem betonte er die Wichtigkeit von Anspannungs- und Entspannungszyklen mit starken Kontraktionen während der Anspannungsphasen, um so die Übenden den Kontrast zwischen Anspannung und Entspannung besser spüren zu lassen.

Variante von Bernstein und Borkovec

Wolpes Grundüberlegungen folgend, entwickelten Bernstein und Borkovec (1973) eine Variante des Jacobson'schen Verfahrens, welche die heutige Praxeologie der progressiven Muskelentspannung sehr stark beeinflusst hat. Die Autoren geben in ihrem Grundverfahren 16 zu trainierende Muskelgruppen an, und empfehlen wiederholte Zyklen von kurzen Anspannungs- (5 bis 7 Sekunden) und Entspannungsperioden (45 bis 60 Sekunden).

Ähnlich wie Wolpe gehen auch Berstein und Borkovec davon aus, dass die muskuläre Entspannung, in einer Art Pendeleffekt, umso tiefer sei, je stärker die unmittelbar vorhergehende Kontraktion gewesen ist. Diese Hypothese konnte von Lehrer et al. (1988) jedoch nur teilweise bestätigt werden. Die Sensitivität der Muskelsinne wurde vielmehr durch minimale Kontraktionen als durch intensive Anspannungen gesteigert, ein Befund, der eher für das ursprünglich von Jacobson vorgeschlagene Verfahren spricht.

Auch die zweite im Anschluss an Jacobson postulierte Hypothese, dass eine Aufmerksamkeitsfokussierung auf die entsprechenden Muskelsensation die Tiefe der Entspannung steigere, konnte von Lehrer et al. (1988) nicht bestätigt werden. Die Instruktion, sich genau auf die Spannung der Unterarmmuskulatur zu konzentrieren, führte zu keiner Verringerung der EMG-Aktivität am Unterarmmuskel. Im Gegenteil, diese Instruktion führte sogar zu einer Steigerung der EMG-Aktivität der Stirnmuskulatur.

Da diese Induktionstechnik in der Praxis sehr häufig eingesetzt wird, sind die in dieser Variante trainierten Muskelgruppen in Tab. 8.2 nochmals aufgeführt. Eine typische Instruktionsformel ist ebenfalls exemplarisch angegeben.

Diese deutlichen prozeduralen Veränderungen gegenüber der Originalversion müssen natürlich bedacht werden, wenn man die Ergebnisse der in Anschluss an Wolpes Arbeiten einsetzenden kontrollierten klinischen Wirksamkeitsstudien mit den Fallberichten Jacobsons vergleicht. Dies gilt umso mehr für die Varianten, bei denen die progressive Muskelentspannung als Strategie zur Bewältigung von Angst- und Stresssituationen eingesetzt werden soll.

4   Progressive Muskelentspannung als „coping skill"

Mit dem Einzug der Selbstkontrollverfahren, bzw. der so genannten kognitiven Techniken in die Verhaltenstherapie zu Beginn der 1970er Jahre wurde zunehmend auch die progressive Muskelentspannung als erworbene Fertigkeit (skill) zur aktiven Bewältigung von angst- oder stressauslösenden Situationen eingesetzt. Bei dieser Methode sollen die Patienten die geringsten Anzeichen von Spannung identifizieren und dann sofort die vorher gelernte muskuläre Entspannung als aktive Reaktion zur Angstbewältigung einsetzen. Dieses Grundprinzip findet sich in allen späteren Varianten der kognitiven Verfahren zur Angst- und Stressbewältigung. Die grundlegende Technik soll an dem Beispiel

Tabelle 8.2. Instruktionen und zu trainierende Muskelgruppen in der modifizierten Form der progressiven Muskelentspannung nach Bernstein und Borkovec (1992)

Instruktionen	Muskelgruppen
Armübungen	
(1) Spannen Sie die Muskeln der rechten Hand und des rechten Unterarms an, indem Sie die Hand zur Faust ballen.[1]	dominante Hand und dominanter Unterarm
(2) Spannen Sie die Muskeln Ihres rechten Oberarms an, indem Sie den Ellenbogen anwinkeln. Spannen Sie den Bizeps an.	dominanter Oberarm
(3) Spannen Sie die Muskeln Ihres linken Oberarms an, indem Sie den Ellenbogen anwinkeln. Spannen Sie den Bizeps an.	nichtdominanten Hand und dominanter Unterarm
(4) Spannen Sie die Muskeln Ihres linken Oberarms an, indem Sie den Ellenbogen anwinkeln. Spannen Sie den Bizeps an.	nichtdominanter Oberarm
Übungen der Gesichtsregion	
(5) Spannen Sie die Stirnmuskulatur an, indem Sie Ihre Augenbrauen so hochziehen, wie Sie können, und legen Sie Ihre Stirn in Falten.	Stirn
(6) Spannen Sie die Muskeln in der Mittelpartie Ihres Gesichts an, indem Sie die Augen fest schließen und die Nase kraus ziehen.	obere Wangenpartie und Nase
(7) Spannen Sie die Muskeln der unteren Gesichtspartie an, indem Sie Lippen und Zähne fest aufeinanderpressen und die Zunge nach oben drücken.	untere Wangenpartie und Kiefer
(8) Spannen Sie Ihre Nackenmuskeln an. Es gibt dort viele Muskeln, die Ihren Hals in verschiedene Richtungen ziehen. Spannen Sie alle Muskeln an, indem Sie versuchen, Ihren Hals in alle vier Richtungen gleichzeitig zu bewegen. Wenn Sie das tun, kann sich Ihr Hals nicht bewegen, aber Sie spüren das Zittern, weil alle Muskeln gegeneinander zerren.	Nacken und Hals
(9) Spannen Sie die großen Muskeln der oberen Rückenpartie an, indem Sie die Schultern nach hinten drücken, als ob Sie sie hinter sich berühren wollten.	Brust, Schultern und obere Rückenpartie

▶

Tabelle 8.2. (Fortsetzung)

Instruktionen	Muskelgruppen
(10) Spannen Sie Ihre Bauchmuskeln an.	Bauchmuskulatur
(11) Spannen Sie die Oberschenkelmuskeln Ihres rechten Beines an. Ähnlich wie im Nackenbereich gibt es auch im Oberschenkel viele Muskeln, die gegeneinander arbeiten. Sie können sie alle auf einmal anspannen, indem Sie das rechte Bein etwas anheben und den Oberschenkel hart machen.	dominanter Oberschenkel
(12) Spannen Sie Ihre rechte Wade an, indem Sie Ihren Fuß und Ihre Zehenspitzen nach vorne richten. Dehnen Sie nicht zu stark, denn dieser Muskel verkrampft sich leicht.	dominanter Unterschenkel
(13) Spannen Sie ihren rechten Knöchel und Ihr Schienbein an, indem Sie Füße und Zehen gegen Ihr Gesicht richten.	dominanter Fuß
(14) wie Instruktion Nr. 11 (linkes Bein)	nichtdominanter Oberschenkel
(15) wie Instruktion Nr. 12 (linke Wade)	nichtdominanter Unterschenkel
(16) wie Instruktion Nr. 13 (linker Knöchel)	nichtdominanter Fuß

[1] Eine ausführliche Instruktion lautet in diesem Fall wie folgt (vgl. Lichtstein, 1988): Spannen Sie jetzt die Muskeln Ihrer rechten Hand und Ihres rechten Unterarms an, indem Sie Ihre Hand zur Faust ballen, ganz fest, fühlen Sie den Druck, die Spannung, die Muskeln arbeiten ganz stark, und lassen Sie nun locker (7 Sekunden). Lassen Sie ganz locker, entspannen Sie sich. Versuchen Sie, die Muskeln nicht mehr zu kontrollieren. Lassen Sie sie ganz ruhig dort liegen. Vergleichen Sie im Geiste die Gefühle der Anspannung, die Sie vor wenigen Sekunden in Ihrer rechten Hand und in Ihrem Unterarm erlebt haben, mit dem Gefühl der Entspannung, welches sich allmählich einstellt. Je genauer Sie auf die Ruhe und Gelassenheit achten, desto stärker werden Sie die Wirkung der Entspannung genießen. Fühlen Sie, wie die Entspannung und die Ruhe sich immer weiter ausbreitet (45 Sekunden).

der „angewandten Entspannung" von Öst (1987) – Lichtstein (1988) verwendet eine vergleichbare Methode, bezeichnet sie aber als „Selbstkontroll-Entspannung" – demonstriert werden, da sich dieses Verfahren in den letzten Jahren zunehmend etabliert.

Angewandte Entspannung nach Öst

Aufklärung, Selbstbeobachtung, progressive Muskelentspannung. Dieses Verfahren besteht aus mehreren Teilschritten, wobei der Patient zu Beginn genau über die Grundannahmen und Ziele der Methode aufgeklärt wird. Im Anschluss daran soll er lernen, früheste Anzeichen von Angst bzw. Verspannung zu identifizieren, wobei in dieser dreiwöchigen Phase Protokollbögen zur Unterstützung der Selbstbeobachtung eingesetzt werden (vgl. Öst, 1987; Lichtstein, 1988). Danach wird die von Wolpe und Lazarus (1966) vorgeschlagene Kurzform der progressiven Muskelentspannung (zwölf Muskelgruppen werden trainiert), bzw. die Variante von Bernstein und Borkovec (1992) (siehe Tab. 8.2) durchgeführt. Kurzen Anspannungsperioden (5 bis 7 Sekunden) folgen kurze Entspannungsphasen (15 bis 45 Sekunden). Für dieses Entspannungstraining sind drei bis vier Sitzungen vorgesehen, wobei der Patient die Übungen zweimal täglich zu Hause durchführen soll.

Ausschließlich lösende Entspannung. Die anschließende vierte Phase des Trainings bezeichnet Öst (1987) als „ausschließlich lösende Entspannung" (Übersetzung des Autors). Hier soll der Patient lernen, einzelne Muskelgruppen zu entspannen, ohne sie vorher zu kontrahieren. Dieses Vorgehen ist mit Jacobsons Induktionsmethode der Tiefenspannung vergleichbar.

Hinweisreiz-gesteuerte Entspannung. Als nächstes soll der Patient diese gelernte Entspannungsreaktion mit einer Selbstinstruktion in Form eines Schlüsselwortes (z. B. „ruhig", „entspannen" etc.) assoziieren. Diese Technik wird als „Hinweisreiz-gesteuerte Entspannung" („Cue-controlled relaxation") bezeichnet.

Differentielle Entspannung. Nachdem der Patient durch die Selbstinstruktion eines Schlüsselwortes die Entspannung herbeiführen kann, erlernt er differentielle Entspannung im Sinne Jacobsons (s. o.), d. h. die Entspannungsinduktion erfolgt zunächst in einer anderen Körperposition, dann während leichter, nicht anstrengender motorischer Aufgaben und schließlich während des freien Umhergehens im Raum.

Schnelle Entspannung. Danach folgt die Phase der schnellen Entspannung, in der sich der Patient in alltäglichen, aber nicht belastenden Situationen entspannen soll.

Konfrontation mit belastenden Situationen. Schließlich, nach acht bis zehn Sitzungen, soll der Patient die gelernte Entspannungsreaktion auch in belastenden oder Angst auslösenden Situationen einsetzen. Dabei erfolgt die Konfrontation mit diesen Situationen zunächst durch den Therapeuten. Anschließend soll der Patient selbst im Alltag die Angst auslösenden Situationen aufsuchen und die gelernte Entspannungsreaktion als Bewältigungsstrategie einsetzen.

Diese Technik der angewandten Entspannung hat sich insbesondere bei der Behandlung phobischer Störungen bewährt, wobei jedoch betont werden muss, dass in den meisten Studien auch Expositionen in vivo in das Behandlungsprogramm eingeschlossen waren.

5   Wirksamkeit der progressiven Muskelentspannung

Die Evaluation der Wirksamkeit der progressiven Muskelentspannung wird durch zwei zentrale Probleme erschwert.

(1) Methodenvielfalt. Das erste Problem betrifft die enorme Vielfalt der verwendeten Induktionstechniken, wobei in manchen Fällen nur noch der Name „progressive Muskelentspannung" die Gemeinsamkeit des in zwei Studien verwendeten Entspannungsverfahrens kennzeichnet. Standardisierungen der prozeduralen Schlüsselvariablen fehlen bis heute. Hierzu zählen z. B. Einfluss suggestiver Entspannungsformeln, Stärke der Kontraktionen, Wichtigkeit von Anspannungs- und Entspannungszyklen, Art, Anzahl und Abfolge der zu trainierenden Muskelgruppen, erforderlicher Trainingsaufwand usf. Widersprüchliche Befunde, insbesondere zu den physiologischen Effekten der progressiven Muskelentspannung, ergeben sich dadurch zwangsläufig. Dennoch soll im folgenden Abschnitt versucht werden, anhand der empirischen Befunde eine Übersicht über die psychophysiologischen Effekte der progressiven Muskelrelaxation zu geben, wobei insbesondere die Rolle einiger zentraler prozeduralen Variablen näher beleuchtet werden soll.

(2) Befundlage. Das zweite Problem einer integrativen Beurteilung der Wirksamkeit der progressiven Muskelentspannung ist die nahezu unübersehbare Vielzahl von Einzeluntersuchungen mit zum Teil inkonsistenten Ergebnissen, die seit den Pionierarbeiten von Gordon Paul publiziert wurden. Eine computerunterstützte Literatursuche (Medline, Psyndex, Psychlit) unter dem Stichwort „progressive Muskelrelaxation" erbrachte allein für den Zeitraum der letzten zehn Jahre 230 Publikationen. Versucht man diese Studien zu ordnen, so kann man sie grob in zwei Gruppen unterteilen:

(1) Grundlagenstudien, welche die Effekte der progressiven Muskelrelaxation in verschiedenen Indikatorbereichen untersuchen und denen anderer Entspannungsverfahren (Hypnose oder Meditation) gegenüberstellen.

(2) Klinische Studien, welche die Wirksamkeit der progressiven Muskelrelaxation bei der Behandlung verschiedener Störungsbilder untersuchen, wobei die Mehrzahl der Studien den therapeutischen Effekt der Muskelentspannung bei der Behandlung von Angststörungen, Schmerzzuständen und anderen Symptomkomplexen (z. B. Hypertonie, Schlafstörungen usw.) überprüfen.

Grundlagenstudien: Physiologische Effekte der progressiven Muskelentspannung

Inkonsistente Befunde. Die erste Welle kontrollierter Studien zur Wirksamkeit der progressiven Muskelentspannung wurde durch die Arbeiten von Paul gegen Ende der 1960er Jahre stimuliert. Paul (1969) konnte zeigen, dass die progressive Muskelentspannung (modifizierte Form von Wolpe) zu einer stärkeren Reduktion der EMG-Aktivität am Unterarm und einer deutlicheren Senkung von Herzrate und Atemfrequenz führte als hypnoseähnliche Entspannung oder einfache Ruheinstruktionen.

Es gibt inzwischen eine ganze Reihe von Untersuchungen, die signifikante Effekte der progressiven Muskelentspannung in einzelnen physiologischen Indikatoren gefunden haben. Dennoch steht diesen positiven Ergebnissen eine nahezu gleiche Anzahl von negativen bzw. widersprüchlichen Befunden gegenüber. In ihrer Übersicht der bis 1979 publizierten Arbeiten finden Borkovec und Sides (1979) bei 14 Studien signifikant stärkere Effekte der progressiven Muskelentspannung in verschiedenen physiologischen Aktivierungsindikatoren (z. B. Blutdruck, Herzrate, elektrodermale Spontanfluktuationen, Atmung und EMG-Aktivität) als bei anderen Entspannungsverfahren oder unter Kontrollbedingungen. Bei zehn anderen Untersuchungen unterschieden sich die Gruppen mit Muskelentspannung jedoch in keinem der untersuchten physiologischen Kennwerte von den unbehandelten Kontrollpersonen.

Diese Inkonsistenz der Befunde lässt sich jedoch größtenteils auf die unterschiedlichen prozeduralen Merkmale der Entspannungsinduktion in den verschiedenen Studien zurückführen. So lassen sich physiologische Effekte leichter nachweisen, wenn die Instruktionen persönlich von einem Therapeuten gegeben werden, geringere Effekte finden sich dagegen bei Präsentation vom Tonband. Außerdem sind deutliche physiologische Effekte nur bei ausreichend langem Training und kontinuierlicher Anwendung zu erzielen.

Hauptkriterium nicht nachgewiesen. Fasst man die vorliegenden Befunde zusammen, so lässt sich zwar feststellen, dass es bei einer adäquaten Durchführung der progressiven Muskelentspannung zu konsistenten Reduktionen einzelner physiologische Erregungsindikatoren kommt (vgl. Übersicht bei Lehrer & Woolfolk, 1984), eine generelle Reduktion der Aktivität des sympathischen Teils des autonomen Nervensystems – das Hauptmerkmal der physiologischen Veränderungen einer Entspannungsreaktion – mit gleichzeitig parallel verlaufenden Veränderungen in allen entsprechenden Effektorsystemen konnte jedoch bisher in keiner der Grundlagenstudien nachgewiesen werden (Lichtstein, 1988).

Jacobsons Originalversion nicht untersucht. Man muss jedoch bei der Bewertung dieser Befunde betonen, dass alle Studien, welche die physiologischen Basiseffekte der progressiven Muskelentspannung untersucht haben, mit der nach Wolpe modifizierten Form und nicht mit Jacobsons Originalversion des Trainings gearbeitet haben. Es ist also nach wie vor nicht zu entscheiden, ob die von Jacobson (1938) in seinen Fallberichten beschriebene Koppelung neuromuskulärer und viszeraler Entspannung auch in kontrollierten Gruppenstudien beobachtbar ist. Es existieren jedoch nach wie vor keine systematischen Studien, welche Jacobsons Originalversion mit den modifizierten Techniken verglichen haben. Nicht zuletzt deshalb plädieren einige Autoren vehement für eine Rückbesinnung auf die Originalversion der von Jacobson beschriebenen Entspannungsmethode (Lehrer et al., 1988): „Ich denke es ist an der Zeit, Jacobsons Originalarbeiten nochmals zu lesen. Wenn die Reduktion der physiologischen Erregung therapeutisch wichtig ist, sind wir gut beraten, zurückzukehren und die Methode so zu erlernen und anzuwenden, wie Jacobson es beabsichtigt hatte" (Übersetzung des Autors nach Lehrer, 1982, S. 425).

Progressive Muskelentspannung bei Belastung

Diese Gruppe von Untersuchungen zur Wirksamkeit der progressiven Muskelentspannung bildet eine Art Übergangstufe zwischen Grundlagenexperimenten und klinischen Effektivitätsstudien, da einerseits der Einfluss der Muskelentspannung bei der Bewältigung emotional belastender Situationen untersucht wird, aber diese Experimente andererseits an nicht-klinischen Gruppen durchgeführt werden.

So fanden beispielsweise Davidson und Hiebert (1971), dass in progressiver Muskelentspannung trainierte Personen signifikant geringere physiologische Reaktionen (elektrodermale Spontanfluktuationen, Hautleitwertniveau) auf einen emotional belastenden Film zeigten als untrainierte Kontrollpersonen. Lehrer et al. (1980) fanden, dass in Muskelentspannung geübte Personen während der Darbietung 100 db lauter Töne deutlich weniger Angstsymptome mitteilten und auch mit einer geringeren Anspannung der Unterarmmuskulatur auf diese Belastung reagierten als untrainierte Kontrollpersonen.

Darüber hinaus konnte in einer Reihe von Experimenten gezeigt werden, dass sich durch progressive Muskelentspannung sowohl die Schmerztoleranz (gegenüber elektrischer Reizung, Okklusionsschmerz, Kaltwassertest) erhöht, als auch die subjektive erlebte Schmerzintensität reduziert.

> ❗ Physiologische Effekte der progressiven Muskelentspannung treten sehr viel deutlicher während Stressinduktionen als unter Ruhebedingungen zu Tage. Darüber hinaus wirkt sich Muskelentspannung in solchen Situationen positiv auf die subjektive Gefühlslage aus. Interessant ist dabei, dass diese positiven Effekte muskulärer Entspannung deutlicher in denjenigen Studien nachgewiesen werden konnten, die entweder hochängstliche Studenten oder klinische Patientengruppen untersucht haben. In der Tat erweist sich die kli- ▶

nische Anwendung der progressiven Muskelentspannung als sehr viel erfolgreicher, als es aufgrund der teilweise doch sehr inkonsistenten Befunde in den Grundlagenstudien zu erwarten wäre.

Klinische Effektivität

In ihrer Meta-Analyse zur klinischen Effektivität von Entspannungsverfahren fanden Hyman et al. (1989) heraus, dass sich der größte Anteil dieser Studien (38,2 Prozent) mit der Wirksamkeit der progressiven Muskelentspannung beschäftigt. Dabei untersuchen die meisten Studien – wie bereits oben angedeutet – die Effektivität der Muskelentspannung bei den klinischen Störungsbildern, wie Schmerz, Angst, essentielle Hypertonie und Schlafstörungen. Die Studien zu ausgewählten Anwendungsgebieten, die nicht in Teil III und IV gesondert behandelt werden, sollen in den folgenden Abschnitten kurz dargestellt werden.

Schmerz. Die progressive Muskelentspannung wird in der Schmerztherapie sehr häufig eingesetzt. Die Effizienz des Verfahrens variiert jedoch erheblich je nach Art des behandelten Schmerzzustandes.

Spannungskopfschmerz. Obwohl die Annahme, dass intensive muskuläre Verspannungen die ätiologische Grundlage des Spannungskopfschmerzes seien, aufgrund neuerer empirischer Befunde zugunsten einer eher multifaktoriellen Genese aufgegeben werden muss, ist die progressive Muskelentspannung eines der effektivsten Verfahren zur Behandlung dieses Kopfschmerztyps. Dies ist inzwischen durch eine Vielzahl klinischer Studien belegt, wobei in den meisten Untersuchungen die Wirksamkeit der Muskelentspannung mit der einer EMG-Feedback-Therapie verglichen wurde. So fanden Philips und Hunter (1981) bei 16 Patienten mit chronischem Spannungskopfschmerz eine deutliche Verbesserung in verschiedenen Indizes des Schmerzempfindens und -verhaltens, welche die der EMG-Feedback-Therapie überstieg.

Den wohl eindrucksvollsten Nachweis über die hohe klinische Effektivität der Muskelentspannung bei der Behandlung des Spannungskopfschmerzes haben jedoch die Arbeiten von Blanchard und Mitarbeitern seit Beginn der 1980er Jahre erbracht. Blanchard et al. (1982) fanden bei 33 Patienten mit Spannungskopfschmerz nach zehnstündigem Training in progressiver Muskelentspannung eine signifikante Zunahme kopfschmerzfreier Tage sowie eine Abnahme der maximalen Kopfschmerzintensität und des Kopfschmerzindex (einer Mischung aus Intensität und Dauer der Kopfschmerzen), wobei 52 Prozent der Patienten eine Reduktion in diesem Kopfschmerzindex von mehr als 50 Prozent aufwiesen. Diese Befunde wurden durch eine Studie mit 250 chronischen Kopfschmerzpatienten bestätigt, in der Blanchard und Mitarbeiter die Wirksamkeit von progressiver Muskelentspannung, EMG-Feedback-Therapie und Handerwärmungs-

Feedback-Therapie miteinander verglichen. Bei den 94 Patienten mit reinem Spannungskopfschmerz war die progressive Muskelentspannung mit einer Erfolgsquote von 41 Prozent das effektivste der drei Therapieverfahren. Ähnlich positiv sind die Ergebnisse einer Studie von Blanchard et al. (1990). Die Autoren fanden bei 66 Patienten mit Spannungskopfschmerz nach Behandlung mit progressiver Muskelentspannung gegenüber der Kontrollgruppe (Warteliste) einen deutlichen Rückgang verschiedener anderer Kopfschmerztherapien sowie des Schmerzmittelverbrauchs. Die zusätzliche Anwendung eines Stress-Management-Trainings erbrachte gegenüber dem Entspannungstraining keinen zusätzlichen therapeutischen Effekt. Aber auch außerhalb der Arbeitsgruppe um Blanchard belegen eine Reihe von Studien die klinische Effektivität der Muskelentspannung für die Behandlung von Spannungskopfschmerz. Murphy et al. (1990) fanden bei 23 Patienten mit Spannungskopfschmerz eine signifikante Verbesserung verschiedener Symptome.

Fasst man die Befunde zusammen, so hat sich die progressive Muskelentspannung als die effektivste therapeutische Maßnahme bei der Behandlung von Patienten mit Spannungskopfschmerzen erwiesen. Zu diesem positiven Fazit kommt auch die bereits oben erwähnte Meta-Analyse von Hyman et al. (1989). Eine zusätzlich Kombination mit EMG-Feedback oder kognitiver Verhaltenstherapie führt zu keiner weiteren Symptombesserung. Auch im Vergleich zum autogenen Training erweist sich die progressive Muskelentspannung in der Spannungskopfschmerz-Therapie als effektiver.

Migräne. Anders als beim Spannungskopfschmerz ist die klinische Effektivität der progressiven Muskelentspannung bei der Behandlung des vaskulären Kopfschmerzes vom Migränetyp relativ gering. So fanden Mitchell und Mitchell (1971) nur dann eine Reduktion von Häufigkeit und Dauer der Migräneanfälle, wenn die progressive Muskelentspannung mit anderen verhaltenstherapeutischen Maßnahmen (systematische Desensibilisierung oder Selbstsicherheitstraining) kombiniert war. Bei einer ausschließlichen Anwendung der Muskelentspannung unterschied sich die behandelte Gruppe nicht von den Patienten der Warteliste. Diese geringe Effektivität der Muskelentspannung bei der Behandlung des vaskulären Kopfschmerzes wird auch durch die Studien von Blanchard et al. belegt, die nur bei 25 Prozent ihrer Migränepatienten eine substantielle Verbesserung (50 Prozent) der Kopfschmerzsymptomatik nach einem Training in Muskelentspannung feststellten (Blanchard et al., 1982).

Während also die progressive Muskelentspannung bei der Behandlung des Spannungskopfschmerzes effizienter als andere Entspannungsverfahren ist und auch zumindest gleichwertige Erfolgsquoten im Vergleich zur EMG-Feedback-Therapie aufweist, ist das autogene Training bei der Migränebehandlung etwas erfolgreicher als die Muskelentspannung, obwohl sich diese Differenzen zwischen den beiden Entspannungsverfahren in den katamnestischen Erhebungen weitgehend aufheben. Weitaus effektiver als die Muskelentspannung ist jedoch das Handerwärmungstraining mit Hilfe von Temperatur-Biofeedback.

> **!** Fasst man die Befunde zusammen, so ist bei Migräne eine ausschließliche Behandlung mit progressiver Muskelentspannung nicht indiziert. Eine doppelt so hohe Erfolgsquote wird dann erreicht, wenn ein Entspannungstraining mit einem Handerwärmungstraining kombiniert wird.

Rückenschmerzen. In ihrem Übersichtsartikel kommen Turner und Chapman (1982) zu dem Schluss, dass Entspannungsverfahren nicht sonderlich effektiv bei der Behandlung chronischer Schmerzzustände sind, wenn es sich nicht um Kopfschmerzen handelt.

Zu einer positiven Einschätzung kommt dagegen Linton (1982) in seiner sehr ausführlichen Studienübersicht. Demnach führt die progressive Muskelentspannung zu einer Reduktion der EMG-Aktivität und einer Reduktion der Schmerzeinstufungen. In dieser Übersicht findet sich jedoch keine Studie, in welcher die progressive Muskelentspannung als einzige therapeutische Maßnahme eingesetzt worden wäre. In der Regel wird das Entspannungsverfahren mit einer Vielzahl anderer verhaltenstherapeutischer Maßnahmen kombiniert, wodurch es äußerst schwierig wird, die Wirksamkeit der einzelnen Komponenten zu isolieren und abzuschätzen.

Linton und Götestam (1984) verglichen bei 15 Rückenschmerzpatienten die Effektivität einer Kombinationstherapie (operantes Programm plus angewandte Entspannung) mit der eines Entspannungstrainings. Die Autoren fanden heraus, dass beide Behandlungsverfahren die klinische Symptomatik gegenüber unbehandelten Kontrollpersonen deutlich verbesserten. Die Kombination von Entspannung mit einem operanten Programm führte jedoch zu einer weitaus stärkeren Reduktion des Schmerzmittelverbrauchs sowie zu einer Leistungsverbesserung während eines körperlichen Belastungstests.

Mit diesen Befunden stimmten auch die Ergebnisse von Turner (1982) überein, die bei 36 ambulanten Patienten mit Rückenschmerzen eine signifikante Verbesserung in den subjektiven Schmerzangaben, der mitgeteilten Depressivität sowie in ihrem selbst- und fremdbeurteilten Gesundheitsstatus gegenüber einer unbehandelten Kontrollgruppe beobachtete. Eine Kombination mit einer kognitiven Verhaltenstherapie erbrachte keinen zusätzlichen therapeutischen Gewinn.

! Fasst man die Ergebnisse der Studien zusammen, so variiert die Effektivität der progressiven Muskelentspannung bei der Behandlung von Schmerzzuständen erheblich mit der Schmerzform. Bei Spannungskopfschmerzen ist die Muskelentspannung ein äußerst effektives therapeutisches Verfahren. Eine Kombination mit anderen verhaltenstherapeutischen Maßnahmen führt zu keiner wesentlichen Effektivitätssteigerung.

Für die Migränebehandlung reicht jedoch die progressive Muskelentspannung als alleinige therapeutische Maßnahme nicht aus. Unklar ist das Bild bei chronischen Rückenschmerzen. Progressive Muskelentspannung hat sich in einigen Studien als effektives Behandlungsverfahren erwiesen. Eine Kombination mit anderen Maßnahmen scheint jedoch eher indiziert.

Ergebnisse einzelner Untersuchungen sowie einige publizierte Fallberichte deuten darauf hin, dass die progressive Muskelentspannung auch sehr erfolgreich bei der Behandlung anderer Schmerzzustände, wie beispielsweise bei rheumatischen Beschwerden oder bei Phantomschmerzen (vgl. Lichtstein, 1988), eingesetzt werden kann.

Essentielle Hypertonie. Jacobson (1947) hat in seinen Fallberichten von mehr als 100 Hypertonikern die hohe klinische Effektivität der progressiven Muskelentspannung bei der Bluthochdruckbehandlung hervorgehoben. Aber auch neuere Übersichtsartikel über kontrollierte klinische Studien attestieren den Entspannungsverfahren gute therapeutische Ergebnisse bei der Behandlung des Bluthochdruckes. In der Meta-Analyse von Hyman et al. (1989) weist die progressive Muskelentspannung bei der Behandlung der essentiellen Hypertonie die größten Effektstärken auf. Mehr noch: Von allen physiologischen Indikatoren wirkt sich die Entspannungsinduktion am effektivsten auf den diastolischen Blutdruck aus. Dabei kommt es einerseits zu einer kurzfristigen Blutdrucksenkung als unmittelbare Folge der Entspannungsinduktion, andererseits sind aber auch deutliche Generalisierungseffekte zu beobachten.

Brauer et al. (1979) fanden eine signifikante Reduktion des systolischen und diastolischen Blutdrucks nach jeder der untersuchten therapeutischen Intervention (progressive Muskelentspannung mit persönlicher und Tonband-Präsentation, Stress-Management-Training, unterstützende Psychotherapie). Ein stabiler Generalisierungseffekt war jedoch nur nach einer Therapie mit progressiver Muskelentspannung zu beobachten (Reduktion des systolischen/diastolischen Blutdrucks bei einer sechsmonatigen Katamnese um 17,8/9,7 mmHg).

In die gleiche Richtung weisen auch Befunde einer Untersuchung von Southam et al. (1982), in der die mit progressiver Muskelentspannung behandelten Hypertoniker ambulant 20 Minuten den Blutdruck messen sollten. Auch hier kam es zu einer Blutdrucksenkung um 7,8/4,6 mmHg, die bei den unbehandelten Kontrollpersonen nicht zu beobachten war. Ähnliche Senkungen des Blutdrucks in einer Katamnese nach sechs Monaten fanden auch Hoelscher et al. (1987) bei der Behandlung von 48 Hypertonikern mit progressiver Muskelentspannung.

Fasst man die Daten dieser Studien zusammen, so lässt sich durch eine kombinierte Behandlung mit Antihypertensiva und progressiver Muskelentspannung eine dauerhafte Senkung des Blutdrucks um durchschnittlich 10 mmHg systolisch und 5 mm Hg diastolisch erreichen. Das Ausmaß dieser Absenkung ist dabei umso größer, je höher der Ausgangsdruck vor Beginn der Behandlung ist.

! Entspannungsverfahren haben sich in der Behandlung der essentiellen Hypertonie inzwischen so gut bewährt, dass sie auch von der amerikanischen Gemeinsamen Kommission zur Entdeckung, Bewertung und Behandlung des Bluthochdrucks 1986 als eines der wichtigsten nicht pharmakologischen Therapieverfahren empfohlen werden. Obwohl angenommen wird, dass die Entspannungsinduktion den sympathikotonen Einfluss auf das kardiovaskuläre System reduziert, sind Ergebnisse von Studien, die diesen Wirkmechanismus untersuchen, nicht immer konsistent. So fanden beispielsweise McCoy et al. (1988) keine Abnahme in verschiedensten biochemischen Parametern (z. B. Plasma-Renin, Noradrenalin etc.) nach einer Behandlung mit progressiver Muskelentspannung.

Eine Reihe von Studien hat die Effektivität der progressiven Muskelentspannung bei der Bluthochdruckbehandlung mit der verschiedener Biofeedback-Verfahren verglichen. In ihrer Übersicht mehrerer Studien kommt allerdings Lichtstein (1988) zu dem Schluss, dass Blutdruck-Feedback wenig zu einer Effektivitätssteigerung der progressiven Muskelentspannung beitragen kann.

Obwohl der Wirkmechanismus noch nicht vollständig geklärt ist, erweist sich die progressive Muskelentspannung in Kombination mit einer medikamentösen Therapie als eines der effektivsten Verfahren zur Behandlung der essentiellen Hypertonie.

6   Ausblick

Progressive Muskelentspannung ist eines der am häufigsten angewandten und am intensivsten untersuchten Entspannungsverfahren. Ihre klinische Effektivität ist für eine Reihe von Störungsbildern belegt, wobei neben den hier beschriebenen Hauptanwendungsgebieten noch für viele andere Störungsgruppen über positive therapeutische Effekte der Muskelentspannung berichtet wird, z. B. bei koronarer Herzkrankheit, Diabetes, Dysmenorrhoe, Krebserkrankungen, Asthma, Tinnitus, Colon irritabile, bei Muskelspasmen und -krämpfen, um nur einige zu nennen (vgl. Lichtstein, 1988). Besonders erfolgreich erweist sich die progressive Muskelentspannung bei der Behandlung der essentiellen Hypertonie und des Spannungskopfschmerzes. Bei der Angstbehandlung – vom historischen Standpunkt aus eine Hauptdomäne der progressiven Muskelentspannung – ist sie lediglich als flankierende Maßnahme während der Exposition in vivo indiziert (siehe Kapitel 10).

Erwähnenswert ist sicherlich auch die Diskrepanz zwischen der deutlichen klinischen Effektivität einerseits und den relativ rudimentären Kenntnissen über die Wirkmechanismen des Verfahrens andererseits. Eine generelle Reduktion der Aktivität des sympathischen Teils des autonomen Nervensystems mit parallel verlaufenden Veränderungen in den entsprechenden Effektorsystemen ist – zumindest bei der in den meisten klinischen Studien applizierten Post-Jacobson'schen Variante der progressiven Muskelentspannung – eher unwahrscheinlich. Um dem Wirkmechanismus der progressiven Muskelentspannung auf die Spur zu kommen, ist es unter Umständen notwendig, sich auf Jacobsons Originalarbeiten zurückzubesinnen und die kritischen prozeduralen Variablen inklusive ihrer Einflüsse auf die verschiedensten Indikatoren herauszufiltern.

Weiterführende Literatur

Bernstein, D. A. & Borkovec, T. D. (1992). Entspannungstraining. München: Pfeiffer.
Lichtstein, K. L. (1988). Clinical relaxation strategies. New York: Wiley.

Zitierte Literatur

Bernstein, D. A. & Borkovec, T. D. (1973). Progressive relaxation training. Champaign: Research Press.
Bernstein, D. A. & Borkovec, T. D. (1992). Entspannungstraining. München: Pfeiffer.
Blanchard, E. B., Andrasyk, F., Neff, D. F., Arena, J. G., Ahlex, T. A., Jurish, S. E., Pallmeyer, T. P., Saunders, N. L., Teders, S. J., Barron, K. D. & Rodichok, L. D. (1982). Biofeedback and relaxation treatment of three kinds of headache: Treatment effects and their prediction. Journal of Consulting and Clinical Psychology, 50, 562–576.
Blanchard, E. B., Appelbaum, K. A., Radnitz, C. L., Michultka, D., Morrill, B., Kirsch, C., Hillhouse, J., Evans, D. D., Guarnieri, P., Attanasio, V., Andrasik, F., Jaccard, J. & Dentinger, M. P. (1990). Placebo-controlled evaluation of abbreviated progressive muscle relaxation combined with cognitive therapy in the treatment of tension headache. Journal of Consulting and Clinical Psychology, 58, 210–215.
Borkovec, T. D. & Sides, J. K. (1979). Critical procedural variables to the physiological effects of progressive relaxation: A review. Behaviour Research and Therapy, 17, 119–125.
Brauer, A., Horlick, L. F., Nelson, E., Farquhar, J. U. & Agras, W. S. (1979). Relaxation therapy for essential hypertension: A Veterans Administration outpatient

study: Journal of Behavioural Medicine, 2, 21–29.

Cuthbert, B. N., Vrana, S. R. & Bradley, M. M. (1991). Imagery: Function and physiology. In P. K. Ackles, J. R. Jennings, & M. G. H. Coles (Hrsg.), Advances in Psychophysiology, Vol. 4 (S. 1–42) Greenwich CT: JAI-Press.

Davidson, P. O. & Hiebert, S. F. (1971). Relaxation training, relaxation instruction, and repeated exposure to a stressor film. Journal of Abnormal Psychology, 78, 154–159.

Deckert, G. H. (1964) Pursuit eye movements in the absence of moving visual stimulus. Science, 143, 1192–1193.

Hamm, A. O. (2006). Spezifische Phobien. Göttingen: Hogrefe.

Hoelscher, T. J., Lichtstein, K. L., Fischer, S. & Hegarty, T. B. (1987). Relaxation treatment of hypertension: Do home relaxation tapes enhance treatment outcome? Behavior Therapy, 18, 33–37.

Hyman, R. B., Feldmann, H. R., Harris, R. B., Levin, R. F. & Malloy, G. B. (1989). The effects of relaxation training on clinical symptoms: A meta-analysis. Nursing Research, 38, 216–220.

Jacobson, E. (1929; 1938[2]). Progressive relaxation. Chicago: University of Chicago Press.

Jacobson E. (1947). The influence of relaxation upon the blood pressure in "essential" hypertension. Federation Proceedings, 6, 135–136.

Jacobson, E. (1970). Modern treatment of tense patients. Springfield: Charles C. Thomas.

Lehrer, P. M. (1982). How to relax and how not to relax: A re-evaluation of the work of Edmund Jacobson-I. Behaviour Research and Therapy, 20, 417–428.

Lehrer, P. M., Schoicket, S., Carrington, P. & Woolfolk, R. L. (1980), Psychophysiological and cognitive responses to stressful stimuli in subjects participating in progressive relaxation and clinically standardized meditation. Behaviour Research and Therapy, 18, 293–303.

Lehrer, P. M. & Woolfolk, R. L. (1984). Are stress reduction techniques interchangeable, or do they have specific effects? A review of comparative empirical literature. In R. L. Woolfolk, & P. M. Lehrer (Hrsg.), Principles and practice of stress management (S. 404–477). New York: Guilford Press.

Lehrer, P. M., Batey, D. M., Woolfolk, R. L., Remde, A. & Garlick, T. (1988). The effect of repeated tens-release sequences on EMG and self-report of muscle tension: An evaluation of Jacobsonian and Post-Jacobsonian assumptions about progessive relaxation. Psychophysiology, 25, 562–569.

Lichtstein, K. L. (1988). Clinical relaxation strategies. New York: Wiley.

Linton, S. J. (1982). A critical review of behavioural treatments for chronic benign pain other than headache. British Journal of Clinical Psychology, 21, 321–337.

Linton S. J. & Götestam, K. G. (1984). A controlled study of the effects of applied relaxation plus operant procedures in the regulation of chornic pain. British Journal of Clinical Psychology, 23, 291–299.

McCoy, G. C., Blanchard, E. B., Wittrock, D. A., Morrison, S., Pangburn, L., Siracusa, K. & Pallmeyer, T. P. (1988). Biochemical changes associated with thermal biofeedback treatment of hypertension. Biofeedback and Self-Regulation, 13, 139–150.

Mitchell, K. R. & Mitchell, D. M. (1971). Migraine: An exploratory treatment application of programmed behavior therapy techniques. Journal of Psychosomatic Research, 15, 137–157.

Murphey, A. I., Lehrer, P. M. & Jurish, S. (1990). Cognitive skills training and relaxation training as treatments for tension headaches. Behavior Therapy, 21, 89–98.

Öst, L.-G. (1987). Applied relaxation: Description of a coping technique and review of controlled studies. Behaviour Research and Therapy, 25, 397–409.

Paul, G. L. (1969). Physiological effects of relaxation training and hypnotic suggestion. Journal of Abnormal Psychology, 74, 425–437.

Philips, C. & Hunter, M. (1981). The treatment of tension headache-II. EMG "normality" and relaxation. Behaviour Research and Therapy, 19, 499–507.

Southam, M. A., Agras, W. S., Taylor, C. B. & Kraemer, H. C. (1982). Relaxation training: Blood pressure lowering during the working day. Archives of General Psychiatry, 39, 715–717.

Turner, J. A. (1982). Comparison of group progressive-relaxation training and cognitive-behavioral therapy for chronic low back pain. Journal of Consulting and Clinical Psychology, 50, 757–765.

Turner, J. A. & Chapman, C. R. (1982). Psychological interventions for chronic pain: A critical review. I. Relaxation training and biofeedback. Pain, 12, 1–21.

Wolpe, J. (1958). Psychotherapy by reciprocal inhibition. Stanford, CA: Stanford University Press.

Wolpe, J. & Lazarus, A. A. (1966). Behavior therapy techniques. New York: Pergamon.

Teil III Anwendungsbereiche bei Erwachsenen

9 Stress und stressabhängige körperliche Störungen

Beate Ditzen • Ulrike Ehlert

ı Symptomatik

Stress ist in aller Munde, hinter dem Begriff und dem Phänomen Stress vermutet man ein Zeichen der Zeit – ein Phänomen der Moderne, wobei dieser Begriff bereits in den 1930er Jahren durch die Forschung von Hans Selye (1936) geprägt wurde.

Beispiel

Chronische Müdigkeit und Erschöpfung. Gegen Ende ihres Studiums sucht Frau F eine Psychologin wegen chronischer Müdigkeit und Erschöpfung auf. Sie sagt, dass sie morgens stundenlang nicht aus dem Bett komme, mittags beim Lernen in der Bibliothek einschlafe und seit Längerem aufgrund ihrer Müdigkeit abends nur selten mit Mitstudenten ausgehe. Sie habe seit einigen Monaten den Eindruck, dass diese Erschöpfung immer weiter zunehme, denn beispielsweise könne sie nur noch mit größten Schwierigkeiten eine Treppe hochsteigen. Neben ihrer Müdigkeit gibt Frau F an, dass sie seit einer Operation vor Jahren unter Schmerzen leide. Diese Schmerzen würden stark in ihrer Intensität variieren. Wenn sie dann Schmerzmittel einnehme, fühle sie sich noch erschöpfter. Keiner der vielen Ärzte, die sie aufgesucht habe, habe ihr helfe können, schließlich sei sie zum Psychologen geschickt worden.

Während der Exploration stellt sich heraus, dass Frau F schon seit Studienbeginn einen sehr dicht gepackten Tagesplan hat. Sie verdient sich ihren Lebensunterhalt während des Studiums selbst und pendelt an den Wochenenden in eine entfernte Stadt, um ihren Freund zu sehen. Dass nun, ausgerechnet kurz vor den bevorstehenden Abschlussprüfungen, diese drastische Erschöpfung einsetzt, versetzt Frau F geradezu in Panik …

Was ist Stress?

Der Begriff „Stress" umfasst in der Umgangssprache sowohl den Reiz („Lernen ist für mich ein Stress") als auch die Reaktion auf diesen Reiz („Ich bin gestresst"). Um Verwirrung zu vermeiden, sollen deshalb durchgängig die folgenden zwei Ebenen unterschieden werden:

(1) der stressauslösende Reiz, der „Stressor", und

(2) die psychische oder physische Reaktion auf den als belastend gedeuteten Reiz, die als „Stressreaktion" bezeichnet wird.

Unvorhersagbarkeit, Ambivalenz, mögliche soziale Bewertung, aber auch die Antizipation einer Strafe oder die Strafe selbst sowie das Ausbleiben eines erwarteten Ereignisses (Frustration) können als Eigenschaften eines Reizes gesehen werden, die ihn zum Stressor machen (Dickerson & Kemeny, 2004). Die Stressreaktion kann systematisch in Abhängigkeit von den Eigenschaften des Stressors untersucht werden, wobei eine solche Herangehensweise verschiedene Probleme mit sich bringt (vgl. auch Nitsch, 1981): Es gibt bisher keine Möglichkeit, qualitativ unterschiedliche Reize oder Ereignisse auf demselben Maßstab abzubilden, d. h. vergleichend zu quantifizieren. Reizkombinationen im Sinne der gestaltpsychologischen Deutung, dass das Ganze mehr als die Summe der Teile sei, lassen sich nur schwer quantifizieren. Auch Reize, die von den meisten Menschen als belastend interpretiert werden, können von verschiedenen Personen in unterschiedlicher Intensität wahrgenommen werden.

Die psychologische Stressreaktion. Die Stressreaktion als Maß für Stress zu interpretieren, hat gegenüber einer reizorientierten Herangehensweise den Vorteil, dass individuelle Interpretationsunterschiede bei der Bewertung eines Stressors inbegriffen sind. Es hat sich allerdings bisher kein allgemeines stressspezifisches Reaktionsmuster gezeigt, das bei unterschiedlichen Personen in voller Intensität auftritt. Lazarus (1986, S. 19) schlägt deshalb vor, Stress als eine Transaktion des Stressors mit der Deutung und der daraus resultierenden Reaktion zu definieren: „Psychologischer Stress ist die spezifische Beziehung zwischen Person und Umwelt, die von der Person als die eigenen Ressourcen beanspruchend oder übersteigend interpretiert wird und damit das Wohlbefinden beeinträchtigen könnte."

Es wird danach differenziert, ob eine Person einen möglichen Stressor als (1) Schädigung bzw. Verlust, (2) Bedrohung oder (3) Herausforderung deutet. Während eine Schädigung bzw. ein Verlust schon eingetretene Belastungen bezeichnet, kann eine *antizipierte* Belastung als Bedrohung gedeutet werden, wenn die Person ihre Ressourcen als ungenügend im Verhältnis zu den Anforderungen einschätzt. Eine solche antizipierte Belastung wird als Herausforderung gedeutet, wenn die Person annimmt, dass sie den Anforderungen unter besonderem Aufwand gewachsen sei. Lazarus nennt diese erste Deutung „primary appraisal" (Primärbewertung). Auf diese Primärbewertung folgt eine Abschätzung, wie dem Stressor begegnet werden könnte („Coping"), und der damit verbundenen Konsequenzen, die als „secondary appraisal" (Sekundärbewertung) bezeichnet wird. Die Bewertung wird durch „Commitment" (grob übersetzt: Motivation oder Einbindung) und „Beliefs" (Einstellungen) der Person bestimmt (siehe Abb. 9.1; Lazarus, 1986).

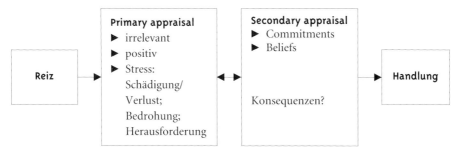

Abbildung 9.1. Das transaktionale Handlungsmodell von Lazarus (adaptiert nach Lazarus & Folkman, 1986). Die Transaktion zwischen Situation und Beurteilung der persönlichen Ressourcen sieht Lazarus als Bedingung für jede Handlung, weshalb sie die zentrale Komponente seiner Theorie ist. Wichtig ist, dass eine solche Transaktion nicht statisch, sondern als Teil eines Prozesses gesehen wird. So kann sich z. B. die Deutung eines andauernden Stressors über die Zeit hinweg verändern (der Stressor kann von einer Herausforderung zu einer Bedrohung werden) (Lazarus, 1995)

Das transaktionale Modell ist sowohl für die biopsychologische Stressforschung als auch für die Behandlung stressabhängiger körperlicher Beschwerden bedeutsam, denn, wie Abb. 9.1 nahelegt, können Einstellungsänderungen auf der Ebene der Primär- und Sekundärbewertung die Stressantwort erheblich beeinflussen. Bei der Behandlung von stressabhängigen Störungen (siehe Abschnitt 3) versuchen wir deshalb, die Einstellungen einer Person in einer potentiellen Stresssituation zu verändern. Über die Vermittlung von Stressbewältigungskompetenzen kann es gelingen, die Kontrollüberzeugungen einer Person (Krampen, 2000) in einer belastenden Situation zu steigern, so dass diese Situation eine geringere Stressreaktion auslöst.

Die biologische Stressreaktion. Jede psychologische Stressreaktion, so wie sie eben beschrieben wurde, hat ein körperliches Korrelat, d. h. der Körper reagiert auf eine ganz spezifische Weise auf Stress. Diese körperliche oder biologische Stressreaktion kann grob in diese zwei Phasen unterteilt werden (Sapolsky et al., 2000):

(1) eine unmittelbare schnelle Stressreaktion (innerhalb von Sekunden), vermittelt über das sympathiko-adrenomedulläre System (SAM; Adrenalin und Noradrenalin) und

(2) eine langsamere Stressreaktion (Minuten bis u. U. Tage).

Die langsamere Stressreaktion wird durch die Hormone der Hypothalamus-Hypophysen-Nebennierenrinden-Achse (HHNA) vermittelt. Die Hormone dieser Achse sind das Corticotropin Releasing Hormon (CRH), das adrenocorticotrope Hormon (ACTH) und Kortisol.

Die biologische Stressreaktion beginnt im Gehirn mit der Wahrnehmung des Stressors und seiner Einschätzung als potentielle Gefahr. Ausgehend vom Hypothalamus werden einerseits Neurone des sympathischen Nervensystems aktiviert, andererseits wird die Hormonkaskade der HHNA aktiviert. Die Botenstoffe, die vom Nebennierenrindenmark und von der Nebennierenrinde ins Blut abgegeben werden, sollen den Körper auf eine möglichst effiziente Reaktion vorbereiten. So steigern sie kurzfristig den arteriellen Druck und damit die Sauerstoffversorgung des Gehirns und der Muskeln, führen zu einer Verbesserung der kognitiven Fähigkeiten, aber auch zu Appetitverlust und Verlust des sexuellen Verlangens sowie einer teilweisen Unterdrückung der Immunantwort. Langfristig können diese Hormone allerdings auch die gegenteilige Wirkung ausüben (Verschlechterung der Konzentrationsfähigkeit, Fettbildung etc.). Schon Selye ging 1936 davon aus, dass kurzfristiger Stress die Reaktionsfähigkeit des Körpers steigert („Alarmreaktion"). Jedoch erschöpfen sich mit zunehmender Dauer des Stressors die regulierenden Mechanismen mehr und mehr, und das physiologische Gleichgewicht („Homöostase") bricht zusammen. McEwen (1998) erklärt mit seinem Konzept des „Allostatic Load" diesen Übergang von gesundem Stress zu krankmachendem Stress wie folgt: Während die Stresssysteme des Körpers kurzfristig so wirken, dass die physiologische Homöostase aufrechterhalten werden kann, belastet diese Reaktion den Körper, wenn sie andauert, und kann deshalb zu Krankheiten führen.

Wichtig ist in diesem Zusammenhang auch, dass im Rahmen einer akuten Stressantwort Anstiege des Kortisols im Blut über eine negative Feedback-Schleife die weitere Aktivierung des Hypothalamus hemmen, so dass die Stresssysteme daran gehindert werden, sich stärker und stärker zu aktivieren. Bei sehr starkem Stress (z. B. einem psychischen Trauma) oder anhaltendem (chronischem) Stress kann dieser Feedback-Mechanismus allerdings aus dem Gleichgewicht geraten (siehe Kasten).

Stress und chronische Erschöpfung. Das chronische Erschöpfungssyndrom (siehe auch das Fallbeispiel in Abschnitt 1) ist durch starke, medizinisch nicht erklärbare Müdigkeit, die seit mindestens sechs Monaten andauert oder wiederkehrt, gekennzeichnet. Diese Müdigkeit nimmt in der Regel schon nach kleiner Anstrengung stark zu und wird häufig von Konzentrationsstörungen, Schmerzen (z. B. Muskel-, Hals- oder Kopfschmerzen), einem schlechten und wenig erholsamen Schlaf sowie geschwollenen Lymphknoten begleitet.

Schon länger wird vermutet, dass das chronische Erschöpfungssyndrom mit Stress und einer Dysregulation der HHNA zusammenhängen könnte, und tatsächlich zeigte sich bei Patientinnen mit der Diagnose chronische Erschöpfung ein erniedrigter Anstieg des Hormons Kortisol nach dem Aufwachen (Nater et al., 2008). Ein starker Kortisolanstieg nach dem Aufwachen wird als

Indikator für die Integrität der HHNA interpretiert (Clow et al., 2004). Übereinstimmend hiermit wurden in unterschiedlichen, möglicherweise stressabhängigen körperlichen Störungen stark erniedrigte oder aber auch pathologisch erhöhte Kortisol-Aufwachkurven diagnostiziert (u. a. Ehlert et al., 2005), welche als Hypo- bzw. Hypercortisolismus im Sinne einer gestörten Reaktivität der HHNA gedeutet wurden (vgl. Ehlert et al., 2001). Diese Befunde machen deutlich, dass nicht per se erhöhte Cortisolwerte auf eine mögliche stressabhängige Störung hinweisen, sondern dass eine Kortisol-Diagnostik immer nur im Zusammenhang mit der klinischen Symptomatik und der Diagnose der persönlichen Stressgeschichte eine Aussage erlaubt.

Stressabhängige Störungen als Interaktion zwischen Zentralnervensystem, endokrinen-, autonomen- und Immunsystem

Wie oben kurz skizziert, werden stressabhängige körperliche Beschwerden durch eine Bewertung der Situation mitbedingt. Da die Stressreaktion im Gehirn initiiert wird, ist auch der Ursprung stressabhängiger Beschwerden dort zu suchen. Die Folgen von traumatischem oder von chronischem Stress können sich neben psychischen Fehlanpassungen auch auf körperlicher Ebene zeigen, z. B. in Form von chronischer Erschöpfung oder in einer Schmerzüberempfindlichkeit, so wie im Fallbeispiel dargestellt.

Es ist allerdings zu beachten, dass bis heute keine eindeutige Kopplung bestimmter, wahrscheinlich stressabhängiger körperlicher Beschwerden an bestimmte Stressoren nachgewiesen werden konnte. Es hat sich also bisher *nicht* bestätigt, dass beispielsweise Stress am Arbeitsplatz zu chronischer Müdigkeit, Stress in der Familie dagegen zu Rückenschmerzen führen würde. Eine Stressor-Störungs-Spezifitätshypothese gilt heute als nicht belegt. In den Diagnosesystemen psychischer Störungen ICD-10 (1999) und DSM-IV-TR (2003) werden deshalb stressabhängige Störungen auch unspezifisch im Hinblick auf den möglichen mitauslösenden psychischen Faktor und das betroffene körperliche System diagnostiziert (siehe Kasten).

Diagnostik von Stress und stressabhängigen körperlichen Beschwerden

Die Diagnostik von Stress (hierbei beziehen wir uns nicht auf die Diagnostik eines Traumas) basiert auf dem Selbstbericht der betroffenen Person. Hierbei hat sich gezeigt, dass es v. a. die individuelle Einschätzung eines einzelnen (traumatischen) Ereignisses oder einer Folge von Ereignissen ist, die die Folgen von Stress vorhersagen können. Es ist also nicht zu empfehlen, Stress im Sinne einer Aufzählung kritischer Lebensereignisse abzufragen. Im Deutschen sind u. a. folgende Fragebogenversionen zur Diagnose von Stress erhältlich:

▶ die „Perceived Stress Scale", („PSS", Cohen et al., 1983),

▶ das „Trierer Inventar zu Chronischem Stress" („TICS", Schulz et al., 2004),

▶ die Stressreaktivitätsskala (Schulz et al., 2005).

ICD-10. Werden die körperlichen Beschwerden in medizinischen Kategorien der ICD-10 (1999) eingeteilt (z. B. unter O 00–O 99 „Schwangerschaft, Geburt und Wochenbett"), kann Stress unter F 54 „Psychologische Faktoren oder Verhaltensfaktoren bei anderenorts klassifizierten Krankheiten" gefasst werden. Die Ausnahme bildet „Spannungskopfschmerz" mit einer eigenen Diagnose (G 44.2). Fallen die Beschwerden unter die ICD-10-Diagnose „Somatoforme Störungen" (F 45, z. B. 45.4 „anhaltende somatoforme Schmerzstörung"), kann Stress unter „Faktoren, die den Gesundheitszustand beeinflussen" (Z 73.0# „Ausgebranntsein", Z 73.2# „Mangel an Entspannung und Freizeit", Z 73.3# „Stress, anderenorts nicht klassifiziert") zusätzlich diagnostiziert werden.

DSM-IV-TR. Parallel hierzu werden stressabhängige körperliche Beschwerden im DSM-IV-TR (Saß et al., 2003) diagnostiziert. Der medizinische Krankheitsfaktor wird dann auf Achse III codiert. Die Ausnahme bilden psychologische Faktoren, die Schmerzsymptome beeinflussen. Diese werden codiert als „Schmerzstörung in Verbindung mit psychischen Faktoren" (307.80) oder als „Schmerzstörung in Verbindung mit sowohl Psychischen Faktoren wie einem Medizinischen Krankheitsfaktor" (307.89), und damit den somatoformen Störungen zugeordnet. Die stressauslösende Situation wird dann auf der Achse III vermerkt.

Sonderfall „Somatoforme Störungen". Bei der Unterscheidung zwischen den beiden Diagnosetypen sowohl im ICD-10 also auch im DSM-IV-TR ist es wichtig, dass es bei der somatoformen Störung (Saß et al., 2003, S. 801) „… keinen medizinischen Krankheitsfaktor [gibt], der die körperlichen Symptome vollständig erklärt. Im Gegensatz dazu handelt es sich bei den Psychologischen Faktoren, die einen Medizinischen Krankheitsfaktor Beeinflussen um Faktoren, die einen diagnostizierbaren medizinischen Krankheitsfaktor ungünstig beeinflussen" (vgl. auch Kapitel 20 „Somatoforme Störungen").

Statt einer Stressor-Störungs-Spezifitätshypothese ist vielmehr eine symptomunspezifische Wirkung der Stresshormone auf das Immunsystem belegt, vor allem auch bei sozialem Stress, wie z. B. Belastungen in zwischenmenschlichen Beziehungen. Dies konnte vor Kurzem erneut von Kiecolt-Glaser et al. (2005) in einer Studie zu den Auswirkungen eines Paarkonflikts gezeigt werden. In dieser Studie wurde Paaren standardisiert eine harmlose Wunde am Arm zugefügt. Als abhängige Variable wurde untersucht, wie schnell diese Wunde nach der Untersuchung heilte. Unterzogen sich die Paare einem instruierten Paarkonflikt, verlangsamte sich die Wundheilung und verschlechterte sich die Immunantwort beider Partner, vor allem bei denjenigen, die ein besonders feindseliges Konfliktverhalten gezeigt hatten. Diese und ältere Daten der Arbeitsgruppe (Glaser et al., 1999) legen nahe, dass psychische Belastungen die Gesundheit über eine verminderte Immunkompetenz beeinträchtigen können. Darüber hinaus ist aber auch belegt, dass bestimmte genetische Voraussetzungen die „Vulnerabilität" oder Sensitivität gegenüber stressreichen Bedingungen erhöhen können (Bradley et al., 2008; Caspi et al., 2003). Diese genetischen Befunde legen jedoch nahe, dass weder der genetische Einfluss allein noch traumatische oder stressreiche Erfahrungen an sich die Ausprägung einer stressabhängigen Störung bedingen, sondern vielmehr das ungünstige Zusammenwirken beider Faktoren eine Fehlanpassung an Stress oder Traumatisierung begünstigen.

2 Spezifisches Störungsmodell als Ansatzpunkt für Entspannungsverfahren

Modell zur Entstehung stressabhängiger Störungen

Wie oben beschrieben, ist durch die bisherige Forschung ein eindeutiger Zusammenhang zwischen spezifischen Stressoren und bestimmten körperlichen Symptomen noch nicht eindeutig belegt. Unterschiedlichste Störungsbilder, wie Schwangerschaftskomplikationen, gastrointestinale Symptome und chronische Erschöpfung, werden mit Stress assoziiert.

Es liegt nahe, die unterschiedlichen körperlichen Symptome auf die vielfältigen Wirkungen der Stresshormone Adrenalin, Noradrenalin und Kortisol zurückzuführen, die ihrerseits das Immunsystem beeinflussen (Sternberg, 2006). Tatsächlich hat sich bei vielen der als stressabhängig klassifizierten Störungen eine Dysregulation der Stressachse HHNA gezeigt (Ehlert et al., 2001; Nater et al., 2006). Besonders deutlich ist der Zusammenhang zwischen Stress (z. B. durch einen Wechsel in der Dominanzhierarchie), zuerst erhöhten und langfristig dysregulierten Stresshormonen und Gesundheit im Tierversuch belegt worden (Sapolsky, 2005). Basierend auf diesen Ergebnissen lässt sich das hypothetische Modell ableiten (siehe Abb. 9.2 auf der folgenden Seite).

Wie lassen sich vor dem Hintergrund dieser Resultate Stress, Stresssymptome und stressabhängige körperliche Beschwerden behandeln? Wie aus der Beschreibung der Stressreaktion hervorgeht, lässt sich das Stresserleben einerseits bezüglich der Einschätzung der Situation und der eigenen Bewältigungskompetenzen modifizieren, andererseits bezüglich der körperlichen Stressantwort.

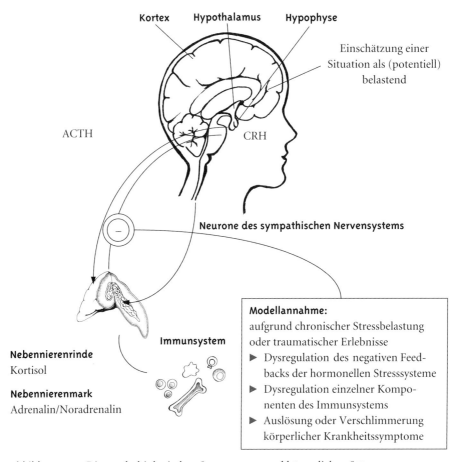

Abbildung 9.2. Die psychobiologischen Stresssysteme und körperlichen Störungen

In the figure:

Kortex Hypothalamus Hypophyse

Einschätzung einer Situation als (potentiell) belastend

ACTH CRH

Neurone des sympathischen Nervensystems

Immunsystem

Nebennierenrinde
Kortisol

Nebennierenmark
Adrenalin/Noradrenalin

Modellannahme:
aufgrund chronischer Stressbelastung oder traumatischer Erlebnisse
▶ Dysregulation des negativen Feedbacks der hormonellen Stresssysteme
▶ Dysregulation einzelner Komponenten des Immunsystems
▶ Auslösung oder Verschlimmerung körperlicher Krankheitssymptome

Kognitive Entspannungsverfahren

Kognitive Entspannungs- oder Stressbewältigungsverfahren setzen bei der Interpretation einer Situation und der eigenen Kompetenzen an. Wird gemäß dem Modell von Lazarus (siehe Abb. 9.1) eine Situation nicht als belastend erlebt, so kann sie auch keine körperliche Stressreaktion auslösen. Beispiele solcher Entspannungsverfahren sind das Stressbewältigungstraining und das Stressimpfungstraining nach Meichenbaum (1991).

Körperliche Entspannungsverfahren

Körperliche Entspannungsverfahren, wie z. B. das autogene Training (siehe Kapitel 3), Biofeedback (siehe Kapitel 4), Imaginationsverfahren (siehe Kapitel 6), die progressive Muskelentspannung (siehe Kapitel 8) und Massage fokussieren auf die körperliche Stressreaktion. Wie einleitend beschrieben, entsteht Stress u. a. durch die (antizipierte) Unkontrollierbarkeit einer Situation. Körperliche

Entspannungsverfahren können neben der direkten positiven körperlichen Wirkung das fehlende Kontrollgefühl wieder herstellen, d. h. die Person ist in der Lage, ihre körperliche Stressreaktion selbst zu regulieren.

3 Vorgehen

Anwendung von Stressbewältigungstraining und Stressimpfungstraining

Unter dem Begriff „Stressbewältigungstraining" (SBT) werden häufig unterschiedliche kognitiv-verhaltenstherapeutische Verfahren zusammengefasst, die dazu dienen, die stressauslösende Situation zu analysieren, wenn möglich zu verändern („Problemlösetraining", vgl. Kaluza, 2004) und/oder kognitiv umzustrukturieren.

Im Einzelgespräch oder in einer Gruppenintervention werden in einem ersten Schritt stressauslösende Gedanken identifiziert (z. B.: „Das schaffe ich nie.", „Alle anderen sind viel effizienter als ich.", „Ich werde versagen."). Im zweiten Schritt werden diese Gedanken vor dem Hintergrund der persönlichen Geschichte der Person auf ihren Realitätsgehalt geprüft. Anschließend werden Alternativgedanken gesucht, die weniger stressauslösend sind. Diese Alternativgedanken werden als direkte Selbstverbalisation formuliert und schriftlich festgehalten.

Das Stressimpfungstraining („SIT") nach Meichenbaum (Meichenbaum, 1991) ist, wie der Begriff „Impfung" nahelegt, ein präventiv zu übendes Training zur Stressbewältigung. Dieses Training wurde an unserer Abteilung modifiziert in Gruppensitzungen angeboten (Berger et al., 2008; Gaab et al., 2006; Hammerfald et al., 2006) und anschließend in Bezug auf die psychologischen, hormonellen und immunologischen Faktoren evaluiert.

Ablauf des modifizierten Stressimpfungstrainings (SIT)

Block 1: Vorstellungsphase

Die Teilnehmer stellen sich vor und stellen an Beispielsituationen Stressbereiche in ihrem Alltag und ihre Erwartungen an das Training dar.

Block 2: Informationsphase

▶ Ziele: Vermittlung des theoretischen Konzepts zum phasenhaften Ablauf von Stress, Aufbau von Motivation zur Teilnahme durch Transparenz.
▶ Methoden: Erklärung des biopsychologischen Stressmodells, erster Block progressive Muskelrelaxation (PMR, „erster Entspannungsblock"), Gruppenübung „heißer Stuhl".

▶ Vorgehen: Nach einer psychoedukativen Einführung zu Stress und dessen körperlichen Folgen werden individuelle stressauslösende Gedanken in konkreten Situationen identifiziert. Nun wird nach Gemeinsamkeiten der Stressbeurteilung unter den Teilnehmenden gesucht („Welche Grundzüge von Stress lassen sich identifizieren?").

Nach einem *ersten Entspannungsblock* werden anhand des transaktionalen Modells von Lazarus (siehe Abschnitt 1) unterschiedliche Stresssituationen in ihre Bestandteile zerlegt, bis die einzelnen Phasen des Bewertungsprozesses zu erkennen sind. Die folgende erste Gruppenübung („heißer Stuhl") beginnt mit der Vereinbarung, dass nun die Leitenden einen Teilnehmer für eine Übung auswählen und vor der Gruppe zu besonders peinlichen Erlebnissen befragen. Die Teilnehmer sollen die Augen schließen, während eine Leiterin vorgibt, durch Tippen auf die Schulter eine Person auszuwählen – sie tut es jedoch nicht. Nun wird analysiert: „Was ging den Teilnehmenden durch den Kopf? Wie haben sie sich gefühlt?", und der Zusammenhang von Gedanken und Gefühlen wird verdeutlicht.

Block 3: Gruppenarbeitsphase

▶ Ziele: Identifikation und Evaluation von automatischen Gedanken, Unterbrechung des Teufelskreises zwischen automatischen Gedanken sowie kognitiven Fehlern und Stress.
▶ Methoden: Übungen, Kognitionsdiagnostik, Realitätstest, automatische Gedanken in betreuten Kleingruppen.
▶ Vorgehen: Die Teilnehmer wählen aus einem Katalog möglicher Stresssituationen eine für sie individuell Stress verursachende Situation aus. Sie stellen sich nun diese konkrete Situation vor und analysieren ihre Befürchtungen und Annahmen. Nun erörtern sie die Folgen dieser Gedanken („Wenn du denkst ‚Oh Gott, alles ist zwecklos', wie fühlst du dich dann?") und überprüfen Wahrscheinlichkeiten unterschiedlicher Ausgangsvarianten dieser Situation („Was ist der wahrscheinlichste Ausgang der Situation? Wie sieht das konkret aus?"). Nach einem *zweiten Entspannungsblock* folgt eine Übung zur Selbstinstruktion. Die Leitenden erklären das Konzept von Selbstinstruktionen und sammeln individuelle Selbstinstruktionen der Teilnehmer. Die Gruppe arbeitet nun gemeinsam die emotionalen, physiologischen und behavioralen Konsequenzen dieser Selbstinstruktionen heraus. Nach einem *dritten Entspannungsblock* folgt Block 4.

Block 4: Übungsphase

▶ Ziele: Einüben kognitiver Bewältigungsstrategien und die Erprobung dieser Strategien. Vorbereitung auf Stresssituationen im Alltag und Übertragen der neu erlernten Fähigkeiten auf unterschiedliche Situationen (Generalisierung) in der realen Auseinandersetzung mit individuellen Stressoren.

▶ Methoden: Selbstsicherheitsübung, Hausaufgaben.

▶ Vorgehen: Die Teilnehmer gehen in Kleingruppen an den „Ort des Geschehens" einer vorher vereinbarten Stresssituation. Hier führt nun jeder die von ihm gewählte Übung durch. Im Anschluss treffen sich alle wieder im Übungsraum. Nach einem *vierten Entspannungsblock* tauschen die Teilnehmer ihre Erfahrungen mit den Übungen in der Großgruppe aus. Nachdem noch in der Gruppe Stresssituationen der nächsten 2 Wochen aufgeschrieben und automatische Gedanken identifiziert werden, wird nun in Hausaufgaben geübt, (a) täglich eine Stresssituation mit Hilfe kognitiver Strategien zu entschärfen, (b) täglich PMR einzuüben, (c) täglich auch Bedürfnisse zu erfragen und zu überprüfen, inwieweit diese erreicht wurden, und daraus abgeleitet: (d) täglich nach dem eigenen Einsatz von „Anti-Stress-Methoden" im Alltag zu fragen.

Anwendung körperlicher Entspannungsverfahren bei Stress

Wie oben beschrieben, stellen körperliche Entspannungsverfahren einen zentralen Teil der Stressbewältigung dar. Der Einsatz eines rein kognitiv-orientierten Verfahrens greift zu kurz, wenn es den Betroffenen nicht auch selbst erlernbare Bewältigungstechniken in einer Stresssituation, die als solche nicht umzubewerten oder zu ändern ist, an die Hand gibt. Deshalb wird im Rahmen eines Stressbewältigungsprogramms meist auch ein körperliches Entspannungsverfahren vermittelt und geübt. Über die gesteigerte Kontrollerwartung (s. o.) können körperliche Entspannungsverfahren auch langfristig Stress mindernd wirken, wenn keine überdauernden dysfunktionalen Kognitionen vorliegen. Dies sollte allerdings vorab in einem diagnostischen Gespräch geklärt werden.

4   Indikation und Kontraindikation

Die Indikation für eine Intervention zur Stressbewältigung ist meist durch die Stresseinschätzung der betroffenen Person selbst gegeben oder bei der Behandlung stressabhängiger körperlicher Beschwerden durch den behandelnden Arzt und/oder Psychologen. Da Stress ein sozial relativ akzeptiertes Phänomen darstellt, können Patienten zum Mitmachen ohne die übliche Angst vor dem Stigma einer psychischen Erkrankung motiviert werden. Es kann deshalb durchaus hilfreich sein, eine medizinisch nicht erklärbare Störung durch Stress mitbedingt zu betrachten und zu behandeln (vgl. auch Kapitel 20 „Somatoforme Störungen").

Hieraus ergibt sich aber auch die Kontraindikation für eine stressorientierte Behandlung: Ein ausschließlich medizinisch orientiertes Krankheitsmodell der betroffenen Person, die weiter andauernde Suche nach medizinischen Auslösern für die Beschwerden, ein laufendes Berentungsverfahren oder Invalidenbegehren können die Wirkung einer Stressbehandlung verhindern. Bei der Anpassung einer psychologischen Intervention an die individuellen Voraussetzungen des Patienten hat sich das „Transtheoretische Modell" von Prochaska und DiClemente (1982) bewährt. Das Modell postuliert sechs Stadien der Verhaltensänderung. Auf unser Beispiel vom Beginn des Kapitels bezogen bedeuten diese:

(1) Absichtslosigkeitsstadium („Precontemplation", keine Absicht, ein problematisches Verhalten zu verändern): Frau F sieht keine Verbindung zwischen ihren körperlichen Beschwerden und ihrem Verhalten. Nur widerwillig sucht sie die Psychologin auf; eigentlich hofft sie auf eine klärende medizinische Diagnose und ein geeignetes Medikament.

(2) Absichtsbildungsstadium („Contemplation", grundsätzliche Absicht, das problematische Verhalten zu verändern): Frau F erkennt einen möglichen Zusammenhang zwischen ihren Symptomen und bestimmten Verhaltensweisen an und ist auch bereit, grundsätzlich eine Verhaltensänderung zu versuchen.

(3) Vorbereitungsstadium („Preparation", konkreter Plan und erste Schritte hin zu einer Verhaltensänderung): Gemeinsam mit der Therapeutin erarbeitet Frau F einen Wochenplan, in dem besonders belastende Situationen vorweggenommen werden und der mögliche Umgang mit diesen Situationen geplant wird.

(4) Handlungsstadium („Action"): Frau F erkennt selbstständig belastende Situationen, macht sich alternative Interpretationen in diesen Situationen bewusst und versucht, entsprechend zu handeln.

(5) Aufrechterhaltungsstadium („Maintenance"): Frau Fs neuer, stressmindernder Bewertungsstil stabilisiert sich. Sie kann sich in vielen belastenden Situationen mit verstärkt auftretender Müdigkeit und Schmerzen darauf berufen und hat das Gefühl, diese Situationen besser kontrollieren zu können.

(6) Abschluss („Termination", das problematische Verhalten ist seit mehreren Monaten nicht mehr aufgetreten): Erschöpfung und Schmerzen schränken den Alltag von Frau F nicht länger ein; die Therapie kann beendet werden.

Dieses Modell hilft zu erklären, warum die Prävention und Behandlung von Stress und stressabhängigen körperlichen Beschwerden nicht wirksam ist, wenn die betroffene Person (noch) keine Verbindung zwischen dem Symptom und den eigenen Kognitionen bzw. ihrem Verhalten erkannt hat. Es ermöglicht der Therapeutin bzw. dem Therapeuten spezifisch auf die Einstellungen der betroffenen Person einzugehen und die Intervention dem Motivationsstadium anzupassen. Medizinische Kontraindikationen für eine Stressbewältigungsintervention sind nicht bekannt.

5 Empirische Absicherung

Die Wirkung des modifizierten Stressimpfungstrainings nach Meichenbaum (Meichenbaum, 1991) auf die hormonelle Stressreaktivität wurde in mehreren Studien unserer Arbeitsgruppe nachgewiesen. So zeigten u. a. gesunde Studierende nach dem Stressimpfungstraining in einem anschließenden standardisierten Stresstest eine signifikant niedrigere Kortisol-Antwort als Kontrollprobanden, die das Training erst nach dem Stresstest erhielten (Hammerfald et al., 2006).

Pawlow und Jones (2002) zeigten ebenfalls an Studierenden einen reduzierenden Effekt von progressiver Muskelrelaxation auf die Kortisol-Freisetzung und die Herzrate unmittelbar nach der Durchführung des Entspannungsverfahrens. Weiterhin zeigte sich ein immunfördernder Effekt, da die progressive Muskelrelaxation Immunglobulin A im Speichel im Vergleich zu Kontrollprobanden ohne Intervention erhöhte (Pawlow & Jones, 2005).

Einen Hinweis auf positive Effekte kognitiver und körperlicher Stressbewältigungsinterventionen bei stressabhängigen körperlichen Störungen liefern Daten an unterschiedlichen Patientengruppen, so z. B. gynäkologischen Patientinnen. Berga et al. (2003) führten mit Frauen, die an einem medizinisch nicht erklärbaren Ausbleiben der Menstruationsblutung („funktionelle hypothalamische Amenorrhoe", FHA) – und damit Unfruchtbarkeit – litten, eine kognitiv-verhaltenstherapeutisch orientierte Intervention mit einem Stressbewältigungstraining durch. Bei sechs der acht behandelten Frauen stellte sich im Anschluss an die Therapie ein regelmäßiger Zyklus ein, während dies nur bei einer der acht Frauen in der Kontrollgruppe der Fall war. Diese Ergebnisse stimmen mit Daten der Arbeitsgruppe von Domar (Domar et al., 2000) überein, die bei infertilen Frauen zeigen konnte, dass eine Kombination kognitiver Techniken mit körperlichen Entspannungsverfahren (Untersuchungsgruppe 1), aber auch die Behandlung in einer so genannten Support-Gruppe ohne spezielle kognitive und körperliche Entspannungsverfahren (Untersuchungsgruppe 2) in mehr als 50 Prozent zu einer Schwangerschaft im folgenden Jahr führte (verglichen mit einer Schwangerschaftsrate von 20 Prozent in einer unbehandelten Kontrollgruppe). Aus einer Stressperspektive könnten diese Ergebnisse so gedeutet werden, dass allein die Kontrollerwartung, gegen die Infertilität etwas tun zu können, das subjektive Stressniveau der behandelten Frauen so gesenkt haben könnte, dass sich die Aktivität der Hypothalamus-Hypophysen-Gonaden-Achse möglicherweise normalisiert hat.

Weiterführende Literatur

Ehlert, U., Gaab, J. & Heinrichs, M. (2001). Psychoneuroendocrinological contributions to the etiology of depression, posttraumatic stress disorder, and stress-related bodily disorders: The role of the hypothalamus-pituitary-adrenal axis. Biological Psychology, 57, 141–152.

Ehlert, U. & Hanker, J. (2001). Gynäkologie. In H. Flor, K. Hahlweg & N. Birbaumer (Hrsg.), Klinische Psychologie, Band 4 (S. 435–514). Göttingen: Hogrefe.

Ehlert, U. (Hrsg.) (2002). Verhaltensmedizin. Berlin: Springer.

Kaluza, B. (2004). Stressbewältigung – Trainingsmanual zur psychologischen Gesundheitsförderung. Berlin: Springer.

Zitierte Literatur

Berger, S., Schad, T., von Wyl, V., Ehlert, U., Zellweger, C., Furrer, H., Regli, D., Vernazza, P., Ledergerber, B., Battegay, M., Weber, R. & Gaab, J. (2008). Effects of cognitive behavioral stress management on HIV-1 RNA, CD4 cell counts and psychosocial parameters of HIV-infected persons. AIDS, 22, 767–775.

Bradley, R. G., Binder, E. B., Epstein, M. P., Tang, Y., Nair, H. P., Liu, W., Gillespie, C. F., Berg, T., Evces, M., Newport, D. J., Stowe, Z. N., Heim, C. M., Nemeroff, C. B., Schwartz, A., Cubells, J. F. & Ressler, K. J. (2008). Influence of child abuse on adult depression: moderation by the corticotropin-releasing hormone receptor gene. Archives of General Psychiatry, 65, 190–200.

Caspi, A., Sugden, K., Moffitt, T. E., Taylor, A., Craig, I. W., Harrington, H., McClay, J., Mill, J., Martin, J., Braithwaite, A. & Poulton, R. (2003). Influence of life stress on depression: moderation by a polymorphism in the 5-HTT gene. Science, 301, 386–389.

Clow, A., Thorn, L., Evans, P. & Hucklebridge, F. (2004). The awakening cortisol response: methodological issues and significance. Stress, 7, 29–37.

Cohen, S., Kamarck, T. & Mermelstein, R. (1983). A global measure of perceived stress. Journal of Health and Social Behavior, 24, 385–396.

Dickerson, S. S. & Kemeny, M. E. (2004). Acute stressors and cortisol responses: a theoretical integration and synthesis of laboratory research. Psychological Bulletin, 130, 355–391.

DIMDI (1999). Internationale statistische Klassifikation der Krankheiten und verwandter Gesundheitsprobleme [ICD-10]. Bern: Huber.

Domar, A. D., Clapp, D., Slawsby, E. A., Dusek, J., Kessel, B. & Freizinger, M. (2000). Impact of group psychological interventions on pregnancy rates in infertile women. Fertility and Sterility, 73, 805–811.

Ehlert, U., Gaab, J. & Heinrichs, M. (2001). Psychoneuroendocrinological contributions to the etiology of depression, posttraumatic stress disorder, and stress-related bodily disorders: the role of the hypothalamus-pituitary-adrenal axis. Biological Psychology, 57, 141–152.

Ehlert, U., Nater, U. M. & Bohmelt, A. (2005). High and low unstimulated salivary cortisol levels correspond to different symptoms of functional gastrointestinal

Teil III
Anwendungsbereiche
bei Erwachsenen

disorders. Journal of Psychosomatic Research, 59, 7–10.

Gaab, J., Sonderegger, L., Scherrer, S. & Ehlert, U. (2006). Psychoneuroendocrine effects of cognitive-behavioral stress management in a naturalistic setting – a randomized controlled trial. Psychoneuroendocrinology, 31, 428–438.

Glaser, R., Kiecolt-Glaser, J. K., Marucha, P. T., MacCallum, R. C., Laskowski, B. F. & Malarkey, W. B. (1999). Stress-related changes in proinflammatory cytokine production in wounds. Archives of General Psychiatry, 56, 450–456.

Hammerfald, K., Eberle, C., Grau, M., Kinsperger, A., Zimmermann, A., Ehlert, U. & Gaab, J. (2006). Persistent effects of cognitive-behavioral stress management on cortisol responses to acute stress in healthy subjects – a randomized controlled trial. Psychoneuroendocrinology, 31, 333–339.

Kaluza, B. (2004). Stressbewältigung – Trainingsmanual zur psychologischen Gesundheitsförderung. Berlin: Springer.

Krampen, G. (2000). Handlungstheoretische Persönlichkeitspsychologie (2. Aufl.). Göttingen: Hogrefe.

Lazarus, R. S. (1995). Streß und Streßbewältigung – ein Paradigma. In S. H. Filipp (Hrsg.), Kritische Lebensereignisse (S. 189–233). Weinheim: Beltz.

Lazarus, R. S. & Folkman, S. (1986). Stress, appraisal and coping. New York: Springer.

McEwen, B. S. (1998). Protective and damaging effects of stress mediators. New England Journal of Medicine, 338, 171–179.

Meichenbaum, D. (1991). Intervention bei Streß. Bern: Huber

Nater, U. M., Gaab, J., Rief, W. & Ehlert, U. (2006). Recent trends in behavioral medicine. Current Opinion in Psychiatry, 19, 180–183.

Nater, U. M., Maloney, E., Boneva, R. S., Gurbaxani, B. M., Lin, J. M., Jones, J. F., Reeves, W. C. & Heim, C. (2008). Attenuated morning salivary cortisol concentrations in a population-based study of persons with chronic fatigue syndrome and well controls. Journal of Clinical Endocrinology and Metabolism, 93, 703–709.

Nitsch, J. (1981). Streß. Bern: Huber.

Prochaska, J. O. & DiClemente, C. C. (1982). Transtheoretical therapy: Toward a more integrative model of change. Psychotherapy: Theory, Research and Practice, 19, 276–288.

Sapolsky, R. M. (2005). The influence of social hierarchy on primate health. Science, 308, 648–652.

Saß, H., Wittchen, H. U. & Zaudig, M. (2003). Diagnostisches und Statistisches Manual Psychischer Störungen [DSM-IV-TR]. Textrevision. Göttingen: Hogrefe.

Schulz, P., Jansen, L. J. & Schlotz, W. (2005). Stressreaktivität: Theoretisches Konzept und Messung. Diagnostica, 51, 124–133.

Schulz, P., Schlotz, W. & Becker, P. (2004). Das Trierer Inventar zur Erfassung von chronischem Stress – Version 2 (TICS 2). Gottingen: Hogrefe.

Selye, H. (1936). A syndrome produced by diverse noxious agents. Nature, 138, 32–36.

Sternberg, E. M. (2006). Neural regulation of innate immunity: a coordinated nonspecific host response to pathogens. Nature Reviews Immunology 6, 318–328.

10 Angststörungen

Alfons Hamm

1 Symptomatik

Paroxysmale Furcht- und Panikreaktionen

Angst und Furcht sind emotionale Zustände, welche zwar eine Reihe von Gemeinsamkeiten aufweisen – beide werden z. B. als aversive Emotionen erlebt –, sich auf der anderen Seite aber deutlich voneinander unterscheiden. Furcht wird durch explizite Gefahrensituationen ausgelöst, wobei sich die Furcht mit zunehmender räumlicher Nähe der bedrohlichen Situation kontinuierlich steigert. Verschwindet die Gefahrenquelle, nimmt auch die Furcht in der Regel sofort – oder nach kurzer Zeit – wieder ab.

Phobien. Werden diese Furchtreaktionen von Objekten oder Situationen mit einer Intensität und Persistenz ausgelöst, die einem Außenstehenden angesichts der realen Gefahr des Objekts oder der Situation unangemessen oder bizarr erscheinen, werden sie als Phobien bezeichnet. Phobiker haben dabei den zwingenden Wunsch, den Kontakt mit den gefürchteten Objekten oder Situationen zu vermeiden. Erwachsene schätzen ihre Furcht als übertrieben und sinnlos ein. Sobald die Betroffenen mit der gefürchteten Situation konfrontiert werden, treten *fast immer* sofort typische Symptome auf, die im Erscheinungsbild denen einer Panikattacke entsprechen.

Panikattacken. Da solche Panikattacken im Kontext mehrerer verschiedener Angststörungen auftreten können, müssen bei der Diagnose verschiedener Angststörungen die Umstände berücksichtigt werden, unter denen die Panikattacken auftreten. Hauptmerkmal einer Panikattacke ist eine abgrenzbare Episode intensiver Furcht, begleitet von mindestens 4 von 13 somatisch-vegetativen und kognitiven Symptomen. Diese Symptome treten paroxysmal auf, d. h. sie haben innerhalb weniger Minuten ihre maximale Ausprägung erreicht.

Situationsgebundene Panikattacken. Treten diese Panikattacken immer situationsgebunden auf, wird eine solche Störung – wie oben beschrieben – als Phobie bezeichnet, wobei hier je nach gefürchteter Situation zwischen spezifischen Phobien, sozialen Phobien und Agoraphobien unterschieden wird (zur ausführlichen Diskussion vgl. Hamm, 2006).

Unerwartete Panikattacken und Panikstörung. Panikattacken können auch völlig unerwartet „wie aus heiterem Himmel" auftreten. Sollten sich derartige Panikattacken wiederholen, und sollte sich die oder der Betroffene Sorgen über ein erneutes Auftreten solcher Panikattacken bzw. über die daraus resultieren Konsequenzen machen, wird eine Panikstörung diagnostiziert.

Situationsbegünstigte Panikattacken. Zudem gibt es die Möglichkeit, dass derartige paroxysmale Furchtzustände auch in bestimmten Situationen nicht immer, sondern nur manchmal auftreten. In diesem Fall spricht man von situationsbegünstigten Panikattacken. Diese Form von Panikattacken findet sich häufig bei spezifischen Phobien des situativen Typus, bei dem sich die Personen vor dem Autofahren, Fliegen oder der Benutzung anderer öffentlicher Verkehrsmittel fürchten. Außerdem findet man diese situationsbegünstigten Panikattacken sehr häufig bei Personen, bei denen eine Panikstörung mit Agoraphobie diagnostiziert ist. Die Tabelle 10.1 auf der folgenden Seite zeigt eine Auflistung der 13 Symptome einer Panikattacke. Zusätzlich sind die Häufigkeiten dieser Symptome bei verschiedenen Subtypen von Phobien und bei einer Panikstörung angegeben.

Unterschiede in den Symptomprofilen. Obwohl es eine ganze Reihe von Gemeinsamkeiten in der Symptomatik der Furcht- bzw. Panikreaktionen bei den verschiedenen Phobien und bei der Panikstörung gibt, werden jedoch auch eine Reihe von Unterschieden deutlich. Während bei Tier- und Höhenphobikern das vegetative Symptomprofil der Furchtreaktion durch eine deutliche Dominanz des sympathischen Teils des autonomen Nervensystems gekennzeichnet ist, kommt es bei Personen mit einer Phobie des Blut-Spritzen-Verletzungs-Typus nach einer anfänglich sympathikoton dominierten Furchtreaktion (Anstieg von Blutdruck und Herzrate, trockener Mund usw.) plötzlich zu einer starken vasovagalen Reaktion, der Blutdruck fällt ab, es kommt zu Übelkeit, Schwindel, Benommenheit und Schweißausbrüchen (kalter Schweiß auf der Stirn). Diese unterschiedlichen vegetativen Reaktionsprofile müssen natürlich bei der Anwendung von Entspannungsverfahren berücksichtigt werden (siehe Abschnitt 3). Patienten mit „spontanen" Panikattacken berichten dagegen häufiger von Symptomen, die auf eine stärkere Hyperventilation während der Furcht- bzw. Panikreaktion hindeuten (z. B. wird häufiger von Taubheits- und Kribbelgefühlen in den Extremitäten sowie von Erstickungs- und Beklemmungsgefühlen berichtet). Außerdem berichten diese Patienten deutlich häufiger von kognitiven Symptomen. Auch diese Unterschiede in den Symptomprofilen sollten bei der Anwendung von Entspannungsverfahren bei dieser Störungsgruppe beachtet werden.

Chronische antizipatorische Angst

Im Gegensatz zu diesen paroxysmal auftretenden Furcht- und Panikreaktionen, ist Angst ein Leidenszustand, der länger andauert und nicht durch explizite be-

Tabelle 10.1. Die Häufigkeitsangaben sind den Studien von Craske et al. (1989; zitiert in Craske, 1991) entnommen. Untersucht wurden 36 Personen mit Tier- und Höhenphobien, 50 Personen mit Blut- und Injektionsphobien sowie 150 Personen mit Panikstörung

	Tier- und Höhenphobien	Blut- und Injektionsphobien	Panikstörung
1. Palpitationen, Herzklopfen (Tachykardie)	75 %	78 %	83 %
2. Schweißausbrüche	75 %	96 %	65 %
3. Zittern, Beben, Tremor	61 %	66 %	78 %
4. Atembeschwerden, Kurzatmigkeit	50 %	42 %	62 %
5. Erstickungsgefühle	14 %	34 %	40 %
6. Schmerzen oder Beklemmungsgefühle in der Brust	25 %	22 %	41 %
7. Übelkeit oder abdominale Missempfindungen	23 %	78 %	52 %
8. Schwindel, Unsicherheit, Benommenheit	50 %	83 %	86 %
9. Derealisation (Gefühl der Unwirklichkeit) Depersonalisation (sich losgelöst fühlen)	22 %	42 %	58 %
10. Angst, die Kontrolle zu verlieren oder verrückt zu werden	53 %	32 %	70 %
11. Angst zu sterben	22 %	8 %	54 %
12. Taubheits- oder Kribbelgefühle (Parästhesien)	17 %	20 %	57 %
13. Hitzewallungen oder Kälteschauer	47 %	72 %	65 %

drohliche Situationen, sondern durch die Antizipation einer potentiellen Bedro-
hung ausgelöst wird. Gefühle exzessiver Besorgnis, Anzeichen starker autonomer
Erregung und muskulärer Anspannung, eine ständige Hypervigilanz gegenüber
Anzeichen einer Bedrohung sowie eine deutliche Meidetendenz sind charakteris-
tische Merkmale dieser antizipatorischen Angst (vgl. Rosen & Schulkin, 1998;
Barlow, 2002).

Generalisiertes Angstsyndrom (GAS). Klinisch findet man diese charakteristischen Angstsymptome in chronifizierter Form und deutlich stärkerer Ausprägung bei Patienten mit einem generalisierten Angstsyndrom (GAS). Das generalisierte Angstsyndrom hat jahrelang ein „Aschenputtel-Dasein" gefristet und
wurde erstmals 1980 als eine Restdiagnose in die Gruppe der Angststörungen
aufgenommen. In der Folgezeit wurden die Diagnosekriterien aufgrund der
niedrigen Interraterreliabilität und der mangelnden Spezifität immer wieder
überarbeitet. Im DSM-III-R wurde das generalisierte Angstsyndrom erstmals als
eigenständiges Störungsbild aufgenommen. Wesentliches Merkmal dieser Störung ist die sehr stark ausgeprägte Erwartungsangst bzw. Besorgnis hinsichtlich
verschiedener Lebensbereiche. Barlow (1985) hat diese Patienten als „chronic
worriers" bezeichnet, d. h. diese Menschen machen sich über alles Mögliche
Sorgen (über Finanzen, Gesundheit, mögliche berufliche Verpflichtungen, Gesundheit und Wohlergehen der Kinder, aber auch über Kleinigkeiten des Alltags,
wie eine Autoreparatur oder Aufgaben im Haushalt usw.). Die Menschen leiden
unter diesen Sorgen, können sie aber nicht abstellen oder kontrollieren, vielmehr
treten die grüblerischen Gedanken immer wieder in den Vordergrund der Aufmerksamkeit und beeinträchtigen so die Konzentrationsfähigkeit der Personen
bei der Durchführung ihrer alltäglichen Aufgaben.

Diese starke Erwartungsangst wird von einer Reihe von Symptomen begleitet,
wobei das DSM-III-R zur Stellung der Diagnose „generalisiertes Angstsyndrom"
das Vorliegen von 6 der 18 aufgelisteten Symptomen forderte, welche sich in die
drei Gruppen, „motorische Anspannung", „vegetative Übererregbarkeit" und
„Hypervigilanz" unterteilen lassen. Im DSM-IV wurden die Definitionskriterien
zur Diagnose des GAS nochmals verändert. Als zusätzliches Kriterium wurde
nicht nur die Stärke der Besorgnis, sondern auch die Unfähigkeit, diese Sorgen
abstellen zu können, aufgenommen. Außerdem werden nun nur noch 3 von
einer Liste von 6 Symptomen gefordert. Als Zeitkriterium gilt nach wie vor, dass
die Symptome für eine Dauer von sechs Monaten vorhanden sein müssen.
Bis auf die Liste der angegebenen Symptome stimmen somit die Kriterien des
DSM-IV und die des ICD-10 weitestgehend überein. In der Übersicht sind die
wichtigsten Diagnosekriterien für ein generalisiertes Angstsyndrom aufgelistet.

Diagnostische Kriterien für ein generalisiertes Angstsyndrom

ICD-10

1. Ein Zeitraum von mindestens sechs Monaten mit vorherrschender Anspannung und Besorgnis sowie Befürchtungen in Bezug auf alltägliche Ereignisse und Probleme.

2. Mindestens 4 Symptome der unten angegebenen Liste müssen vorliegen, davon eins von den Symptomen 1. bis 4.

Vegetative Symptome

(1) Palpitationen
(2) Schweißausbrüche
(3) fein- oder grobschlägiger Tremor
(4) Mundtrockenheit

Symptome, die Thorax und Abdomen betreffen

(5) Atembeschwerden
(6) Beklemmungsgefühl
(7) Thoraxschmerzen und -missempfindungen
(8) Übelkeit oder abdominale Missempfindungen

Psychische Symptome

(9) Gefühl von Schwindel, Unsicherheit, Schwäche und Benommenheit
(10) Derealisation und Depersonalisation
(11) Angst vor Kontrollverlust; Angst, verrückt zu werden oder auszuflippen
(12) Angst zu sterben

Allgemeine Symptome

(13) Hitzegefühle und Kälteschauer
(14) Gefühllosigkeit oder Kribbelgefühle

Symptome der Anspannung

(15) Muskelverspannung
(16) Ruhelosigkeit und Unfähigkeit zu entspannen
(17) Gefühle von Aufgedrehtsein, Nervosität und psychischer Anspannung
(18) Kloßgefühl im Hals oder Schluckbeschwerden

DSM-IV

A. Ausgeprägte, über mindestens sechs Monate an der Mehrzahl der Tage auftretende Angst und Sorge in Bezug auf eine Reihe von Ereignissen oder Tätigkeiten.

B. Die Person hat Schwierigkeiten, die Sorgen zu kontrollieren.

C. Angst und Sorgen werden von mindestens 3 zusätzlichen Symptomen einer Liste von 6 Symptomen begleitet.

(1) Ruhelosigkeit
(2) leichte Ermüdbarkeit
(3) Konzentrationsschwierigkeiten
(4) Reizbarkeit
(5) Muskelverspannungen
(6) Schlafprobleme

Teil III
Anwendungsbereiche
bei Erwachsenen

Andere unspezfische Symptome

(19) übertriebene Reaktionen auf kleine Überraschungen oder Erschreckt-
    werden

(20) Konzentrationsschwierigkeiten, Leeregefühl im Kopf wegen Sorgen oder
    Angst

(21) anhaltende Reizbarkeit

(22) Einschlafstörungen wegen der Besorgnis

Die Auflistung der Symptome der paroxysmal episodisch auftretenden Furcht-
reaktionen und Panikattacken sowie der chronisch erhöhten antizipatorischen
Angst, macht deutlich, dass die Anwendung von Entspannungsverfahren für die
Behandlung von Angststörungen geradezu prädestiniert ist.

2   Spezifisches Störungsmodell als Ansatzpunkt für Entspannungsverfahren

Furcht und Angst ist ein integraler Bestandteil des menschlichen Defensivsystems, um mit potentieller Gefahr fertig zu werden. Pathologische Furcht und
Angst entsteht durch eine Übererregbarkeit dieses Defensivsystems. Dies kann
durch traumatisierende Lernprozesse geschehen, die allerdings mit verschiedenen Temperamentsfaktoren (z. B. habituell gehemmtes Verhalten), genetischen
Dispositionen, aber auch mit verschiedenen kognitiven Verarbeitungsstilen interagieren. Frühe Störungsmodelle, welche Entspannung zur Behandlung von
Angst eingesetzt haben, gingen davon aus, dass übersteigerte Furcht und Angst
gelernt werden.

Systematische Desensibilisierung: Das Prinzip der konditionierten Hemmung

Lernprozesse. Bereits Jacobson (1938) hatte die Nützlichkeit der Entspannung
bei der Behandlung von Angststörungen betont und in Einzelfällen von einer
erfolgreichen Anwendung seiner Methode der progressiven Muskelentspannung
(vgl. Kapitel 8) berichtet. Eine systematische klinische Forschung über die Wirksamkeit von Entspannungsverfahren bei der Behandlung von Angststörungen
setzte jedoch erst mit den Arbeiten von Wolpe ein, einem der Pioniere der Verhaltenstherapie. Ausgehend von den Arbeiten zur experimentellen Neurose von
Masserman (1943) postulierte Wolpe, dass neurotische Ängste gelernt und folge-
richtig durch Lernprozesse auch wieder abgebaut werden können (Wolpe, 1958).
Als zentrales Wirkprinzip dieses Lernprozesses nahm er an, dass in Gegenwart
eines furchtauslösenden Reizes eine zur Furcht inkompatible bzw. antagonisti-

sche Reaktion im Sinne einer reziproken Hemmung aufgebaut werden müsse. Die daraus resultierende Furchtreduktion wird dann durch den Prozess der konditionierten Hemmung mit der zuvor furchtauslösenden Situation assoziiert.

Progressive Muskelentspannung. Bei dem Versuch, diese Wirkprinzipien klinisch anzuwenden, stieß Wolpe bei der Suche nach zur Furcht antagonistisch wirkenden Reaktionsbereichen auf die von Jacobson (1938) entwickelte Methode der progressiven Muskelentspannung. Geleitet von diesen theoretischen Grundvorstellungen, entwickelte Wolpe dann die Methode der systematischen Desensibilisierung.

Vorstellungsübungen. Da Wolpe zudem annahm, dass die Furchtreaktionen auf imaginierte Stimuli denen ähneln, welche durch reale Situationen ausgelöst werden, führte er die Konfrontation mit den gefürchteten Situationen – da dies auch praxiologisch einfacher ist – in der Vorstellung (in sensu) durch.

Bei der Durchführung der systematischen Desensibilisierung werden die furchtauslösenden Situationen zunächst hierarchisch geordnet (z. B. in zehn verschiedene Stufen der Furcht), und danach wird die von Wolpe beschriebene Variante der progressiven Muskelentspannung (vgl. Kapitel 8) erlernt. In den sich anschließenden Vorstellungsübungen sollen sich die Personen nun die furchtauslösenden Szenen vorstellen und die geringsten Anzeichen ängstlicher Erregung sofort signalisieren (z. B. durch Heben des Fingers). Daraufhin wird sofort die zur Furcht antagonistische Entspannungsreaktion eingeleitet.

Neuere lerntheoretische Ansätze: Das Prinzip des Neulernens (Extinktion) durch Konfrontation

Entspannung nicht Voraussetzung. Bei der systematischen Desensiblisierung ist das Erlernen einer Entspannungsreaktion integraler Bestandteil der Angstbehandlung. Eine erfolgreich herbeigeführte Erregungsreduktion in Gegenwart der imaginierten furchtauslösenden Szene ist nach dem von Wolpe postulierten Wirkprinzip der konditionierten Hemmung eine notwendige Voraussetzung für eine erfolgreiche Desensibilisierung. Die empirischen Befunde sprechen jedoch eindeutig gegen die Gültigkeit dieser Annahme. Die therapeutischen Effekte der systematischen Desensibilisierung waren identisch, unabhängig davon, ob die Probanden trainiert wurden, sich zu entspannen oder nicht (vgl. Übersicht bei Marks, 1987). Im Gegenteil, eine Exposition in sensu ist umso erfolgreicher, *je stärker* das autonome Erregungsniveau während der Behandlung ist.

Der Einfluss kognitiver Faktoren: Habituations- und Extinktionsprozesse und die Rolle von Selbstwirksamkeitserfahrungen. Lang et al. (1970) ermittelten eine Korrelation von r = .77 zwischen dem Anstieg der Herzrate während der Imagination phobischer Szenen und dem Therapieerfolg einer systematischen Desensibilisierung. Mehr noch: Trainiert ein Phobiker, entsprechende vegetative Reaktionsanteile während der Konfrontation in sensu zu aktivieren, ist dies sogar günstiger für den Therapieerfolg. Diese Befunde sprechen eindeutig gegen das Modell der konditionierten Hemmung zur Erklärung der Furchtreduktion. Vielmehr hat sich in den letzten Jahren herauskristallisiert, dass die systematische Konfrontation mit der furchtauslösenden Situation (Exposition) die therapeutische Schlüsselvariable ist (vgl. Übersicht bei Marks, 1987). Durch die wiederholte Aktualisierung der Furcht- oder Panikreaktion (z. B. durch einen Hyperventilationstest) während der Exposition werden zunächst Habituations- und Extinktionsprozesse (der Patient lernt, dass er sich unter den gegebenen Umständen nicht mehr zu fürchten braucht) und schließlich auch gesteigerte Selbstwirksamkeitserfahrungen (der Patient erfährt, dass seine Furcht auch wieder nachlässt und er die gefürchtete Situation bewältigen kann) erzeugt – die entscheidenden Wirkmechanismen bei der Behandlung von Angststörungen (vgl. Hamm, 1997).

Ausreichendes Erregungsniveau. Dies impliziert, dass ein gewisses Erregungsniveau – d. h. eine ausreichend intensive Furchtreaktion – evoziert werden muss, damit Habituations- und Extinktionsprozesse sowie kognitive Umstrukturierungen überhaupt erfolgen können. Dies muss vor allem bei der Exposition in sensu beachtet werden, da die hier ausgelösten vegetativen Veränderungen um ein Vielfaches geringer sind als die bei der Exposition in vivo auftretenden physiologischen Reaktionen. Lang et al. (1983) beobachteten bei Schlangenphobikern und sprechängstlichen Personen eine Herzratenbeschleunigung von 20 Schlägen/Min. während der Exposition in vivo, aber nur einen Herzratenanstieg von 4 Schlägen/Min. bei „in sensu"-Konfrontation mit dem furchterregendsten Szenario, welches man sich vorstellen konnte. Daher ist eine weitere Reduktion der Erregung durch Entspannungsinduktion bei Therapien, in denen die Exposition ausschließlich in sensu durchgeführt wird, cher kontraindiziert.

Behandlung von Phobien und posttraumatischen Belastungsstörungen. Dies erklärt auch, warum Agoraphobiker von einer Expositionstherapie in sensu kaum profitieren, denn diese Patientengruppe zeigt bei der Vorstellung ihrer gefürchteten Situationen, trotz intensiver subjektiv erlebter Furchtgefühle nur sehr geringe vegetative Veränderungen (Cuthbert et al., 2003). Gelingt es allerdings während der Imagination, ausreichend intensive Furchtreaktionen zu aktivieren, können imaginative Verfahren durchaus effektiv zur Behandlung von spezifischen Phobien (vgl. Cook et al., 1988) sowie von posttraumatischen Belastungsstörungen (durch imaginatives Nacherleben des Traumas) eingesetzt werden. In diesen Fällen variieren die Effektstärken zwischen 1.5 bis 2.0 (vgl. Ruhmland & Margraf, 2001a; Van Etten & Taylor, 1998). Dabei sollte die zu imaginierende Szene aber so konstruiert werden, dass sie die individuell intensivste furchtauslösende Situation (bzw. das Traumaszenario) möglichst lebhaft beschreibt. Eine stärkere Aktivierung vegetativer Reaktionsanteile gelingt dabei auch dadurch, dass diese Reaktionsanteile schon in das Imaginationsskript miteingearbeitet werden (z. B. Mein Herz schlägt mir bis zum Hals und meine Hände sind schweißnass, als der Zahnarzt mit der kalten Stahlspitze über meine Zähne kratzt und nach weichen Stellen in meinen Zähnen sucht).

Stress-Management-Ansatz ungeeignet. Therapeutische Ansätze, die ausschließlich im Sinne eines Stress-Management-Ansatzes auf eine Reduktion der Furchtintensität und der autonomen Erregung durch Entspannungsinduktion abzielen, sind für die Behandlung von Phobien und Panikstörungen ungeeignet. Dies gilt auch für die Behandlung von chronischen Angstzuständen. Auch hier zielten frühe eher körperbezogene Behandlungsansätze auf die Veränderung der vegetativen und somatischen Symptome des GAS. Typische Behandlungsformen waren daher entspannungsorientierte Therapieverfahren (autogenes Training, Biofeedback, Hypnose oder progressive Muskelentspannung). Allerdings gilt auch hier, dass sich bei einer isolierten Anwendung von Entspannungstechniken nur geringe Veränderungen im klinischen Bild erzielen lassen (LeBouef & Lodge, 1980; Woodward & Jones, 1980).

Entspannungsverfahren als Unterstützung. Deutlich positivere Effekte sind jedoch dann zu erwarten, wenn Entspannungsverfahren als unterstützende Maßnahme in andere verhaltenstherapeutische Interventionen (z. B. Expositionsübungen, kognitive Umstrukturierung) eingebunden werden. Im folgenden Abschnitt wird das Vorgehen der wichtigsten Trainingsverfahren beschrieben, welche sich bei der Behandlung von Angststörungen als effektiv erwiesen haben. Bei all diesen Verfahren handelt es sich um spezifische Varianten der Standardverfahren zur Entspannungsinduktion.

3 Vorgehen

Angewandte Entspannung nach Öst bei spezifischen Phobien

Bei der Behandlung von denjenigen spezifischen Phobien, welche durch ein starkes sympathikoton dominiertes vegetatives Furchtprofil gekennzeichnet sind (dies ist vor allem bei spezifischen Phobien vom Tier- oder Umwelt-Typus der Fall), hat sich die von Öst (1987) entwickelte Methode der angewandten Entspannung als effektive unterstützende Maßnahme während der Konfrontation in vivo bewährt. Es handelt sich bei diesem Verfahren um eine Variante der progressiven Muskelentspannung. Das spezielle Vorgehen und die verschiedenen Schritte, die bei dieser Technik angewendet werden, wurden bereits in Kapitel 8 ausführlich beschrieben.

Angewandte Anspannung nach Öst und Sterner bei Blut-Spritzen-Verletzungs-Phobien

Bei der angewandten Anspannung nach Öst und Sterner (1987) handelt es sich um eine Variante der progressiven Muskelentspannung, welche primär bei der Behandlung von vagal dominierten vegetativen Furchtprofilen, wie sie z. B. für die Phobie vom Blut-Spritzen-Verletzungs-Typus oder für die Dentalphobie typisch sind. Diese Technik wird in der zweiten Phase der diphasischen Furchtreaktion eingesetzt, um dem drohenden Blutdruckabfall und der Ohnmacht entgegenzuwirken.

Information und Training der Technik. Nachdem der Patient ausreichend über die Funktion der Ohnmacht und den Sinn der Technik informiert wurde, wird er im Sitzen aufgefordert, nacheinander die Arm-, Brust- und Beinmuskulatur sukzessive anzuspannen und die Spannung für die Dauer von 10 bis 15 Sekunden zu halten, bis ein Wärmegefühl im Gesicht auftritt. Anschließend soll der Patient die Spannung loslassen, sich aber nicht entspannen. Nach 20 bis 30 Sekunden wird dieser Anspannungszyklus nochmals wiederholt – insgesamt fünf mal. Der Therapeut fungiert dabei als Modell.

Anwendung in sensu. In der zweiten und dritten Sitzung soll der Patient diese Zyklen anwenden, während er eine Serie von Bildern mit Unfallopfern und Verletzten betrachtet. Dabei soll er auf frühe Anzeichen eines möglichen Blutdruckabfalls achten (z. B. aufkommende Schwindelgefühle, kalter Schweiß auf der Stirn usw.) und als Konsequenz die Anspannungsübung durchführen.

Anwendung in vivo. In der vierten Sitzung wird dann eine Konfrontation in vivo durchgeführt, bei welcher der Patient Blut spenden und während der Blutentnahme die Übungen durchführen soll. In der fünften Sitzung schaut der Patient (von einem Beobachtungsraum) einer Lungen- oder Herzoperation zu und führt auch hier seine Anspannungsübungen durch. Diese Variante der progressiven Muskelentspannung hat sich als sehr effektiv bei der Behandlung von spezifischen Phobien des Blut-Spritzen-Verletzungs-Typus herausgestellt (vgl. Abschnitt 4).

Biofeedback-Verfahren bei Panikstörungen mit Agoraphobie

Der Einsatz von Entspannungsverfahren zur Behandlung von Panikstörungen mit Agoraphobie als isolierte Therapiemethode ist bisher nicht üblich gewesen. Daher verwundert es auch nicht, dass es bisher nur eine einzige Studie gibt, in welcher der Effekt von isolierter Entspannungstherapie überprüft wurde (vgl. Meta-Analyse von Ruhmland & Margraf, 2001b). Im Gegenteil, häufig ist bei Agoraphobikern die vegetative Aktivierung während der Konfrontation in vivo trotz stark ausgeprägtem subjektivem Missbehagen so gering, dass diese emotionale Erregung durch kognitive Techniken erst aktualisiert werden muss. Die

Anwendung von Entspannungstechniken ist daher in vielen Fällen hier eher kontraindiziert.

Atem-Biofeedback. Die Kombination von kognitiver Therapie mit einer Konfrontation in vivo ist unbestritten die zurzeit effektivste Methode bei der Behandlung von Panikstörungen mit Agoraphobie. Allerdings gibt es neue viel versprechende Befunde von Meuret et al. (2001), welche die Effektivität von isolierter Atem-Biofeedback-Therapie bei der Behandlung von Panikstörungen belegen. Atemtrainings sind bisher zwar häufig als Bausteine in den verhaltenstherapeutischen Programmen zur Behandlung von Panikstörungen eingesetzt worden (Barlow et al., 1989; Clark & Hirschman, 1990), allerdings wurden bei diesen Trainings in der Regel die Patienten instruiert, ihre Atmung zu verlangsamen und mit dem Zwerchfell zu atmen.

Rückmeldungen des CO_2-Partialdrucks. Meuret et al. haben nun erstmals eine Atem-Biofeedback-Therapie bei Panikpatienten durchgeführt, in der den Patienten während der Atemübungen der CO_2-Partialdruck der ausgeatmeten Luft (dieser Partialdruck ist dem im arteriellen Blut sehr ähnlich) zurückgemeldet wird.

Awareness-Training. Nach einer ausführlichen Instruktion über die Rolle von Hyperventilation bei der Verursachung und Aufrechterhaltung einer Panikstörung, lernen die Patienten zunächst die physiologischen Veränderungen kennen, die mit tiefer abdominaler bzw. mit beschleunigter Atmung einhergehen (so genanntes Awareness-Training).

Tägliche Atemübungen. Danach sollen die Patienten zu Hause zweimal am Tag jeweils 17 Minuten verschiedene Atemmanöver üben (ruhiges abdominales Atmen, beschleunigtes Atmen; vgl. zur ausführlichen Beschreibung des Trainings Meuret et al., 2001).

Das gesamte Training umfasst lediglich vier Therapiesitzung und die Erfolge bei den bisher untersuchten Patienten sind verblüffend. Allerdings ist die untersuchte Stichprobe bisher zu klein, um beurteilen zu können, ob sich dieses effiziente Verfahren für die Behandlung aller Patienten mit Panikstörung und Agoraphobie eignet. Die ersten Befunde sind jedoch äußerst ermutigend.

Angewandte Entspannung bei der Behandlung des generalisierten Angstsyndroms

Wie bereits oben dargestellt, ist der isolierte Einsatz von Entspannungsverfahren nicht effektiv bei der Behandlung des generalisierten Angstsyndroms. Ein anderes Bild ergibt sich jedoch, wenn Entspannungsverfahren mit kognitiv-behavioralen Behandlungskomponenten kombiniert werden (vgl. Roemer et al., 2002). Als eines der bisher effektivsten Verfahren soll hier eine Version der angewandten Entspannung vorgestellt werden, die von Barlow für ein kombiniertes

Therapieprogramm zur Behandlung generalisierter Angststörungen angepasst wurde.

Progressive Muskelentspannung. Bei diesem Verfahren wird zunächst eine progressive Muskelentspannung (Variante von Bernstein & Borkovec, vgl. Kapitel 8) durchgeführt. Die Instruktionen der ersten Sitzung (Dauer 30 Minuten) werden auf Kassette aufgenommen, die den Teilnehmern mit nach Hause gegeben wird, damit sie das Training dort zweimal täglich üben können. Nachdem die Patienten das Training (nach wenigen Wochen) beherrschen, wird die Anzahl der zu entspannenden Muskelgruppen von 16 auf 8 und schließlich auf 4 Muskelgruppen reduziert.

Entspannung aus der Erinnerung. Nachdem die Personen dies beherrschen, soll das Entspannungsgefühl aus der Erinnerung hergestellt werden, d. h. der Zyklus von Anspannung und Entspannungsübungen fällt weg.

Hinweisreiz-gesteuerte Entspannung. Danach wird die so genannte Hinweisreiz-gesteuerte Entspannung (vgl. Kapitel 8) eingeführt. Die Patienten machen ein paar langsame Atemzüge und sagen dann während des Ausatmens z. B. „Entspanne dich" (auch das Aussprechen des Wortes „Eins" kann hier verwendet werden, da es weniger mit dem Expirationszyklus interferiert). Parallel dazu soll die progressive Muskelentspannung der 16 Muskelgruppen weiter zu Hause geübt werden.

4   Empirische Absicherung

Für die in Abschnitt 3 dargestellten Verfahren liegen inzwischen eine ganze Reihe von empirischen Studien vor, welche deren Wirksamkeit eindeutig bestätigen. In einer kürzlich veröffentlichten Meta-Analyse von Ruhmland und Margraf (2001a) hatte die Kombination von Konfrontation in vivo mit angewandter Entspannung bei der Behandlung spezifischer Phobien eine Effektstärke von 1.52. Basis dieser geschätzten Effektstärke sind die Ergebnisse von fünf kontrollierten Therapiestudien. Ähnlich erfolgreich ist der Einsatz von angewandter Anspannung bei der Behandlung von Blut-Verletzungs- und Spritzen-Phobien. Hier beträgt die Effektstärke 1.42. Die durch die Therapie hervorgerufenen Veränderungen sind darüber hinaus ausgesprochen stabil, d. h. auch nach einem Jahr sind die Effektstärken nahezu unverändert. Praktisch bedeuten diese Maße, dass es 95 Prozent der Patienten nach einer solchen Behandlung besser geht als vorher, und das bei einer durchschnittlichen Behandlungsdauer von drei bis vier Sitzungen. Auch bei der Behandlung chronischer Ängste ist die Kombinationsbehandlung von angewandter Entspannung und kognitiver Therapie sehr erfolgreich. Auch hier liegen die Effektstärken bei 1.65 (Ruhmland & Margraf, 2001c).

Allerdings ist hier die Anzahl von zwei kontrollierten Therapiestudien, welche in die Schätzung dieser Effektstärke eingingen, noch sehr gering. Hier besteht noch intensiver Forschungsbedarf für die Zukunft. Dies gilt auch für die Wirksamkeit von Biofeedback-Verfahren bei der Behandlung von Panikstörungen und Agoraphobie. Die ersten Pilotergebnisse sind sehr viel versprechend.

Weiterführende Literatur

Barlow, D. H. (2002). Anxiety and its disorders. New York: Guilford.

Hamm, A. O. (1997). Furcht und Phobien. Göttingen: Hogrefe.

Marks, I. (1987). Fears, phobias, and rituals: Panic, anxiety, and their disorders. Oxford: Oxford University Press.

Zitierte Literatur

Barlow, D. H. (1985). The dimension of anxiety disorders. In A. H. Tuma and J. D. Maser (Hrsg.), Anxiety and the anxiety disorders (S. 479–500). Hillsdale: Erlbaum.

Barlow, D. H., Craske, M. G., Cerny, J. A. & Klosko, J. S. (1989). Behavioral treatment of panic disorder. Behavior Therapy, 20, 261–282.

Clark, M. E. & Hirschman, R. (1990). Effects of paced respiration on anxiety reduction in a clinical population. Biofeedback and Self-Regulation, 15, 273–284.

Cook, E. W. III, Melamed, B. G., Cuthbert, B. N., McNeil, D. W. & Lang, P. J. (1988). Emotional imagery and the differential diagnosis of anxiety. Journal of Clinical and Consulting Psychology, 56, 734–740.

Craske, M. G. (1991). Phobic fear and panic attacks: The same emotional state triggered by different cues? Clinical Psychology Review, 11, 599–620.

Cuthbert, B. N., Lang, P. J., Strauss, C., Drobes, D., Patrick, C. J. & Bradley, M. M. (2003). The psychophysiology of anxiety disorder: Fear memory imagery. Psychophysiology, 40, 407–423.

Hamm, A. O. (1997). Furcht und Phobien. Göttingen: Hogrefe.

Hamm, A. O. (2006). Spezifische Phobien. Fortschritte der Psychotherapie. Göttingen: Hogrefe.

Jacobson, E. (1938). Progressive relaxation. Chicago: University of Chicago Press.

Lang, P. J., Melamed, B. G. & Hart, J. (1970). A psychophysiological analysis of fear modification using an automated desensitization procedure. Journal of Abnormal Psychology, 76, 220–234.

Lang, P. J., Levin, D. N., Miller, G. A. & Kozak, M. J. (1983). Fear imagery and the psychophysiology of emotion: The problem of affective response integration. Journal of Abnormal Psychology, 92, 276–306.

LeBouef, A. & Lodge, J. (1980). A comparison of frontalis EMG feedback training and progressive muscle relaxation in the treatment of chronic anxiety. British Journal of Psychiatry, 137, 279–284.

Marks, I. M. (1987). Fears, phobias, and rituals: Panic, anxiety, and their disorders. Oxford: Oxford University Press.

Masserman, J. H. (1943). Behavior and neurosis. Chicago, IL: University of Chicago Press.

Meuret, A. E., Wilhelm, F. H. & Roth, W. T. (2001). Respiratory biofeedback-assisted therapy in panic disorder. Behavior Modification, 25, 584–605.

Öst, L.-G. (1987). Applied relaxation: Description of a coping technique and review of controlled studies. Behaviour Research and Therapy, 25, 397–409.

Öst, L.-G. & Sterner, U. (1987). Applied Tension: A specific behavioral method for the treatment of blood phobia. Behaviour Research and Therapy, 25, 25–29.

Roemer, L. Orsillo, S. M. & Barlow, D. H. (2002). Generalized anxiety disorder. In D. H. Barlow (Hrsg.), Anxiety and its disorders (S. 477–515). New York: Guilford.

Rosen, J. B. & Schulkin, J. (1998). From normal fear to pathological anxiety. Psychological Review, 105, 325–350.

Ruhmland, M. & Margraf, J. (2001a). Effektivität psychologischer Therapien von spezifischer Phobie und Zwangsstörung: Meta-Analysen auf der Störungsebene. Verhaltenstherapie, 11, 14–26.

Ruhmland, M. & Margraf, J. (2001b). Effektivität psychologischer Therapien von Panik und Agoraphobie: Meta-Analysen auf der Störungsebene. Verhaltenstherapie, 11, 41–53.

Ruhmland, M. & Margraf, J. (2001c). Effektivität psychologischer Therapien von generalisierter Angststörung und sozialer Phobie: Meta-Analysen auf der Störungsebene. Verhaltenstherapie, 11, 27–40.

Van Etten, M. L. & Taylor, S. (1998). Comparative efficacy of treatments for posttraumatic stress disorder: A meta-analysis. Clinical Psychology and Psychotherapy, 5, 126–144.

Wolpe, J. (1958). Psychotherapy by reciprocal inhibition. Stanford, CA: Stanford University Press.

Woodward, R. & Jones, R. B. (1980). Cognitive restructuring treatment: A contolled trial with anxious patients. Psychophysiology, 23, 247–253.

Soziale Phobie/Soziale Angststörung und vermeidend-selbstunsichere Persönlichkeitsstörung

Thomas Heidenreich • Katrin Junghanns-Royack

1   Symptomatik

Soziale Ängste sind vielgestaltig: Während ein gewisses Maß an sozialen Ängsten zum Alltag der meisten Menschen gehört, gibt es Formen sozialer Ängste, die mit einem erheblichen Leidensdruck verbunden sind und die zu massiven Beeinträchtigungen der sozialen Funktionen führen. In den modernen Klassifikationssystemen ICD-10 (WHO, 2008) und DSM-IV-TR (Saß et al., 2003) sind es vor allem zwei Störungen, die mit erheblichen sozialen Ängsten verbunden sind: die soziale Phobie bzw. soziale Angststörung und die vermeidend-selbstunsichere Persönlichkeitsstörung. Beide Störungen sollen zunächst vorgestellt werden, bevor auf die Bedeutung der Entspannung in der Behandlung eingegangen wird.

Häufig beziehen sich soziale Phobien in erster Linie auf die Angst davor, körperliche Symptome zu zeigen, die von anderen Menschen negativ bewertet werden könnten.

> **Beispiel**
>
> **Fallbeispiel 1: Diskrete, nicht-generalisierte soziale Phobie.** Ein 48-jähriger Chemiker leidet unter starken Ängsten zu zittern. Bereits zu Studienzeiten habe er eine große Unruhe empfunden, wenn andere Menschen ihm bei der Arbeit (insbesondere chemischen Experimenten) zugesehen hätten. Er versuchte dann in der Regel, solchen Situationen aus dem Wege zu gehen: Er verließ unter Vorwänden den Raum oder kam erst sehr spät ins Labor und hat dann im Wesentlichen nachts gearbeitet. Er berichtet, dass er immer befürchtet habe, dass jemand sehen könne, wie er zittert, und „vor versammelter Mannschaft" die anderen Anwesenden auf sein Zittern aufmerksam machen würde. Dies könne dazu führen, dass er „endgültig unten durch" wäre. Er habe sich nun über mittlerweile 20 Berufsjahre mit den Ängsten „arrangiert". Allerdings habe er auch festgestellt, dass sich die Problematik mittlerweile auch auf sein Privatleben auswirke: Er habe beispielsweise bemerkt, dass er in den Supermarkt immer Bargeld mitnehme, da er fürchte, bei der Unterschrift

auf dem Kreditkartenbeleg zu zittern. Aus Angst zu zittern, habe er auch Gesellschaftsspiele mit Freunden und seiner Frau unter einem Vorwand abgebrochen. Er fühle sich „total in der Defensive" und befürchte, dass seine Ängste ihm „das ganze Leben versauen" (zit. nach Heidenreich & Stangier, 2003).

Im Zentrum der Störung „nicht-generalisierte soziale Phobie" stehen Ängste, die sich nur auf einzelne wenige Situationen beziehen, trotzdem wird dies häufig mit sehr starkem Leidensdruck assoziiert. Sehr oft finden sich im Gegensatz dazu sehr generalisierte Ängste, die sich auf eine Vielzahl von Situationen beziehen können.

Beispiel

Fallbeispiel 2: Generalisierte soziale Phobie. Eine 27-jährige Medizinstudentin berichtet, dass sie bereits seit ihrer Kindheit unter ausgeprägten Ängsten leide, mit anderen Menschen in Kontakt zu sein. Besonders öffentliches Sprechen (z. B. Referate halten), aber auch andere Situationen, wie z. B. von Kommilitonen angesprochen zu werden oder auch jemanden auf der Straße anzusprechen, empfinde sie als sehr schwierig. In solchen Situationen befürchte sie, „nichts herauszubekommen" und auf die Interaktionspartner seltsam zu wirken. Häufig fürchte sie auch, in solchen Situationen zu erröten. Zur Vermeidung solcher unangenehmen Situationen habe sie sich angewöhnt, kaum Kontakt zu anderen Menschen zu haben. Sie sei sich nun sicher, dass ihre Kommilitonen sie für seltsam hielten und leide sehr darunter. Im Verlauf der Zeit habe sie zudem bemerkt, dass sich ihre Stimmung sehr verschlechtert habe; sie erlebe ihr gesamtes Leben als sinnlos und das Studium mache ihr keine Freude mehr (nach Heidenreich & Stangier, 2003).

Der Begriff „soziale Phobie" wurde erstmals 1980 in das „Diagnostic and Statistical Manual" der American Psychiatric Association aufgenommen und umfasst Ängste und Verhaltensweisen, die schon seit Jahrhunderten beschrieben wurden. Da die Bezeichnung „Phobie" häufig mit einem eher eng umgrenzten Störungsbegriff in Verbindung gebracht wird, setzt sich in englischen Publikationen zunehmend der Begriff „soziale Angststörung" (social anxiety disorder) durch.

Stangier und Fydrich (2002) zufolge wird die soziale Phobie im Wesentlichen als kognitive Störung betrachtet. Im Zentrum dieser Störung steht die Befürchtung oder Erwartung, dass das eigene Verhalten oder bemerkbare körperliche Symptome (z. B. Zittern, Schwitzen, Erröten) von anderen Menschen negativ bewertet werden könnten. In der Regel gehen in diesem Zusammenhang ausgeprägte Angst- und Schamgefühle, Anspannung, Sicherheitsverhaltensweisen und eine Neigung zur Vermeidung der gefürchteten Situationen einher. Die Bewertung durch andere Personen in einer oder mehreren Situationen wird zumeist als massive Bedrohung wahrgenommen. Im Bereich der Forschung werden verschiedene Situationsklassen unterschieden:

▶ performance situations (Leistungssituationen), in denen Menschen Handlungen vor anderen Menschen vollziehen, z. B. essen, trinken, schreiben, in der Öffentlichkeit reden, einen Raum betreten, in dem bereits andere Personen sitzen, und

▶ interaction situations (Interaktionssituationen), in denen Menschen mit anderen Menschen (Fremden oder auch Bekannten) interagieren, z. B. telefonieren, mit Freunden unterhalten, im Kontakt mit dem anderen Geschlecht oder Autoritätspersonen sein.

Übersicht

Diagnostische Kriterien für soziale Phobie nach DSM-IV-TR
Soziale Phobie (soziale Angststörung) (DSM-IV-TR, Saß et al., 2003; 300.23)

A. Eine ausgeprägte und anhaltende Angst vor einer oder mehreren sozialen oder Leistungssituationen, in denen die Person mit unbekannten Personen konfrontiert ist oder von anderen Personen beurteilt werden könnte. Der Betroffene befürchtet, ein Verhalten (oder Angstsymptome) zu zeigen, das demütigend oder peinlich sein könnte.
Beachte: Bei Kindern muss gewährleistet sein, dass sie im Umgang mit bekannten Personen über die altersentsprechende soziale Kompetenz verfügen, und die Angst muss gegenüber Gleichaltrigen und nicht nur in der Interaktion mit Erwachsenen auftreten.
B. Die Konfrontation mit der gefürchteten sozialen Situation ruft fast immer eine unmittelbare Angstreaktion hervor, die das Erscheinungsbild einer situationsgebundenen oder einer situationsbegünstigten Panikattacke annehmen kann.
Beachte: Bei Kindern kann sich die Angst durch Weinen, Wutanfälle, Erstarren oder Zurückweichen von sozialen Situationen mit unvertrauten Personen ausdrücken.
C. Die Person erkennt, dass die Angst übertrieben oder unbegründet ist.
Beachte: Bei Kindern darf dieses Kriterium fehlen.

D. Die gefürchteten sozialen oder Leistungssituationen werden vermieden oder nur unter intensiver Angst oder Unwohlsein ertragen.

E. Das Vermeidungsverhalten, die ängstliche Erwartungshaltung oder das starke Unbehagen in den gefürchteten sozialen oder Leistungssituationen beeinträchtigen deutlich die normale Lebensführung der Person, ihre berufliche (oder schulische) Leistung oder soziale Aktivitäten oder Beziehungen, oder die Phobie verursacht erhebliches Leiden.

F. Bei Personen unter 18 Jahren hält die Phobie über mindestens 6 Monate an.

G. Die Angst oder Vermeidung geht nicht auf die direkte körperliche Wirkung einer Substanz (z. B. Droge, Medikament) oder eines medizinischen Krankheitsfaktors zurück und kann nicht besser durch eine andere psychische Störung (z. B. Panikstörung mit oder ohne Agoraphobie, Störung mit Trennungsangst, Köperdysmorphe Störung, Tiefgreifende Entwicklungsstörung oder Schizoide Persönlichkeitsstörung) erklärt werden.

H. Falls ein medizinischer Krankheitsfaktor oder eine andere psychische Störung vorliegen, so stehen diese nicht im Zusammenhang mit der unter Kriterium A beschriebenen Angst, z. B. nicht Angst vor Stottern, Zittern bei Parkinsonscher Erkrankung oder, bei Anorexia nervosa oder Bulimia nervosa, ein abnormes Essverhalten zu zeigen.

Bestimme, ob:

Generalisiert. Wenn die Angst fast alle sozialen Situationen betrifft (ziehe auch die zusätzliche Diagnose einer vermeidend-selbstunsicheren Persönlichkeitsstörung in Betracht).

Die Abgrenzung der generalisierten sozialen Phobie von der vermeidend-selbstunsicheren Persönlichkeitsstörung (VSPS) gestaltet sich aufgrund überlappender diagnostischer Kriterien mitunter schwierig (vgl. Abb. 11.1). Beide können alternative Konzeptualisierungen der gleichen oder ähnlichen Zustände darstellen. Zwischen ca. 25 Prozent und 90 Prozent der Patienten mit generalisierter sozialer Phobie erfüllen ebenfalls die diagnostischen Kriterien einer vermeidend-selbstunsicheren Persönlichkeitsstörung (Heidenreich & Stangier, 2002; siehe auch Fiedler, 2001).

Stangier und Fydrich (2002) zufolge weisen Persönlichkeitsstörungen einen größeren Generalisierbarkeitsgrad auf, d. h. Ängste beziehen sich auf eine größere Anzahl von Situationen. Zudem wird die vermeidend-selbstunsichere Persönlichkeitsstörung als eine Beziehungsstörung verstanden, bei der Betroffene besonders durch ein negatives Selbstwertgefühl charakterisiert sind. Bei Patienten der sozialen Phobie stehen spezifische angstbezogene Handlungen und die Angst vor negativer Bewertung im Vordergrund. Das heißt, sowohl die soziale Phobie

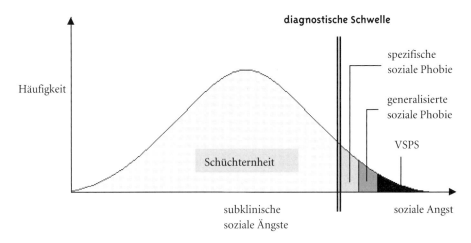

Abbildung 11.1. Schweregrad sozialer Ängste in Anlehnung an die Kontinuitätshypothese nach Reich (2000; zit. nach Stangier et al., 2003, S. 15)

als auch die vermeidend-selbstunsichere Persönlichkeitsstörung beschreiben ein unterschiedliches Ausmaß sozialer Probleme: Patienten mit sozialer Phobie sind von Ängsten in umschriebenen (aber durchaus zum Teil sehr zahlreichen) Situationen betroffen; Menschen, die unter einer vermeidend-selbstunsicheren Persönlichkeitsstörung leiden, weisen vermehrt dramatische Einschränkungen in sozialen Beziehungen auf (Heidenreich & Stangier, 2002). Eine ausführliche Darstellung dieser Diskussion würde den Rahmen dieses Beitrages sprengen; für eine detaillierte Darstellung siehe beispielsweise die Arbeiten von Reich (z. B. 2000).

Beispiel

Fallbeispiel 3: Vermeidend-selbstunsichere Persönlichkeitsstörung. Ein 45-jähriger Elektroingenieur berichtet zu Therapiebeginn mangelndes Selbstwertgefühl, depressive Gefühle und gelegentlich auftretende Trinkphasen. Darüber hinaus ist er stark durch einen Ehekonflikt belastet: Seit Beginn der Beziehung vor zehn Jahren hatte er noch keinen Geschlechtsverkehr mit seiner Frau, die nun beabsichtigt, sich von ihm zu trennen, wenn er das Problem „weiter vor sich hinschiebt". Er berichtet, dass er seit seiner Kindheit schüchtern gewesen sei und nur wenige Freunde gehabt habe. Niemals konnte er eine Frau ansprechen. Er habe schon immer unter Versagensängsten gelitten, die er auf die übermäßig strenge Erziehung durch seinen Vater zurückführt. Er fühle sich in allen Lebensbereichen gehemmt: im Beruf (Kontakt mit Kunden; Darstellung eigener Projekte vor Kollegen), in seiner Freizeit (Vermeidung von Joggen in der Öffentlichkeit) und gegenüber Bekannten (keine Verabredungen treffen). Am stärksten sind jedoch seine Hemmungen im sexuellen Kontakt zu seiner Frau: Er berichtet, er schäme sich für seine sexuelle Lust, habe große Versagensängste und vermeide jegliche Aktivität in dieser Richtung. Im Kontakt ist der Patient sehr freundlich und geht auf alle Fragen und Vorschläge des Therapeuten bereitwillig ein. Werden allerdings unangenehme Themen besprochen, errötet er und beginnt, durch umständliche Details und Rationalisierungen „um den heißen Brei zu reden". Es fällt ihm generell außerordentlich schwer, eigene Ziele und Bedürfnisse zu formulieren (nach Heidenreich & Stangier, 2002).

Auch bei der vermeidend-selbstunsicheren Persönlichkeitsstörung handelt es sich um eine Störung, deren Hauptmerkmal soziale Ängste bzw. besonders die Vermeidung sozialer Situationen sind. Fiedler (2001) zufolge ist ein Hauptmerkmal der vermeidend-selbstunsicheren Persönlichkeitsstörung eine übergroße Empfindlichkeit gegenüber der Ablehnung durch andere; in diesem Zusammenhang finden sich viele Menschen mit vermeidend-selbstunsicherer Persönlichkeitsstörung in einem Konflikt zwischen Bindungsangst und Bindungssehnsucht – die Betroffenen empfinden eine Sehnsucht nach zwischenmenschlicher Nähe, vermeiden aber engere Beziehungen, um nicht abgelehnt oder beschämt zu werden oder sich einer Lächerlichkeit preiszugeben. Fiedler (2001) gibt in seinem Buch eine detaillierte Darstellung der vermeidend-selbstunsicheren Persönlichkeitsstörung.

Übersicht

Diagnostische Kriterien für vermeidend-selbstunsichere Persönlichkeitsstörung nach DSM-IV-TR (Saß et al., 2003; 301.82)

Ein tiefgreifendes Muster von sozialer Gehemmtheit, Insuffizienzgefühlen und Überempfindlichkeit gegenüber negativer Beurteilung. Der Beginn liegt im frühen Erwachsenenalter, und die Störung manifestiert sich in verschiedenen Situationen. Mindestens 4 der folgenden Kriterien müssen erfüllt sein:

(1) vermeidet aus Angst vor Kritik, Missbilligung oder Zurückweisung berufliche Aktivitäten, die engere zwischenmenschliche Kontakte mit sich bringen,

(2) lässt sich nur widerwillig mit Menschen ein, sofern er/sie sich nicht sicher ist, dass er/sie gemocht wird,

(3) zeigt Zurückhaltung in intimen Beziehungen, aus Angst beschämt oder lächerlich gemacht zu werden,

▶

(4) ist stark davon eingenommen, in sozialen Situationen kritisiert oder abgelehnt zu werden,

(5) ist aufgrund von Gefühlen der eigenen Unzulänglichkeit in neuen zwischenmenschlichen Situationen gehemmt,

(6) hält sich für gesellschaftlich unbeholfen, persönlich unattraktiv oder anderen gegenüber unterlegen,

(7) nimmt außergewöhnlich ungern persönliche Risiken auf sich oder irgendwelche neuen Unternehmungen in Angriff, weil sich dies als beschämend erweisen könnte.

Epidemiologie. Frühe Arbeiten berichten eine Lebenszeitprävalenz der sozialen Phobie von 13 Prozent und eine Jahresprävalenz von ca. 8 Prozent. Studien aus dem europäischen Raum kommen zu etwas niedrigeren Prävalenzschätzungen, die bei knapp 5 Prozent liegen. Hinsichtlich des Geschlechterverhältnisses fand sich übereinstimmend, dass Frauen häufiger betroffen sind als Männer (Risiko für Frauen gegenüber Männern ca. 1,4 : 1). Nur selten weisen Patienten ausschließlich eine soziale Phobie auf: Oft finden sich andere Angststörungen und/oder affektive Störungen (insbesondere Depression) sowie Abhängigkeiten von psychotropen Substanzen. Eine ausführliche Darstellung aktueller Ergebnisse zu den Themen Epidemiologie, demographische Korrelate und Komorbidität liefern Helbig und Petermann (2008).

Heidenreich und Stangier (2002) zufolge wird angenommen, dass die vermeidend-selbstunsichere Persönlichkeitsstörung im Vergleich zu anderen Persönlichkeitsstörungen sehr häufig vorkommt. Angaben zur Prävalenz werden derzeit von 3,6 Prozent bis 5 Prozent berichtet. Die vermeidend-selbstunsichere Persönlichkeitsstörung ist damit eine der am häufigsten vorkommende Form von Persönlichkeitsstörungen in klinischen wie in nicht-klinischen Populationen.

2 Spezifische Störungsmodelle als Ansatzpunkt für Entspannungsverfahren

Bedingungsfaktoren für die soziale Phobie. Die somatischen Symptome, die bei Patienten mit sozialer Phobie regelhaft auftreten (z. B. Herzrasen, Schwitzen, Zittern), sind in der Mehrzahl der Fälle auf ein erhöhtes physiologisches Anspannungsniveau zurückzuführen. Da es im Kern der sozialen Phobie um die Angst vor negativer Bewertung geht (was per definitionem ein genuin kognitiver Prozess ist), haben sich zum Verständnis dieser Störung in erster Linie kognitiv-verhaltenstherapeutische Ansätze und Erklärungsmodelle bewährt, die neben der physiologischen und behavioralen Ebene insbesondere auch die kognitive Symptomebene berücksichtigen.

Im Rahmen der Entstehung und Aufrechterhaltung der sozialen Phobie spielen Prozesse der Informationsverarbeitung und dysfunktionale Strukturen von Kognitionen eine relevante Rolle. In einer Reihe von Arbeiten konnte gezeigt werden, dass Patienten mit einer sozialen Phobie durch eine erhöhte Selbstaufmerksamkeit gekennzeichnet sind und dass sie sich intensiv mit sozialbedrohlichen Ereignissen beschäftigen. Die Aufmerksamkeit ist dabei selektiv auf negative Aspekte der sozialen Umwelt gerichtet, während potentiell positive Stimuli weitgehend ausgeblendet werden: Zum Beispiel zeigt eine Gruppe von Menschen, die einem Vortrag zuhören, in der Regel eine breite Palette an Gesichtsausdrücken; Patienten mit sozialen Ängsten neigen jedoch dazu, vor allem diejenigen mit – vermeintlich – kritischem Gesichtsausdruck wahrzunehmen. Zusätzlich dazu werden eigene soziale Fähigkeiten in einer verzerrten Weise wahrgenommen, d. h. eigene Defizite werden noch negativer gesehen, als sie wirklich sind.

In ihrem kognitiven Modell erklären Clark und Wells (1995; vgl. Clark & Ehlers, 2002) die Aufrechterhaltung der sozialen Phobie. Betroffene mit sozialer Phobie entwickeln auf der Grundlage früher Erfahrungen eine Vielzahl von Annahmen über sich selbst und ihre soziale Umwelt. Diese Annahmen führen dazu, dass die relevante soziale Situation von den Betroffenen als gefährlich eingeschätzt wird, was wiederum zu Angst bei den Betroffenen führt. Mehrere miteinander verbundene Teufelskreise sorgen dann dafür, dass die Angst aufrechterhalten wird und negative Überzeugungen und Interpretationen nicht widerlegt werden können.

Wenn sich Betroffene mit sozialer Phobie *in eine soziale Situation* begeben, dann wenden sie ihre Aufmerksamkeit weg von der sozialen Situation und richten sie stattdessen auf das eigene Selbst (selbstfokussierte Aufmerksamkeit). Mit Hilfe internaler Informationen ziehen sie (fehlerhafte) Rückschlüsse darauf, welchen Eindruck sie auf andere Personen machen und wie andere über sie denken. Zudem wird das so genannte Sicherheitsverhalten wichtig, mit denen Patienten mit sozialer Phobie versuchen, die befürchteten Konsequenzen (die gefürchtete „Katastrophe") zu verhindern oder aber deren Auswirkungen minimal zu halten. Zusätzlich zur selbstfokussierten Aufmerksamkeit erfolgt aber auch eine reduzierte oder eingeschränkte Verarbeitung externer sozialer Informationen, die wiederum eine Tendenz zur negativen Verzerrung aufweist. Das heißt Reaktionen anderer, die negativ, als Anzeichen der Zurückweisung und negativer Beurteilung interpretiert werden können, werden bevorzugt von Menschen mit sozialer Phobie entdeckt (Clark & Ehlers, 2002), z. B. Stirnrunzeln, Anzeichen von Langeweile und dergleichen.

Verzerrte Informationsverarbeitung spielt bereits *vor* aber auch *nach* einer sozialen Situation eine bedeutende Rolle: selektives Erinnern negativer Aspekte des eigenen Selbst, der eigenen sozialen Fähigkeiten und vergangene Misserfolge, auf deren Grundlage eine negative Beurteilung des Selbst und zukünftiger Leistungen und Fähigkeiten erfolgt. Ein weiterer Misserfolg wird in die Serie vergangener Misserfolge eingereiht (Clark & Ehlers, 2002). Das Modell von Clark und Wells veranschaulicht die folgende Abbildung.

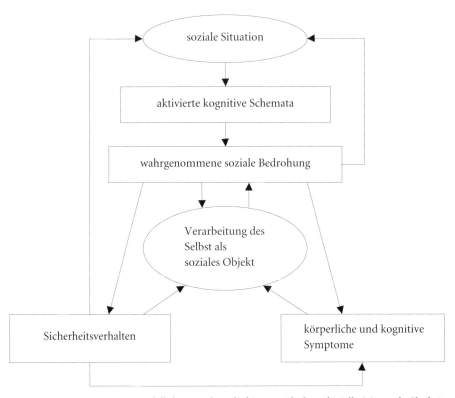

Abbildung 11.2. Kognitives Modell der sozialen Phobie von Clark und Wells (zit. nach Clark & Ehlers, 2002, S. 159)

Bedingungsfaktoren der vermeidend-selbstunsicheren Persönlichkeitsstörung. Arbeiten zu Persönlichkeitsstörungen in den vergangenen Jahren haben gezeigt, dass biologische, psychologische und soziale Faktoren zur Entstehung und Aufrechterhaltung von Persönlichkeitsstörungen beitragen. Die im Bereich der sozialen Phobie genannten Faktoren sind ausnahmslos auch im Bereich der vermeidend-selbstunsicheren Persönlichkeitsstörung gültig; wie oben dargestellt wurde, sind Menschen mit vermeidend-selbstunsicherer Persönlichkeitsstörung jedoch deutlich umfassender beeinträchtigt. Für eine ausführliche Darstellung zur Ätiologie der vermeidend-selbstunsicheren Persönlichkeitsstörung sei auf die Arbeit von Renneberg (2008) verwiesen.

Therapie von sozialer Angststörung und vermeidend-selbstunsicherer Persönlichkeitsstörung

Kognitiv-verhaltenstherapeutische Behandlung der sozialen Angststörung. Es finden sich verschiedene Zugangswege der klassischen kognitiv-verhaltenstherapeutischen Behandlung der sozialen Phobie, wobei vor allem soziales Kompetenztraining, Exposition, kognitive Umstrukturierung, Entspannungstechniken sowie Kombinationen dieser Elemente untersucht wurden (einen ausführlichen Überblick liefern Harb & Heimberg, 2002). Die kognitive Behandlung nach Clark und Wells (1995) folgt einer festgelegten Reihenfolge: Nach der Ableitung eines idiosynkratischen Modells, das der individualisierten Ausarbeitung von Abb. 11.2 entspricht, werden verschiedene Verhaltensexperimente durchgeführt (Abbau des Sicherheitsverhaltens, Veränderung der Aufmerksamkeitslenkung) und analysiert (u. a. mittels Video-Feedback). Im Anschluss daran folgen Verhaltensexperimente im „realen Leben", in denen spezifische Befürchtungen überprüft werden (z. B. bezüglich der Auffälligkeit von Körpersymptomen). Es wird somit nicht primär angestrebt, eine körperliche Entspannung herbeizuführen. Weitere Interventionen beziehen sich auf die Veränderung der antizipatorischen und nachträglichen Verarbeitung sowie von negativen Grundüberzeugungen.

Kognitiv-verhaltenstherapeutische Behandlung der vermeidend-selbstunsicheren Persönlichkeitsstörung. Grundsätzlich sind die für die Behandlung der sozialen Phobie dargestellten Interventionen auch für Patienten mit vermeidend-selbstunsicherer Persönlichkeitsstörung anwendbar. Allerdings muss berücksichtigt werden, dass diese Patienten eine deutlich höhere interpersonelle Sensitivität aufweisen, d. h. sie neigen dazu, Interventionen des Therapeuten als „Beweis" für eigene Unzulänglichkeiten und Ablehnung zu interpretieren. Da Patienten mit vermeidend-selbstunsicherer Persönlichkeitsstörung häufig ein sehr hohes psychophysiologisches Anspannungsniveau aufweisen, bietet sich hier ein sehr sinnvolles Einsatzgebiet für Entspannungsübungen (Renneberg, 1996): Sowohl im Einzel- als auch im Gruppensetting helfen bei diesen Patienten Entspannungsübungen in Kombination mit Exposition in sensu (entsprechend der klassischen systematischen Desensibilisierung; vgl. Maercker, 2003), um zunächst das sehr hohe Anspannungsniveau abzubauen und damit häufig erst entsprechende kognitive Veränderungen zu ermöglichen. Bei der Therapieplanung steht (im Unterschied zur Behandlung der sozialen Phobie) zunächst das Absenken des allgemeinen Anspannungsniveaus im Vordergrund. Renneberg und Mitarbeiter entwickelten hierfür eine intensive behaviorale Gruppentherapie für Patienten mit vermeidend-selbstunsicherer Persönlichkeitsstörung (vgl. Renneberg, 1996).

Wie kann Entspannung hilfreich sein?

Wie bereits dargestellt, erleben Betroffene, die unter sozialen Ängsten leiden, häufig intensive physiologische Symptome, wenn sie gefürchtete soziale Situationen erwarten oder ihnen ausgesetzt sind, und sind daher durch ein erhöhtes physiologisches Anspannungsniveau gekennzeichnet (analog zu Betroffenen anderer Angststörungen). Dadurch kommt es zumeist zu einer erheblichen Reduktion der sozialen Leistungen und Fertigkeiten. Es ist deshalb naheliegend, Entspannungsverfahren für den Einsatz in der Behandlung dieser Störungen in Erwägung zu ziehen, mit deren Hilfe es Betroffenen möglich ist, besser mit diesen körperlichen Symptomen umzugehen und entsprechend Anspannung abzubauen (Harb & Heimberg, 2002; Renneberg, 1996).

3 Vorgehen

Grundlagen und Ziele. Harb und Heimberg (2002) zufolge kommen im Rahmen von Entspannungstechniken in der Behandlung der sozialen Phobie besonders Verfahren zum Einsatz, die einerseits auf Arbeiten der systematischen Desensibilisierung und andererseits auf Arbeiten von Bernstein und Borkovec (2007) basieren. Die Übungen zielen auf die Entspannung unterschiedlicher Muskelgruppen ab. Entspannungsverfahren sind in der Behandlung besonders dann erfolgreich, wenn Betroffene die entsprechenden Übungen sofort in den gefürchteten Situationen einsetzen können (Harb & Heimberg, 2002). Im Rahmen der Entspannungstechniken lernen demzufolge Betroffene der sozialen Phobie drei Hauptfertigkeiten, die sie befähigen sollen, besser mit sozial-ängstlichen Situationen umzugehen:

▶ Wahrnehmen erster Angstsymptome und physiologischer Erregung,
▶ Fähigkeit, auch im Alltag einen entspannten Zustand schnell zu erreichen und
▶ Einsatz der gelernten Entspannungstechniken in den angstauslösenden Situationen (Harb & Heimberg, 2002).

Es ist ersichtlich, dass die Fähigkeit, gezielt einen Entspannungszustand herzustellen, eine wichtige Fertigkeit im Rahmen sozialer Ängste darstellt; allerdings muss gewährleistet sein, dass die Entspannung nicht als „Sicherheitsverhalten" (im Sinne des Modells von Clark und Wells) in angstbesetzten sozialen Situationen eingesetzt wird.

Systematische Desensibilisierung. Auf der Grundlage von klinischen Beobachtungen, Hemmungstheorien von Angst und tierexperimentellen Untersuchungen entwickelte Wolpe die systematische Desensibilisierung. Durch eine langsame und stufenweise Darbietung (Angsthierarchie) von Situationen, die eine geringe Angst auslösen – in sensu oder auch in vivo soll ein geringes erträgliches Angstmaß erreicht werden –, und durch die gleichzeitige Wirkung von Entspannung (progressive Muskelrelaxation) soll die Angst allmählich abgebaut werden. Das heißt, das zentrale Prinzip der systematischen Desensibilisierung besteht in der konditionierten Hemmung, indem Angst durch eine gleichzeitige antagonistische Reaktion laufend abgebaut wird (Maercker, 2003). Nach Durchführung der Entspannung erfolgt die Darbietung der angstauslösenden Situationen, wobei mit der am geringsten angstauslösenden Situation begonnen wird. Jede Situation wird dabei so lange durchgearbeitet, bis sie mindestens dreimal angstfrei erlebt wurde bzw. bis keine Anzeichen subjektiver Erregung beobachtet werden können.

Progressive Muskelrelaxation. Bestimmte Muskelgruppen werden 5–10 Sekunden angespannt und entspannt; daraufhin soll der Übende die unterschiedlichen Empfindungen wahrnehmen, die Anspannung und Entspannung der Skelettmuskulatur mit sich bringen (vgl. auch Kapitel 8 „Progressive Muskelentspannung"); es erfolgt eine Ablenkung von dysfunktionalen Gedanken. Ausgehend von 16 Muskelgruppen werden zunehmend mehr Muskelgruppen in die Übungen mit dem Ziel einbezogen, die Entspannung immer schneller zu erreichen (Harb & Heimberg, 2002).

Entspannungsverfahren im Behandlungsrational für soziale Phobie. Es ist ersichtlich, dass eine Intervention mittels Entspannungsverfahren im kognitiven Modell von Clark und Wells (1995) direkt auf die in der rechten unteren Ecke des Diagramms dargestellten körperlichen und kognitiven Symptome gerichtet ist (vgl. Abb. 11.2). Gleichzeitig wird auch deutlich, dass andere Bereiche des für eine Aufrechterhaltung der sozialen Phobie bedeutsamen Gefüges durch die Entspannungsübungen nicht beeinflusst werden (etwa das Sicherheitsverhalten, die selbstfokussierte Aufmerksamkeit und die negativen Bewertungen der eigenen Performanz). Entspannungsverfahren sollten demgemäß in der Behandlung der sozialen Phobie nicht standardmäßig eingesetzt werden, sondern im Rahmen eines Gesamtbehandlungsplans.

> **!** Von besonderer Bedeutung ist, dass im Sinne des Modells von Clark und Wells (1995) Entspannungsübungen die (problematische) Funktion von Sicherheitsverhaltensweisen bekommen können: Dies zeigt sich dadurch, dass die Patienten in angstbesetzten sozialen Situationen die erlernten Übungen einzusetzen versuchen, um eine befürchtete Blamage zu verhindern oder zumindest zu kaschieren. Ein Patient, der Angst hat zu zittern, kann etwa ver-

suchen, mittels einer Übung der progressiven Muskelrelaxation ruhiger und entspannter zu werden. Dadurch droht allerdings die Gefahr, dass der Patient (obwohl die Situation „gemeistert" wurde) die Überzeugung beibehält, er habe die Situation nur mit Hilfe der Entspannungsübung bewältigt. Demgegenüber kann der Einsatz von Entspannungsverfahren außerhalb sozialer Situationen (im Sinne der Senkung des psychophysiologischen Anspannungsniveaus) positive Effekte aufweisen.

Ein Behandlungsprogramm für die vermeidend-selbstunsichere Persönlichkeitsstörung. In diesem Sinne konzipierten Renneberg und Mitarbeiter ein kognitiv-behaviorales Gruppenprogramm, das Entspannungsverfahren, systematische Desensibilisierung, Exposition in vivo und Rollenspiele zum Aufbau sozialer Fertigkeiten und zur Stärkung des Selbstwerts umfasst. Insbesondere Patienten mit vermeidend-selbstunsicherer Persönlichkeitsstörung, die unter sehr starken Befürchtungen und Ängsten leiden, profitieren von systematischer Desensibilisierung in sensu als Vorbereitung für Übungen in vivo. Das Behandlungsrational orientiert sich dabei an den kognitiv-behavioralen Grundannahmen, wobei Rollenspiele im Zentrum der Behandlung stehen. Individuell schwierige Situationen werden ausgewählt, mit den anderen Gruppenteilnehmern gespielt und Lösungsmöglichkeiten erarbeitet. Diese werden wiederum im Rollenspiel ausprobiert, geübt und ggf. modifiziert. Auch kognitive Therapieelemente werden in die Rollenspiele integriert: Negative Gedanken werden eruiert und die daraus resultierenden Einschränkungen werden herausgearbeitet. Im Anschluss daran werden alternative, förderliche Gedanken erarbeitet. Im weiteren Verlauf wird ggf. auch ein Training sozialer Fertigkeiten (unter Einsatz von Videoaufnahmen) durchgeführt. Wie diese Darstellung zeigt, werden Entspannungstechniken nicht als isoliertes Behandlungselement verstanden, sondern kommen auch hier in einem Gesamtbehandlungsplan zum Einsatz.

4 Indikation und Kontraindikation

Aus den oben genannten Fakten ergibt sich zunächst, dass Entspannungsverfahren aktuell nicht im Zentrum einer Standardbehandlung für soziale Phobie stehen. Der Grund hierfür ist (analog zu den Entwicklungen bei anderen Angststörungen) darin zu sehen, dass zur Überwindung von Ängsten eine „Gegenkonditionierung" oder „reziproke Hemmung", wie sie noch von Wolpe angenommen wurde, nicht notwendig zu sein scheint. Darüber hinaus ergeben sich aus dem kognitiven Modell von Clark und Wells (1995) Anhaltspunkte, dass

Entspannungsverfahren im Sinne von Sicherheitsverhaltensweisen „missbraucht" werden können. Im Gegensatz dazu bieten sich auch heute noch Entspannungsverfahren bei Patienten mit starken sozialen und generalisierten Ängsten und insbesondere mit vermeidend-selbstunsicherer Persönlichkeitsstörung an, wenn auch außerhalb der gefürchteten sozialen Situationen ein erhöhtes psychophysiologisches Anspannungsniveau vorliegt. Bei sehr ängstlichen Patienten mit einer vermeidend-selbstunsicheren Persönlichkeitsstörung wiederum kann der Einsatz von Entspannungsverfahren im Rahmen einer systematischen Desensibilisierung den Weg für den erfolgreichen Einsatz weiterer therapeutischer Strategien eröffnen.

5 Empirische Absicherung

Aktuelle Meta-Analysen attestieren den hier dargestellten kognitiv-behavioralen Ansätzen eine sehr gute Wirksamkeit mit hohen Effektstärken für Patienten mit sozialer Phobie (z. B. Rodebaugh et al., 2004). Es ist allerdings kaum möglich, Aussagen darüber zu treffen, welcher Anteil der Behandlungserfolge spezifisch auf den Einsatz von Entspannungsverfahren zurückzuführen ist. Norton und Price (2007) kommen in ihrer Meta-Analyse zur Einschätzung, dass kognitive Therapie und Expositionsbehandlung jeweils alleine oder in Kombination mit Entspannungsverfahren nicht nur für die Behandlung der sozialen Phobie, sondern auch für andere Angststörungen effektiv sind; allerdings ergaben sich keine Hinweise auf eine differentielle Effektivität einzelner Behandlungskomponenten für einzelne Diagnosen. In einigen neueren Studien fanden sich jedoch Hinweise darauf, dass eine den Empfehlungen von Clark und Wells (1995) folgende Behandlung effektiver ist als eine Behandlung mittels ausschließlich „klassischer" kognitiv-behavioraler Prinzipien (Rodebaugh et al., 2004). Einen Hinweis darauf liefert die randomisierte kontrollierte Studie von Clark et al. (2006), in der die kognitive Therapie einer Bedingung mit Exposition und angewandter Entspannung gegenübergestellt wurde: 84 Prozent der Patienten, die mit kognitiver Therapie behandelt wurden, erfüllten am Ende der Behandlung nicht mehr die Kriterien für eine soziale Phobie – verglichen mit 42 Prozent in der Bedingung „Exposition und angewandte Entspannung". Diese Unterschiede blieben in der Einjahreskatamnese stabil. In einer anderen Studie konnte nachgewiesen werden, dass kognitive Therapie auch effektiver ist als eine Pharmakotherapie mit selektiven Serotonin-Wiederaufnahmehemmern (Clark et al., 2003). Die Behandlung im Einzelsetting zeigte sich einer Behandlung im Gruppensetting sowohl kurzfristig als auch über eine 6-Monats-Katamnese als überlegen (Stangier et al., 2003).

In den genannten Studien des vorherigen Abschnittes wurden jeweils auch Patienten behandelt, die sowohl die Kriterien einer generalisierten sozialen Phobie als auch einer vermeidend-selbstunsicheren Persönlichkeitsstörung erfüllten (Clark et al., 2003: 43 Prozent; Clark et al., 2006: 50 Prozent; Stangier et al., 2003: 35 Prozent). Generell zeigte sich, dass Patienten mit zusätzlicher vermeidend-selbstunsicheren Persönlichkeitsstörung ebenfalls in vergleichbarem Maße von der Behandlung profitierten. Da das Ausgangsniveau der sozialen Ängste in der Regel jedoch deutlich höher ist als bei ausschließlich sozialer Phobie, erreichen nur vergleichsweise wenige Patienten ein hohes Endniveau.

Die Datenlage im Hinblick auf die Wirksamkeit psychotherapeutischer Verfahren bei Patienten mit vermeidend-selbstunsicherer Persönlichkeitsstörung ist demgegenüber deutlich schlechter: Es liegen insgesamt nur wenige Studien vor (vgl. Renneberg, 2008), die jedoch konsistent deutliche Verbesserungen im Hinblick auf Angst vor negativer Bewertung, Vermeidung, Selbstunsicherheit und Depressivität belegen. Im Vergleich zu einer psychodynamischen Kurzzeittherapie zeigte sich eine kognitiv-behaviorale Behandlung ebenfalls als signifikant effektiver.

Weiterführende Literatur

Alden, L. E., Laposa, J. M., Taylor, C. T. & Ryder, A. G. (2002). Avoidant personality disorder: Current status and future directions. Journal of Personality Disorders, 16, 1–29.

Stangier, U. & Fydrich, T. (Hrsg.) (2002). Soziale Phobie und Soziale Angststörung. Göttingen: Hogrefe.

Stangier, U., Heidenreich, T. & Peitz, M. (2003). Soziale Phobien. Ein kognitiv-verhaltenstherapeutisches Behandlungsmanual. Weinheim: Beltz PVU.

Zitierte Literatur

Bernstein, D. A. & Borkovec, T. D. (2007). Entspannungstraining. Handbuch der progressiven Muskelentspannung nach Jacobson (12. Aufl.). Stuttgart: Klett-Cotta.

Clark, D. M. & Ehlers, A. (2002). Soziale Phobie: Eine kognitive Perspektive. In U. Stangier & T. Fydrich (Hrsg.), Soziale Phobie und Soziale Angststörung: Psycho-logische Grundlagen, Diagnostik und Therapie (S. 157–180). Göttingen: Hogrefe.

Clark, D. M., Ehlers, A., Mackman, A., McManus, F., Fennell, M., Grey, N., Waddington, L. & Wild, J. (2006). Cognitive therapy vs. exposure and applied relaxation in social phobia: A randomized controlled trial. Journal of Consulting and Clinical Psychology, 74, 568–578.

Clark, D. M., Ehlers, A., McManus, F., Hackman, A., Fennell, M., Campbell, H., Flower, T., Davenport, C. & Louis, B. (2003). Cognitive therapy vs fluoxetine plus self exposure in the treatment of generalized social phobia (social anxiety disorder): A randomized placebo controlled trial. Journal of Consulting and Clinical Psychology, 71, 1058–1067.

Clark, D. M. & Wells, A. (1995). A cognitive model of social phobia. In R. G. Heimberg, M. R. Liebowitz, D. A. Hope & F. R. Schneier (Hrsg.), Social phobia: Diagnosis, assessment, and treatment (S. 69–93). New York: Guilford Press.

Fiedler, P. (2001). Persönlichkeitsstörungen (5., völlig neu bearb. Aufl.). Weinheim: Beltz PVU.

Harb, G. C. & Heimberg, R. G. (2002). Kognitiv-behaviorale Behandlung der sozialen Phobie: Ein Überblick. In U. Stangier & T. Fydrich (Hrsg.), Soziale Phobie und Soziale Angststörung (S. 311–338). Göttingen: Hogrefe.

Heidenreich, T. & Stangier, U. (2002). Die Ängstliche und Vermeidend-Selbstunsichere Persönlichkeitsstörung. In U. Stangier & T. Fydrich (Hrsg.), Soziale Phobie und Soziale Angststörung (S. 291–310). Göttingen: Hogrefe.

Heidenreich, T. & Stangier, U. (2003). Soziale Phobie: Grundlagen und neue Entwicklungen kognitiver Verhaltenstherapie. Verhaltenstherapie und psychosoziale Praxis, 35, 499–515.

Helbig, S. & Petermann, F. (2008). Entwicklungpsychopathologie Sozialer Angststörungen. Zeitschrift für Psychiatrie, Psychologie und Psychotherapie, 56, 211–226.

Maercker, A. (2003). Systematische Desensibilisierung. In J. Margraf (Hrsg.), Lehrbuch der Verhaltenstherapie, Band 1: Grundlagen, Diagnostik, Verfahren, Rahmenbedingungen (S. 405–412). Berlin: Springer.

Norton, P. J. & Price, E. C. (2007). A meta-analytic review of adult cognitive-behavioral treatment outcome across the anxiety disorders. Journal of Nervous and Mental Disease, 195, 521–531.

Reich, J. (2000). The relationship of social phobia to avoidant personality disorder: A proposal to reclassify avoidant personality disorder based in clinical empirical findings. European Psychiatry, 15, 151–159.

Renneberg, B. (1996). Verhaltenstherapeutische Gruppentherapie bei Patienten mit selbstunsicherer Persönlichkeitsstörung. In B. Schmitz, T. Fydrich & K. Limbacher (Hrsg.), Persönlichkeitsstörungen: Diagnostik und Psychotherapie (S. 344–358). Weinheim: Psychologie Verlags Union.

Renneberg, B. (2008). Psychotherapie bei Cluster C Persönlichkeitsstörungen: Die ängstlich-vermeidende, die dependente und die zwanghafte Persönlichkeitsstörung. In S. C. Herpertz, F. Caspar & Ch. Mundt (Hrsg.), Störungsorientierte Psychotherapie (S. 490–499). München: Urban & Fischer.

Rodebaugh, T. L., Holoway, R. M. & Heimberg, R. G. (2004). The treatment of social anxiety disorder. Clinical Psychology Review, 24, 883–908.

Saß, H., Wittchen, H.-U., Zaudig, M. & Houben, I. (Hrsg.) (2003). Diagnostisches und Statistisches Manual Psychischer Störungen. Textrevision – DSM-IV-TR. Göttingen: Hogrefe.

Stangier, U. & Fydrich, T. (2002). Das Störungskonzept der Sozialen Phobie oder der Sozialen Angststörung. In U. Stangier & T. Fydrich (Hrsg.), Soziale Phobie und Soziale Angststörung (S. 10–33). Göttingen: Hogrefe.

Stangier, U., Heidenreich, T., Peitz, M., Lauterbach, W. & Clark, D. M. (2003). Cognitive-behavioural treatment of social phobia: Individual versus group treatment. Behaviour Research and Therapy, 41, 991–1007.

WHO [World Health Organisation] (2008). Internationale Klassifikation psychischer Störungen, ICD-10, Kapitel V (6. vollst. überarb. Auflage). Bern: Huber.

12 Asthma bronchiale

Thomas Ritz • Ulrike de Vries • Franz Petermann

1 Symptomatik

Das Asthma bronchiale ist eine chronische Erkrankung infolge einer Entzündung der Atemwege (National Heart, Lung, and Blood Institute [NHLBI], 2002). Es kann von einer Prävalenzrate von etwa 2 bis 6 Prozent in der erwachsenen Bevölkerung und von etwa 4 bis 10 Prozent bei Kindern ausgegangen werden. Damit ist das Asthma bronchiale eine der häufigsten chronischen Erkrankungen.

Hauptsymptome und Folgeerkrankungen. Typische Symptome sind anfallsartige Atemnot, Atemgeräusche, Husten, und glasig-zähes Sputum. Diese Symptome finden ihr pathophysiologisches Korrelat in einem Spasmus der Bronchialmuskulatur, einer ödematösen Schwellung der Bronchialschleimhaut und vermehrter Schleimproduktion. Die Bronchialschleimhaut wird überempfindlich gegenüber einer großen Anzahl von Reizen (Hyperreagibilität). Mit fortschreitender Krankheitsdauer, persistierender Entzündungssituation und wiederholten Asthmaanfällen besteht die Gefahr von pathologischen Veränderungen der Bronchialwand (Remodeling), einer Schädigung des Lungengewebes (Lungenemphysem) sowie von Herz-Kreislauf-Problemen (Cor pulmonale).

Psychosoziale Krankheitsfolgen. Mit den genannten Folgeerkrankungen und auch mit zunehmender Krankheitsintensität können psychosoziale Krankheitsfolgen einhergehen, die verschiedene Lebensbereiche des Patienten betreffen. Auch können psychische Probleme und emotionale Belastungen – wie Ängste, berufliche und familiäre Beeinträchtigung und damit der Verlust an Lebensqualität – als sekundäre Krankheitsfolgen hinzu kommen.

Klassifikation. Eine traditionelle Klassifikation des Asthma bronchiale erfolgt auf Grundlage einer vorhandenen oder nicht vorhandenen allergischen Diathese, die ein extrinsisches oder allergisches, ein intrinsisches oder nicht-allergisches sowie eine Mischform des Asthmas hervorbringt. Allergische Ursachen werden häufiger bei einem Krankheitsbeginn im Kindheits- und Jugendalter beobachtet (Nolte, 1998). Weitere, ohne eigene Krankheitsentitäten abzugrenzende Syndrome beziehen sich auf Teilaspekte der Erkrankung sowie auf spezielle Auslöser („Exercise-induced asthma", analgetikainduziertes Asthma), auf spezielle Tageszeitabhängigkeit (nokturnales Asthma) oder auf eine besondere Expositionssituation (berufsbedingtes Asthma).

Schweregrade. Asthma kann in leichten Fällen mit gelegentlichen, leichten und kurz andauernden Atemnotanfällen, längeren symptomfreien Intervallen und annähernd normaler Lungenfunktion auftreten. Schwere andauernde Zustände gehen mit ständigen Atemnotanfällen und beständig verringerter Lungenfunktion einher. Atemnotanfälle oder akute Verschlechterungen (Exazerbationen) können schnell eintreten oder sich graduell entwickeln und ohne adäquate Behandlung sogar zum Tode führen. Es werden vier Schweregrade unterschieden (intermittierend, leicht persistierend, moderat persistierend und schwer persistierend), deren Zuordnung auf spezifischen Parametern der Lungenfunktion, Symptomatik und Einschränkungen im Alltag basiert (NHLBI, 2002).

Entstehungsursachen und Auslöser. Bei der Betrachtung der Risikofaktoren sollte zwischen ursächlichen und auslösenden Faktoren unterschieden werden. Zu den ursächlichen Faktoren zählen in erster Linie die genetische Prädisposition der Person und Umweltfaktoren, wie etwa Passivrauchen im Kindesalter, Exposition gegenüber Luftschadstoffen oder Allergenen (letzteres bei extrinsisch klassifiziertem Asthma), oder wiederkehrende bakterielle oder virale Atemwegsinfekte (bei intrinsisch klassifiziertem Asthma).

Während die Rolle ursächlicher Faktoren im Einzelnen bisher nur bruchstückhaft verstanden wird, sind Faktoren, die bei bestehendem Asthma zur symptomatischen Verschlechterung oder der Persistenz von Symptomen beitragen (Auslöser oder Trigger) besser erforscht. Oft sind dies Allergene, gegen die die körpereigenen IgE-Antikörper gerichtet sind, wie etwa Hausstaubmilben, Pollen, Pilzsporen, Tierhaare, berufsspezifische Allergene und spezifische Speisen oder Speisebeigaben (z. B. Konservierungsstoffe). Auch Atemwegsinfekte führen regelmäßig zu Verschlechterungen der asthmatischen Symptomatik. Außerdem können weitere exogene Reize wie kalte Luft, Dämpfe, Gerüche, aber auch emotionale Auslöser (Freude, Ärger) etc. bei allen Asthmaformen zu Symptomen führen. Auch Arzneimittel, wie z. B. die Einnahme von Acetylsalicylsäure und nicht-steroidalen Analgetika, Antirheumatika, Antiphlogistika und Betablocker, können eine klinisch relevante Atemwegsobstruktion auslösen.

Behandlung. Die Behandlung des Asthma bronchiale besteht aus der pharmakologischen Therapie (zumeist inhalativ verabreichte Medikation), vorbeugenden Maßnahmen (Allergenkarenz, Auslöservermeidung) sowie unterstützenden Maßnahmen (Physio- und Sporttherapie, Patientenschulung und ggf. psychologische Maßnahmen). Der Förderung von Eigenverantwortlichkeit und Selbstmanagementfähigkeit der Patienten kommt hierbei eine entscheidende Rolle zu (Asthma-Krankheitsmanagement; Ritz & Dahme, 2003). Insbesondere die Motivierung der Patienten und die Vermittlung von Erkrankungswissen und Fertigkeiten (z. B. Selbstmonitoring, Handhabung der Medikamente) bilden eine unverzichtbare Grundlage für eine langfristige Therapiemitarbeit und damit die Sicherung des Behandlungserfolges.

2 Spezifisches Störungsmodell als Ansatzpunkt für Entspannungsverfahren

Empfehlungen zur Anwendung von Entspannungsverfahren bei Asthma bronchiale sind in der Praxis weit verbreitet; sie basieren jedoch auf unterschiedlichen Störungsmodellen der Erkrankung, was in der Vergangenheit vielfach zu einem unkritischen Einsatz dieser Verfahren bei Asthma geführt hat. Im Folgenden soll besonderer Wert auf mögliche theoretische Ansatzpunkte von Entspannungsverfahren und entspannungsverwandten Methoden (progressive Muskelrelaxation, Biofeedback, Suggestion/Hypnose und Atemtraining) gelegt werden.

Lungenfunktion. Die Lungenfunktion ist ein zentraler Indikator des klinischen Bildes bei Asthma. Sie wird im Wesentlichen durch Veränderungen in der Weite der Atemwegspassagen bestimmt. Das Röhrensystem der Atemwege ist weitgehend mit ringförmigen Lagen glatter Muskulatur umgeben, deren Tätigkeit (Entspannung und Kontraktion) das Atemwegslumen beeinflussen kann. Parasympathische Efferenzen halten einen leichten Grundtonus der Anspannung aufrecht und können situativ bedingt auch stärkere Verengungen hervorrufen. Sympathiko-adrenerge Efferenzen, hauptsächlich über die Ausschüttung von Adrenalin, führen hingegen zur Erweiterung der Atemwege (für einen vollständigeren Überblick der Anatomie, Physiologie und Messverfahren der Lungenfunktion siehe Ritz et al., 2002). Darüber hinaus bildet die entzündungsbedingte Ausschüttung von Mediatoren einen starken Stimulus zur Kontraktion der glatten Muskulatur, Schleimsekretion und Ödembildung, und damit zur Verengung der Atemwege. Im Folgenden liegt der Schwerpunkt auf autonom vermittelten Veränderungen der Lungenfunktion, da ihre Effekte mittels nicht-invasiver psychophysiologischer Messungen einfacher nachweisbar sind und daher experimentell und klinisch am häufigsten studiert wurden.

Abb. 12.1 (siehe Abschnitt 3) veranschaulicht mögliche physiologische Einflusswege von Entspannungsverfahren bei Asthma bronchiale. Es gibt verschiedene Wirkungswege für die wichtigsten Elemente von Entspannungsverfahren, wobei jeweils mehrere Beeinflussungswege denkbar sind.

3   Vorgehen

Progressive Muskelentspannung

Bei Asthmatikern sind die Übungen zur progressiven Muskelrelaxation nach Standard durchzuführen. Zu beachten ist die Körperposition, da es für viele Patienten angenehmer ist, die Übungen im Sitzen auszuführen. Entsprechend müssen die Instruktionen der Körperhaltung angepasst werden. Unverzichtbar ist auch eine sorgfältige Information vor Beginn der Übungen, um mögliche Erwartungen und Ängste der Patienten, insbesondere wenn ein Anstrengungsasthma vorliegt, klären zu können. Wichtig ist auch der Hinweis, bei der Ausatmung auf die Lippenbremse (dosierte Ausatmung durch den halb geschlossenen Mund) hinzuweisen.

Entspannung der Skelettmuskulatur. Angesichts der spezifischen autonomen Effekte von Skelettmuskelaktivierung und physischer Aktivität ist eine Rechtfertigung von Muskel*ent*spannung als Intervention bei Asthma auf den ersten Blick nur schwer möglich. Muskel*an*spannung, wie etwa bei der progressiven Muskelrelaxation, führt zu einer Reduzierung des parasympathischen Tonus sowie zu einer Erhöhung sympathischer Aktivierung, im Falle stärkerer physischer Aktivität auch zu einer Ausschüttung von Adrenalin durch das Nebennierenmark. Diese Effekte führen zu einer Erweiterung der Atemwege, zur Bronchodilatation. Umkehrte Effekte in Richtung Bronchokonstriktion sind von Skelettmuskel*de*aktivierung, körperlicher Ruhigstellung und gezielter Muskel*ent*spannung zu erwarten (Abb. 12.1, erster Wirkungsweg). Mittlerweile ist durch umfangreiche Tierstudien und körperliche Trainingsstudien mit Menschen belegt, dass es während der Muskelaktivierung zu Bronchodilatationen kommt. Erst in Spätphasen des Trainings und danach kommt es zu trainingsinduzierten Asthmasymptomen. Diese sind üblicherweise nicht bedrohlich, werden jedoch als unangenehm erlebt. Teilweise wird die Auskühlung und/oder Austrocknung der Atemwege durch die trainingsbedingt hohe Minutenventilation dafür verantwortlich gemacht.

Reduzierung der Ventilation. Muskelentspannung hilft, die Ventilation (und damit auch den Atemfluss) zu reduzieren, jedoch dürften die Reduktionen ausgehend von relativen Ruhebedingungen ohne Entspannung zu gering sein, um an den Atemwegen ins Gewicht zu fallen. Progressive Muskelentspannung erhöht auch den Kohlendioxydpartialdruck (pCO_2), was sich positiv auf die Öffnung der Atemwegspassagen und die Reaktivität der Atemwege auswirken sollte. Andererseits werden auch Reduzierungen der Kortisolausschüttung beobachtet (Pawlow & Jones, 2002), die zumindest längerfristig die Entzündungsprozesse der Atemwege eher verstärken und damit das Asthma verschlechtern sollten (Abb. 12.1, siebter Wirkungsweg).

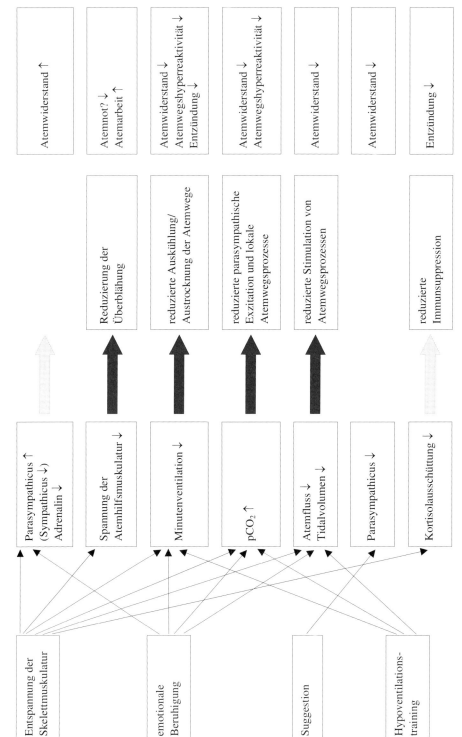

Abbildung 12.1. Mögliche psychophysiologische Einflusswege von Entspannungsverfahren bei Asthma bronchiale: Durch graue Pfeile dargestellte Wirkungswege lassen eher eine negative Beeinflussung des Krankheitsbildes erwarten

Entspannung der Atemhilfsmuskulatur. Positive Wirkungen dürften sich auf gezielte Entspannung einzelner Muskelpartien beschränken, z. B. der Atemhilfsmuskulatur. Anspannung dieser Muskelpartien trägt bei Asthmatikern dazu bei, eine Überblähung der Lunge aufrechtzuerhalten. Positive Folgen einer Entspannung, wie etwa Verringerung der Atemarbeit und Verbesserung der Synchronisierung des Atemmusters, würden jedoch mit möglichen negativen Folgen konkurrieren, da die Überblähung von Patienten oft als Mittel eingesetzt wird, die Atemwegspassagen bei Obstruktionen zu erweitern (Nolte, 2000; Abb. 12.1, zweiter Wirkungsweg).

An- und Entspannung von Stirn und Unterarm. Ritz et al. (1998) untersuchten experimentell die Wirkung typischer Elemente eines Protokolls zur progressiven Muskelrelaxation auf die Atemwege. Asthmapatienten und gesunde Kontrollpersonen nahmen an einer Experimentalsitzung teil, während der sie zwei Muskelpartien, Stirn und Unterarm, sukzessive anspannten und wieder entspannten. Dabei fanden sich bei Gesunden wie bei Asthmatikern im Einklang mit einer vorangegangenen Untersuchung (Ritz et al., 1995) lediglich leichte Senkungen des Atemwiderstandes während der 15-sekündigen Anspannungsphase der Stirnmuskeln. Anspannungen des Unterarms führten ebenfalls zu Atemwiderstands-Senkungen bei Gesunden, aber nicht bei den Asthmatikern. Über die gesamte Sitzung der wiederholten An- und Entspannungssequenzen hinweg blieb der basale Atemwiderstand unverändert, da er während der 20-sekündigen Entspannungsphasen wieder zum Ausgangswert zurückkehrte. Die aufgezeigten physiologischen Zusammenhänge und empirischen Ergebnisse sprechen auch gegen den – lange Zeit speziell in der Behandlung asthmatischer Kinder empfohlenen – Einsatz von Biofeedback-Verfahren zur Stirnmuskelentspannung (Ritz & Dahme, 2003).

Autogenes Training

Prinzipiell kann das autogene Training nach der Standardmethode durchgeführt werden, wobei auch in diesem Verfahren eine sitzende Körperhaltung möglich sein sollte. Die Durchführung in Gruppen zu je maximal zwölf Asthmapatienten hat sich als günstig erwiesen, um gruppenbezogene Erfahrungen nutzen zu können. Aus der Auswahl an Grundübungen des autogenen Trainings sind für Asthmapatienten die *Atemübung* und die *Sonnengeflechtsübung* die wichtigsten Komponenten, da sie sehr gut in das pathophysiologische Konzept der optimalen Atmung während einer Atemnotsituation passen. Die Atemübung „es atmet mich" kann dem Patienten helfen, die Ausatmungsphase passiv ablaufen zu lassen, was eine Entspannung und Überwindung der Angst erfordert. Während dieser Übung ist die Nutzung der bereits erwähnten Lippenbremse vorteilhaft. Die Sonnengeflechtsübung trägt zur bewussteren Wahrnehmung der Ein- und Ausatmungsphasen bei, unterstützt durch das Wärmegefühl im Bauchraum. Die bewusstere Wahrnehmung der Atemphasen unterstützt die Verbesserung des Atemmusters, gleichzeitig vermeidet sie die paradoxe expiratorische Kontraktion des Zwerchfells und verbessert die Einatmungsqualität.

Wirkung über emotionale Beruhigung. Emotionen und psychosozialer Stress werden immer wieder von Patienten als Ursachen ihrer asthmatischen Beschwerden genannt (Ritz et al., 2008b). Ähnlich wie bei der Muskelentspannung wären von einer Reduktion der emotionalen Erregung bezüglich der autonomen Regulation theoretisch in erster Linie negative Effekte zu erwarten (Abb. 12.1, erster Wirkungsweg). Dies steht allerdings im Gegensatz zu experimentellen Befunden. Im Labor zeigen sich typischerweise Erhöhungen des Atemwiderstands bei experimenteller Emotionsinduktion. Diese sind korreliert mit Lungenfunktionsverschlechterungen bei stark negativ gefärbten Stimmungszuständen im Alltag von Patienten (Ritz & Steptoe, 2000) und mit Selbstberichten über die Bedeutsamkeit psychosozialer Asthma-Auslöser (Ritz et al., 2006). Mechanismen derartiger Verschlechterungen der Lungenfunktion sind bislang nur teilweise aufgeklärt (für Hinweise auf parasympathische Vermittlung siehe Ritz et al., 2001).

Emotionale Beruhigung könnte sich in positiver Weise auf das Atemmuster und den Gasaustausch auswirken, jedoch dürfte dies eher für starke Emotionszustände oder ihren Ausdruck, wie etwa Lachen oder Weinen, ins Gewicht fallen, deren ausgeprägte Veränderungen in Atemfluss und Atemvolumen über die Reizung von Rezeptoren in den Atemwegen zu Bronchokonstriktionen führen können. Auch angstbedingte Hyperventilation und der mit ihr einhergehende Abfall des pCO_2 könnte durch Entspannungsverfahren reduziert werden. Obgleich derartige Mechanismen seit langem postuliert werden, existieren keine empirischen Studien zu diesen Wirkungswegen. Zumindest im Selbstbericht der Patienten sind emotionale Asthma-Auslöser und Hyperventilationssymptome positiv assoziiert, wie unlängst in einer Studie deutscher und britischer Asthmapatienten gezeigt wurde (Ritz et al., 2008a).

Suggestion

Zu den experimentell relativ gut nachgewiesenen psychologischen Einflüssen auf die Atemwege gehören diejenigen der Suggestion. In experimentellen Studien wurden Asthmapatienten dabei zum Beispiel direkt Veränderungen ihrer Lungenfunktion suggeriert, während sie relativ unwirksame Substanzen oder Raumluft einatmeten. Eine Reihe von Studien konnte Veränderungen der Lungenfunktion in die suggerierte Richtung nachweisen, sowohl bei Gesunden als auch bei Asthmatikern, wobei je nach Kriterium bei 20 bis 40 Prozent der Patienten klinisch bedeutsame Obstruktionen auftraten (Überblick bei Isenberg et al., 1992). Bei reaktiven Patienten konnte eine pharmakologische Blockade mit anticholinergen Substanzen Atemwegsreaktionen verhindern, was auf einen para-sympathisch vermittelten Effekt hinweist (Abb. 12.1, sechster Wirkungsweg). Über Emotionen wie Angst scheint die Reaktion jedoch nicht vermittelt zu werden.

Entspannungsverfahren könnten bei Asthma in dem Umfang auf die Lungenfunktion wirken, wie suggestive oder autosuggestive Elemente einen Teil der Technik darstellen. Inhaltlich müssten Suggestionen insbesondere Verringerungen der Atemwegsobstruktion oder Symptomverbesserungen nahe legen. Derartige Suggestionen werden im Rahmen von Hypnosebehandlungen des Asthma bronchiale eingesetzt. Da jedoch die Hypnosebehandlung verschiedene Stadien umfasst, zu denen Entspannung wie auch Suggestionen gehören, sind die konkreten autonomen Effekte der Gesamtbehandlung schwer vorhersagbar und die Effekte von Suggestionen nur durch detaillierte physiologische Begleitmessungen isolierbar. Auf einem allgemeineren Niveau könnte auch die feste Überzeugung von einem günstigen Effekt einer Entspannungsintervention bei einzelnen Patienten zu Verbesserungen der Lungenfunktion führen. So zeigen sich in der medikamentösen Therapie im Mittel durchaus leichte Verbesserungen der Lungenfunktion in Placebo-Gruppen, und einzelne Patienten reagieren auch mit klinisch relevanten Verbesserungen (Joyce et al., 2000). Die psychophysiologischen Mechanismen derartiger Effekte sind noch ungeklärt, jedoch lässt sich eine Vergleichbarkeit mit dem Wirkungsweg von Suggestionen vermuten.

Hypoventilationstraining

Gezielte Veränderungen des Atemmusters, das unter willkürlicher Kontrolle steht, können die Enge oder Weite der Atemwegspassagen mit beeinflussen (Ritz & Roth, 2003; Abb. 12.1, dritter bis fünfter Wirkungsweg). Tiefe Einatmungen oder Vergrößerung des Atemminutenvolumens, starke Zunahme des Atemflusses oder Absenkungen des pCO_2 werden als plausible Mechanismen der Obstruktionsauslösung bei Asthmatikern angesehen. Generell wird von Entspannung zumindest eine Dämpfung der Ventilation aufgrund der herabgesetzten körperlichen Aktivität des Organismus erwartet, mit Verringerungen von Atemfrequenz und/oder Atemvolumen. Oft enthalten Entspannungsverfahren Instruktionen zur Regulierung von Atemfrequenz, Atemvolumen und Regelmäßigkeit des Atemmusters. Auch umfassen Entspannungsverfahren oft Instruktionen zur Veränderung der thorakal-abdominalen Balance der Atemexkursion. Hiervon wird teilweise eine Verbesserung der pulmonalen Ventilation erwartet, was bisher jedoch nicht eindeutig belegt werden konnte. Bei abdominalem Atemtraining mit chronisch obstruktiven Patienten wurden vielmehr unerwünschte Folgeeffekte, wie Erhöhung der Atemnot, Desynchronisation des Atemmusters und vermehrte Atemarbeit, beobachtet, sodass von einem unkritischen Einsatz (nach dem Motto „ein bisschen mehr Bauchatmung schadet nicht") abzuraten ist.

Atemtrainings für Asthmatiker

Veränderungen im Atemmuster sind das vorrangige Interventionsziel in einer Reihe von Atemtrainings für Asthmatiker, die oft implizit oder explizit Entspannungskomponenten enthalten (Überblick bei Ritz & Roth, 2003). Übungen zur Dämpfung der Atemtätigkeit zielen auf eine Verbesserung des Asthmas ab, in dem sie die generelle oder emotional situationsbedingte Hyperventilation reduzieren. Daneben könnten sich Erhöhungen des pCO_2 auch positiv auf die unspezifische Hyperreaktivität der Atemwege auswirken. Ziel des Trainings ist eine situationsübergreifende Reduzierung der Ventilation der Patienten unter ihr habituelles Baseline-Niveau. Im Gegensatz zur reinen Entspannung muss dabei gezielt und über längere Zeit hinweg an der Atemtätigkeit gearbeitet werden, mit Übungen, die zur gleichzeitigen Absenkung von Atemvolumen und Atemfrequenz führen. Luftanhalten, Nasenatmung und teilweise auch abdominale Atmung gehören zu dem Übungsinventar dieser Art von Training. Kurzfristig handelt es sich oft um anstrengende und eventuell auch symptomerzeugende Maßnahmen (Übungen des Atemtrainings nach Buteyko umfassen teilweise auch Abkleben des Mundes in der Nacht, um Nasenatmung zu erzwingen), längerfristig sollte mit ihnen jedoch eine Umstellung des habituellen Atemmusters in Richtung einer Deaktivierung gelingen.

Biofeedback

Die für Patienten mit Asthma relevanten Biofeedback-Verfahren umfassen Maßnahmen zur direkten (über die Rückmeldung des Atemwiderstandes) und indirekten (über gezielte Entspannung bestimmter Muskelgruppen) Beeinflussung der Lungenfunktion (Überblick bei Ritz et al., 2004). Bei den direkten Verfahren wird der Atemwiderstand des Patienten kontinuierlich gemessen und visualisiert mit der Anleitung, die Zielgröße zu verringern. Dadurch sollen sich entscheidende Parameter der Lungenfunktion verbessern. Zu bedenken ist, dass sich häufig zwar kurzfristig eine Senkung des Atemwegswiderstands erreichen lässt, durch vermehrte Atemarbeit bestehen langfristig jedoch die Gefahren der Überblähung und Gefühle der Atemnot.

Indirekte Verfahren des Biofeedbacks nutzen visualisierte EMG-gestützte Rückmeldungen von Muskelanspannungen (vorwiegend der Stirnmuskulatur) oder der Herzrate. Der Patient wird instruiert, den Muskeltonus bzw. seine Herzrate in Richtung einer gewünschten Zielgröße zu regulieren. Bei dem Biofeedback der Herzratenvariabilität (HRV) wird dem Patienten seine Herzrate und der Grad ihrer Variabilität anhand von Balkendiagrammen visualisiert. Als

HRV oder Herzfrequenzvariabilität werden die hauptsächlich atmungskorrelierten Fluktuationen der Herzrate bezeichnet (auch: respiratorische Sinusarrhythmie). Unter bestimmten Umständen können diese als Indikator der vagalen Kontrolle des Herzens interpretiert werden. Das HRV-Biofeedback hat das Ziel, diese Schwankungen der Herzrate zu modifizieren. Dieses Ziel geht von der Annahme aus, dass die Erhöhung dieser Schwankungen in einem bestimmten Frequenzbereich, etwa 6 bis 8 Atemzüge pro Minute, zu einer Stärkung des blutdruckregulierenden Barorezeptorenreflexes führen. Über diesen Mechanismus soll eine generelle Verbesserung der autonomen Regulation und darüber hinaus eine Verringerung des Atemwiderstands erzielt werden.

4   Indikation und Kontraindikation

Es muss vorweg erwähnt werden, dass in den führenden Versorgungsleitlinien für die Behandlung von Asthma bronchiale (Buhl et al., 2006) aufgrund nicht gesicherter Evidenz keine der bekannten Entspannungstechniken uneingeschränkt empfohlen werden kann. Es wird vor einem unkritischen Einsatz etwa des autogenen Trainings abgeraten, da hier auch ungünstige Wirkungen eintreten können, wie etwa eine Bronchokonstriktion nach vermehrter Konzentration auf die Atmung. Dennoch ist zur differentiellen Wirksamkeit von Entspannungsverfahren bei Untergruppen von Asthmatikern viel spekuliert worden, wie etwa die Indikation bei emotional ausgelösten Asthmasymptomen, bei leichtem Asthma-Schweregrad oder bei intrinsischem gegenüber extrinsischem Asthma.

Mögliche Indikationen von Entspannungsverfahren

▶ Mentale Entspannungstechniken: Patienten mit durch starken Emotionsausdruck (Schreien, Weinen, Lachen) bedingten Asthmasymptomen
▶ EMG-gestützte Entspannung der Atemhilfsmuskulatur: Patienten mit Neigung zur Überblähung
▶ Hypoventilationstechniken: Patienten mit chronisch niedrigem pCO_2 oder emotionsbedingter Hyperventilation

Verlässliche empirische Ergebnisse zur Wirksamkeit von Entspannungsverfahren bei Untergruppen von Asthmatikern liegen jedoch nicht vor. Dies liegt besonders auch an Unsicherheiten bezüglich der diagnostischen Kriterien und an der fehlenden Qualität der diagnostischen Instrumente. So existiert beispielsweise keine internationale Übereinkunft zur Einteilung von Asthma-Schweregraden, und die psychometrische Qualität von Patientenberichten zu ihren Asthma-

Auslösern wurde lange Zeit ignoriert (Ritz et al., 2008a, 2008b). Erwartungen lassen sich derzeit nur auf Basis der Analyse der psychophysiologischen Begründung der einzelnen Techniken formulieren.

Der Wirkungsnachweis von Techniken für derartig formulierte Untergruppen von Patienten müsste idealerweise am situativ relevanten Einsatz gemessen werden (z. B. Erfolg in der Verhinderung von Hyperventilation bei asthmaanfallsbedingter Angst) sowie an spezifischen Aspekten der Lebensqualität und erst in zweiter Linie an globalen Merkmalen der klinischen Kontrolle des Asthmas. Über sehr spezifische Indikationen hinaus lassen sich jedoch von Entspannungsverfahren, wie generell bei chronischen Erkrankungen, auch unspezifische positive Effekte auf die Lebensqualität erwarten. Entspannungsverfahren könnte im Rahmen der psychotherapeutischen Behandlung von komorbiden Angststörungen und Depression bei Asthma (Ritz & Dahme, 2003) eine spezielle Rolle zukommen. Auch eine allgemein mit anhaltender Atemnot verbundene Angst könnte ähnlich wie bei Patienten mit chronisch-obstruktiven Atemwegserkrankungen durch Entspannungstrainings reduziert werden, ohne dass notwendigerweise Auswirkungen auf die Asthmakontrolle erwartet werden müssten.

5 Empirische Absicherung

Eine Reihe von Überblicksarbeiten hat sich mittlerweile kritisch mit der Effektivität von Entspannungsverfahren bei Asthma bronchiale auseinander gesetzt. Es liegen mittlerweile einige neuere Überblicksarbeiten vor (Györik & Brutsche, 2004; Huntley et al., 2002; Ritz, 2001; Yorke et al., 2007); des Weiteren wurden entspannungsrelevante Atemtrainingsmethoden publiziert (Ritz & Roth, 2003). Übereinstimmend wird der Stand der Forschung als ungenügend bewertet, insbesondere die methodische Qualität und Berichterstattung der veröffentlichten Untersuchungen lässt oft zu wünschen übrig. Während das Rational vieler Entspannungstrainings kritisch hinterfragt werden kann, besteht bei einigen wenigen Verfahren begründete Hoffnung auf positive Effekte. Im Folgenden wird eine zusammenfassende Bewertung auf Basis der veröffentlichten Überblicksarbeiten vorgenommen, zusätzlich werden von diesen Studien nicht erfasste Arbeiten diskutiert.

Progressive Muskelentspannung. Obwohl frühere Studien teilweise positive Effekte auf die Lungenfunktion insbesondere bei Kindern erbracht hatten, zeigt der kritische Überblick, dass sich Unterschiede zu Kontrollgruppen zumeist auf motivationsabhängige spirometrische Messmethoden beschränkten, die eine Testung durch bedingungsblinde Versuchsleiter erfordern würde, oder dass Kontrollgruppen mit vergleichbarer Aufmerksamkeitszuwendung fehlten. Darüber hinaus fand eine in mehreren Auswertungsvarianten berichtete Studie (nicht-randomisiert, mit nicht nachvollziehbarer Gruppenzuteilung) von Vazquez und Buceta (1993) bei asthmatischen Kindern und Jugendlichen keinen zusätzlichen Effekt auf spirometrische Messwerte beim Vergleich eines Asthma-Selbstmanagementtrainings mit und ohne progressive Muskelentspannung. Zwei neuere Studien berichten einen Anstieg von spirometrischen Messwerten in einer Gruppe von gesunden jugendlichen Asthmapatientinnen innerhalb einer Sitzung von progressiver Muskelentspannung (Nickel et al., 2005, 2006) bzw. einer Gruppe von schwangeren Asthmapatientinnen über 8 Wochen hinweg mit jeweils drei 30-minütigen Sitzungen pro Woche. In Vergleichsgruppen wurden Bewegungsübungen mit den Extremitäten durchgeführt. Obgleich auf eine Verblindung des Personals bei den Messungen geachtet wurde, bleibt unklar, inwieweit beide Interventionen dieselbe Glaubhaftigkeit (und damit das gleiche Motivationspotential) für Patienten hatten und in welchem Umfang Medikationseffekte eine Rolle gespielt haben könnten. Die zusätzlich berichteten Verringerungen der Herzrate und Erhöhungen der HRV, von den Autoren als Entspannungseffekt interpretiert, könnten einfach über Unterschiede in der körperlichen Aktivierung und/oder des Atemmusters zum Zeitpunkt der Messung erklärbar sein.

Funktionelle Entspannung. Loew et al. (2001) verglichen die Effekte einer etwa fünfminütigen funktionellen Entspannung von Muskulatur im Kopfbereich und Oberkörper mit einer Bronchodilatator-Gabe sowie mit einer Placebo-Intervention mit isotonischen Übungen der Hand („fokussiertes Training der Körperbewusstheit"). Erwachsene Asthmatiker praktizierten die Entspannung während Atemwiderstandsmessungen im Ganzkörperplethysmographen. Funktionelle Entspannung erbrachte im Vergleich zu Placebo signifikant stärkere Senkungen des Atemwegswiderstands, im Vergleich zur Bronchodilatator-Gabe jedoch keine besseren Effekte. Die an sich interessanten Ergebnisse werden dadurch getrübt, dass unklar ist, inwieweit Lungenfunktionsmessungen bei gleichzeitigen Bewegungsübungen, insbesondere Bewegung und Entspannung der Kiefer während Atmung durch das Mundstück (in der funktionellen Entspannungsintervention), noch als valide interpretierbar gelten können.

Autogenes Training. In einer Meta-Analyse von Stetter und Kupper (2002) werden die wesentlichen Ergebnisse zur Effektivität des autogenen Trainings zusammengefasst. In Studien mit reiner Kontrollgruppe ohne Intervention ist von einem kleinen bis mittleren Effekt des Verfahrens auszugehen. Dabei sind klinisch relevante krankheitsspezifische Effekte weniger deutlich (etwa Lungenfunktion, Asthma-Schweregrad, Dyspnoe). Deutlichere Effekte ergaben sich in Bezug auf unspezifische Effekte, wie etwa Emotionen, Lebensqualität, Erregungsniveau.

Hypnose/Suggestive Verfahren. Ausgehend von Ergebnissen zu bronchokonstriktiven Suggestionen ist das Potential von therapeutischen Entspannungsoder Autosuggestionen als hoch einzuschätzen, jedoch fehlen entsprechende Studien. Für Hypnoseverfahren zeigt die Literatur zu kontrollierten Studien bei Asthmatikern bislang eher Wirkungen auf der Ebene des Erlebens der Patienten und der Medikamenteneinnahme (Hackman et al., 2000). Noch kaum erforscht ist auch die Wirkung von Imaginationsübungen bei Asthma bronchiale. Übungen, die mit lebhaften Vorstellungsbildern zur Verbesserung der Lungenfunktion und Asthmasymptome arbeiten, könnten suggestionsähnliche Wirkungen entfalten.

Einige Autoren weisen darauf hin, dass die Effektivität von hypnotherapeutischen Verfahren von der Suggestibilität des Patienten abhängt (Hackman et al., 2000). So zeigten etwa Leigh et al. (2003), dass eine Subgruppe von als suggestibel klassifizierten Patienten mit Asthma im Vergleich zu „resistenten" Patienten deutlichere Verbesserungen der spirometrisch gemessenen Lungenfunktion nach Inhalation eines Placebos (als Bronchodilatator suggeriert) aufwies.

Hypoventilationstraining. Bisherige Studien zum Hypoventilationstraining nach Buteyko konnten Verbesserungen beim Medikamentenbedarf und bei der Lebensqualität zeigen (Bruton & Lewith, 2005; Cowie et al., 2008). Teilweise ist in kontrollierten Studie jedoch unklar, inwieweit die Interventionsgruppen eventuell intensivere Behandlungen gegenüber den Placebo-Kontrollgruppen erfahren haben (z. B. Bowler et al., 1998). Auch in der wichtigsten physiologischen Zielgröße des Trainings, dem pCO_2, konnte keine Verbesserung gezeigt werden. Erste Ergebnisse einer Pilot-Studie, die sich bei erwachsenen Asthmatikern eines Biofeedbacks zur Erhöhungen des pCO_2 bediente, zeigen in dieser Hinsicht bessere Erfolge, Verbesserungen im klinischen Bild konnten im Symptomerleben und in der Variabilität der Lungenfunktion beobachtet werden (Meuret et al., 2007).

Biofeedback. Aktuellere Studien über die Effektivität der direkten, kontinuierlichen Rückmeldung des Atemwiderstands liegen nicht vor. Ergebnisse einiger älterer Arbeiten ergeben ein heterogenes Bild (Überblick bei Ritz et al., 2004), wobei auch hier die methodischen Mängel der Studien so erheblich sind, dass sie keinen Evidenznachweis erbringen können.

Das Biofeedback der Herzratenvariabilität ist etwas besser untersucht. Bei dieser Form von Biofeedback-Training wird global eine harmonisierende Wirkung auf die kardiovaskuläre Regulation erwartet, ohne dass jedoch plausible Zusammenhänge zur Pathophysiologie des Asthma bronchiale hergestellt würden. Eine genauere Analyse des Zusammenhangs von Baroreflexaktivität und Atemwiderstand eröffnet jedoch interessante Perspektiven (Ritz et al., 2004). In einer größeren kontrollierten Studie wurde das Biofeedback der Herzratenvariabilität mit zwei Kontrollgruppen (Placebo-EEG-Biofeedback und keine Intervention) verglichen (Lehrer et al., 2004, 2006). Dabei zeigte sich bei den Biofeedback-Patienten Verbesserungen der Lungenfunktion, eine Verringerung der Medikation sowie eine Verbesserung des Asthma-Schweregrades.

Weiterführende Literatur

Leupoldt, A.v. & Ritz, T. (Hrsg.) (2008).
  Verhaltensmedizin. Psychobiologie,
  Psychopathologie und klinische An-
  wendung. Stuttgart: Kohlhammer.
Petermann, F. (1999). Asthma bronchiale.
  Göttingen: Hogrefe.

Zitierte Literatur

Bowler, S. D., Green, A. G. & Mitchell, C. A.
  (1998). Buteyko breathing techniques in
  asthma: A blinded randomised controlled
  trial. Medical Journal of Australia, 169,
  575–578.
Bruton, A. & Lewith, G. T. (2005). The
  Buteyko breathing technique for asthma:
  A review. Complementary Therapies in
  Medicine, 13, 41–46.
Buhl R., Berdel, D. & Criée, C.-P. (2006).
  Leitlinie zur Diagnostik und Therapie von
  Patienten mit Asthma. Pneumologie, 60,
  139–183.
Cowie, R. L., Conley, D. P., Underwood,
  M. F. & Reader, P. G. (2008). A random-
  ized controlled trial of the Buteyko tech-
  nique as an adjunct to conventional man-
  agement of asthma. Respiratory Medicine,
  102, 726–732.
Györik, S. A. & Brutsche, M. H. (2004).
  Complementary and alternative medicine
  for bronchial asthma: Is there a new evi-
  dence? Current Opinions in Pulmonary
  Medicine, 10, 37–43.
Hackman, R. M., Stern, J. S. & Gershwin,
  M. E. (2000). Hypnosis and asthma: A
  critical review. Journal of Asthma, 37,
  1–15.
Huntley, A., White, A. R. & Ernst, E. (2002).
  Relaxation therapies for asthma: A systematic review. Thorax, 57, 127–
  131.

Isenberg, S. A., Lehrer, P. M. & Hochron, S.
  (1992). The effects of suggestion and emotional arousal on pulmonary function in
  asthma: A review and a hypothesis regard-
  ing vagal mediation. Psychosomatic Medicine, 54, 192–216.
Joyce, D. P., Jackevicius, C., Chapman, K. R.,
  McIvor, R. A. & Kesten, S. (2000). The
  placebo effect in asthma therapy trials: A
  meta-analysis. Journal of Asthma, 37,
  303–318.
Lehrer, P., Vaschillo, E., Lu, S.-E., Eckberg,
  D., Vaschillo, B., Scardella, A. & Habib, R.
  (2006). Heart rate variability biofeedback:
  Effects of age on heart rate variability,
  baroreflex gain, and asthma. Chest, 129,
  278–284.
Lehrer, P., Vaschillo, E., Vaschillo, B., Lu,
  S.-E., Scardella, A., Siddique, M. & Habib,
  R. (2004). Biofeedback treatment for
  asthma. Chest, 126, 352–361.
Leigh, R., MacQueen, G., Tougas, G., Har-
  greave, F. E. & Bienenstock, J. (2003).
  Change in forced expiratory volume in
  1 second after sham bronchoconstrictor
  in suggestible but not suggestion-resist-
  ant asthmatic subjects: A pilot study.
  Psychosomatic Medicine, 65, 791–
  795.
Loew, T. H., Tritt, K., Siegfried, W., Boh-
  mann, H., Martus, P. & Hahn, E. G.
  (2001). Efficacy of 'functional relaxation'
  in comparison to terbutaline and a 'placebo relaxation' method in patients with
  acute asthma. Psychotherapy and Psychosomatics, 70, 151–157.
Meuret, A. E., Ritz, T., Wilhelm, F. H. &
  Roth, W. T. (2007). Targeting pCO_2 levels
  in asthma: Pilot evaluation of a capnome-
  try-assisted breathing training. Applied
  Psychophysiology and Biofeedback, 32,
  99–109.

National Heart, Lung, and Blood Institute (2002). NHLBI/WHO workshop report: Global strategy for asthma management and prevention. Washington: NIH Publication.

Nickel, C., Kettler, C., Mühlbacher, M., Lahmann, C., Tritt, K., Fartacek, R., Bachler, E., Rother, N., Egger, C., Rother, W. K., Loew, T. H. & Nickel, M. K. (2005). Effect of progressive muscle relaxation in adolescent female bronchial asthma patients: A randomized, double-blind, controlled study. Journal of Psychosomatic Research, 59, 393–398.

Nickel, C., Lahmann, C., Mühlbacher, M., Pedrosa Gil, F., Kaplan, P., Buschmann, W., Tritt, K., Kettler, C., Bachler, E., Egger, C., Anvar, J., Fartacek, R., Loew, T., Rother, W. & Nickel, M. (2006). Pregnant women with bronchial asthma benefit from progressive muscle relaxation: A randomized, prospective, controlled trial. Psychotherapy and Psychosomatics, 75, 237–243.

Nolte, D. (1998). Asthma: das Krankheitsbild, der Asthmapatient, die Therapie (7., neubearb. u. erw. Aufl.). München: Urban & Schwarzenberg.

Nolte, D. (2000). Pathophysiologische Grundlagen der physikalischen Therapie. In W. Petro (Hrsg.), Pneumologische Prävention und Rehabilitation (S. 505–512). Berlin: Springer.

Pawlow, L. A. & Jones, G. E. (2002). The impact of abbreviated progressive muscle relaxation on salivary cortisol. Biological Psychology, 60, 1–16.

Ritz, T. (2001). Relaxation therapy in asthma: Is there new evidence for its effectiveness? Behavior Modification, 25, 640–666.

Ritz, T., Claussen, C. & Dahme, B. (2001). Experimentally induced emotions, facial muscle activation, and respiratory resistance in asthmatic and nonasthmatic subjects. British Journal of Medical Psychology, 74, 167–182.

Ritz, T. & Dahme, B. (2003). Atemwegserkrankungen. In U. Ehlert (Hrsg.), Verhaltensmedizin (S. 265–293). Berlin: Springer.

Ritz, T., Dahme, B., DuBois, A. B., Folgering, H. Fritz, G. K., Harver A. R., Kotses, H., Lehrer, P. M., Ring, C., Steptoe, A. & Van de Woestijne, K. P. (2002). Guidelines for mechanical lung function measurements in psychophysiology. Psychophysiology, 39, 546–567.

Ritz, T., Dahme, B. & Roth, W. T. (2004). Behavioral interventions in asthma: Biofeedback techniques. Journal of Psychosomatic Research, 56, 711–720.

Ritz, T., Dahme, B. & Wagner, C. (1998). Effects of static forehead and forearm muscle tension on total respiratory resistance in healthy and asthmatic participants. Psychophysiology, 35, 549–562.

Ritz, T., Kullowatz, A., Bobb, C., Dahme, B., Kanniess, F., Magnussen, H. & Steptoe, A. (2008a). Psychological asthma triggers and symptoms of hyperventilation. Annals of Allergy, Asthma, and Immunology, 100, 426–432.

Ritz, T, Kullowatz, A., Kannies, F., Dahme, B. & Magnussen, H. (2008b). Perceived triggers of asthma: Evaluation of a German version of the Asthma Trigger Inventory. Respiratory Medicine, 102, 390–398.

Ritz, T., Maß, R., Dahme, B. & Richter, R. (1995). Does facial muscle tension alter respiratory resistance? The "frontal-pulmonary reflex" re-examined. Journal of Psychophysiology, 9, 1–14.

Ritz, T. & Roth, W. T. (2003). Behavioral interventions in asthma: Breathing training. Behavior Modification, 27, 710–730.

Ritz, T. & Steptoe, A. (2000). Emotion and pulmonary function in asthma: Reactivity in the field and relationship with laboratory induction of emotion. Psychosomatic Medicine, 62, 808–815.

Ritz, T., Steptoe, A., Bobb, C., Harris, A. & Edwards, M. (2006). The Asthma Trigger Inventory: Development and evaluation of a questionnaire measuring perceived triggers of asthma. Psychosomatic Medicine, 68, 956–965.

Stetter, F. & Kupper, S. (2002). Autogenic training: A meta-analysis of clinical outcome studies. Applied Psychophysiology and Biofeedback, 27, 45–98.

Vazquez, I. & Bucata, J. (1993). Relaxation therapy in the treatment of bronchial asthma: Effects on basal spirometric values. Psychotherapy and Psychosomatics, 60, 106–112.

Yorke, J., Fleming, S. L. & Shuldham, C. (2007). Psychological interventions for adults with asthma: A systematic review. Respiratory Medicine, 101, 1–14.

13 Herz-Kreislauf-Erkrankungen

Lutz Mussgay

I Symptomatik

Erkrankungen des Herz-Kreislauf-Systems stellen nach wie vor die Hauptursache von Todesfällen in industrialisierten Ländern dar. Im Jahre 1997 waren fast die Hälfte aller Todesfälle auf kardiovaskuläre Ereignisse zurückzuführen, wie z. B. akute Myocardinfarkte und sonstige ischämische Herzattacken sowie cerebrovaskuläre Manifestationen (wie z. B. Schlaganfälle). Zumeist lagen den Todesfällen essentielle Hypertonien und koronare Herzkrankheiten zugrunde.

Es stellt sich deshalb die Frage, inwieweit diese Durchgangsstadien positiv beeinflusst werden können, um zu verhindern, dass es zur manifesten Erkrankung bzw. letztendlich zum Todesfall kommt. Da Aspekte der Lebensweise (Bewegungsmangel, Übergewicht, Ernährung, Stressverhalten) starke Einflüsse auf das Erkrankungsrisiko haben, kommt ihrer Veränderung besondere Bedeutung zu.

Somatoforme autonome Funktionsstörungen des kardiovaskulären Systems. Bei diesem Syndrom stehen plötzliche Angstattacken im Vordergrund, die mit der Furcht einhergehen, das Herz könne jeden Augenblick seine Tätigkeit einstellen. Begleitet werden diese herzbezogenen Befürchtungen meist von anderen Symptomen wie Schweißausbrüchen, Hitzewallungen und Kältegefühlen, Atembeschwerden, Erstickungsgefühlen, Empfindungsstörungen, Schwindelattacken und gastrointestinalen Beschwerden. Die Angst steigert sich bis zum Gefühl, verrückt zu werden.

Morbus Raynaud. Die Krankheitsbezeichnung wird für alle akralen (das äußere Ende betreffend) Durchblutungsstörungen an Händen und Füßen benutzt. Im engeren Sinne beschreibt sie funktionelle Durchblutungsstörungen, die durch überschießende Gefäßverengungen infolge muskulärer Kontraktion der Muskelwandschicht einer Schlagader, insbesondere an Finger- und Zehenarterien, verursacht werden. Der primäre Morbus Raynaud ist eine rein funktionelle Störung im Bereich der kleinen Arterien der Hände und Füße bzw. Finger und Zehen. Eine Grunderkrankung ist nicht erkennbar. Typischerweise tritt die Störung symmetrisch auf, wobei meist Daumen und Großzehen ausgespart bleiben. Die sekundäre Form des Morbus Raynaud tritt symptomatisch infolge einer anderen Grunderkrankung auf. Sie manifestiert sich meist asymmetrisch. Anfälle der Minderdurchblutung treten üblicherweise als Reaktion auf Kältereize meist anfallsartig in zwei Phasen auf. Zunächst sind die Finger blass, bzw. weiß, dann kommt es zu einer Cyanose (Blaufärbung), später zu einer reaktiven Hyperämie (vermehrte Blutfülle). Ein Anfall ist von Schmerzen begleitet. Im fortgeschrittenen Stadium kann es zu Wachstumsstörungen der Nägel sowie zum Absterben der Fingerkuppen kommen.

Koronare Herzkrankheiten. Hierunter sind jene Erkrankungen zusammengefasst, die infolge einer Koronarsklerose auftreten können. Vor allem sind dies Angina pectoris, Herzinsuffizienz sowie Herzinfarkte. Alle arteriosklerotischen Veränderungen sind somit Vorstufe und Risikofaktor für das Auftreten koronarer Herzkrankheiten.

Hypertonie. Hypertonie ist von weitreichender Bedeutung für die Gesundheit der gesamten Bevölkerung. Sie ist ein wichtiger Vorläufer und damit Risikofaktor für Erkrankungen des cerebralen Gefäßsystems, für koronare Herzkrankheiten und chronische Herzinsuffizienz sowie für die Entstehung eines chronischen Nierenversagens und periphere Durchblutungsstörungen. Hypertoniker weisen eine gesteigerte Mortalität auf.

2 Spezifisches Störungsmodell als Ansatzpunkt für Entspannungsverfahren

Somatoforme autonome Funktionsstörungen des kardiovaskulären Systems. Somatoforme Funktionsstörungen des kardiovaskulären Systems werden, bei fehlender organischer Verursachung, als Fehlinterpretation herznaher Körpersensationen gesehen, die auf dem Boden einer Tendenz entstehen, mögliche Erkrankungen der Herz-Kreislauf-Systems zu vermuten und funktionelle Symptome auf katastrophisierende Art und Weise überzubewerten. Symptome können dabei infolge anhaltender Stressbelastung durch die Aktivität des sympathischen Nervensystems zustande kommen.

Morbus Raynaud. Ursprünglich nahm man eine überschießende vasokonstriktive Reaktion auf Kälte als Auslösemechanismus für Morbus Raynaud an. Später wurde alternativ eine lokale Fehlsteuerung angenommen, der zur Folge präkapillare Widerstandsgefäße übersensitiv gegenüber Abkühlung sein sollen. Eine Entscheidung für das eine oder andere Modell ist noch nicht gefallen.

Koronare Herzkrankheiten. Das Risiko für das Auftreten einer vaskulären Erkrankung wird neben Aspekten des Lebensstils (Bewegungsmangel, Übergewicht, Ernährung) stark von psychosozialen Faktoren mitbestimmt. Vor allem Depression, Feindseligkeit und Stress (vor allem psychosozialer Stress) können eine substantielle Rolle bei der Entstehung und beim weiteren Verlauf spielen. Als möglicher

Wirkmechanismus wird die Zunahme der Koronararteriosklerose infolge von akutem und chronischem Stress postuliert (Rozanski et al., 1999). Alle Interventionen, die stressreduzierend wirken, sind insofern geeignet, das Risiko zu senken. Dies trifft für alle Entspannungsmethoden zu, aber auch für Versuche, den Umgang mit Stress zu verändern. Auch hier gilt, dass es nicht nur eine Methode sein sollte, die zum Einsatz kommt, sondern dass ein ganzes Bündel von Verfahren verwendet wird, die sich in ihrer Wirkung gegenseitig ergänzen und das Veränderungspotential möglichst vollständig ausschöpfen. Empfehlenswert sind sogar individualisierte Interventionsprogramme, die sich am vorliegenden Risikoprofil orientieren. Positive Wirkungen der Entspannung sind im Rahmen gängiger Modellvorstellungen über die pathophysiologischen Effekte akuter Stressbelastung bei der Entstehung von Herzerkrankungen durch die Modifikation sympathischer Erregung anzunehmen (vgl. Abb. 13.1). Durch eine positive Beeinflussung an dieser Stelle werden die gesundheitsschädigenden Konsequenzen reduziert, die infolge häufiger, bzw. langanhaltender Stimulation des sympathischen Nervensystems auftreten.

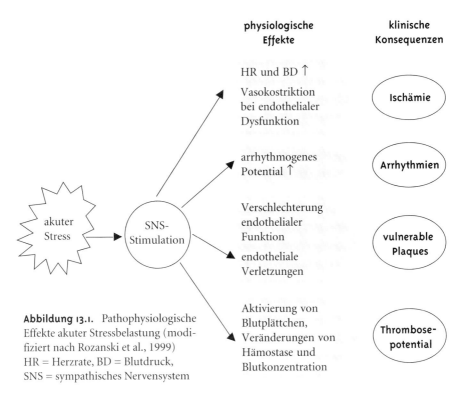

physiologische
Effekte

klinische
Konsequenzen

HR und BD ↑
Vasokonstriktion
bei endothelialer
Dysfunktion

Ischämie

arrhythmogenes
Potential ↑

Arrhythmien

akuter
Stress

SNS-
Stimulation

Verschlechterung
endothelialer
Funktion
endotheliale
Verletzungen

vulnerable
Plaques

Aktivierung von
Blutplättchen,
Veränderungen von
Hämostase und
Blutkonzentration

Thrombose-
potential

Abbildung 13.1. Pathophysiologische Effekte akuter Stressbelastung (modifiziert nach Rozanski et al., 1999) HR = Herzrate, BD = Blutdruck, SNS = sympathisches Nervensystem

Hypertonie. Innerhalb des komplexen Regelkreises der Blutdruckregulation bieten sich für den Einsatz von Entspannungsmethoden mehrere Ansatzpunkte an. Sie sind in Abb. 13.2 dargestellt und mit Ziffern 1 bis 3 gekennzeichnet. Die blutdrucksenkende Wirkung von Entspannungsverfahren beruht auf einer Verschiebung der sympathisch/parasympathischen Balance hin zum Überwiegen vagaler Aktivität.

▶ Die sympathischen Einflüsse sind entsprechend reduziert, die parasympathischen erhöht.

▶ Die Effekte zeigen sich in einer Senkung des peripheren Widerstands, einer Reduktion des Schlagvolumens und einer Senkung der Herzrate.

▶ Die meisten Entspannungsverfahren zielen auf eine Veränderung des Atemverhaltens hinsichtlich des Rhythmus und der Tiefe, bzw. bezüglich des Anteils der Zwerchfell-zu-Brust-Atmung.

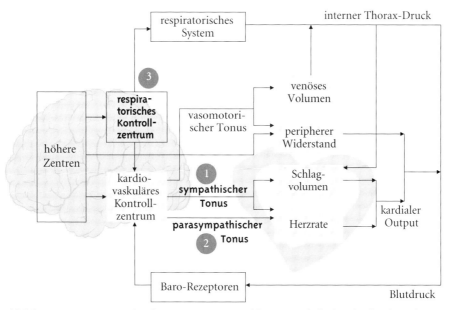

Abbildung 13.2. Ansatzpunkte für Entspannungsverfahren innerhalb der Blutdruckregulation: am sympathischen Tonus, am parasympathischen Tonus sowie am respiratorischen Kontrollzentrum (gekennzeichnet mit den Ziffern 1 bis 3)

3   Vorgehen

Verhaltensmedizinische Ansätze konnten sich bei der Behandlung von Herz-Kreislauf-Krankheiten als nicht-medikamentöse Interventionsansätze erfolgreich durchsetzen (Linden & Chambers, 1994). Wegen der Komplexität des vaskulären Systems sollte eine sinnvolle Prävention immer mehrere Interventionsstrategien umfassen. Entspannungsverfahren können insofern nur ein Baustein einer übergeordneten Behandlungskonzeption sein. Sie wurden in diesem Zusammenhang bei einigen Störungen der Herz-Kreislauf-Tätigkeit mit unterschiedlichem Erfolg eingesetzt.

Zum Einsatz kommen insbesondere die klassischen Verfahren wie autogenes Training und progressive Muskelrelaxation. Vereinzelt finden sich auch Berichte über Meditation, Yoga, Hypnose und Atementspannung. Ein einzelner Versuch mit reinem Muskel-Stretching erbrachte ebenfalls Erfolg versprechende Resultate (Carlson et al., 1990). Eine methodische Sonderrolle nimmt das Biofeedback ein. Es fungiert in diesem Zusammenhang als sensibles Rückmeldeinstrument. Die Wirkmechanismen bei den angestrebten Veränderungen autonomer Funktionen bedingen jedoch üblicherweise den Einsatz von Entspannungsinstruktionen. Insofern wird Biofeedback zumeist mit den unterschiedlichen Formen der Entspannung kombiniert.

Integrierter Biofeedback-Ansatz bei somatoformen autonomen Funktionsstörungen des kardiovaskulären Systems

Behandlungsstudien zu diesem Anwendungsfeld erbrachten Hinweise, dass eine erfolgreiche Strategie dem Patienten das Gefühl vermitteln sollte, seine Herztätigkeit prinzipiell beeinflussen zu können und eventuell auftretenden Veränderungen nicht hilflos ausgeliefert zu sein. Die positive Wirkung erfolgt also nicht durch die direkte Beeinflussung der Tätigkeit des Herzens, sondern verändert auf kognitiver Ebene die Kontrollüberzeugungen. Dieses Ziel wird am besten mit Hilfe eines integrierten Biofeedback-Ansatzes erreicht (vgl. Vaitl et al., 1988).

Insgesamt ist zu vermerken, dass mit der Etablierung Erfolg versprechender verhaltenstherapeutischer Behandlungsansätze im Bereich somatoformer Störungen, die jeweils multimodal ausgerichtet sind, ein Einsatz unimodaler Behandlungsverfahren obsolet geworden ist. Insofern stellen Entspannungsverfahren nur eine Komponente im Konzert des therapeutischen Repertoires dar. Sie entfalten in diesem Zusammenhang hilfreiche Wirkungen als Methode zur Senkung des allgemeinen Anspannungsniveaus, mit einer entsprechenden Reduktion des Auftretensrisikos von Angstanfällen. Weiterhin spielen sie eine wichtige Rolle bei Expositionsübungen, wo sie zur anfänglichen Reduktion des Anspannungsniveaus, aber auch ansatzweise zum Angstabbau während der Expositionsübung selbst eingesetzt werden können.

Biofeedback und autogenes Training bei Morbus Raynaud

Als medikamentöser Behandlungsansatz bei Morbus Raynaud werden neuerdings Blockierungen des Armnervengeflechts eingesetzt, die neben der Schmerzhemmung auch sympatholytische Wirkungen entfalten. Zum Teil wird hierbei das Anaesthetikum mit Hilfe eines implantierten Katheters während einer stationären Behandlung eingebracht. Diese invasiven Methoden empfehlen sich dementsprechend nur bei ausgeprägter persistierender Symptomatik. Die Anwendung von Entspannung oder Biofeedback ist dem gegenüber nicht invasiv und auch ambulant durchzuführen. Als Therapieansätze kommen prinzipiell zwei Formen in Frage: Biofeedback-Verfahren (dabei insbesondere das Temperatur-Biofeedback zur Erwärmung der Finger und der Hand) sowie andere Entspannungsmethoden (autogenes Training, progressive Muskelrelaxation) bzw. eine Kombination beider Verfahren. In der Durchführung kann jeweils mit Kälteexposition gearbeitet werden. Hier bietet sich der Einsatz von Kältekissen bzw. von Eiswasser an. Zur Demonstration des Behandlungserfolges kann eine solche Kälteprovokation vor Trainingsbeginn sinnvoll sein. Die Stärke der Vasokonstriktion (am einfachsten bestimmt über die Veränderung der Hauttemperatur) vor und nach dem Training kann als Erfolgsmaß dienen.

Autogenes Training. Die Erfolgsquote beim Einsatz von Entspannungsverfahren liegt zwischen 30 und 40 Prozent. Diese Erfolge werden mit unterschiedlichen Entspannungsmethoden erzielt (Vaitl, 1994). In einer Meta-Analyse zum autogenen Training kommen Stetter und Kupper auf Effektstärken von .47 im Vorher-Nachher-Vergleich und .31 im Vergleich zu Kontrollbedingungen und immerhin noch zu einer Effektstärke von .25 vom Ausgangswert zur Katamnese.

Temperatur-Biofeedback. In einer Untersuchung (Freedman et al., 1983) konnte gezeigt werden, dass Temperatur-Feedback zusammen mit Kälteexposition besonders erfolgreich war und zu den deutlichsten Symptomverbesserungen (92,5 Prozent) führte. Es sind dies die höchsten berichteten Erfolgsraten in diesem Anwendungsfeld. Temperatur-Feedback allein erzielte ein Rate von 66,8 Prozent, autogenes Training eine Rate von 32,6 Prozent und Stirn-EMG-Feedback eine von 17 Prozent. Das Auseinanderklaffen der Erfolgsquoten unterschiedlicher Verfahren legt nahe, dass die Effekte nicht ausschließlich über eine Reduktion des sympathischen Erregungsniveaus vermittelt werden, sondern dass zusätzliche Prozesse der Veränderung mitwirken. Freedman et al. (1991) konnten zeigen, dass die Adrenalin- und Noradrenalinniveaus nicht mit den erzielten Temperaturveränderungen zusammenhängen. Außerdem war die Hautleitfähigkeit als sympathisch innerviertes Maß während des Temperatur-Feedbacks erhöht statt gesenkt (Freedman, 1989). Eine letzte Klärung steht allerdings noch aus. Unabhängig von den noch offenen Fragen ist für den Morbus Raynaud Hauttemperatur-Biofeedback mit Kälteexposition die zu empfehlende Behandlungsstrategie (Rose & Carlson, 1987).

Vorbeugender Einsatz von Entspannungsverfahren bei koronaren Herzkrankheiten

Der vorbeugende Einsatz von Entspannungsverfahren als ein Element im Behandlungsspektrum ist als therapeutische Strategie, vor allem bei der Verhinderung von Reinfarkten nach erfolgtem Erstinfarkt, empfehlenswert. In einer Meta-Analyse zufallskontrollierter Studien (Linden, 2000) konnte gezeigt werden, dass die Gesamtmortalitätsrate um 41 Prozent gesenkt wird, wenn die standardmäßige Herz-Kreislauf-Rehabilitation nach einem Erstinfarkt durch Entspannungsverfahren, Gruppen- und Einzeltherapien, Modifikation des Typ-A-Verhaltens und Stressmanagement ergänzt wird. Nicht tödliche kardiale Ereignisse im Verlauf der nächsten zwei Jahre nach dem Erstinfarkt konnten um 46 Prozent gesenkt werden, für noch längere Zeiträume beträgt die Reduktion 39 Prozent. Hierbei ist der Beitrag von Entspannungsverfahren am Gesamterfolg wegen vieler Unterschiede in der therapeutischen Vorgehensweise schwer abzuschätzen. Jedoch scheint nach Meinung der Autoren unstrittig, dass die Fähigkeit, das Erregungsniveau zu senken, einen wesentlichen Aspekt der kardialen Rehabilitation darstellt.

Kombinierte Behandlung mit Biofeedback oder diversen Entspannungsverfahren bei Hypertonie

Es sind ausschließlich leichte und mittelschwere essentielle Hypertonieformen, in deren Behandlung Entspannungsmethoden einbezogen werden. Es handelt sich um primäre Hypertonie ohne eine organische Ursache (z. B. Nierenerkrankung, Schilddrüsenerkrankung, Hormonstörung). Eine effektive Behandlung sollte gemäß der angenommenen multifaktoriellen Genese folgende Bausteine berücksichtigen (vgl. Deutsche Hochdruckliga, 2001): umfassende Aufklärung und Information des Patienten über die Erkrankung, Pharmakotherapie (Diuretika, Sympathikolytika, Vasodilatoren, Kalzium-Antagonisten, ACE-Hemmer), Senkung des Cholesterinspiegels, Gewichtsreduktion, Reduktion des Salzkonsums und Erhöhung der Kaliumzufuhr, Reduktion des Alkoholkonsums, Einstellen des Rauchens, körperliches Training (insbesondere Ausdauertraining), spezifische psychotherapeutische Module (Stress-, Ärger- und Angstmanagement, Selbstsicherheits- und Ausdruckstraining, Konfliktbearbeitung, Paartherapie usw.) sowie psychophysiologische Methoden. Unter letzteren zählen die Selbstmessung des Blutdrucks als Selbstbeobachtungstraining, Biofeedback (Blutdruck- und andere Biofeedback-Formen, vgl. oben) und Entspannungstechniken (autogenes Training, progressive Muskelrelaxation, Atemtherapie usw.).

4 Indikation und Kontraindikation

Die hier einbezogenen Krankheitsbilder sind überwiegend ernste körperliche Erkrankungen bzw. Vorstufen oder Durchgangsstufen hierzu. Dies gilt insbesondere für koronare Erkrankungen, aber auch für Hypertonie. Insofern ist eine adäquate medizinische Diagnostik unerlässlich. Vor allem ist abzuklären, ob eventuell andere organische Faktoren maßgeblich zum Störungsbild beitragen. Deren medizinische Behandlung ist dann vorrangig. Eine ausreichende Diagnostik ist aber auch bei den somatoformen autonomen Funktionsstörungen des kardiovaskulären Systems unerlässlich. Nicht erkannte organische Faktoren könnten hier gravierende Konsequenzen haben. Allerdings besteht bei diesem Krankheitsbild für den Praktiker ein Dilemma, da die Patienten wegen der vermuteten körperlichen Verursachung auf häufige Abklärungen und Untersuchungen drängen, er zur psychotherapeutischen Behandlung dieses Ansinnen aber ablehnen muss. Hier wäre eine einzelne gründliche und verlässliche Abklärung vorzunehmen, diese würde bei Ausschluss organischer Faktoren dann aber auch ernst zu nehmen sein.

Indikation. Unter Beachtung des eben genannten kann Biofeedback bei Morbus Raynaud als Monotherapie angewandt werden. Bei den somatoformen autonomen Funktionsstörungen des kardiovaskulären Systems, den koronaren Erkrankungen sowie bei der Hypertonie wird der Einsatz von Entspannungsverfahren immer nur Teil einer intergrativen Behandlungsstrategie sein. Auf deren Ausgestaltung wurde bei der Beschreibung der Vorgehensweise bereits hingewiesen.

Kontraindikation. Kontraindikationen bestehen nach entsprechender Diagnostik grundsätzlich nicht, allerdings eignen sich manche Patienten eher für apparative Verfahren, andere kommen eher mit den traditionellen Entspannungsverfahren zurecht. Dies ist im Kontakt mit dem Patienten zu klären und gegebenenfalls auszutesten.

5 Empirische Absicherung

In Anbetracht der großen Anzahl von Studien, die sich mit der Überprüfung von blutdrucksenkenden Effekten von Entspannung und Biofeedback beschäftigen, liegt im Folgenden der Schwerpunkt der Darstellung auf der Hypertonie. Für die anderen einbezogenen Störungsbilder wurde die empirische Fundierung jeweils kurz unter der Beschreibung des Vorgehens abgehandelt.

Obwohl historisch gesehen große Hoffnungen in den Einsatz von Entspannungsverfahren gesetzt wurde, wird in den Meta-Analysen von Linden und

Chambers (1994) und von Nicolson et al. (2004) gezeigt, dass Entspannungstherapien alleine eingesetzt weniger effektiv sind als medikamentöse Behandlungen und dass die erzielten Verbesserungen von eingeschränkter klinischer Relevanz sind. Diese Sichtweise wird im Wesentlichen auch durch die neue Cochrane Meta-Analyse von Dickison et al. (2008) gestützt. Anhand der einbezogenen 25 randomisierten und kontrollierten Studien konnten sie zeigen, dass Entspannungsinterventionen kleine, für systolischen und diastolischen Blutdruck dennoch signifikante Effekte erzielen. Die Autoren sind jedoch der Meinung, dass wegen methodischer Einschränkungen die erzielten Reduktionen überschätzt werden. Die Kombination von progressiver Muskelentspannung mit Biofeedback erbrachte in dieser Meta-Analyse die besten Erfolge. In früheren Übersichtsarbeiten von Jacob et al. (1991) sowie von Eisenberg et al. (1993) war bereits verdeutlicht worden, dass die offenbare Überlegenheit in manchen Studien auf methodische und Design-Artefakte zurückgeführt werden kann.

Verzerrende Faktoren bei Blutdruckmessung. Als verzerrender Faktor spielt der gut belegte Effekt einer Abnahme der gemessenen Blutdruckwerte bei wiederholten Messungen eine bedeutende Rolle. Ob die Reduktion aufgrund von Habituation oder aufgrund einer Regression zur Mitte oder aus beiden Gründen zugleich zustande kommt, ist nicht entschieden. Die Vorlaufzeit vor Beginn der Behandlungsphase muss ausreichend viele Blutdruckmessungen enthalten, um diesen verzerrenden Effekt zu minimieren. Anderenfalls sind die Messwerte zu Trainingsbeginn künstlich erhöht und täuschen größere Erfolge der Behandlung beim Nachtest vor. Viele vermeintlich positive Studienergebnisse mögen auf diesen Sachverhalt zurückzuführen sein. Ein weiteres messmethodisches Problem, auf das Jacob et al. (1991) hinweisen, liegt in der Art und Weise verborgen, in der die Blutdruckmessungen zur Erfolgskontrolle durchgeführt werden. Bei Selbstmessungen besteht die Gefahr, dass vom Patienten unwillentlich gelernt wird, wie er sich während der Messung verhalten muss, um möglichst niedrige Werte zu erzielen. Wegen der leichten Manipulierbarkeit des Blutdrucks können solche Effekte unbeabsichtigte Verzerrungen der Messergebnisse bewirken. Wenn Patienten mit den Personen, welche die Blutdruckmessung zur Erfolgskontrolle durchführen, vertraut sind, werden geringere Veränderungen festgestellt, da die Anfangswerte niedriger ausfallen. Vermutlich ist dies eine Folge der Neigung, auf unbekannte Personen mit einem stärkeren Blutdruckanstieg zu reagieren. Besonders die hochreaktiven Personen zeigen diese Tendenz auch im Kontakt mit Ärzten, was als „Weißkittel-Effekt" bezeichnet wird.

Wirksamkeit der Entspannungsverfahren. Soweit es aufgrund der Unterschiede im Behandlungsvorgehen zu beurteilen war, gab es innerhalb der eingeschlossenen Behandlungsmethoden eine Abstufung der Wirksamkeit. Entspannung und EMG-Feedback war wirksamer als Entspannung und Temperatur-Biofeedback, gefolgt von der Kombination einer Entspannungsmethode mit anderen Verfahren. Meditation schließlich hatte den geringsten Einfluss auf den diastolischen Blutdruck, Biofeedback zusammen mit Entspannung den geringsten auf den systolischen Blutdruck. Sofern strenge methodische Auswahlkriterien angelegt wurden, sind auch die blutdrucksenkenden Wirkungen des autogenen Trainings in den dann verbleibenden Studien (Kanji et al., 1999) nicht mehr nachweisbar.

Unterschiede hinsichtlich der Erwartungen. Jacob et al. (1991) kommen weiterhin zu dem Schluss, dass die eingesetzten Behandlungsstrategien die förderlichen Effekte nicht durch die Reduktion einer erhöhten sympathischen Reaktivität auf Stress erzielen. Möglicherweise sind es Unterschiede hinsichtlich der Erwartungen und in der Motivationslage infolge von Selektionseffekten beim Patienteneinschluss, die letztendlich die Studienerfolge bewirkten. Diese Sichtweise wird, vor allem hinsichtlich langfristiger Blutdruckveränderungen, durch die Studie von Wittrock et al. (1995) bestätigt. McCubbin et al. (1996) zufolge erhöht Entspannung die Wirkung inhibitorischer endogener Opioide.

Widersprüchliche Ergebnisse in den Meta-Analysen zu den Effekten von Entspannungsverfahren auf den Blutdruck scheinen einem generellen Prinzip zu folgen: Je höher die methodischen Ansprüche an die Auswahl der Studien sind, desto geringer fielen die positiven Wirkungen aus.

Kombinierte Behandlungsansätze. Trotz dieser eher ernüchternden Lage findet sich eine Zahl von Studien, die von positiven Ergebnissen berichten und die darauf hindeuten, dass das methodische Potential möglicherweise noch nicht vollständig ausgeschöpft wurde. Vor allem die Kombination von Entspannung bzw. Biofeedback mit antihypertensiver Medikation sowie die Einbindung in umfassende Therapieprogramme (vgl. Marwitz, 2000) ist viel versprechend. Abschließende Bewertungen sind wegen des Mangels an Studien jedoch noch nicht zu treffen. McGrady (1996) zufolge sind die blutdrucksenkenden Effekte dann besonders ausgeprägt zu erwarten, wenn die Behandlungsdosis ausreichend ist, d.h., wenn genügend Sitzungen durchgeführt werden. Weiter müssen Übungen zu Hause eingeschlossen sein, ggf. mit ambulatorischen Biofeedback-Geräten. Biofeedback sollte immer mit Entspannungsverfahren kombiniert werden. Schließlich sollte der Blutdruck vom Patienten während der Behandlung durch Selbstmessung mitverfolgt werden. Dies steigert das Gefühl der Kontrollkompetenz und fördert die Motivation zur Mitarbeit. Zur Steigerung der Validität des Ausgangswertes sind multiple Messungen bereits vor Behandlungsbeginn in unterschiedlicher Situation (zu Hause, in der Klinik und möglichst ambulatorisch) einzubeziehen. Schließlich ist die Compliance in der Umsetzung der Behandlungsempfehlungen ausschlaggebende Vorraussetzung. Der übliche Behandlungsansatz wird integrativ sein (vgl. z. B. Marwitz, 2000).

Spezifische Patientenmerkmale. In dem Versuch, Veränderungspotentiale der Entspannungsverfahren möglichst zu optimieren, sind auch Versuche Erfolg versprechend, diejenigen Patientenmerkmale zu finden, die ein gutes Ansprechen auf ein bestimmtes Behandlungsangebot nahe legen. Erste Versuche in diese Richtung (McGrady, 1996; Nakao et al., 1997) deuten darauf hin, dass Biofeedback-unterstützte Entspannungstrainings am ehesten bei Patienten anschlagen, die sich durch Überreaktivität des sympathischen Nervensystems auszeichnen, was anhand erhöhter Herzraten, erniedrigter peripherer Hauttemperatur, hohen Anspannungswerten der Muskulatur und einer hohen Plasma-Renin-Aktivität erkennbar ist. Es wird postuliert, dass bei Hypertonikern eine genetisch determinierte Hyperreaktivität des hypothalamischen Sympathikuszentrums vorliege.

Kontinuierliche Rückmeldung des Blutdrucks. Erst in den 1990er Jahren gab es Studien, die sich mit den Effekten von Biofeedback bei kontinuierlicher Rückmeldung des Blutdrucks beschäftigten. Bei diesem Verfahren werden über eine meist am Finger anliegende Manschette Außen- und Innendruck so aneinander angeglichen, dass der Blutfluss gerade zum Stillstand kommt. Die dann auftretenden Druckunterschiede infolge der vom Herzen kommenden Stoßwelle werden registriert und in Blutdruckwerte umgerechnet. Pro Herzschlag resultiert daraus ein systolischer und ein diastolischer Blutdruckwert. Gegenüber den technisch älteren Verfahren der Blutdruckrückmeldung ergibt sich so ein deutlich kürzeres Rückmeldeintervall bei gesteigerter Genauigkeit. Patienten reagieren positiv auf die augenfällige Plausibilität bei Rückmeldung des Blutdrucks anstelle anderer Kenngrößen des autonomen Nervensystems (vgl. Piesbergen et al., 1995).

Biofeedback mit Entspannungsverfahren. Eine Reihe von Studien (Hunyor et al., 1991; Weitkunat et al., 1993; Henderson et al., 1998; Hunyor et al., 1997) berichtet über signifikante Senkungen vor allem der systolischen Blutdruckwerte, z. T. bereits nach nur einem Durchgang. In einer Studie (Henderson et al., 1998) wurde das Training mit besonderem Erfolg zu Hause durchgeführt. An dieser Stelle muss jedoch ergänzt werden, dass die Effekte des Biofeedbacks bei essentieller Hypertonie wohl bedeutsam größer ausfallen, wenn diese Methode mit Entspannungsverfahren kombiniert wird. Dies relativiert vorerst die oben genannten Befunde zur Wirksamkeit von kontinuierlichem Blutdruck-Biofeedback, da hier Biofeedback meist alleine angewandt wurde bzw. die Patienten nicht explizit zusätzlich mit einer Entspannungstechnik vertraut gemacht wurden, sondern angewiesen waren, möglichst selbst blutdrucksenkende Strategien zu „entdecken" und anzuwenden. Neuerdings werden Anwendungsansätze beforscht, die mit Hilfe langsamer Zwerchfellatmung, zum Teil mit Biofeedback unterstützt, autonome Regulationsprozesse und in der Folge den Blutdruck positiv zu beeinflussen versuchen. Erste erfolgreiche Studien sind verfügbar (z. B. Elliot et al., 2004).

! Bei milden bis mittelgradigen Hypertonieformen ließ der Einsatz von Entspannungsverfahren nur eingeschränkte Erfolge erkennen. Biofeedback unter Einbeziehung des kontinuierlich gemessenen Blutdrucks in Kombination mit Entspannung mag sich zukünftig als wirksam qualifizieren.

Weiterführende Literatur

Linden, W. (2000). Psychological treatments in cardiac rehabilitation: Review of rationales and outcomes. Journal of Psychosomatic Research, 48, 443–454.

Zitierte Literatur

Carlson, C. R., Collins, F. L., Nitz, A. J., Sturgis, E. T. & Rogers, J. L. (1990). Muscle stretching as an alternative relaxation training procedure. Journal of Behavior Therapy and Experimental Psychiatry, 21, 29–38.

Deutsche Hochdruckliga (2001). Leitlinien für die Prävention, Erkennung, Diagnostik und Therapie der arteriellen Hypertonie. Deutsche Medizinische Wochenschrift, 126, 201–238.

Dickinson, H. O., Campbell, F., Beyer, F. R., Nicolson, D. J., Cook, J. V., Ford, G. A. & Mason, J. M. (2008). Relaxation therapies for the management of primary hypertension in adults. Cochrane Database of Systematic Reviews, Issue 1. Art. No.: CD004935. DOI: 10.1002/14651858.CD004935.pub2.

Eisenberg, D. M., Delbanco, T. L., Berkey, C.S., Kaptchuk, T. J., Kupelnick, B., Kuhl, J. & Chalmers, T. C. (1993). Cognitive behavioral techniques for hypertension: Are they effective? Annals of Internal Medicine, 118, 964–972.

Elliot, W. J., Izzo, J. L., White, W. B., Rosing, D. R., Snyder, C. S., Alter, A., Gavish, B. & Black, H. R. (2004). Graded blood pressure reduction in hypertensive outpatients associated with use of a device to assist with slow breathing. Journal of Clinical Hypertension, 6, 553–559.

Freedman, R. R. (1989). Quantitative measurements of finger blood flow during behavioral treatments for Raynaud's disease. Psychophysiology, 26, 437–441.

Freedman, R. R., Ianni, P. & Wenig, P. (1983). Behavioral treatment of Raynaud's disease: Long-term follow-up. Journal of Consulting and Clinical Psychology, 51, 539–549.

Freedman, R. R., Keegan, D., Migaly, P., Galloway, M. P. & Mayes, M. (1991). Plasma catecholamines during behavioral treatments for Raynaud's disease. Psychosomatic Medicine, 53, 433–439.

Henderson, R. J., Hart, M. G., Lal, S. K. L. & Hunyor, S. N. (1998). The effect of home training with direct blood pressure biofeedback of hypertensives: A placebo-controlled study. Journal of Hypertension, 16, 771–778.

Hunyor, S. N., Bartrop, R., Craig, A., Cejnar, M., Liggins, G. Henderson, R. & Jones, M. (1991). Voluntary blood pressure control by biofeedback: Relationship to psychological characteristics. Clinical and Experimental Pharmacology and Physiology, 18, 55–59.

Hunyor, S. N., Henderson, R. J., Lal, S. K. L., Carte, N. L., Kohler, H., Jones, M., Bartrop, R. W., Craig, A. & Mihailidou, A. S. (1997). Placebo-controlled biofeedback blood pressure effect in hypertensive humans. Hypertension, 29, 1225–1231.

Jacob, R. G., Chesney, M. A., Williams D. M., Ding, Y. & Shapiro, A. P. (1991).

Relaxation therapy for hypertension: Design effects and treatment effects. Annals of Behavioral Medicine, 13, 5–17.

Kanji, N., White, A. R. & Ernst, E. (1999). Anti-hypertensive effects of autogenic training: A systematic review. Perfusion, 12, 279–282.

Linden, W. (1994). Autogenic training: A narrative and quantitative review of clinical outcome. Biofeedback and Self-Regulation, 19, 227–264.

Linden, W. (2000). Psychological treatments in cardiac rehabilitation: Review of rationales and outcomes. Journal of Psychosomatic Research, 48, 443–454.

Linden, W. & Chambers, L. (1994). Clinical effectiveness of non-drug treatment for hypertension: A meta-analysis. Annals of Behavioral Medicine, 16, 35–45.

Linden, W., Stossel, C. & Maurice, J. (1996). Psychosocial interventions for patients with coronary artery disease – a meta-analysis. Archives of Internal Medicine, 156, 745–752.

Marwitz, M. (2000). Ein neuer Weg zur Behandlung der essentiellen Hypertonie: Integrative Biofeedback-Therapie. In W. Rief & N. Birbaumer (Hrsg.), Biofeedback-Therapie: Grundlagen, Indikation und praktisches Vorgehen (S. 42–67). Stuttgart: Schattauer.

McCubbin, J. A., Wilson, J. F., Bruehl, S., Ibarra, P., Carlson, C. R., Norton, J. A. & Colclough, G. W. (1996). Relaxation training and opioid inhibition of blood pressure response to stress. Journal of Consulting and Clinical Psychology, 64, 593–601.

McGrady, A. (1996). Good news – bad press: Applied psychophysiology in cardiovascular disorders. Biofeedback and Self-Regulation, 21, 335–346.

Nakao, M., Nomura, S., Shimosawa, T., Yoshiuchi, K., Kumano, H., Kuboki, T., Suematsu, H. & Fujita, T. (1997). Clinical effects of blood pressure biofeedback treatment on hypertension by auto-shaping. Psychosomatic Medicine, 59, 331–338.

Nicolson, D. J., Dickinson, H. O., Campbell, F. & Mason, J. M. (2004). Lifestyle interventions or drugs for patients with essential hypertension: A systematic review. Journal of Hypertension, 22, 2043–2048.

Piesbergen, C., Middeke, M. & Butollo, W. (1995). On-line-Feedback des Blutdrucks mittels nichtinvasiver, kontinuierlicher Blutdruckmessung. Nieren- und Hochdruckkrankheiten, 24, 154–156.

Rose, D. R. & Carlson, J. G. (1987). The behavioral treatment of Raynaud's disease: A review. Biofeedback and Self-Regulation, 12, 257–272.

Rozanski, A., Blumenthal, J. A. & Kaplan, J. (1999). Impact of psychological factors on the pathogenesis of cardiovascular disease and implications for therapy. Circulation, 99, 2192–2217.

Vaitl, D. (1994). Herzkreislauferkrankungen. In F. Petermann & D. Vaitl (Hrsg.), Handbuch der Entspannungsverfahren. Bd. 2: Anwendungen (S. 106-130). Weinheim: Beltz/Psychologie Verlags Union.

Vaitl, D., Ebert-Hampel, B. & Kuhmann, W. (1988). Cardiac feedback training in patients with cardiophobia. In T. Elbert, W. Langosch, A. Steptoe & D. Vaitl (Hrsg.), Behavioural medicine in cardiovascular disorders (S. 307–323). New York: Wiley.

Weitkunat, R., Brody, S., Knost, B., Schneider, D., Fleisch, J., Pauli, P., Bührer, M., Birbaumer, N. & Rau, H. (1993). Voluntary blood pressure control: Operant conditioning by a continuous blood pressure feedback technique. Scandinavian Journal of Behaviour Therapy, 22, 179–191.

Wittrock, D. A., Blanchard, E. B., McCoy, G. C., McCaffrey, R. J. & Khramelashvili, V. V. (1995). The relationship of expectancies to outcome in stress management treatment of essential hypertension: Results from the joint USSR-USA behavioral hypertension project. Biofeedback and Self-Regulation, 20, 51–63

14 Insomnien

Christine Carl • Dieter Riemann

1 Symptomatik

Charakteristisch für eine primäre Insomnie (DSM-IV) bzw. eine nicht-organische Insomnie (ICD-10) sind Ein- und Durchschlafstörungen bzw. frühmorgendliches Erwachen und daraus resultierende Beeinträchtigungen in der Tagesbefindlichkeit durch erhöhte Müdigkeit und Konzentrationsstörungen. Die Beschwerden müssen mindestens einen Monat persistieren, um als krankheitswertig angesehen zu werden. Organische Ursachen, psychische Erkrankungen oder eine substanzinduzierte Insomnie müssen als Ursache nach DSM-IV ausgeschlossen werden. Seit einem Paradigmenwechsel in den letzten Jahren steht weniger die Schlaflosigkeit als der „nicht erholsame Schlaf" bei dieser Erkrankung im Zentrum der Aufmerksamkeit, da die Patienten vorwiegend massive Störungen der Tagesbefindlichkeit und der privaten, beruflichen und sozialen Funktionsfähigkeit beklagen. Der vorliegende Beitrag behandelt ausschließlich die primäre Insomnie, weil für dieses Störungsbild Entspannungsverfahren am besten untersucht und in ihrer Effektivität belegt sind. Einen umfassenden Überblick über Symptomatik, Diagnostik und Differentialdiagnostik der Insomnien geben Backhaus und Riemann (1999; vgl. auch Riemann et al., 2003).

Kriterien der primären Insomnie nach DSM-IV-R

(1) Die vorherrschende Beschwerde besteht in Einschlaf- oder Durchschlafschwierigkeiten oder nicht erholsamem Schlaf seit mindestens einem Monat.

(2) Die Schlafstörung (oder die damit verbundene Tagesmüdigkeit) verursacht in klinisch bedeutsamer Weise Leiden oder Beeinträchtigungen in sozialen, beruflichen oder anderen wichtigen Funktionsbereichen.

(3) Das Störungsbild tritt nicht ausschließlich im Verlauf einer Narkolepsie, atmungsgebundenen Schlafstörung, einer Schlafstörung mit Störung des zirkadianen Rhythmus oder einer Parasomnie auf.

(4) Das Störungsbild tritt nicht ausschließlich im Verlauf einer anderen psychischen Störung auf (z. B. Major Depression, generalisierte Angststörung, Delir etc.).

(5) Das Störungsbild geht nicht auf die direkte körperliche Wirkung einer Substanz (z. B. Droge, Medikament) oder eines medizinischen Krankheitsfaktors zurück.

2 Spezifisches Störungsmodell als Ansatzpunkt für Entspannungsverfahren

Bei der Entstehung einer primären Insomnie spielen vermutlich genetische, chronobiologische und psychologisch-psychosoziale Ursachen eine Rolle (vgl. Riemann & Backhaus, 1996; Riemann et al., 2003). Abb. 14.1 zeigt ein psychophysiologisches Modell der primären (DSM-IV) bzw. nicht-organischen (ICD-10) Insomnie.

Bedingt durch psychosoziale Stressoren, wie etwa Prüfungen, Partnerschaftsschwierigkeiten, berufliche Anforderungen etc., kommt es initial zu einer Beeinträchtigung des Schlafs. Diese Form von Schlafstörungen kennt jeder und sie ist bei vielen Menschen vorübergehender Natur. Patienten, die eine primäre bzw. nicht-organische Insomnie entwickeln, geraten jedoch in einen Teufelskreis zwischen initialer Schlafstörung, erhöhtem Arousal auf motorischer, emotionaler und körperlicher Ebene, schlafbehindernden Kognitionen, schlafinkompatiblen Verhaltensweisen und den Konsequenzen der Insomnie. Dieser Teufelskreis erhält das Symptom aufrecht und führt zur Chronifizierung.

Bei der primären, nicht-organischen Insomnie stehen verschiedene psychophysiologische Faktoren (Perlis et al., 1997) miteinander im Wechselspiel. Viele

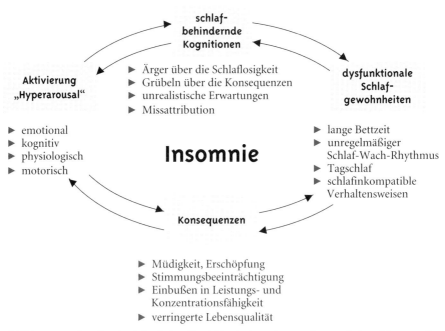

Abbildung 14.1. Psychophysiologischer Teufelskreis der primären Insomnie (aus Riemann & Backhaus, 1996): Schlafbehindernde Kognitionen, dysfunktionale Schlafgewohnheiten, ein erhöhtes Arousal und die Konsequenzen der Insomnie führen zur Chronifizierung

der psychophysiologischen Faktoren finden sich auch bei organischen oder psychisch bedingten Insomnien. Bei diesen kann neben der Grunderkrankung auch eine primäre Insomnie bestehen.

Aktivierung/Erregung. Angespanntheit bzw. Erregtheit wird als ein zentraler Faktor der nicht-organischen Insomnie angesehen. Die erhöhte Angespanntheit kann isoliert oder simultan auf emotionaler, kognitiver und physiologischer Ebene bestehen. Kognitiv findet sich bei vielen Patienten eine ausgeprägte Hyperaktivität, vor allem nachts („Nicht-Abschalten-Können"). Die häufig negativ getönten Gedanken beziehen sich auf belastende, möglicherweise aber auch nur auf unzureichend bewältigte Tagesereignisse oder auf den Schlafvorgang bzw. das Nicht-Schlafen-Können selbst. Die Angst vor der Schlaflosigkeit und erwartete, daraus resultierende Konsequenzen können sogar der ausschlaggebende kognitive Faktor für Ein- und Durchschlafstörungen sein. Gute und schlechte Schläfer unterscheiden sich zudem in der Einschätzung von Stressoren und der wahrgenommenen fehlenden Kontrolle über belastende Ereignisse (Morin et al., 2003).

Schlafbehindernde Gedanken. Im Laufe einer chronischen primären Insomnie entwickeln sich häufig dysfunktionale und schlafinkompatible Kognitionen, wie ausgeprägte Sorgen um den Schlaf, Grübeln über die Folgen der Schlaflosigkeit und unrealistische Erwartungen im Hinblick auf das eigene Schlafverhalten. Die ausgeprägte Selbstbeobachtung, der starke innere Druck, einschlafen zu müssen, sowie die Antizipation unangenehmer Folgen der Insomnie erhöhen das Anspannungsniveau. Die Kluft zwischen subjektiv erlebtem Schlaf und oftmals unrealistischen Erwartungen verstärken diese Diskrepanz noch. Zudem zeigen viele Patienten mit primärer Insomnie eine Fehlwahrnehmung des Schlafs, d. h. sie überschätzen nächtliche Wachzeiten und unterschätzen die Länge und Qualität des eigenen Schlafs (siehe Harvey, 2002).

Ungünstige Schlafgewohnheiten. Viele Patienten mit primärer Insomnie tendieren zu Gewohnheiten, die für schlafförderlich gehalten werden, die aber tatsächlich den Schlaf auf Dauer negativ beeinflussen. Dazu zählen eine Ausdehnung der Bettzeiten, frühes Zubettgehen, unregelmäßige Schlaf-Wach-Rhythmik, Tagschlaf sowie das Ausführen schlafbehindernder Aktivitäten, wie etwa Fernsehen, Lesen oder Arbeiten im Bett.

Konsequenzen der Insomnie. Als Konsequenzen des nicht-erholsamen Schlafs erleben Insomnie-Patienten Stimmungsbeeinträchtigungen mit erhöhter Ängstlichkeit, Depressivität und Müdigkeit, die mit Leistungs- und Konzentrationsstörungen einhergehen. Erhöhte Depressivität kann als Folge eines Kontrollverlusts über den Schlaf aufgefasst werden, weil viele Patienten frustrierende Anstrengungen durchführen, die den Schlaf jedoch nicht verbessern. Aus realem Schlafverlust können erhöhte Tagesmüdigkeit und gestörte Konzentrations- und

Leistungsfähigkeit resultieren. Es kann sich aber auch einfach um eine Überbewertung oder Fehlwahrnehmung einer eigentlich noch norm- und altersgerechter Vigilanzminderung handeln.

Übersicht

Aufrechterhaltende Faktoren bei psychophysiologischer Insomnie: empirische Evidenz

(1) Körperliches „Hyperarousal"	z. B. Monroe (1967), Freedman & Sattler (1982), Bonnet & Arand (1997), Perlis et al. (2001)
(2) Kognitives „Hyperarousal"	z. B. Kales et al. (1984), Sanavio (1988)
(3) Ungünstige, maladaptive Schlafgewohnheiten	z. B. Hauri (1982), Hauri & Olmstead (1983)
(4) Schlafbehindernde Kognitionen	z. B. Watts et al. (1994), Adam et al. (1986)

3   Vorgehen

Das Modell der nicht-organischen/primären Insomnie legt entsprechend verhaltensorientierte Interventionen nahe (siehe Riemann & Backhaus, 1996). Entspannungsmethoden können im Sinne dieses Modells über zwei Ebenen den Schlaf fördern: (1) über den Weg der Muskelentspannung und/oder (2) über die kognitive Entspannung bzw. die Förderung von Gelassenheit.

Körperliche Entspannung. Die beliebteste körperliche Entspannungsmethode ist die progressive Muskelentspannung nach Jacobson, da sie leicht zu erlernen ist und keinerlei Geräte bedarf (wie z. B. das Biofeedback-Verfahren). Aber auch andere körperliche Entspannungsmethoden, wie etwa autogenes Training, Biofeedback und Hypnose, werden in der Behandlung von Schlafstörungen eingesetzt. Für einen umfassenden Überblick über die Methoden verweisen wir auf die entsprechenden Kapitel in diesem Buch.

In der Behandlung von Insomnikern sind die Patienten vor der Aufnahme von körperlichen Entspannungsübungen darüber aufzuklären, dass hiermit nicht wie bei einem Schlafmittel eine sofortige Wirkung zu erwarten ist. Auch sollten bei der progressive Muskelentspannung nach Jacobson die Übungen bei

Behandlungsbeginn nicht im Bett durchgeführt werden, um so zu vermeiden, dass zu erwartende initiale Misserfolge die weitere Compliance abschwächen. Besonders ist auch darauf hinzuweisen, dass ein Entspannungsverfahren – egal ob progressive Muskelentspannung oder autogenes Training – nur dann schlaf-fördernd wirksam sein kann, wenn es tagsüber kontinuierlich geübt wird und damit tatsächlich auch nachts sicher zur Verfügung steht bzw. der Körper in der Entspannung „geübt" ist.

Kognitive Entspannung. Um dem nicht seltenen Gedankenkreisen während der nächtlichen Wachperioden entgegenzuwirken, werden kognitive Entspannungs-verfahren meist in Kombination mit Muskelentspannungsverfahren gelernt (Ruhebilder, Phantasiereisen, siehe z. B. Harvey & Payne, 2002). Die Visualisie-rung von angenehmen und beruhigenden Bildern soll die Patienten unterstüt-zen, Abstand zum Tagesgeschehen zu gewinnen und „abzuschalten". Dadurch, dass die Aufmerksamkeit auf die körperliche Entspannung und das Ruhebild gelenkt wird, können zudem auch dysfunktionale und schlafinkompatible Kog-nitionen unterbrochen werden. Ruhebilder (vgl. Beispiel unten), Aufmerksam-keitslenkung und das Durchbrechen von negativen Gedankenkreisläufen sollen auch tagsüber die allgemeine innere Ruhe und eine größere Gelassenheit fördern und somit den Umgang mit Anforderungen und Stresssituationen erleichtern. Die Gelassenheit im Umgang mit den Tagesereignissen sollte sich dann auch wiederum in der Einschlafphase sowie während des Nachtschlafes bemerkbar machen.

Beispiel

Das Ruhebild. „Hierfür stellen Sie sich eine für Sie sehr angenehme Situation vor, in der Sie sich rundum wohl fühlen. Diese Situation kann ein früheres Erlebnis, z. B. eine Urlaubssituation, oder eine Phantasiesituation sein.

Wenn Sie eine solche Situation ausgesucht haben, versuchen Sie, sie sich möglichst konkret und detailgetreu vorzustellen.
Eine wichtige Hilfestellung bieten dabei die verschiedenen Sinne:

▶ Was können Sie sehen, hören, fühlen, riechen, schmecken?
▶ Stellen Sie sich die Jahreszeit und die Tageszeit Ihrer Situation vor.
▶ Wie ist das Wetter?
▶ Spüren Sie dabei, wie angenehm die Vorstellung ist.

Ein Beispiel. Es ist ein wunderschöner Spätsommernachmittag am Nordsee-strand. Die Sonne scheint, es ist angenehm warm, aber nicht zu heiß, der Himmel ist blau. Ich sitze im Strandkorb dem Meer zugewandt, lehne mich zurück, habe die Beine und Füße ausgestreckt und sitze sehr bequem. Der Sand ist feinsandig und weiß-gelb, die Dünen sind mit Strandhafer bepflanzt.

Ich sehe in das Wellenspiel, schaue zu, wie sich die Wellen am Strand brechen und weiß aufschäumen. Am Horizont kreisen über einem Kutter ein paar Möwen. In der Ferne sind Kinderstimmen zu hören und manchmal eine Möwe, ansonsten höre ich das Rauschen der Wellen, die an den Strand spülen. Die Sonne wärmt die Haut und ab und zu streicht der Wind angenehm über mein Gesicht. Ich atme tief ein und rieche und schmecke die salzige Luft. Es ist angenehm ruhig um mich herum und ich fühle mich so richtig wohl und entspannt."

Viele Patienten bemerken selbst, dass die körperliche Entspannung nur ein Aspekt der Entspannung ist. Vielmals wird von den Betroffenen die Förderung der Gelassenheit, das Beenden der Fixierung auf den Schlaf und die psychische „Entkrampfung" als wesentlicher Wirkfaktor beschrieben. Auch erhöht das Erlernen eines Entspannungsverfahrens die Selbstwirksamkeit und reduziert Hilflosigkeits- und Ohnmachtserleben. Die Betroffenen haben das Gefühl, eigenverantwortlich und kompetent an der Verbesserung ihres Nachtschlafes und daher aktiv an der Bewältigung ihres Problems zu arbeiten.

Das kognitiv-verhaltenstherapeutische Gruppenprogramm zur Behandlung von Schlafstörungen von Riemann und Backhaus. Wie in vielen anderen Programmen zur Behandlung von psychischen Störungen ist das Erlernen von körperlicher und gedanklicher Entspannung ein wesentlicher Bestandteil des kognitiv-verhaltenstherapeutischen Gruppenprogramms zur Behandlung von Schlafstörungen (siehe Riemann & Backhaus, 1996). Innerhalb dieses Programms wird Entspannung jedoch nicht als alleiniges Verfahren verwandt, sondern ist eingebettet in ein umfassendes Behandlungsangebot.

Forschungsbefunden zufolge hat Biofeedback bei Insomnien eine gute Wirksamkeit (vgl. Tab. 14.1). Da jedoch das Erlernen von Biofeedback mit langen Einübungszeiten verbunden ist und der Anschaffung von Geräten bedarf, lassen wir in dem Gruppenprogramm nach individueller Präferenz die Entspannungsmethode auswählen. Viele Patienten haben bereits im Rahmen einer stationären Maßnahme, z. B. in einer Reha-Klinik, oder an der Volkshochschule ein Entspannungsverfahren gelernt, auf das sie zurückgreifen wollen. Nach unseren bisherigen Erfahrungen in der Gruppe und in anderen klinischen Kontexten profitieren die meisten Patienten von der progressiven Muskelentspannung, da sie schneller zu erlernen ist als das autogene Training. Eine entsprechende CD wird den Patienten zur Verfügung gestellt.

Tabelle 14.1. Differentielle Effektivität psychotherapeutischer Methoden → (Effektstärken)

	Einschlaf-latenz		Schlafzeit		Wachzeit nach dem Einschlafen	Schlafqualität
	MOR[1]	M/G[2]	MOR	M/G	MOR	M/G
Entspannung nach Jacobson	0.83	0.81	0.25	0.52	0.06	0.97
kognitive Entspannung	1.20	---[3]	0.28	---	0.28	---
Biofeedback	1.00	---	0.38	---	0.70	---
Kombinations-therapie	1.05	1.00	0.75	0.78	0.92	1.12

[1] MOR = Analyse von Morin et al. (1994)
[2] M/G = Analyse von Murtagh und Greenwood (1995)
[3] --- = nicht berechnet

4 Indikation und Kontraindikation

Insgesamt legen die Studien bei Insomnien keine Kontraindikationen bei dem Einsatz von Entspannungsverfahren nahe. Es ist jedoch notwendig, auf mögliche komorbid bestehende Erkrankungen zu achten. Bei unmediziertem Restless-Legs-Syndrom (einer organischen Schlafstörung) wird von dem Einsatz von Entspannungsverfahren abgeraten. Auch bei schizophrenen Erkrankungen, Borderline-Persönlichkeitsstörungen und Aufmerksamkeitsdefizit-/Hyperaktivitäts-störungen sollten keine Entspannungsverfahren eingesetzt werden (auch nicht nach Remission der Erkrankung). Bei Letzterem empfiehlt sich vielmehr die Durchführung eines Achtsamkeitstrainings.

5 Empirische Absicherung

In vielen Untersuchungen haben sich Entspannungsmethoden, wie etwa autogenes Training und progressive Muskelentspannung nach Jacobson, bewährt. Studien belegen, dass sie das erhöhte Arousal physiologischer bzw. kognitiver und emotionaler Art reduzieren (siehe z. B. Means et al., 2000). Zur Wirksamkeit der Behandlung von Schlafstörungen mit Hypnose liegen nur sehr wenige Studien vor. Diese sind weitgehend Einzelfallberichte und entsprechen nicht den neuesten wissenschaftlichen Ansprüchen (z. B. Becker, 1993).

Inzwischen liegen drei Meta-Analysen (Morin et al., 1994; Murtagh & Greenwood, 1995; Smith et al., 2002) der relevanten kognitiv-verhaltenstherapeutischen Verfahren bei Insomnien vor, die eine klare Überlegenheit gegenüber Placebointervention sowie langfristige Effekte (Katamnesen nach sechs und acht Monaten) nachweisen konnten (Backhaus et al., 2001; Edinger et al., 2001). Dies wird auch durch einen Übersichtsbericht der American Sleep Disorders Association bestätigt (Morin et al., 1999a, 1999b). Eine neue Meta-Analyse der Cochrane-Gruppe konnte darüber hinaus zeigen, dass diese Verfahren auch bei über 60-jährigen Menschen mit Insomnien wirksam sind (Pallesen et al., 1998; Irwin et al., 2006).

Die Wirksamkeit von autogenem Training ist in den o. g. Meta-Analysen nicht untersucht worden. Studien, die die Entspannung nach Jacobsen mit Biofeedback und autogenem Training bezüglich der Behandlung von Schlafstörungen vergleichen, finden im Gruppenmittel keine Unterschiede zwischen den Verfahren (vgl. zusammenfassend Knab, 1989).

Differentielle Effektivität von psychotherapeutischen Verfahren. Tab. 14.1 gibt einen Überblick über die Ergebnisse der Meta-Analysen von Morin et al. (1994) und von Murtagh und Greenwood (1995). Angegeben sind die für die jeweilige Meta-Analyse berechneten Effektstärken, die mit vergleichbaren Methoden ausgewertet wurden. Dabei zeigt sich, dass in der Regel die Übereinstimmung zwischen den beiden Meta-Analysen hoch war, was nicht verwundert, da etwa eine 80- bis 90-prozentige Überschneidung im Hinblick auf die ausgewerteten Studien vorliegt. Die Ergebnisse der Meta-Analysen sind nach den Bereichen Einschlaflatenz, Schlafzeit, Wachzeit nach dem Einschlafen und generell eingeschätzte Schlafqualität (subjektive Daten) gegliedert. Die berechneten Effektstärkekoeffizienten liegen größtenteils in einem Bereich, der eine gute bis sehr gute Wirksamkeit anzeigt. Bei der Einschlaflatenz sind kognitiven Entspannungsmethoden dem Biofeedback und der Entspannung nach Jacobson überlegen. Sie sind auch einer möglichen Kombinationstherapie vorzuziehen. Bei der Gesamtschlafzeit zeigen sich dagegen beim Vergleich der Entspannungsverfahren hohe Effektstärken für die körperliche Entspannung nach Jacobson, bei den Durchschlafstörungen dagegen für das Biofeedback (vgl. Tab. 14.1, Spalte „Wachzeit nach dem Einschlafen"). Am effektivsten für die Gesamtschlafzeit und für die Durchschlafstörungen ist allerdings eine Kombinationstherapie aus Stimuluskontrolle und körperlichen Entspannungsverfahren.

Katamnestische Untersuchungen. Abb. 14.2 zeigt differentielle Effekte der verschiedenen Therapieverfahren im Hinblick auf katamnestische Untersuchungen für die Einschlaflatenz. Leider wird in der Meta-Analyse von Murtagh und Greenwood lediglich die progressive Muskelentspannung nach Jacobson im Vergleich zu anderen Entspannungsverfahren und zu anderen Behandlungsmaßnahmen betrachtet. Autogenes Training und kognitive Entspannungsverfahren sowie Hypnose und Meditation wurden in der Analyse zu einer Kategorie zusammengefasst (Kategorie „andere Entspannungsmethoden"). Aus der Meta-Analyse ergibt sich, dass letztendlich für fast alle Therapieverfahren die erzielten Effekte bis zu den Katamnesen stabil blieben. Die Katamnesen erfolgten im Mittel acht Monate nach Therapieende. Dieses Ergebnis ist bemerkenswert, da entsprechende Daten für Hypnotika zeigen, dass der Schlaf der Patienten in der Regel bereits wenige Tagen nach Absetzen der Hypnotika in vergleichbarem Ausmaß beeinträchtigt ist, wie vor Beginn der Behandlung.

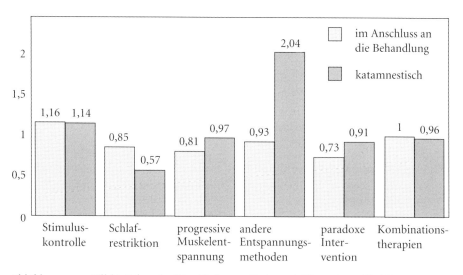

Abbildung 14.2. Effektstärken der Einschlaflatenz direkt nach Therapie und bei Katamnese (ca. 8 Monate nach Beendigung der Therapie) für nicht-pharmakologische Therapieverfahren (nach Murtagh & Greenwood, 1995)

Schlussfolgerung: Entspannungsverfahren sind effektiv, werden aber selten eingesetzt

Trotz der inzwischen wissenschaftlich gut gesicherten Evidenz auf hohem Niveau (siehe die Meta-Analysen von Morin et al., 1994; Murtagh & Greenwood, 1995; Smith et al., 2002), spielen kognitiv-verhaltenstherapeutische Programmpakete inklusive Entspannungsverfahren in der Praxis des Allgemeinmediziners und des psychiatrischen Facharztes, die die ersten Ansprechpartner für die meisten insomnischen Patienten sind, bei der Insomniebehandlung bislang keine große Rolle. Entsprechende kognitiv-behaviorale Techniken werden zurzeit nur an schlafmedizinischen Zentren von Kliniken angeboten, die im psychiatrisch-psychotherapeutischen Bereich tätig sind. Während in der Allgemeinarztpraxis immer noch die zum Teil mit großen Problemen behaftete Hypnotika-Behandlung dominiert, wird in der Praxis des klinischen Psychologen/Psycho-therapeuten das Symptom „Insomnie" nicht selten ausschließlich als Ausdruck einer zugrunde liegenden psychischen Störung oder eines psychodynamischen Konfliktes interpretiert. Der Insomnie als eigenständiges Symptom bzw. Syndrom oder Krankheitsentität wird somit nicht die Bedeutung zugemessen, die ihr eigentlich zukommt, und deswegen darauf verzichtet, spezifisch kognitiv-behaviorale Methoden unter Einschluss von Entspannungstechniken einzusetzen. Dies ist bedauerlich, da die Effektivität dieser Verfahren unumstritten und hoch ist.

Weiterführende Literatur

Backhaus, J. & Riemann, D. (1999). Schlafstörungen. Göttingen: Hogrefe.

Riemann, D. (2004). Patientenratgeber Schlafstörungen. Göttingen: Hogrefe.

Zitierte Literatur

Adam, K., Tomeny, M. & Oswalt, I. (1986). Physiological and psychological differences between good and poor sleepers. Journal of Psychiatric Research, 20, 301–316.

Backhaus, J., Hohagen, F., Voderholzer, U. & Riemann, D. (2001). Longterm effectivness of a short-term cognitive behavioral group treatment for primary insomnia. European Archives of Psychiatry and Clinical Neuroscience, 251, 35–41.

Backhaus, J. & Riemann, D. (1999). Schlafstörungen. Göttingen: Hogrefe.

Becker, P. M. (1993). Chronic insomnia: Outcome of hypnotherapeutic intervention in six cases. American Journal of Clinical Hypnosis, 36, 98–105.

Bonnet, M. H. & Arand, D. L. (1997). Physiological activation in patients with sleep state misperception. Psychosomatic Medicine, 59, 533–540.

Edinger, J. D., Wohlgemuth, W. K., Radtke, R. A., Marsh, G. J. & Quillian, R. E. (2001). Cognitive behavioral therapy for treatment of chronic primary insomnia. Journal of the American Medical Association, 11, 1856–1864.

Freedman, R. R. & Sattler, H. L. (1982). Physiological and psychological factors in sleep-onset insomnia. Journal of Abnormal Psychology, 91, 380–389.

Harvey, A. G. (2002). A cognitive model of insomnia. Behaviour Research and Therapy, 40, 869–893.

Harvey, A. G. & Payne, S. (2002). The management of unwanted pre-sleep thoughts in insomnia: distraction with imagery versus general distraction. Behaviour Research and Therapy, 40, 267–277.

Hauri, P. J. (1982). The sleep disorders. Current concepts. Kalamazoo.

Hauri, P. J. & Olmstead, E. M. (1983). What is the moment of sleep onset for insomniacs? Sleep, 6, 10–15.

Irwin, M., Cole, J. & Nicassio, P (2006). Comparative meta-analysis of behavioral intervention for insomnia and their efficacy in middel-aged adults and in older 55+ years of age. Health Psychology, 25, 3–14.

Kales, A., Bixler, E. O., Vela-Bueno, A., Cadieux, R. J., Soldatos, C. R. & Kales, J. D. (1984). Biopsychobehavioral correlates of insomnia, III: Polygraphic findings of sleep difficulty and their relationship to psychopathology. International Journal of Neuroscience, 23, 43–56.

Knab, B. (1989). Schlafstörungen. Stuttgart: Kohlhammer.

Monroe, L. J. (1967). Psychological and physiological differences between good and poor sleepers. Journal of Abnormal Psychology, 72, 255–264.

Means, M. K., Lichstein, K. L., Epperson, M. T. & Johnson, T. (2000). Relaxation therapy for insomnia: Nighttime and daytime effects. Behaviour Research and Therapy, 38, 665–678.

Morin, C. M., Culbert, J. P. & Schwartz, S. M. (1994). Nonpharmacological interventions for insomnia: A meta-analysis of treatment efficacy. American Journal of Psychiatry, 151, 1172–1180.

Morin, C. M., Hauri, P. J., Espie, C. A., Spielman, A. J., Buysse, D. J. & Bootzin, R. R. (1999a). Nonpharmacological treatment of chronic insomnia. Sleep, 22, 1134–1156.

Morin, C. M., Colecchi, C. A., Stone, J., Siood, R. K. & Brink, D. (1999b). Behavioral and pharmacological therapies for late-life insomnia: A randomized controlled trial. Journal of the American Medical Association, 781, 991–999.

Morin, C. M., Rodrigue, S. & Ivers, H. (2003). Role of stress, arousal and coping skills in primary insomnia. Journal of Psychosomatic Medicine, 65, 259–267.

Murtagh, D. R. & Greenwood, K. M. (1995). Identifying effective psychological treatments for insomnia: A meta-analysis. Journal of Consulting and Clinical Psychology, 63, 79–89.

Pallesen, S., Nordhus, I. H. & Kvale, G. (1998). Nonpharmacological interventions for insomnia in older adults: A meta-analysis of treatment efficacy. Psychotherapy, 35, 472–482.

Perlis, M. L., Giles, D. E., Mendelson, W. B., Bootzin, R. R. & Wyatt, J. K. (1997). Psychophysiological insomnia: The behavioural model and a neurocognitive perspective. Journal of Sleep Research, 6, 179–188.

Perlis, M. L., Merica, H., Smith, M. T. & Giles, D. E. (2001). Beta EEG activity and insomnia. Sleep Medicine Reviews, 5, 365–376.

Riemann, D. & Backhaus, J. (1996). Schlafstörungen. Ein psychologisches Gruppenprogramm. Weinheim: Beltz/Psychologie Verlags Union.

Riemann, D., Voderholzer, U. & Berger, M. (2003). Nichterholsamer Schlaf und Insomnie. Nervenarzt, 74, 456–469.

Sanavio, E. (1988). Pre-sleep cognitive intrusions and treatment of onset-insomnia. Behaviour Research and Therapy, 26, 451–459.

Smith, M. T., Perlis, M. L., Park, A., Smith, M. S., Pennington, J., Giles, D. E. & Buysse, D. J. (2002). Comparative meta-analysis of pharmacotherapy and behavior therapy for persistent insomnia. American Journal of Psychiatry, 159, 5–11.

Watts, F. N., Coyle, K. & East, M. P. (1994). The contribution of worry to insomnia. British Journal of Clinical Psychology, 33, 211–220.

15   Rheumatische Erkrankungen

Georg Jungnitsch

1   Symptomatik

Der Begriff „Rheuma" hat seinen Ursprung im griechischen Wort „rheo" – „ich fließe". Damit ist eines der Hauptsymptome dieser Erkrankungsgruppe bezeichnet, nämlich das des wandernden, fließenden Schmerzes (Miehle, 1989). Die auf diese Symptomatik bezogene, sehr weit gefasste Definition der rheumatischen Erkrankungen bedingt, dass es sich nur um eine scheinbar eindeutige Zuordnung oder Diagnose handelt. Vielmehr kennzeichnet der Begriff „rheumatische Erkrankung" oder „Rheuma" kein einheitliches Krankheitsbild, sondern es fallen sehr viele und dabei grundverschiedene Erkrankungen darunter. Die Hauptsymptomatik der rheumatischen Erkrankungen zeigt sich im Muskel- und Skelettsystem. Dabei stehen Schmerzen, die aus unterschiedlichen Ursachen entstanden sein können, sowie Bewegungseinschränkungen im Vordergrund. Je nach spezieller Krankheitsart treten auch Form- und Funktionsverluste der Muskeln und des Skelettsystems auf. Letztlich kann auch die Lebenserwartung herabgesetzt sein. Obwohl rheumatische Erkrankungen in aggressiven, lebensbedrohlichen Formen auftreten können, ist jedoch ein direkt letaler Verlauf in der Regel nicht gegeben. Der Erkrankungsbeginn kann bereits im Kindesalter liegen, Schwerpunkt ist jedoch das Erwachsenenalter.

Die rheumatischen Erkrankungen werden üblicherweise in vier Hauptgruppen eingeteilt, die sich aus dem primär für die Symptomatik maßgeblichen pathologischen Prozess ergeben. Es werden entzündliche, abnutzungsbedingte weichteilbezogene und mit Erkrankungen anderer Organsysteme assoziierte rheumatische Erkrankungen unterschieden (Müller & Schilling, 1982).

Klassifikation rheumatischer Erkrankungen (Müller & Schilling, 1982)

(1) **Entzündliche Gelenk- und Wirbelsäulenerkrankungen**
Beispiele: chronische Polyarthritis, ankylosierende Spondylitis, Kollagenkrankheiten.

(2) **Degenerative Gelenk- und Wirbelsäulenerkrankungen**
Beispiele: Arthrosen der Extremitäten- oder Wirbelsäulengelenke, Bandscheibenschäden.

(3) Extraartikuläre und weichteilrheumatische Erkrankungen

Beispiele: Fibromyalgie, Halswirbelsäulensyndrom, chronischer Rückenschmerz.

(4) Pararheumatische Erkrankungen

Beispiele: Gicht, Tumorerkrankungen, Gefäßentzündungen.

Entzündliche Gelenk- und Wirbelsäulenerkrankungen

In dieser ersten Gruppe werden insbesondere die chronische Polyarthritis, die ankylosierende Spondylitis sowie andere Gelenk- und Wirbelsäulenentzündungen und die Kollagenkrankheiten zusammengefasst.

Chronische Polyarthritis. Unter der chronischen Polyarthritis ist eine systemische Erkrankung mit ungeklärter Ätiologie zu verstehen, die meist in Schüben und progredient verläuft. Klinisch zeigt sich die Erkrankung zu Beginn in Allgemeinsymptomen wie Abgeschlagenheit, leichter Ermüdbarkeit und Morgensteifigkeit. Die Gelenkaffektionen beginnen in der Regel symmetrisch an den kleinen Gelenken der Finger und Zehen, im späteren Verlauf können auch größere Gelenke betroffen werden. Es können in selteneren Fällen auch Herzmuskel, Herzbeutel, Lungen, Augen und Gefäße sowie die Nieren betroffen sein (Zeidler, 1990). Die Fortentwicklung der Erkrankung ist dabei völlig ungewiss, wobei in 18 bis 20 Prozent der Fälle Spontanremissionen beobachtet werden (Rave & Hagmann, 1984). Daneben tritt aber bei etwa 5 bis 10 Prozent der von dieser Krankheit Betroffenen die maligne Form der Erkrankung auf, die dadurch gekennzeichnet ist, dass sie sehr rasch progredient gelenkdestruierend verläuft und nur schwer auf medizinische Maßnahmen anspricht. Dieser Verlauf kann letztlich bis zur Rollstuhlabhängigkeit des Betroffenen führen (Raspe et al., 1999).

Ankylosierende Spondylitis. Die ankylosierende Spondylitis oder der Morbus Bechterew ist durch eine entzündliche Erkrankung, die sich überwiegend in den Kreuz-Darmbeingelenken (Iliosakralgelenke) sowie der Wirbelsäule manifestiert, gekennzeichnet. Das klinische Bild zeigt vor allem einen nächtlich auftretenden, tiefsitzenden Kreuzschmerz, der teilweise ischialgieform bis in die Wade ausstrahlt. Während in seltenen Fällen auch die Gelenke der Extremitäten und die Sehnenansätze betroffen sind, kann in 25 Prozent der Fälle die Wirbelsäule auch in sehr ungünstigen Positionen vollständig versteifen (Hettenkofer, 1984).

Neben diesen entzündlich-rheumatischen Erkrankungen, die viele Gelenke und oft auch innere Organe in Mitleidenschaft ziehen, kann es auch zu Krankheitsbildern kommen, die nur einzelne Extremitätengelenke oder einzelne Wirbelkörper befallen, so genannte Monarthritiden.

Kollagenkrankheiten. Auch die Kollagenkrankheiten werden unter diese erste Klassifikationskategorie gefasst. Bei dieser Krankheitsform ist das gesamte Bindegewebe vom entzündlichen Prozess betroffen. Dies führt zu einer deutlichen Einschränkung der Beweglichkeit sowie einer Gestaltveränderung der betroffenen Person: Die Finger schwellen wurstförmig an, und das Gesicht weist vor allem eine Veränderung um die Mundpartie auf, nämlich eine auffallende Auffältelung. Auch innere Organe können befallen werden, was lebensbedrohlichen Charakter annehmen kann, wenn Herz und Lunge betroffen sind. Auch das zentrale Nervensystem kann angegriffen werden, wie beispielsweise beim systemischen Lupus erythematodes. Dies kann zu psychischen Veränderungen oder in seltenen Fällen zu psychotischen Erlebnissen führen (Berlit, 1989).

Degenerative Gelenk- und Wirbelsäulenerkrankungen

Arthrosen und Bandscheibenschäden. Zur zweiten Klassifikationsgruppe gehören Arthrosen der Extremitäten- und Wirbelsäulengelenke sowie Bandscheibenschäden. Für diese Erkrankungen ist spezifisch, dass in der Regel ausschließlich umschriebene Gelenke betroffen sind, während der Gesundheitszustand der übrigen Organsysteme der Person nicht in Mitleidenschaft gezogen ist. Insofern sind sie nicht als die gravierendsten rheumatischen Erkrankungen zu betrachten – allerdings kommen sie am häufigsten vor. Degenerative Gelenk- und Wirbelsäulenerkrankungen treten zumeist im höheren Lebensalter auf und sind in erster Linie durch eine Zerstörung der entsprechenden Gelenkknorpelmasse gekennzeichnet. Daraus resultieren z. T. massive Schmerzen und Bewegungseinschränkungen. Sie sind durch funktionell-mechanische Einflüsse gesteuert, und ihr Verlauf ist chronisch (Hackenbroch, 1989).

Extraartikuläre und weichteilrheumatische Erkrankungen. Die dritte Gruppe bilden die so genannten extraartikulären und „weichteilrheumatischen" Erscheinungsbilder. Dazu gehören Erkrankungen der übrigen zum Bewegungsapparat gerechneten Strukturen, wie etwa Muskulatur, Sehnen und Bänder.

Fibromyalgie. Weichteilrheumatismus betrifft in der Regel den gesamten Menschen, bietet oft aber kein fassbares organisches Korrelat zum erlebten Schmerz. Hier ist vor allem das Fibromyalgiesyndrom zu nennen, das durch weit verbreitete, ständig vorhandene Schmerzen, spezifische Druckschmerzpunkte und meist auch durch einen nicht erholsamen Schlaf sowie ein Gefühl beständiger Müdigkeit gekennzeichnet ist (Horn, 2001; Thieme, 2009).

Pararheumatische Erkrankungen

Pararheumatische Erkrankungen sind verhältnismäßig selten. Im Vordergrund stehen Krankheiten anderer Organsysteme, die rheumatische Symptomatik stellt dabei nur ein ganz unspezifisches Teilsymptom des gesamten Krankheitsprozesses dar.

Gicht und Tumorerkrankungen. Ein Beispiel für solche Krankheiten wären die Gicht oder aber auch Knochenschmerzen, wie sie im Verlauf von malignen Tumorerkrankungen auftreten.

Zusammenfassend ist festzuhalten, dass es sich bei „rheumatischen Erkrankungen" um vielgestalte Krankheitsformen unterschiedlichster Schwere und Prognose handelt. Es kann davon ausgegangen werden, dass ca. 90 bis 95 Prozent den degenerativen und weichteilrheumatischen Erkrankungen zuzuordnen sind. Gemeinsame Kennzeichen aller Krankheitsgruppen sind dabei, dass

▶ sich ihre Symptome in erster Linie am Bewegungsapparat finden,
▶ sie chronischer Natur sind,
▶ als eines der Hauptmerkmale ein oft alle Gelenke bereffender chronischer Schmerz deutlichen Ausmaßes auftritt.

Letzterer kann ebenfalls das Muskel- und Sehnensystem mit einbeziehen oder sich ganz darauf konzentrieren. Aus allen diesen Erkrankungen resultieren mehr oder weniger gravierende Einschränkungen in der Lebensführung. Hauptaufgabe der Betroffenen ist zumeist nicht, alles für eine Heilung Mögliche zu unternehmen, sondern sich auf die Erkrankung einzustellen und diese zu bewältigen, um damit ein vom Gesundheitszustand unabhängiges, befriedigendes Leben führen zu können.

2 Spezifisches Störungsmodell als Ansatzpunkt für Entspannungsverfahren

Entspannung kann bei rheumatischen Erkrankungen unter verschiedenen Zielsetzungen eingesetzt werden. Solche wären: Reduktion der Schmerzsymptomatik, Reduktion der (krankheitsinduzierten) Belastung im Sinne von Stress, Modifikation des Krankheitsprozesses.

Entsprechend dieser Zielsetzungen ist die Formulierung unterschiedlicher Störungsmodelle zur Begründung für den Einsatz von Entspannungsverfahren möglich.

Reduktion der Schmerzsymptomatik

Der Schmerz nimmt bei allen rheumatischen Krankheiten einen zentralen Stellenwert ein. Daher ist es über alle Differentialdiagnosen hinaus sinnvoll, Entspannung bei diesen Erkrankungen einzusetzen. Dies ergibt sich sowohl aus der theoretischen Betrachtung des Schmerzes allgemein als auch aus der spezifischeren Betrachtung der Interaktion von Schmerz und Spannung.

Gate-control-Theorie. Diese von Melzack und Wall (1982) formulierte Theorie der Schmerzverarbeitung wurde sowohl bezüglich spezifischer neurophysiologischer Annahmen als auch hinsichtlich der umfassenden Beschreibung psychologischer Schmerzverarbeitungsvorgänge – besonders beim chronischen Schmerz – kritisiert (vgl. Geissner, 1992). Dennoch stellt sie ein auch für Laien leicht verständliches Modell dar, in das Strategien der Schmerzverarbeitung eingeordnet werden können.

Schmerzverarbeitung: Die Gate-control-Theorie. Die Gate-control-Theorie geht davon aus, dass bei der Verarbeitung von Schmerz Wahrnehmungsprozesse, Emotionen und Bewertungsprozesse sowie deren Interaktion beteiligt sind. Somit kann die Schmerzempfindung zu einem ausschlaggebenden Teil unabhängig von der wie auch immer gearteten Ursache gesehen werden. Entspannungsübungen verändern dabei vor allem die Wahrnehmung, indem die Aufmerksamkeit auf das Durchführen dieser Übungen gelenkt wird. Darüber hinaus können Entspannungsübungen weitergehend die Lenkung der inneren Wahrnehmung auf angenehme, wohltuende und beruhigende innere Vorstellungen und Bilder zum Inhalt haben. Somit führt Entspannung auch zu einer positiv getönten emotionalen Befindlichkeit und beeinflusst damit die Schmerzverarbeitung insgesamt.

Schmerz-Spannung-Schmerz-Kreislauf. Dieses Modell lässt sich insbesondere zur Begründung der Technik der progressiven Muskelentspannung (vgl. Kapitel 8) verwenden, da es davon ausgeht, dass mit Schmerz stets als körperliche Reaktion Anspannung verbunden ist. Besonders bei vorgeschädigten Muskeln, Sehnen und Gelenken führt diese Spannung jedoch ihrerseits wieder zu vermehrtem Schmerz, der als Reaktion wiederum vermehrte Anspannung zur Folge hat. Dies mündet in einen sich aufschaukelnden Prozess, der schließlich zu einer konstanten Anspannung mit begleitendem Schmerz führt.

Reduktion von Belastungsanspannung

Circulus vitiosus der Schmerzverstärkung. Dieses Modell stellt eine Erweiterung des eben dargestellten Schmerz-Spannung-Schmerz-Kreislaufes um die Komponente Belastung oder Stress dar.

Der circulus vitiosus der Schmerzverstärkung. Schmerz kann neben der körperlichen auch eine psychische Reaktion – nämlich Belastung im Sinne von Stress – auslösen. Stress wirkt entweder direkt auf eine negative Veränderung der Schmerzempfindung, da er ein unangenehmes Gefühl hervorruft, oder indirekt über die Erhöhung der körperlichen Anspannung. Ebenso wie der Schmerz kann aber auch die Tatsache, dass die rheumatische Erkrankung mit ihren wahrgenommenen Einschränkungen besteht, Stress auslösen. Da diese psychische Anspannung immer mit einer physischen einhergeht, entsteht auch hier ein Teufelskreis gegenseitiger Beeinflussung aus Stress, Anspannung und Schmerz. Dieser kann durch Reduktion der Anspannung durchbrochen werden.

Modifikation des Krankheitsprozesses

Modell der Psychoimmunologie. Das zur Modifikation des Krankheitsprozesses heranzuziehende Modell zielt ebenfalls auf die Interaktion verschiedener körperlicher und psychischer Größen ab. Es handelt sich hier um das Modell der Psychoimmunologie, das auf dem Hintergrund einer Vielzahl von empirischen Untersuchungen formuliert wurde (vgl. Jungnitsch, 2001; Kopp, 1998). Das Modell ist in seiner Grundstruktur sehr einfach; es geht davon aus, dass Immunsystem, zentrales Nervensystem und Hormonsystem sich wechselseitig beeinflussen (vgl. Abb. 15.1).

Die in dieser Interaktion wirkungsvollen zentralnervösen Prozesse sind diejenigen, die für Vorstellungen und Imaginationen aktiviert werden. Sie rufen selbst einen entspannten Zustand hervor, werden aber gleichzeitig auch besonders aus einem entspannten Zustand heraus aktiviert.

Ein spezielles imaginatives Verfahren macht sich dies zu nutze: Es werden Vorstellungen und innere Bilder suggeriert, die sich zielgerichtet auf die Veränderung, Begrenzung oder gar Beendigung des Krankheitsprozesses beziehen.

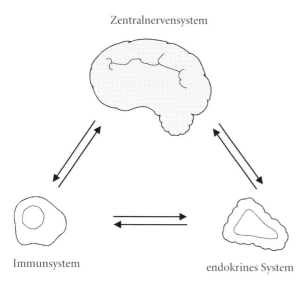

Zentralnervensystem

Immunsystem

endokrines System

Abbildung 15.1. Darstellung der Interaktion von Zentralnervensystem, Immunsystem und endokrinem System (nach Jungnitsch, 2003, S. 106)

3   Vorgehen

Prinzipiell können Entspannungsverfahren sowohl als Einzelverfahren als auch im Rahmen eines weitere Bausteine umfassenden Angebotes zur Schmerz- und Krankheitsbewältigung eingesetzt werden. Wenn möglich, sollte dabei – unabhängig von der Diagnosegruppe – die Einbindung in ein übergreifendes Programm gewählt werden. Diese Programme sind überwiegend als Trainingsprogramm für Patienten mit rheumatischen Beschwerden konzipiert, zumindest aber Bestandteil ausgearbeiteter Einzelfallpläne im Rahmen einer Psychotherapie bei chronisch kranken Menschen (vgl. Jungnitsch, 2003). Entsprechend der genannten Zielbereiche kommen als konkrete Verfahren in Frage:

▶ die progressive Muskelrelaxation,
▶ das autogene Training,
▶ Biofeedback und
▶ imaginative Verfahren und Hypnose (vgl. Jungnitsch & Köhler, 1992).

Übersicht

Vermittlung von Entspannungsverfahren. Als Prinzip der Vermittlung sollten – besonders wenn Entspannungsverfahren als Einzelverfahren angeboten werden – folgende Schritte eingehalten werden:

▶ 1. Schritt: Begründung des Einsatzes des Verfahrens auf der Grundlage zielspezifischer Störungsmodelle, die auf das Krankheitsbild abgestimmt sind.
▶ 2. Schritt: Vermittlung der jeweiligen Entspannungstechnik, wenn möglich schrittweise und unter der Voraussetzung eigenständiger Übung. Diese kann während der Vermittlungsphase auch unter Zuhilfenahme von Kassetten u. ä. erfolgen. Die Vermittlungsphase sollte sich wenigstens über einen Zeitraum von zwei Wochen mit mindestens zwei bis drei Terminen pro Woche erstrecken.
▶ 3. Schritt: Herausarbeiten relevanter Anwendungssituationen sowie der mit der Entspannung verbundenen und erreichbaren Zielvorstellungen. Anwendung der vermittelten Technik auf die erarbeitete Situation innerhalb des Übungsrahmens.
▶ 4. Schritt: Einübung und Anwendung der vermittelten Technik in Problemsituationen unter Alltagsbedingungen. Hier wären mehrere Nachfolgestunden zur Aufarbeitung der gemachten Erfahrungen sowie zur Vermittlung möglicher Modifikationen in gestrecktem zeitlichen Abstand, z. B. alle vier Wochen, äußerst sinnvoll.

▶

Sind Entspannungsverfahren in ein übergreifendes Programm eingebunden, wird gerade der erste Schritt häufig im Rahmen der Begründung der Gesamtkonzeption durchgeführt. Allgemein wäre hier eine günstige Möglichkeit, die Entspannung zwar als Bestandteil des Gesamtprogramms einzuführen, diese in der Durchführung jedoch davon loszulösen und als Einzelverfahren parallel anzubieten, um den Übungseffekt zu erhöhen. Dies lässt sich aber wohl nur im Rahmen stationärer Behandlung realisieren.

Progressive Muskelrelaxation und autogenes Training

Die Durchführung dieser Angebote erfolgt im Rahmen der genannten Schritte entsprechend der in Kapitel 8 angegebenen Vorgehensweise. Zu beachten ist die Vorerfahrung der Patienten. Patienten, die bislang keinerlei Erfahrung mit dem Einsatz von Entspannung hatten, sollten als erstes Verfahren die progressive Muskelrelaxation erlernen. Diese ist den physiotherapeutischen Techniken, die allen Personen mit einer rheumatischen Erkrankung bekannt sind, sehr ähnlich und stößt damit kaum auf Ablehnung. Konzentrative Verfahren, wie das autogene Training, lassen hingegen bei ungeübten Personen die Wahrnehmung von Schmerz und Erkrankung in den Vordergrund treten, was zu eher unangenehmen und negativen Emotionen führt (Jungnitsch, 2003).

Im Unterschied zum Standardverfahren sollten bei Patienten mit rheumatischen Erkrankungen keine Entspannungspositionen vorgegeben werden, sondern die Betroffenen sollten die Position einnehmen, die im Augenblick am günstigsten erscheint. Bei den meisten Patienten mit rheumatischen Erkrankungen lassen sich die Verfahren auch nicht im Liegen durchführen, da dies möglicherweise zu enormen Schwierigkeiten beim Aufstehen führen würde, was jeden positiven Effekt zunichte macht. Es sollten insgesamt alle verfügbaren Hilfen, wie sie aus Ergotherapie und Physiotherapie bekannt sind, wie z. B. Stühle mit Aufstehhilfe oder Keilkissen, für die Teilnehmer aus entsprechenden Diagnosegruppen bereitstehen. Die Anspannungsphase bei der progressiven Muskelentspannung sollte immer beendet werden, bevor das Anspannungsgefühl in ein Schmerzgefühl übergeht. Im Extremfall ist auf die reale Anspannung ganz zu verzichten, diese sollte dann nur in der Vorstellung der betroffenen Person erfolgen. Gerade bei Menschen mit entzündlich-rheumatischen Erkrankungen sind die üblichen Anspannungsinstruktionen aufgrund ihrer Gelenkdeformationen oft nicht möglich. Hier sind individuelle Alternativen – am besten in Absprache mit den behandelnden Physiotherapeuten – zu erarbeiten. Für die Anspannungsphase können auch Hilfsmittel der Physiotherapie wie Schaumstoffbälle, Kissenrollen u. ä. herangezogen werden. Dies ist oft auch hilfreich, wenn diese Patienten aufgrund einer bereits eingetretenen Muskelatrophie ihre Muskeln nicht mehr oder nur in einem solchen Ausmaß anspannen können, dass sie die Anspannung nicht mehr direkt wahrnehmen. Eine weitere Variation, die sich gerade bei Patienten mit Morbus Bechterew bewährt hat, ist die Durchführung der progressiven Muskelentspannung im Stehen und im Gehen (Jungnitsch & Stöveken, 1994). Dieses Vorgehen ist ebenfalls für Patienten mit Fibromyalgie-syndrom gut geeignet.

Biofeedback

Die eigentliche Stärke der Biofeedback-Verfahren liegt wohl gerade in ihrem Einsatz bei Beschwerdebildern, die auf eine über das Biofeedback erreichbare (psycho-)physiologische Grundlage zurückzuführen sind. Biofeedback als Ver-fahren wird besonders bei Patienten mit chronischen Rückenschmerzen durch-geführt. Da spezifische Abnormitäten im Bewegungsmuster bei chronischen Rückenschmerzen eine große Rolle spielen, sollten Biofeedback-Behandlungen bei verschiedenen Körperbewegungen durchgeführt werden. Generell gelten die allgemeinen Prinzipien der Durchführung (vgl. Kapitel 4). Bei der Wahl der richtigen Biofeedback-Methode (Rückmeldung im Sitzen, Liegen oder Stehen, Rückmeldung von Ruhe-, Haltungs-, Bewegungs- oder Belastungswerten) ist nach Flor und Hermann (1992) allerdings von den spezifischen Störungen aus-zugehen, die in einer sorgfältigen psychophysiologischen Diagnostik ermittelt wurden, und aus einem Schmerzinterview, Schmerzfragebögen, Verhaltensbe-obachtungen sowie der Befragung wichtiger Bezugspersonen besteht.

Als Verfahren kommen im Wesentlichen das EMG-Feedback, also ein Feed-back über die individuelle Muskelanspannung, sowie bei entzündlich-rheuma-tischen Erkrankungen das Temperatur-Feedback in Frage. Das EMG-Feedback ist am relevanten Muskel, das Temperatur-Feedback über dem aktuell entzünde-ten Gelenk durchzuführen. Es soll versucht werden, die Temperatur an dieser Stelle zu senken. Als weitere Möglichkeit wird EMG-Biofeedback auch als Training zur Stressbewältigung eingesetzt. Hat ein Stressor persönliche Relevanz für die Person, kann sich dies in einer verlängerten muskulären Anspannungszeit auswir-ken (Flor et al., 1992). Einer solchen symptomspezifischen Reagibilität wird in der Behandlung dadurch Rechnung getragen, dass die Rückmeldung im Rahmen einer Biofeedback-Therapie jeweils vom betroffenen Muskel, also beim chronischen Wirbelsäulensyndrom vom lumbalen Erector spinae oder Musculus trapezius erfolgt. Eine typische Behandlungssitzung lässt sich nach Flor und Hermann (1992) folgendermaßen beschreiben: Der Patient erhält Informationen über den Zusammenhang von Stress, Schmerz und Muskelspannung. In die einzelnen Bio-feedback-Intervalle werden kurze Stressphasen integriert, in denen Vorstellungen von subjektiv belastenden Situationen hervorgerufen werden. Dies soll dem Pati-enten ermöglichen, seine muskuläre Stressreagibilität besser zu kontrollieren.

Soll Biofeedback als Mittel eingesetzt werden, Zusammenhänge zwischen psychischen und physiologischen Prozessen zu verdeutlichen, so kann hierzu das EMG-Feedback des Stirnmuskels eingesetzt werden. Hierzu werden unter EMG-Ableitung dem Patienten zunächst allgemein entspannende Instruktionen gegeben, die in der Regel zu einer Veränderung in die vorher angegebene Richtung führen. Hierzu verwendet man beispielsweise für den Anstieg von Spannung eine Erhöhung der über Kopfhörer rückgemeldeten Tonhöhe und für Entspannung eine entsprechende Absenkung. Um Anspannung und Entspannung zu verdeutlichen, werden als Kontrast Situationen vorgegeben, die den Patienten belasten. Beispielsweise informiert man ihn beiläufig, dass sich sein Chef nach seinem Gesundheitszustand und der Prognose erkundigt habe, worauf bei adäquater Instruktion eine deutliche Veränderung des Signals zu erwarten ist. Dieses Vorgehen empfiehlt Kröner-Herwig (2000) für Rückenschmerzpatienten.

Imaginative Verfahren und Hypnose

Bei Patienten mit rheumatischen Erkrankungen wird Imagination und Hypnose im Rahmen der oben genannten Schritte entsprechend der in Kapitel 5 und 6 beschriebenen Vorgehensweise durchgeführt. Hypnosetechniken werden überwiegend in der Arbeit mit Einzelpatienten angewandt. Neben den Instruktionen zur Schmerzreduktion (Peter, 1999) können auch solche Instruktionen gegeben werden, die die Veränderung der Krankheitsprozesse thematisieren (Horton-Hausknecht & Mitzdorf, 1997). Bei imaginativen Verfahren kann hier das Verfahren der Visualisierung hervorgehoben werden. Dies lässt sich aufgrund seiner strukturierten Vorgehensweise auch für Gruppen anbieten (Jungnitsch, 2003). Eine mögliche Programmstruktur umfasst dabei sechs Einheiten:
(1) Modellvermittlung der Psychoimmunologie,
(2) Einübung allgemeiner Entspannung, z. B. Phantasiereise,
(3) Visualisierung gesunder Körperfunktionen,
(4) Visualisierung von Krankheit und Krankheitsveränderung,
(5) Einüben der Visualisierung und
(6) Ausweiten der Visualisierung auf künftige Lebenssituationen.
Der Ablauf der Visualisierung von Krankheit und Krankheitsveränderung folgt dabei einer vorgegebenen Struktur. Über den Ausgangspunkt allgemeiner Entspannung werden die gesunden Körperfunktionen in den Mittelpunkt der Aufmerksamkeit gerückt. Davon ausgehend wendet sich der Betroffene seinem Bild der Erkrankung zu und aktiviert in der Vorstellung eigene Möglichkeiten, dieses zu verändern. Auch die medikamentöse Behandlung wird in die Vorstellung einbezogen. Schließlich wird das Gefühl, die Erkrankung erfolgreich bewältigt zu haben, in den Vordergrund gestellt, und die Übung mit einer inneren Selbstbeloh-

nung abgeschlossen. Diese Vorgehensstruktur wird dem Betroffenen zusammen mit weiterem Begleitmaterial schriftlich zur Verfügung gestellt (Jungnitsch, 2003).

Eine mögliche Variation liegt hier in der Vorgabe vorformulierter Bilder, die bestimmte Aspekte der Krankheitsveränderung, wie z. B. die Veränderung von autoaggressiven Immunzellen, beinhalten. Eine solche Vorgabe sollte gerade bei Phantasiereisen, die eher auf die Symptomebene abzielen, eher nicht erfolgen. Bei rheumatischen Erkrankungen sollten die verwendeten Bilder im Vorfeld mindestens daraufhin überprüft werden, ob sie nicht zu negativen Reaktionen führen könnten. Beispielsweise wäre das Bild, im warmen Sand zu liegen, für die meisten von einer chronischen Polyarthritis Betroffenen kontraindiziert – für sie ist Kälte das probate Mittel gegen Schmerz.

4   Indikation und Kontraindikation

Entspannungsverfahren haben bei psychologischen Angeboten in der Behandlung rheumatischer Erkrankungen immer ihre Berechtigung. Sie sind ein wiederkehrender Bestandteil bei den meisten psychologischen Vorgehensweisen. Sie werden bei allen Krankheitsgruppen eingesetzt – ganz unabhängig von der jeweiligen Diagnose.

Für Überlegungen zur Indikation von Entspannungsverfahren bei rheumatischen Erkrankungen ist der Behandlungsrahmen von zentraler Bedeutung. Während im ambulanten Therapieangebot auf jeden Fall weitere Schmerzbewältigungsstrategien im Rahmen eines kognitiv-behavioralen Ansatzes vermittelt werden sollten, kann es im stationären Rahmen bei degenerativen und sonstigen nicht-entzündlichen Erkrankungen sinnvoll erscheinen, Entspannungsverfahren allein einzusetzen. Im klinischen Setting ist auch zu bedenken, welches der möglichen Behandlungsverfahren in der vorgegebenen Zeit den größtmöglichen Nutzen bringt.

Betrachtet man die Akzeptanz und die Bereitschaft der Betroffenen, psychologische Verfahren anzuwenden, als Indikationskriterium, so zeigt eine Studie von Davis et al. (1990), dass sowohl eine Methodenvielfalt als auch das Einsetzen von Entspannung von jüngeren Patienten – unabhängig von ihrer Erkrankungsform – als wesentlich hilfreicher angesehen wurde als von älteren. Hier zeichnet sich möglicherweise eine Tendenz ab, dass ganz allgemein der Einsatz von Strategien, die man früher eher geringschätzig als zu wenig „handfest" ansah – wie eben Entspannung –, heute auf eine breitere Akzeptanz stoßen.

Ergebnisse verschiedener Untersuchungen lassen auf die differentiellen Indikationen der verschiedenen Entspannungsverfahren im Hinblick auf die Klassifikationsgruppen rheumatischer Erkrankungen schließen, wie unten zusammenfassend dargestellt. Betrachtet werden hier nicht die pararheumatischen Erkrankungen, da diese durch ihr vielgestaltiges Erscheinungsbild und durch ihre Zuordnung zu unterschiedlichen medizinischen Fachgebieten nicht eingeordnet werden können.

Entzündliche Gelenk- und Wirbelsäulenerkrankungen

Bei entzündlichen rheumatischen Erkrankungen ist der alleinige Einsatz der progressiven Muskelentspannung oder des autogenen Trainings kontraindiziert, da ineffektiv. Diese Verfahren sollten ausschließlich im Rahmen eines umfassenderen, multimodalen Programms (Jungnitsch, 2003) eingesetzt werden. Auch die spezifische Wirksamkeit des Biofeedbacks ist fraglich. Biofeedback sollte daher unter dem Gesichtspunkt des hohen Aufwandes nicht eingesetzt werden. Aufgrund von Ätiologieüberlegungen erscheinen für diese Krankheitsgruppe Hypnose sowie Visualisierungsverfahren besonders geeignet.

Degenerative Gelenk- und Wirbelsäulenerkrankungen

Bei den degenerativen Erkrankungen können progressive Muskelentspannung und/oder autogenes Training als Einzelverfahren gut eingesetzt werden, um zur Schmerzreduktion beizutragen. Zu beachten ist nur die Reihenfolge der Angebote: Als erstes Verfahren, mit dem ein Betroffener vertraut gemacht wird, ist das autogene Training in der Regel ungeeignet. Man sollte daher mit progressiver Muskelentspannung beginnen.

Biofeedback kann nicht spezifisch eingesetzt werden und erscheint daher kontraindiziert. Hypnose und Imaginationsverfahren können unter dem Aspekt der Symptomreduktion Verwendung finden. Kontraindiziert ist das Visualisierungsverfahren, da für degenerative Erkrankungen keine entsprechenden Ätiologiemodelle vorhanden sind.

Extraartikuläre und weichteilrheumatische Erkrankungen

Bei Weichteilrheumatismus finden dieselben Verfahren Anwendung wie bei degenerativen Erkrankungen. Allerdings ist Biofeedback für diese Krankheitsgruppe aus motivationalen Gründen gerade in besonderem Maße indiziert, auch wenn Kröner-Herwig (2000) aufgrund der Befundsituation eher abrät. Dabei ist sicher zu bedenken, dass der nicht unerhebliche apparative Aufwand eine wesentliche Einschränkung für die Umsetzung in die Praxis darstellt.

5   Empirische Absicherung

An dieser Stelle kann nur eine grobe Zusammenfassung der nicht unerheblichen Zahl von Einzeluntersuchungen zur Wirksamkeit von Entspannungsverfahren bei rheumatischen Erkrankungen gegeben werden (vgl. Jungnitsch, 1994). Insgesamt zeigt sich, dass Vergleiche von unterschiedlichen Ansätzen zur Schmerzbewältigung, insbesondere solche, bei denen Einzeltechniken, wie z. B. die progressive Muskelrelaxation anderen Verfahren gegenüber gestellt wurden, bislang noch keine eindeutigen Ergebnisse darüber geliefert haben, welches die effektivste Vorgehensweise im Hinblick auf die jeweilige Diagnose ist.

Einbezug von Schmerzmodellen und Entspannung. Die vorliegenden Befunde zu den unterschiedlichen Entspannungsverfahren geben aber zumindest Hinweise auf die differentielle Effektivität bei verschiedenen rheumatischen Erkrankungen. Unspezifische Ansätze wie die Erhöhung sozialer Kompetenz oder die Verbesserung von Informiertheit hatten keinen Einfluss auf Stress, Angst, Depression oder eingeschränkte Mobilität. Auch direkte Parameter der Erkrankung, wie z. B. Blutsenkungsgeschwindigkeit oder Funktionskapazität, blieben unbeeinflusst. Stellt man allein das Merkmal „Schmerz" heraus, so lassen psychologische Angebote für jede Form rheumatischer Erkrankungen ohne das Einbeziehen von Entspannung keine großen Effekte erwarten. Dies wird durch Studien zum Einsatz kognitiv-behavioraler Verfahren eindrücklich unterstrichen. Ansätze, die einen konkreten Bezug zwischen Schmerzmodellen und Entspannung herstellen, haben zumindest im Hinblick auf eine Veränderung der wahrgenommenen Schmerzen durchgängig positive Effekte. Sogar Kurzinterventionen, die unter dem Begriff „Patientenschulung" durchgeführt werden und in ihren Übungselementen Entspannungstechniken einsetzen, zeigen überraschend positive Effekte (vgl. Lamparter-Lang, 1992). Welchen Anteil die Entspannung daran hat, lässt sich natürlich daraus nur indirekt erschließen.

Progressive Muskelentspannung bei entzündlichen Formen. Es ist belegt, dass beim Einsatz von Entspannung Unterschiede zwischen Patienten mit entzündlich-rheumatischen Erkrankungen und Patienten, bei denen Schmerzen aufgrund unterschiedlicher Ätiologie im Vordergrund stehen, zu erwarten sind. Dies lässt sich aus den Studien ableiten, bei denen als eine der Kontrollgruppen eine reine Entspannungsgruppe, die in der Regel progressive Muskelentspannung durchführt, eingesetzt wird. In diesen reinen Entspannungsgruppen sind bei Patienten mit chronischer Polyarthritis und Patienten mit Spondylitis ankylosans keine entscheidende Erfolge zu verzeichnen. Dieses Resultat ist deshalb bemerkenswert, weil solche Bedingungen, wie das Anbieten eines übergeordneten Schmerzmodells zur Erklärung des Einsatzes von Entspannung sowie ein stufenweiser Aufbau des Verfahrens, erfüllt waren. Damit war prinzipiell die Möglichkeit gegeben, dass die Patienten ein klares Verständnis des Vorgehens entwickeln und damit auch ihre Handlungsplanung verbessern konnten. Dies scheint bei dieser Patientengruppe jedoch keine hinreichende Bedingung für einen Behandlungserfolg mit diesem Verfahren zu sein.

Progressive Muskelentspannung bei nicht-entzündlichen Formen. Anders verhält es sich dagegen bei Patienten mit chronischen Rückenschmerzen: Hier zeigt sich auch die Vermittlung der progressiven Muskelrelaxation allein als effektiv. Vorausgesetzt ist dabei, dass sie in ein plausibles Modell der Schmerzveränderung eingebettet ist, aus dem sich ableiten lässt, warum Entspannung als Strategie eine Hilfe darstellt. In diesem Fall ist sie ebenso effektiv wie Hypnose und wie die Verfahren, die verschiedene Methoden anbieten. Erstaunlich dabei ist, dass die Effektivität auch über längere Zeit hin anhält (Turner & Jensen, 1993).

Biofeedback bei entzündlichen Formen. Auch beim Einsatz von Biofeedback-Verfahren zeigt sich der Unterschied zwischen Patienten mit einer entzündlichen und Patienten mit einer nicht-entzündlichen rheumatischen Erkrankung. Bei Patienten mit entzündlich-rheumatischen Erkrankungen ergeben sich keine spezifischen Wirkungen. Dies ist eindeutig aus den Untersuchungen mit Temperatur-Feedback abzuleiten, die sowohl bei Temperaturerhöhung als auch bei Temperaturerniedrigung einen positiven Einfluss fanden. Insgesamt ist fraglich, ob bei Patienten mit entzündlich-rheumatischen Erkrankungen das Einbeziehen von Biofeedback in multimodale Ansätze bessere Ergebnisse zeitigt als dies ohne Biofeedback und nur mit anderen Entspannungsverfahren der Fall ist.

Biofeedback bei nicht-entzündlichen Formen. Vor allem bei Rückenschmerzpatienten, bei denen ein psychophysiologisches Muster für die Entstehung und Chronifizierung der Beschwerden eruiert werden kann, hat dagegen Biofeedback einen lang dauernden Erfolg, der bis zu über zweieinhalb Jahre hinweg festgestellt werden konnte (Flor et al., 1986).

Hypnose und Imagination bei nicht-entzündlichen Formen. In der Wirksamkeit genau umgekehrt scheinen die Verhältnisse bei der Hypnose und den imaginativen Verfahren zu liegen. Über Hypnose und Imagination sind so gut wie keine Studien zu finden, die über positive Effekte bei nicht-entzündlich-rheumatischen Erkrankungen berichten.

Hypnose und Imagination bei entzündlichen Formen. Patienten mit entzündlich-rheumatischen Erkrankungen zeigen in den bislang berichteten Fällen ebenso positive Effekte, wie dies mit multimodalen, kognitiv-verhaltenstherapeutischen Programmen der Fall ist. Die Visualisierungsverfahren zeigen sowohl bei körperbezogenen Parametern wie der Blutsenkungsgeschwindigkeit als auch bei der Schmerzempfindung und der Krankheitsbewältigung positive Veränderungen, die allerdings nicht einheitlich sind (Jungnitsch, 2001). Auch hierin kann man eine Bestätigung des Postulats der Spezifität der Vorgehensweise sehen. Gerade die Verfahren der angeleiteten Visualisierung zielen auf eine Veränderung von Krankheitsprozessen bzw. immunologischen Vorgängen ab, wie sie bei den degenerativen oder weichteilrheumatischen Erkrankungen gar nicht vorhanden sind.

Weiterführende Literatur

Basler, H. D., Franz, C., Kröner-Herwig, H., Rehfisch, P. & Seemann, H. (Hrsg.) (1999). Psychologische Schmerztherapie (4. Aufl.). Berlin: Springer.

Jungnitsch, G. (2003). Rheumatische Erkrankungen. Göttingen: Hogrefe.

Jungnitsch, G. (2008). Schmerz- und Krankheitsbewältigung bei rheumatischen Erkrankungen. Psychologische Hilfen im Einzel- und Gruppentraining (2. Aufl.). Göttingen: Hogrefe.

Zitierte Literatur

Berlit, P. (1989). Lupus erythematodes und Nervensystem. Deutsches Ärzteblatt, 86, 43, 2192–2196.

Davis, G. C., Cortez, C. & Rubin, B. R, (1990). Pain management in the older adult with rheumatoid orthritis or osteoarthritis. Arthritis Care and Research, 3, 127–131.

Flor, H. & Hermann, Ch. (1992). Psychophysiologische Verfahren (Biofeedbackverfahren) in der Behandlung chronischer Schmerzsyndrome. In E. Geissner & G. Jungnitsch (Hrsg.), Psychologie des Schmerzes – Diagnose und Therapie (S. 349–368). Weinheim: Beltz/Psychologie Verlags Union.

Flor, H., Behle, D. & Herman, C. H. (1992). Psychophysiologische Methoden bei der Diagnose chronischer Schmerzen. In E. Geissner & G. Jungnitsch (Hrsg.), Psychologie des Schmerzes – Diagnose und Therapie (S. 171-187). Weinheim: Beltz/Psychologie Verlags Union.

Flor, H., Haag, G. & Turk, D. C. (1986). Long-term efficacy of EMG biofeedback for chronic rheumatic back pain. Pain, 27, 195–202.

Geissner, E. (1992). Psychologische Modelle des Schmerzes und der Schmerzverarbeitung. In E. Geissner & G. Jungnitsch (Hrsg.), Psychologie des Schmerzes – Diagnose und Therapie. (S. 25–41).

Weinheim: Beltz/Psychologie Verlags Union.

Hackenbroch, M. H. (1989). Degenerative Gelenkerkrankungen. Arthrosen. In K. Fehr, W. Miehle, M. Schattenkirchner & K. Tillmann (Hrsg.), Rheumatologie in Praxis und Klinik (S. 8.1–8.13). Stuttgart: Thieme.

Hettenkofer, H.-J. (1984). Rheumatologie: Diagnostik, Klinik, Therapie. Stuttgart: Thieme.

Horn, J. (2001). Das Fibromyalgiesyndrom (FMS) in der Verhaltensmedizin. In M. Zielke, H. v. Keyserlingk & W. Hackhausen (Hrsg.), Angewandte Verhaltensmedizin in der Rehabilitation (S. 611–625). Lengerich: Pabst.

Horton-Hausknecht, J. & Mitzdorf, U. (1997). Klinische Hypnose in der Behandlung von rheumatoider Arthritis. Hypnose und Kognition, 14, 5–23.

Jungnitsch, G. (1994). Rheumatische Erkrankungen. In F. Petermann & D. Vaitl (Hrsg.), Handbuch der Entspannungsverfahren. Bd. 2: Anwendungen. (S. 171–203). Weinheim: Beltz/Psychologie Verlags Union.

Jungnitsch, G. (2001). Imagination als psychologische Intervention in der Behandlung bei Menschen mit entzündlich-rheumatischen Erkrankungen. In M. Zielke, H. v. Keyserlingk & W. Hackhausen (Hrsg.), Angewandte Verhaltensmedizin in der Rehabilitation (S. 595–610). Lengerich: Pabst.

Jungnitsch, G. (2003). Rheumatische Erkrankungen. Göttingen: Hogrefe.

Jungnitsch, G. & Köhler, H. (1992). Entspannungstherapie bei Schmerz. Praxis der Klinischen Verhaltensmedizin und Rehabilitation, 20, 294–300.

Jungnitsch, G. & Stöveken, D. (1994). Entwicklung und empirische Überprüfung eines psychologischen Schmerz- und Krankheitsbewältigungstrainings für Patienten mit Morbus Bechterew. In R. Wahl & M. Hautzinger (Hrsg.), Psychotherapeutische Medizin bei chronischen Schmerzen. (S. 145–162). Köln: Deutscher Ärzteverlag.

Kopp, E. (1998). Visualisierungsverfahren in der Behandlung von Patienten mit chronischer Polyarthritis: Psychologische und somatische Effekte. Regensburg: Roderer.

Kröner-Herwig, B. (2000). Rückenschmerz. Göttingen: Hogrefe.

Lamparter-Lang, R. (1992). Ambulante Behandlung von Patienten mit chronischen Gelenk- und Rückenschmerzen. In E. Geissner & G. Jungnitsch (Hrsg.), Psychologie des Schmerzes – Diagnose und Therapie. (S. 295–310). Weinheim: Beltz/Psychologie Verlags Union.

Melzack, R. & Wall, P. D. (1982). Schmerzmechanismen: Eine neue Theorie. In W. Keeser, E. Pöppel & P. Mitterhusen (Hrsg.), Schmerz (S. 8–29). München: Urban & Schwarzenberg.

Miehle, W. (1989). Nomenklatur und Geschichte. In K. Fehr, W. Miehle, M. Schattenkirchner & K. Tillmann (Hrsg.), Rheumatologie in Praxis und Klinik. (S. 1.1–1.9.). Stuttgart: Thieme.

Müller, W. & Schilling, F. (1982). Differentialdiagnose rheumatischer Erkrankungen. Basel: Aesopus.

Peter, B. (1999). Hypnose. In H. D. Basler, C. Franz, B. Kröner-Herwig, H. P. Rehfisch & H. Seemann (Hrsg.), Psychologische Schmerztherapie (S. 645–664). Berlin: Springer.

Raspe, H.-H., Rehfisch, H. P. & Genth-Stolzenburg, S. (1999). Entzündlich-rheumatische Erkrankungen. In H. D. Basler, C. Franz, B. Kröner-Herwig, H. P. Rehfisch & H. Seemann (Hrsg.), Psychologische Schmerztherapie (S. 445–469). Berlin: Springer.

Rave, D. & Hagmann, P. (1984). Rheumatische Erkrankungen und ihre Behandlung. Stuttgart: Deutscher Apothekerverband.

Thieme, K. (2009). Fibromyalgie. In F. Petermann & D. Vaitl (Hrsg.), Entspannungsverfahren. Das Praxishandbuch (4. veränd. Aufl.) (S. 283–297). Weinheim: Beltz PVU.

Turner, J. A. & Jensen, M. P. (1993). Efficacy of cognitive therapy for chronic low back pain. Pain, 52, 169–177.

Zeidler, H. (Hrsg.) (1990). Rheumatologie. Teil A: Grundlagen/Teil B: Diagnostische und therapeutische Verfahren. München: Urban & Schwarzenberg.

16 Schmerzen

Wolf-Dieter Gerber

1 Symptomatik

> **Beispiel**
>
> **Chronisches Schmerzsyndrom bei einer 76-Jährigen.** Frau K., eine 76-jährige rüstige Frau, stellt sich auf Veranlassung des betreuenden Neurochirurgen der verhaltenstherapeutischen Ambulanz eines Uniklinikums vor. In der Exploration beklagt sich die Patientin in Anwesenheit ihres Ehemannes über starke Schmerzen am Steißbein, die sie seit dem 20. Lebensjahr ständig begleiten würden. Mehrere Operationen, zahlreiche medikamentöse Behandlungsversuche bis hin zur Akupunktur hätten keinen Erfolg gehabt. Lediglich eine medikamentöse Injektion habe für einen Tag Linderung geschafft. Man habe ihr von ärztlicher Seite mitgeteilt, dass es sich um Narbenschmerzen handele. Im Verlauf des Explorationsgespräches berichtet die Patientin, dass sie im Alter von 20 Jahren beim Tanzen ausgerutscht und auf das Steißbein gefallen sei. Seither habe sie diese Schmerzen. Ein Arzt habe ihr damals gesagt, dass sie möglicherweise keine Kinder bekommen könne. Tatsächlich habe sie dann bei ihrem ersten Kind eine Fehlgeburt gehabt. Danach seien die Schmerzen immer stärker geworden. Dennoch habe sie dann ihre zwei Söhne geboren. Stets sei sie sehr um die beiden besorgt gewesen, habe sie sicherlich überbehütet. Ihr ganzes Leben sei sie immer wieder bei Ärzten gewesen, ohne dass man ihr hätte helfen können. Sie sei zunehmend depressiver geworden. Allerdings hätte sie phasenweise auch Zeiten erlebt, in denen die Schmerzen weniger ausgeprägt gewesen waren. Vor drei Jahren hätten die Schmerzen dann wieder zugenommen. Damals hätte sie Streit mit ihrer Schwiegertochter gehabt, was zur Folge hatte, dass sich ihr Sohn seither nicht mehr bei ihr gemeldet habe. Auch die Beziehung der beiden Brüder liege auf Eis. Dies würde sie und ihren Mann sehr belasten.
>
> Der Ehemann wirkt stets bemüht, muntert die Patientin ständig auf, gibt jedoch auch an, dass er seit vielen Jahren stark unter den Depressionen seiner Frau leide …

Frau K. leidet unter einem chronischen Schmerzsyndrom, dem sowohl somatische als auch psychologische Ursachen zugrunde liegen.

Epidemiologie. Verschiedene epidemiologische Untersuchungen konnten zeigen, dass über 70 Prozent der Bevölkerung in ihrem Leben über Kopfschmerzen, 56 Prozent über Rückenschmerzen, 53 Prozent über Muskelschmerzen und 51 Prozent über Gelenkschmerzen berichten. Allen epidemiologischen Studien in den verschiedenen Ländern ist gemeinsam, dass Kopfschmerzen und Rückenschmerzen die beiden Schmerzarten mit den höchsten Prävalenzraten darstellen. Chronische Schmerzen lassen sich in der Studie des Nuprin Pain Report bei 12,8 Prozent der Bevölkerung mit etwa 101 Schmerztagen und 23 verlorenen Arbeitstagen pro Jahr feststellen (Flor, 2003).

Definition

Als **chronisch** wird ein Schmerz angesehen, der wiederholt (rezidivierend) länger als sechs Monate entweder konstant oder episodisch auftritt.

Klassifikation. Eine einheitliche Definition und Klassifikation von Schmerz ist aufgrund der Vielfalt der Syndrome sowie deren Ursachen und Bedingungen kaum möglich. Allerdings haben alle Formen von Schmerzen Gemeinsamkeiten, die für die jeweilige Deskription von Bedeutung sind. So ist der Schmerz zunächst eine Empfindung, eine Körperwahrnehmung, die in ihrer Qualität jedem Menschen eigen ist. Keine Person vermag den Schmerz eines anderen zu erahnen, oder ihn gar zu empfinden. Das Schmerzerleben ist somit eine psychologische Entität, auch wenn es in vielen Fällen körperliche Wurzeln zu haben scheint.

Die internationale Gesellschaft zum Studium des Schmerzes („International Association for the Study of Pain" – IASP) hat über 300 multiaxiale Codes entwickelt, mit denen sich Schmerzen charakterisieren lassen (Merskey & Bogduk 1994); darunter eine Kategorie „psychogener Schmerz" mit den Untergruppen „Muskelspannungsschmerz", „paranoider oder halluzinatorischer Schmerz" und „hysterischer oder hypochondrischer Schmerz". Auch die Klassifikationen der ICD-10 sowie des DSM-IV basieren auf der Unterscheidung von psychogenen und somatogenen Schmerzen, die die Integration biologischer, psychologischer und sozialer Aspekte des Schmerzgeschehens nicht ausreichend berücksichtigt. Diese Sichtweise wurde durch eine Arbeitsgruppe der Deutschen Gesellschaft zum Studium des Schmerzes (DGSS) Anfang der 1990er Jahre mit Hilfe der „multiaxialen Schmerzklassifikation (MASK)" umgesetzt (Hildebrandt et al., 1992). Die MASK umfasst unter weitgehendem Verzicht auf Kausalzuordnungen eine somatische Dimension (MASK-S) sowie eine psychosoziale Dimension

(MASK-P). So bezieht sich eine MASK-S-Diagnose zunächst auf einen fünf-ziffrigen Code:

▶ Ziffer 1: Zugehörigkeit zu einer Schmerzgruppe (z. B. Rückenschmerzen, Nervenschmerzen),
▶ Ziffer 2: Differentialdiagnose (z. B. zervikogener Kopfschmerz versus Span-nungskopfschmerz),
▶ Ziffer 3: mögliche organische Ursache (z. B. spinale Stenose) und
▶ Ziffer 4 und 5: Ätiologie und Genese.

Das Achsensystem des MASK-S dient zur Beschreibung der Schmerzlokalisation, der zeitlichen Charakteristik, der Qualität und der allgemeinen Genese des Schmerzes. Die MASK-P-Diagnose bezieht sich auf eine phänomenologische Beschreibung auf fünf Ebenen, nämlich:

(1) motorisch-verhaltensbezogen,
(2) emotional,
(3) kognitiv,
(4) Stressoren und
(5) Persönlichkeitsmerkmale.

Zudem gibt es zwei Zusatzebenen:

(1) funktionale Zusammenhänge und
(2) ICD-10- bzw. DSM-IV-Diagnose.

Für die Erfassung der einzelnen Variablen werden Fragebogenverfahren vorge-schlagen. Bislang fehlen indes empirische Daten zur Reliabilität und Validität der MASK-Klassifikation, was allerdings auch für die IASP- und die ICD-10- bzw. DSM-IV-Klassifikation zutrifft (Flor, 2003).

Beispiel: Rückenschmerzen. Exemplarisch soll hier auf die Symptomatik von Rückenschmerzen eingegangen werden. Rückenschmerzen sind akute oder chro-nische Beschwerden im Bereich der Wirbelsäule. Es handelt sich dabei um Symp-tome und nicht um eine Krankheit. Das differentialdiagnostische Spektrum umfasst eine große Zahl von Krankheitszuständen, welche die Rückenschmerzen verursachen können, so dass eine gezielte Diagnosestellung unbedingt notwen-dig ist.

Neben infektiösen und neoplastischen Prozessen kommen die entzündlichen rheumatischen Erkrankungen (z. B. Morbus Bechterew, Reiter-Syndrom) in Betracht sowie eine Reihe von gynäkologischen, urologischen und internisti-schen Erkrankungen, bei denen in der Folge Schmerzen im Wirbelsäulenbereich auftreten können. Diese Rückenschmerzen, die eher selten vorkommen, werden als sekundäre Rückensschmerzen bezeichnet.

Die Hauptursache für Rückenschmerzen liegt in degenerativen Veränderun-gen und Funktionsstörungen (so genannte primäre oder idiopathische Rücken-schmerzen). Hauptsächlich betroffen sind der Bereich der Halswirbelsäule oder

der Lendenwirbelsäule. Bei 90 Prozent aller Rückenschmerzpatienten kann kein oder nur ein für die Symptomatik irrelevanter Befund erhoben werden – daher wird auch die Bezeichnung „unspezifische Rückenschmerzen" verwendet. Bei den degenerativen bzw. funktionellen Rückenschmerzen lassen sich folgende Stadien und Verlaufsformen unterscheiden:

▶ akute/subakute Rückenschmerzen,
▶ rezidivierende/andauernde (vorwiegend somatisch bedingte) Rückenschmerzen und
▶ chronifizierte Rückenschmerzen.

Meist liegen die zu Rückenschmerzen führenden Veränderungen im Bereich der Muskeln bzw. des Skeletts. Sie betreffen Bandscheiben, kleine Wirbel sowie die Muskeln und Bänder des Stützapparates der Wirbelsäule. Ursachen können Bandscheibenvorfälle, knöcherne Irritationen, Spondylolisthese (Wirbelgleiten) oder eine Kombination der verschiedenen Störungen sein. Hierbei handelt es sich um radikuläre Schmerzen, d. h. Schmerzen, die die Nervenwurzel betreffen. Die Verursachung dieser Beschwerden lässt sich anhand neurologischer Untersuchungen gut nachweisen. Die Ursachen der wesentlich häufiger auftretenden nicht-radikulären Schmerzen sind hingegen eher schlecht nachweisbar. Diese Schmerzen sind dumpf, tiefsitzend, schlecht lokalisierbar und können relativ weit ausstrahlen. Sie können von den Bandscheiben oder aber auch von den Gelenken, Muskeln und Bändern ausgehen. Degenerative Prozesse an den Bandscheiben und Zwischenwirbelgelenken können solche Schmerzen verursachen (vgl. Pfingsten et al., 2003; Zens & Jurna, 2001).

Schmerzen muskulärer Genese sind häufig sekundärer Natur. Sie können jedoch im Vordergrund des Geschehens stehen und sind gerade im Hinblick auf die Anwendung von Entspannungstechniken von besonderer Bedeutung. Die Ursachen sind unterschiedlich und teilweise in ihrer Wirkung additiv:

▶ Segmentale Störungen im Bereich der Wirbelsäule (z. B. Blockierung bzw. Fehlstellung der Gelenke oder Degeneration einer Bandscheibe) haben neben unmittelbarer Reizung der Nozizeptoren (und damit Auslösung von lokalen oder ausstrahlenden Schmerzen) eine reflektorische Muskelverspannung mit Hartspann der Muskulatur zur Folge. Diese Muskelspannung führt zu einer erneuten Reizung der Nozizeptoren.
▶ Durch Bewegungsmangel (z. T. Inaktivität oder Schonhaltungen) werden die Beschwerden im Bereich der Lendenwirbelsäule verstärkt.
▶ Auch psychische Spannungen können sich auf die Muskulatur übertragen; psychische Spannungen lösen im Bereich der Nackenmuskulatur und des Erector trunci einen Hartspann und damit Schulter-, Nacken- und Rückenschmerzen aus.

2 Spezifisches Störungsmodell als Ansatzpunkt für Entspannungsverfahren

Somatosensorisches Schmerzmodell

Das traditionelle somatosensorische Schmerzkonzept und Inputmodell in der Medizin versteht den akuten und chronischen Schmerz als ein somatisches Ereignis, wobei das Ausmaß des empfundenen Schmerzes direkt proportional zum sensorischen Input, nämlich dem Grad der Gewebsschädigung definiert wird. Darüber hinaus wird angenommen, dass jeder Schmerzreiz über bestimmte Nervenleitungen zu spezifischen Hirnrealen führt, die dann die Reaktionen bestimmen (Melzack, 1978; Liebeskind & Paul, 1977). Aus diesem Modell leiten sich operative und nicht-operative Verfahren der Schmerzausschaltung (z. B. mittels Nervenstimulation, Pharmaka) ab, die die Übertragung des sensorischen Inputs an verschiedenen Stellen unterbrechen sollen. Jedoch versagt dieses sensorische Schmerzmodell bei einer Reihe von chronischen Schmerzzuständen, insbesondere bei jenen mit noch ungeklärter Pathogenese.

Ätiopathogenetische Schmerzmodelle

Ätiopathogenetische Erklärungsmodelle zum Schmerz gehen davon aus, dass Schmerz nicht nur durch den Reiz bzw. die Schädigung allein, sondern auch durch vielfältige sensorische, motivationale und affektive Faktoren moduliert werden kann. Nach psychobiologischem Verständnis ist Schmerz neben den neurophysiologischen Prozessen „eine Funktion der gesamten Person mit ihren gegenwärtigen Gedanken und Befürchtungen und ihren Hoffnungen für die Zukunft" (Melzack, 1978). Das „Rätsel des menschlichen Schmerzes" mag in dem vielgeschichteten und höchst komplexen Zusammenspiel von neurophysiologischen, biochemischen, psychologischen und sozialen Faktoren liegen.

Trimodales Modell des Schmerzverhaltens. Aus diesen Überlegungen leitet sich das trimodale Modell des Schmerzverhaltens ab, das Schmerz als eine Reaktion auffasst, die auf drei Ebenen des Organismus ablaufen kann (Birbaumer, 1984; Sanders, 1979):

(1) auf der subjektiv-verbalen Ebene, die sich sowohl in offenen Reaktionen (z. B. Klagen, Stöhnen) als auch in verdeckten Reaktionen (Gedanken, Gefühlen, Vorstellungen) äußert,

(2) auf der motorisch-verhaltensmäßigen Ebene (schmerzverzerrte Mimik, Einnehmen einer bestimmten schonenden Körperhaltung) und

(3) auf der biologisch-physiologischen Ebene (z. B. Erregung der Nozizeptoren, biochemische Prozesse etc.).

Klinisch-psychologische bzw. verhaltensmedizinische Interventionsverfahren beziehen unter Berücksichtigung der jeweiligen pathophysiologischen Mechanismen der Schmerzerkrankung einzelne oder alle drei Ebenen der Schmerzreaktionen mit ein.

Lernpsychologisches Schmerzmodell. Für die Anwendung von Entspannungstechniken in der Schmerzbehandlung sind vor allem lernpsychologische und kognitive Erklärungsmodelle von besonderer Bedeutung. Sie gehen davon aus, dass chronische Schmerzreaktionen wie jedes andere menschliche Verhalten Lernprozessen unterliegen. Psychosoziale Faktoren scheinen dabei weniger für die Verursachung als hauptsächlich für die Aufrechterhaltung der Beschwerden verantwortlich zu sein. Im Verlauf der Chronifizierung von Schmerzzuständen bilden sich spezifische schmerzbezogene Verhaltensmuster heraus, die durch die Art, wie der Patient mit seinem Schmerz umgeht (z. B. Schonhaltung bei Rückenschmerzen und somit erhöhte Muskelaktivität), aber auch durch die Einwirkung der sozialen Umgebung (Partner nimmt Schmerzpatient zunehmend alltägliche Tätigkeiten ab) verstärkt und aufrechterhalten werden. So konnten Fordyce et al. (1973) bei Schmerzpatienten eine Abnahme der allgemeinen körperlichen und sozialen Aktivitäten feststellen sowie eine Zunahme von Schmerzäußerungen, wenn diese in Gegenwart ihrer Bezugspersonen exploriert wurden. Im besonderen Maße wirkt sich die Schmerzmedikation auf das Schmerzverhalten aus. Die Linderung der Schmerzen durch Schmerzmittel ist für jeden Patienten der optimale und schnellste Weg zur Schmerzreduktion (lernpsychologisch: negativer Verstärker). Gleichzeitig können sich jedoch aufgrund von Nebenwirkungen und Gewohnheit schwerwiegende Verhaltensstörungen (z. B. Depressionen, Inaktivität) ausbilden (Flor, 2003).

Modell zur Entstehung von Rückenschmerzen. Beim Rückenschmerz konnte darüber hinaus ein Zusammenhang zwischen subjektiven Belastungen (wie Arbeitsunzufriedenheit, hohe Arbeitsanforderungen, Zeitdruck, geringe Gruppenkohäsion, geringe Autonomie, geringe Unterstützung durch Vorgesetzte) und dem Auftreten der Beschwerden festgestellt werden. Eine spezifische Rückenschmerzpersönlichkeit gibt es nicht. Jedoch sind bei Rückenschmerzpatienten auffällige Verhaltensmuster erkennbar, die sich auf dysfunktionale Kognitionen (Durchhaltestrategien) und depressive Grundstimmungen beziehen (Hasenbring, 1992). Im Sinne des Diathese-Stress-Modells kann eine solche Situation chronischer Überforderung zum Aufbau persistierender, letztlich schmerzhafter Muskelverspannungen beitragen und einen Teufelskreis von Schmerz und Verspannung etablieren und/oder unterhalten (Flor, 2003). Lernprozesse können die Beschwerden verschlimmern bzw. eine Chronifizierung begünstigen. Die Schmerzerfahrung wird durch die damit verbundenen Konsequenzen (Entlastung, soziale Aufmerksamkeit, Unterstützung, Vermeidung unangenehmer Tätigkeiten) verstärkt. Durch respondente Konditionierung werden die bei akuten Schmerzen auftretenden körperlichen Reaktionen (muskuläre Verspannung, Angst, sympathische Aktivierung) auf ursprünglich neutrale Reize wie Bewegung konditioniert. Im Sinne einer negativen Verstärkung werden schmerzkontingente Situationen zunehmend vermieden (Schonhaltung). Die Inaktivität führt weiterhin zu einer körperlichen Dekonditionierung mit Fehlhaltung und erheblicher Schwächung wichtiger Muskelgruppen im Bereich des Rumpfes, woraus wiederum eine fortschreitende Degeneration spinaler Strukturen resultiert. Aufmerksamkeit und Wahrnehmung sind zunehmend auf das Erleben von Schmerz gerichtet, wodurch es zur Überinterpretation körperlicher Missempfindungen bzw. zu einer Intensivierung der Schmerzwahrnehmung kommen kann. Dabei spielen neueren Untersuchungen zufolge auch zentralnervöse Mechanismen (das so genannte Schmerzgedächtnis) eine wichtige Rolle (siehe Flor, 2003). Die Entstehungsbedingungen muskulärer Rückenschmerzen verdeutlicht das Modell von Pfingsten et al. (1999, Abb. 16.1).

Ansetzen der Entspannung. Entspannungsverfahren sind somit ätiopathogenetisch betrachtet auf zwei Ebenen relevant: Zum einen sollen sie zur Verminderung der allgemeinen psychischen Spannung beitragen, zum anderen stellen sie die

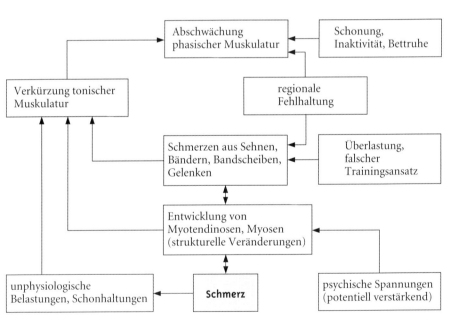

Abbildung 16.1. Entstehungsbedingungen von Rückenschmerzen muskulären Genese (nach Pfingsten et al., 2003): Der aus Sehnen, Bändern, Bandscheiben und Gelenken resultierende Schmerz führt zu einer Schonhaltung, die eine Schwächung der Muskulatur zur Folge hat, was den Schmerz wiederum verstärkt. Auch Überlastung und psychische Spannungen können zur Chronifizierung der Rückenschmerzen beitragen

Basisinterventionen dar, um schmerzverstärkenden Bedingungen (zum Beispiel Schonhaltung) entgegenzuwirken. So können spezifische Techniken (z. B. progressive Muskelentspannung, Biofeedback) den Teufelskreis „Schmerz" unterbinden, indem sie die pathologische tonische Muskelaktivität (Hartspann) reduzieren.

3 Vorgehen

Diverse Entspannungstechniken

Für die psychologische bzw. verhaltensmedizinische Behandlung chronischer Schmerzen stehen verschiedene Entspannungsverfahren zur Verfügung, wie autogenes Training (nach Schultz), progressive Muskelrelaxation (nach Jacobson) und „relaxation response training" (nach Benson). Die Wirksamkeit von Entspannungstechniken bei chronischen Schmerzzuständen ist wiederholt belegt worden. Besonders bei Patienten, bei denen ein „Angst-Spannungs-Schmerz-Zyklus" vorliegt, können solche Verfahren indiziert sein. Die Entspannungstechniken werden heute allgemein als Basistherapie in komplexere Schmerzbehandlungsprogramme integriert, die von verschiedenen Arbeitsgruppen entwickelt wurden. Dagegen kommt der Schmerzbehandlung durch Hypnose eine eigenständige Bedeutung zu.

Hypnose

Das Ziel der Hypnose in der Schmerzbehandlung ist die fremd- und/oder autosuggestive Beeinflussung der Schmerzwahrnehmung. Folgende Techniken sind zu nennen (siehe auch Kasten):

▶ Analgesie (veränderte Körperwahrnehmung),
▶ Amnesie (Vergessen des emotionalen Schmerzerlebnisses),
▶ Dissoziation (Loslösung des schmerzenden Körperteils vom übrigen Körper),
▶ Transformation (Umwandlung des Schmerzes in eine andere Qualität, z. B. Temperatur),
▶ Konfusion (Verwirrung des Patienten zur Neubewertung des Schmerzes),
▶ Indirekte Techniken (Geschichte erzählen mit Einstreuung von schmerzbezogenen Inhalten) und
▶ Mystische Erfahrungen (ähnlich den Meditationstechniken).

Die klinische Wirkung der Hypnose ist eindrucksvoll. Auch die zentralnervösen Korrelate der Hypnose wurde in der Zwischenzeit gut belegt. Zahlreiche Berichte über die Anwendung von Hypnose in der Anästhesie, Zahnheilkunde, Geburtshilfe und bei chronischen Schmerzen liegen vor. Besonders profitieren offensichtlich Patienten mit Phantomschmerz, Geburtsschmerz, Krebsschmerz,

Spannungskopfschmerz, Migräne und Bruxismus von der Hypnose (Kröner-Herwig et al., 2007).

Hypnose bei Rückenschmerzen. Der Patient wird zunächst mit Hilfe hypnotischer Imaginationstechniken in einen Trancezustand gebracht. Danach erhält er folgende Suggestionen:

„Stellen Sie sich vor, Sie stehen am Ufer eines Sees und sind noch ca. 10 Meter vom Wasser entfernt. Es ist ein warmer Tag, und Sie sind nur mit einer Badehose bekleidet. Ihr Rücken schmerzt und brennt. Das Ufer des Sees ist sehr flach und lädt ein, ins Wasser zu gehen. Sie bewegen sich langsam auf das Wasser zu; es fällt Ihnen sehr schwer zu gehen, da der Schmerz beim Gehen stärker wird. Langsam bewegen Sie sich auf das Wasser zu. Jetzt tauchen Sie ihre Zehen und Füße in das glasklare Wasser des Sees ein. Das Wasser ist angenehm kühl der Boden ist weich, und Sie spüren, dass Ihnen das Gehen immer leichter fällt. Sie gehen langsam weiter und spüren, wie das kühlende Wasser Ihrer Waden umspült; jetzt Ihre Oberschenkel. Es ist herrlich angenehm. Jetzt umspült das Wasser Ihren Unterkörper kurz unterhalb der stark schmerzenden Stelle. Sie tauchen langsam in das Wasser unter, indem Sie langsam in die Hocke gehen. Jetzt spüren Sie, wie das kühle Wasser die schmerzende und brennende Stelle umfasst; Sie haben das Gefühl, als ob ein Brand gelöscht wird; fast vernehmen Sie ein leises Zischen. Sie bewegen sich weiter in das Wasser und spüren, wie der Schmerz stets nachlässt, so als ob er immer leiser wird und verfliegt; vergleichbar mit einem Zug, der an Ihnen vorbeigebraust ist und langsam in weiter Ferne verwindet. Jetzt können Sie den Schmerz nicht mehr fühlen und tauchen mit Ihrem kompletten Körper unter. Sie schwimmen ganz frei und erfreuen sich an Ihren Bewegungen. Genießen Sie dieses Gefühl eine Weile."

Nach ca. 1 bis 2 Minuten: „Sie kehren langsam um und finden wieder festen Boden unter Ihren Füßen. Langsam kommen Sie wieder aus dem Wasser, aus dem See heraus. Der brennende Schmerz ist weg. Sie bewegen sich leicht und ohne Schmerzen am Ufer. Dieses Gefühl sollen Sie bewahren und auch empfinden, wenn ich Sie jetzt aufwecke …"

Schmerzbewältigungs- bzw. Schmerzimmunisierungstechniken

Schmerzbewältigungs- bzw. Schmerzimmunisierungstechniken zielen auf das Erlernen einer aktiven Schmerzkontrolle und Schmerzregulation bei Patienten mit akuten und chronischen Schmerzzuständen ab (siehe Kröner-Herwig et al.,

2007; Gerber, 1998). Diese Verfahren stellen multimodale Behandlungsprogramme dar und bestehen aus folgenden Elementen:

▶ Zur Vorbereitung auf akute Schmerzen sollen alternative neue Bewältigungsstrategien erlernt werden.
▶ Reale oder imaginative Schmerzen werden mit Vorstellungsbildern (z. B. in einen kühlenden See eintauchen) verknüpft.
▶ Es sollen schmerzinkompatible Verhaltensweisen im Alltag erlernt werden.
▶ Selbstbekräftigung soll systematisch für erfolgreiche Schmerzbewältigung eingeführt werden.

Die Technik beinhaltet drei Phasen: die edukative Phase, die übende Phase und die Praxisphase.

Edukative Phase. In der edukativen Phase wird der Patient ausführlich über die neuronalen, biochemischen und psychologischen Mechanismen seiner Schmerzerkrankung informiert. Er soll dabei für eine multidimensionale Therapie, die vorwiegend auf eine Selbstregulation bzw. -kontrolle der Schmerzen gerichtet ist, motiviert werden.

Übungsphase. In der Übungsphase lernt der Patient, sich zunächst systematisch zu entspannen (muskuläre Relaxation). Aufmerksamkeitsfokussierung, Ablenkung und Vorstellung sind die wichtigsten Bewältigungsstrategien des Schmerzimpfungstrainings. Unter Einbeziehung spezifischer Suggestionsübungen soll der Patient trainieren, seine Aufmerksamkeit nicht mehr auf das Schmerzsymptom selbst zu lenken, sondern auf schmerzlindernde Ereignisse (z. B. Vorstellung eines kühlenden Sees).

Die Aufmerksamkeitsverschiebung kann sowohl imaginativ (auf Vorstellungsbilder) als auch nicht-imaginativ (auf reale Objekte) erfolgen. Die Technik der kognitiven Umstrukturierung ist auf die Änderung von ungünstigen belastenden Gedanken und Selbstverbalisationen (Schmerzempfinden) gerichtet. Der Patient soll sich dabei auf den Schmerz einlassen und eigene Schmerzbewältigungstechniken sowie entlastende Selbstverbalisationen ausprobieren.

Praxisphase. Die in der Therapie gelernten Schmerzbewältigungsmechanismen sollen dann systematisch angewendet werden (Praxisphase).

Operante Methoden

Unter „operanten Methoden" der Schmerzbehandlung versteht man Verfahren, die vorwiegend auf die Veränderung der Bedingungen, die die Schmerzen aufrechterhalten bzw. begünstigen, gerichtet sind. Es wird dabei davon ausgegangen, dass Patienten mit chronisch rezidivierenden Schmerzen auf instrumentellem oder operantem Weg lernen, ihr Leben auf das Schmerzproblem auszurichten. Schonhaltung, Reduktion der körperlichen und sozialen Aktivitäten, Schmerzmittelmissbrauch sowie erhöhte Aufmerksamkeitslenkung auf den

Schmerz (Klagen) sind Folgen dieses Lernprozesses. Die operante Therapie ist daher auf folgende Therapieziele ausgerichtet:

▶ Erhöhung des allgemeinen Aktivitätsniveaus im Alltag des Patienten,
▶ Reduktion der Inanspruchnahme von klinischen Institutionen zur Diagnose und Behandlung des Schmerzproblems,
▶ Verminderung des verbalen Schmerzverhaltens und Reduzierung von Schmerzmitteln sowie Förderung von gesundem Verhalten einschließlich Verbesserung der sozialen Aktivitäten und
▶ Änderung der Verstärkungsbedingungen der unmittelbaren sozialen Umgebung des Patienten (z. B. Änderung der Reaktionen von Bezugspersonen auf Schmerzäußerungen des Patienten).

Die Erhöhung des Aktivitätsniveaus erfolgt durch Bewegungsprogramme und Sport. Diese haben eine andauernde schmerzhemmende Wirkung, verhindern das Vermeidungs- und Schonungsverhalten und lenken gleichzeitig von den Schmerzreizen ab.

In welchem Ausmaß die schmerzkontingente Medikation reduziert werden kann, ist weitgehend von der Organdiagnose abhängig. Fordyce et al. (1973) führten bei der Behandlung chronischer Rückenschmerzen den „pain cocktail" ein, mit dem die Kontingenz zwischen Schmerz und Schmerzmitteleinnahme mit zunehmender Therapiedauer gelöscht werden soll. Der Patient erhält seine Medikation stets zur gleichen Zeit (also zeit- und nicht schmerzkontingent) sowie in einer stets gleich aussehenden und gleich schmeckenden Flüssigkeit, wobei eine zunehmende Reduktion der Schmerzmitteldosis angestrebt wird. Die Verminderung der offenen und verdeckten Schmerzäußerung des Patienten erfolgt durch Selbstkontrollverfahren (z. B. ablenkende Instruktionen, positive Vorstellungen). Zentrale Bewältigungsstrategien sind dabei die Veränderung der Selbstverbalisation und die spezifische Ablenkung von Schmerzreizen.

Besonders wird auf eine veränderte Einflussnahme der Bezugspersonen (Pflegepersonal, Familienangehörige) geachtet. So werden die Bezugspersonen ermuntert, Schmerzäußerungen (Klagen, Stöhnen) des Patienten zu ignorieren (operante Löschung) und auf positive und aktivitätsfördernde Äußerungen gezielt einzugehen und diese positiv zu bekräftigen.

❗ Die Wirkung der operanten Schmerztherapie. In einem eindrucksvollen klinischen Experiment konnten Fordyce und Mitarbeiter bereits 1973 die Wirksamkeit der operanten Methode demonstrieren. In einer Studie wurden 36 Patienten mit Rückenschmerzen über einen Zeitraum von 10 Wochen mit dem beschriebenen Programm behandelt. Bei 30 Prozent der Patienten konnte ein Rückgang der Schmerzintensität, bei 70 Prozent ein reduziertes ▶

Auftreten von Schmerzen während alltäglicher Aktivitäten sowie ein deutlicher Rückgang der Medikamenteneinnahme und eine Erhöhung der allgemeinen Aktivitäten festgestellt werden. Die Aktivitätszunahme war auch 76 Wochen nach Beendigung der Behandlung noch stabil.

Biofeedback-Techniken

Mit Hilfe der so genannten Biofeedback-Techniken (Selbstregulationstechniken) soll der Patient durch die apparative Rückmeldung eine zunehmende willentliche Kontrolle über verschiedener physiologischer Reaktionen (z. B. Hirnaktivität, Muskeltonus) erlernen. Dabei wird angenommen, dass bei chronischen Schmerzzuständen pathologische physiologische Veränderungen vorliegen (z. B. bei Rückenschmerzen eine Erhöhung des Muskeltonus). Die Wirksamkeit von Biofeedback (biologische Selbstregulation) wurde bislang für Spannungskopfschmerzen, Migräne und Rückenschmerzen gut belegt. Weiterhin liegen Erfolg versprechende Ansätze für Bruxismus und temperomandibuläre Gelenkschmerzen sowie Arthritis und Krebsschmerz vor.

Neurofeedback. Neuere Zukunftsperspektiven könnten sich aufgrund von Untersuchungen zur Kontrolle und Steuerung der somatosensorischen Hirnpotenziale ergeben. So zeigen Tier- und Humanexperimente, dass schmerzinkompatible Hirnpotentiale gelernt werden können. In eigenen Untersuchungen konnten wir Migränekinder trainieren, ihre langsamen kortikalen Potentiale zu positivieren, was eine generelle Verminderung der Reizüberempfindlichkeit dieser Kinder zur Folge hatte (Siniatchkin et al., 2000).

Vasokonstriktionstechnik. Analog zur medikamentösen Anfallskupierung bei Migräne zielt das so genannte Vasokonstriktionstraining auf eine willentliche vasokonstriktorische (gefäßverengende) Gegenregulation zur Vermeidung einer Hypotonisierung extrakranieller Gefäße ab. Anstatt auf Medikamente zu vertrauen, soll der Patient lernen, diese Gefäße willentlich zu kontrollieren und zu steuern. Zu diesem Zweck wird die Pulsamplitude der Arteria temporalis superficialis (Schläfenarterie) plethysmographisch erfasst und dem Patienten apparativ zurückgemeldet. Der Patient wird aufgefordert, das zurückgemeldete Signal (z. B. Balken auf TV-Schirm) entsprechend zu beeinflussen und somit seine Schläfenarterie willentlich zu verengen. Zunächst soll der Patient eigene Strategien zur Beeinflussung des Signals erproben. Treten Schwierigkeiten auf, werden ihm Strategien angeboten, die sich bei verschiedenen Patienten als effektiv erwiesen haben, wie die Zuhilfenahme von Wörtern (z. B. Enge) und Vorstellungen (z. B. im Tunnel fahren). Mit zunehmender Übungsdauer werden die Patienten angehalten, die erlernten Strategien auch beim ersten Anzeichen des Migräneanfalls anzuwenden. Je nach Therapiefortschritt sollten im Verlauf der Behandlung die Feedback-Bedingungen zunehmend durch so genannte Voluntary-control-Bedingungen, d. h. durch Phasen, in denen die Patienten keine Rückmeldung erhalten, ersetzt werden.

EMG-Biofeedback. Bei Patienten mit einem Kombinationskopfschmerz (Spannungskopfschmerz und Migräne) hat sich das EMG-Biofeedback-Training insbesondere in Verbindung mit progressiver Muskelentspannung nach Jacobson als geeignet erwiesen. Dabei wird dem Patienten die elektromyographische Aktivität des Musculus frontalis und/oder Musculus trapezius zurückgemeldet (vgl. Nestoriuc & Martin, 2007).

4 Indikation und Kontraindikation

Besonders bei Patienten mit chronischen Kopfschmerzen und chronischen Rückenschmerzen besteht eine Indikation für Entspannungsverfahren. Darüber hinaus können Entspannungsverfahren und imaginative Verfahren als Basisbehandlung bei einer Vielzahl von anderen Störungen (z. B. Magenschmerzen, Krebsschmerz etc.) zur Anwendung kommen. Eine wichtige Voraussetzung zur Anwendung von Entspannungsverfahren ist die umfassende psychologische und psychobiologische Schmerzdiagnostik. Diese bezieht sich auf alle drei Ebenen des Schmerzverhaltens und -erlebens (siehe Abschnitt 2).

Entspannungstechniken sind generell kontraindiziert bei Patienten, die Schmerzmittelmissbrauch betreiben, bei stark depressiven Patienten und solchen mit nur niedriger Compliance und Motivation.

5 Empirische Absicherung

Die Wirksamkeit der psychologischen bzw. verhaltensmedizinischen Schmerztherapie ist durch zahlreiche empirische Studien gut belegt. Wie mehrere Meta-Analysen der vorliegenden Untersuchungen speziell auch zur Effizienz interdisziplinärer Schmerzbehandlungsprogramme gezeigt haben, liegt die für diese Programme ermittelte durchschnittliche Effektgröße wesentlich höher als für vergleichbare Kontrollgruppen (Flor, 2003). Es zeigte sich auch eine deutliche Überlegenheit – speziell der multimodalen Behandlungsprogramme – gegenüber den pharmakologischen und physiotherapeutischen Methoden.

Die positiven Effekte schwankten zwischen 30 und 70 Prozent, wobei die Reduktion des Medikamentenverbrauchs, die Verbesserung des Schmerzverhaltens (d. h. Zunahme von körperlichen und sozialen Aktivitäten) und die Wiederherstellung der Arbeits- und Genussfähigkeit im Vordergrund standen. Signifikante

Effekte ergaben sich vor allem auch in der Beanspruchung der Gesundheitsversorgung (weniger Arztkontakte). Der Vergleich der verschiedenen verhaltensmedizinischen Interventionstechniken untereinander zeigte, dass die operanten Verfahren (53 Prozent) und Biofeedback (46 Prozent) den anderen Verfahren (z. B. progressive Muskelentspannung allein; im Mittel 36 Prozent) leicht überlegen sind (Flor et al., 1997). Die Effizienz psychologischer Schmerztherapien kann insbesondere durch multimodale Programme und durch additive Verfahren (z. B. krankengymnastische Rückenschmerzprogramme) deutlich gesteigert werden.

Insgesamt betrachtet besteht kein Zweifel daran, dass verhaltensmedizinische Behandlungsstrategien, so auch Entspannungsverfahren, bei chronischen Schmerzen von Erwachsenen – speziell bei Kopf- und Rückenschmerzen – äußerst effektiv sind. Insbesondere multimodale Schmerzbehandlungsprogramme, die spezifische Entspannungstechniken mit einbeziehen, haben sich in vielen Studien als besonders wirksam erwiesen.

Weiterführende Literatur

Flor, H. (2003). Chronische Schmerzsyndrome. In U. Ehlert (Hrsg.), Verhaltensmedizin (S. 183–224). Heidelberg: Springer.

Kröner-Herwig, B., Frettlöh, J., Klinger, R. & Nilges, P. (2007). Schmerzpsychotherapie: Grundlagen – Diagnostik – Krankheitsbilder – Behandlung. Berlin: Springer.

Zens, M. & Jurna, J. (2001). Lehrbuch der Schmerztherapie. Stuttgart: Wissenschaftliche Verlagsgesellschaft.

Zitierte Literatur

Birbaumer, N. (1984). Psychologische Analyse und Behandlung von Schmerzzuständen. In M. Zimmermann & H. O. Handwerker (Hrsg.), Schmerz. Heidelberg: Springer.

Flor, H. (2003). Chronische Schmerzsyndrome. In U. Ehlert (Hrsg.), Verhaltensmedizin (S. 183–224). Heidelberg: Springer.

Flor, H., Braun, C., Elbert, T. & Birbaumer, N. (1997). Extensive reorganization of primary somatosensory cortex in chronic back patients. Neuroscience Letters, 224, 47–84.

Fordyce, W., Fowler, R. S., Lehmann, J. E., Delateur, P. L., Sand, P. L. & Treischmann, R. B. (1973). Operant conditioning in the treatment of chronic pain. Archives of Physical and Medical Rehabilitation, 54, 399–408.

Gerber, W. D. (1991). Schmerzen. In R. Meermann & E. Vandereycken (Hrsg.) Verhaltenstherapeutische Psychosomatik in Klinik und Praxis. Stuttgart: Schattauer.

Gerber, W. D. (1998). Kopfschmerz – Migräne. München: Mosaik-Verlag.

Hasenbring, M. (1992). Chronifizierung bandscheibenbedingter Schmerzen. Stuttgart: Schattauer.

Hildenbrandt, J., Pfingsten, M., Maier, Ch., Klinger, R. & Hasenbring, M. (1992). Klassifikation chronischer Schmerzsyndrome. Multiaxiale Schmerzklassifikation MASK. Anaesthesiologische Intensivmedizin, Notfallmedizin und Schmerztherapie, 27, 366–373.

Kröner-Herwig, B., Frettlöh, J., Klinger, R. & Nilges, P. (2007). Schmerzpsychotherapie: Grundlagen – Diagnostik –

Krankheitsbilder – Behandlung. Berlin: Springer.

Liebeskind, J. C. & Paul, L. A. (1977). Psychological and physiological mechanisms of pain. Annual Review of Psychology, 28, 41–60.

Melzack, R. A. (1978). Das Rätsel des Schmerzes. Stuttgart: Hippokrates.

Melzack, R. & Wall, P. D. (1965). Pain mechanism: a new theory. Science, 150, 971–979.

Merskey, H. & Bogduk, N. (1994) Classification of chronic pain (2. Aufl.). Seattle: IASP Task Force on Taxonomy.

Nestoriuc, Y. & Martin, A. (2007). Efficacy of biofeedback for migraine: A meta-analysis. Pain, 128 (1–2), 111–127.

Pfingsten, M., Kaluza, G. & Hildenbrandt, J. (2003). Rückenschmerzen. In H. D. Basler, B. Kröner-Herwig, H. P. Rehfisch & H. Seemann (Hrsg.), Psychologische Schmerztherapie – Grundlagen, Diagnostik, Krankheitsbilder, Behandlung (5. Aufl.). Heidelberg: Springer.

Sanders, S. H. (1979). Behavioral assessment and treatment of clinical pain: Appraisal of current status. In M. Hersen, R. M. Eisler & P. M. Miller (Hrsg.), Progress in behavioral modification, Vol. 8. New York: Academic Press.

Siniatchkin, M. Hierundar, A., Kropp, P., Kuhnert, R., Gerber, W. D. & Staphani, U. (2000). Selfregulation of slow cortical potentials in children with migraine: An explorative study. Applied Psychophysiology and Biofeedback, 25, 167–175.

Zens, M. & Jurna, J. (2001). Lehrbuch der Schmerztherapie. Stuttgart: Wissenschaftliche Verlagsgesellschaft.

17 Fibromyalgie (FM)

Kati Thieme

1 Symptomatik

Die Fibromyalgie (FM) gehört zu den nicht-entzündlichen, weichteilrheumatischen Erkrankungen, deren Klassifikationskriterien 1990 durch das American College of Rheumatology (ACR) definiert wurden. Dazu gehören Muskelschmerzen der oberen und unteren Extremitäten, der rechten und linken Körperhälfte, der Wirbelsäule und der vorderen Thoraxwand, die seit mindestens drei Monaten bestehen. Das ACR definierte 18 Druckpunkte (so genannte Tenderpoints), von denen mindestens elf bei digitaler Palpation schmerzhaft sind (Wolfe et al., 1990). Tenderpoints sind Sehnenansatzstellen, an denen relevante biochemische Prozesse des Muskelstoffwechsels ablaufen. Die häufigsten zusätzlichen Symptome sind:

▶ verminderte Belastbarkeit (77 Prozent),
▶ Morgensteifigkeit (67 Prozent),
▶ Kopfschmerzen (53 Prozent),
▶ Depression (32 Prozent),
▶ Schlafstörungen, die mit einem pathologisch veränderten Schlafmuster einhergehen, im Sinne eines nicht-erholsamen Schlafs (75 Prozent),
▶ Insomnie (56 Prozent) sowie
▶ Konzentrationsstörungen.

Die FM ist von vielfältigen vegetativen und funktionellen Störungen begleitet (z. B. Reizdarm-Syndrom, klassische Migräne oder auch Tachykardien). Bei mehr als 40 Prozent der FM-Patienten tritt ein primäres Sjögren-Syndrom (als entzündlich-rheumatische Erkrankung) auf. Im jüngeren Erwachsenenalter von 18 bis 30 Jahren beträgt die Prävalenzrate <1 Prozent, im höheren Erwachsenenalter von 55 bis 64 Jahren bis zu 8 Prozent. Die durchschnittliche Prävalenzrate wird mit 3,3 Prozent angegeben. Es überwiegt mit einem Verhältnis von 7:1 das weibliche Geschlecht. Das Hauptmanifestationsalter liegt zwischen dem 25. und 55. Lebensjahr, aber auch Kinder sind von FM zu 1,2 Prozent betroffen. Die Kosten der FM für das Gesundheitswesen sind beträchtlich. Die jährlichen Kosten allein nur für die Häufigkeit der Arztbesuche betrugen im Jahr 1996 $ 274 pro FM-Patient – im Vergleich zu $ 1372 für Patienten mit rheumatoider Arthritis (Cooper, 2000) im selben Jahr, zu deren Therapieplan gehört, dass sie in einem regelmäßigen Abstand von 4 Wochen den Arzt aufsuchen müssen.

2 Spezifisches Störungsmodell als Ansatzpunkt für Entspannungsverfahren

Psychobiologisches Störungsmodell

Die Ätiologie und der Entwicklungsverlauf der Fibromyalgie ist noch weitgehend ungeklärt. Im biopsychosozialen Entstehungsmodell der Fibromyalgie (Thieme, 2006) treffen Stressoren auf genetische und lernbedingte Faktoren, die biologische und psychologische Reaktionen hervorrufen, mit der Folge von peripher-physiologischen, endokrinen, zentralnervösen und psychosozialen Konsequenzen, die letztendlich zu einer multikausalen Dysregulation der zentralnervösen Schmerzverarbeitung führen, die wiederum Auswirkungen auf den Stressor zu haben scheint.

Die Dysregulation der zentralen Schmerzverarbeitung (Yunus, 2007) ist mit einer defizienten Schmerzmodulation (Clauw, 2007) und mit reduzierten Schmerzschwellen verbunden sowie mit einer gestörten Reaktion der Hypothalamus-Hypophysen-Nebennierenrinden-Achse, im Sinne einer Reduktion der Kortisol- und Wachstumshormone in der Peripherie bei übermäßiger ACTH-Produktion. Dieser Prozess kann mit der Entwicklung von ungünstigen kognitiven Reaktionen (Turk et al., 1998) und Schmerzverhalten (Thieme et al., 2005) einhergehen, in deren Folge pathophysiologische und psychopathologische Störungen (Thieme et al., 2004) entstehen können. In der Literatur wird über eine Heterogenität hinsichtlich der genetischen, neurochemischen, endokrinen, neurophysiologischen und psychopathologischen Auffälligkeiten bei der Fibromyalgie berichtet. In deren Folge wurden spezifische genetische, psychophysiologische und psychosoziale Subgruppen gefunden.

Psychophysiologische Subgruppen. Psychophysiologische Subgruppen beziehen sich auf sympathisch und parasympathisch mediierte vasomotorische und sudomotorische Reaktionen auf Stress, die mit Schmerz und psychologischen Variablen verbunden sind (Thieme & Turk, 2006). Danach zeigen Patienten mit einer erhöhten sympathisch mediierten vasomotorischen Stressreaktion einen Hypertonus, der mit einer hohen Schmerzwahrnehmung, einer verminderten Schmerzschwelle, einer herabgesetzten Aktivität, Angsterkrankungen und einer übermäßigen Zuwendung der Partner einhergeht. Patienten mit einer erhöhten sympathisch mediierten motorischen Stressreaktion weisen einen erhöhten Hautleitwert, höhere Schmerzwahrnehmung und verminderte Schmerzschwelle auf sowie vermehrt affektive Störungen bei eher bestrafendem Verhalten des Partners. Dagegen zeigen Patienten mit einer parasympathisch vermittelten sudomotorischen Stressreaktion einen Hypotonus, der mit einer verminderten Schmerzwahrnehmung, einer erhöhten Schmerzschwelle, hoher Aktivität bei vermehrten Belastungen im Alltag und eher ablenkendem Verhalten der Partner einhergeht. Bei diesen Patienten sind nur selten psychische Störungen zu diagnostizieren.

Im Unterschied zu Patienten mit chronischen Rückenschmerzen findet sich bei Patienten mit FM eine eher erniedrigte Muskelanspannung (gemessen im Oberflächen-EMG); derzeit sind die Ursachen dafür noch nicht geklärt. Im Unterschied zu den Erwartungen wiesen Patienten mit hoher und niedriger Aktivität eine vergleichbar niedrige Muskelanspannung auf, so dass die Aktivität nur wenig Einfluss zu haben scheint (Bansevicius et al., 2001; Thieme & Turk, 2006).

Psychosoziale Subgruppen. Basierend auf den Werten des „West Haven-Yale Multidimensional Pain Inventory" (WHYMPI) klassifizierten Kerns et al. (1985) drei psychosoziale Subgruppen, die durch ein unterschiedliches Ausmaß an Schmerzintensität, schmerzbedingter Beeinträchtigung, Aktivität und affektiver Verstimmung sowie unterschiedlicher Partnerreaktionen charakterisiert sind. Eine Gruppe (als *dysfunktional* bezeichnet) zeigte das höchste Maß an Schmerzintensität, emotionalem Distress und schmerzbedingter Beeinträchtigung sowie verminderter Aktivität. Die zweite Gruppe, *interpersonell beeinträchtigt* genannt, zeigte ein signifikant geringeres Ausmaß an Schmerz und Beeinträchtigung sowie eine vergleichsweise höhere Aktivität als die anderen beiden Subgruppen. Die Partner der interpersonell beeinträchtigten Patienten weisen vermehrt bestrafende Reaktionen auf den vom Patienten geäußerten Schmerz auf, im Unterschied zu den Partnern der dysfunktional verarbeitenden Patienten, die ein übermäßiges Maß an zuwendendem Verhalten zeigten. Die dritte Gruppe, die *aktiven Bewältiger*, berichteten eine geringe Schmerzintensität und schmerzbedingte Beeinträchtigung, wenig affektive Verstimmung, mittelgradige Aktivität bei vorwiegend ablenkendem Partnerverhalten. Diese Befunde zu den Subgruppen wurden auch in verschiedenen internationalen Studien bestätigt. Patienten in unterschiedlichen Subgruppen weisen zudem unterschiedliche psychische Störungen auf. Danach leiden dysfunktional verarbeitende Patienten vermehrt unter Angststörungen, interpersonell beeinträchtigte Patienten eher unter affektiven Störungen. Unter den aktiven Verarbeitern treten eher selten psychische Erkrankungen auf.

Die unterschiedliche Prävalenz von psychischen Störungen in den psychosozialen Subgruppen (Abb. 17.1) unterstützt die Annahme, dass psychische Störungen nicht direkt mit FM verknüpft sind, sondern dass frühere Erfahrungen, Krankheitsverarbeitungsstrategien, soziale Unterstützung im Allgemeinen und insbesondere das Partnerverhalten den Zusammenhang zwischen FM-Symptomen und psychischer Symptomatik erklären könnte, die komorbid bei FM auftreten (Thieme et al., 2004).

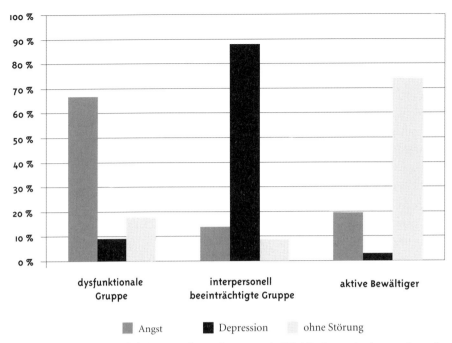

Abbildung 17.1. Die Häufigkeit von Achse-1-Störungen bei FM-Patienten in den psychosozialen Subgruppen: dysfunktional, interpersonell beeinträchtigt und aktive Bewältiger

Operantes Störungsmodell

Ausgehend vom operanten Modell des Schmerzes (Fordyce, 1976; siehe Kapitel 16) soll ergänzend bemerkt werden, dass Patienten mit starken Schmerzäußerungen eher eine dysfunktionale Krankheitsverarbeitung aufweisen. Hier spielt die negative Verstärkung des Schmerzverhaltens, wie z. B. die Nichtverstärkung von gesundem Verhalten (im Sinne von Aktivität), eine besondere Rolle. Die positive Verstärkung von Ruhe und passiven Entspannungsmaßnahmen führt zur Intensivierung der Schmerzwahrnehmung. Im Unterschied dazu zeigen Patienten mit interpersonell beeinträchtigter oder aktiver Krankheitsverarbeitung wenig oder kein Schmerzverhalten, das nur im Falle verstärkter Stresssituationen aktiviert wird. Dagegen sind für Patienten mit dysfunktionaler Krankheitsverarbeitung das übermäßig zuwendende schmerzverstärkende Partnerverhalten, die reduzierte Produktion von Kortisol und Wachstumshormonen und die erhöhte Schmerzwahrnehmung Prädiktoren eines vermehrten Schmerzverhaltens.

3   Vorgehen

Symptomorientierte psychologische Verfahren, wie das Entspannungstraining, finden bei Betroffenen eine große Akzeptanz. In einer Internetbefragung mit 2596 US-amerikanischen FM-Patienten wendeten 47 Prozent der Patienten Entspannung/Meditation an, 8 Prozent nahmen eine kognitive Verhaltenstherapie und 3 Prozent Hypnose in Anspruch (Bennett et al., 2007). In einer Befragung von 259 FM-Patienten mehrerer deutscher Rheumakliniken gaben 41 Prozent der Patienten an, psychologische Behandlungsmaßnahmen und 86 Prozent eine Physiotherapie mit Schwerpunkt passiver Maßnahmen zum Zeitpunkt der Befragung bereits einmal kennengelernt zu haben (Müller et al., 2000). Diese deskriptiven Daten unterstreichen, wie relevant Entspannungstherapien und neue Forschungsthemen sind, z. B. die Rolle von emotionaler Übererregbarkeit, die Bedeutsamkeit des Rückenschmerzes in der FM und die mit der FM verbundene Morgensteifigkeit (vgl. Bennett et al., 2007).

Im Unterschied zu den Bedürfnissen der Patienten weisen die verschiedenen Schmerzmodelle darauf hin, dass eine Entspannungstherapie als Einzelbehandlung ein Risiko der Symptomverstärkung darstellt. Daher empfiehlt die Leitlinie Diagnostik und Therapie der FM, dass die Entspannungstherapie immer Teil einer psychologischen oder multimodalen Schmerztherapie sein sollte. Für die FM wurden die operante Schmerztherapie (OT) und die kognitiv-verhaltenstherapeutische Schmerztherapie (KVT) evaluiert (z. B. Thieme et al., 2003, 2006; Turk et al., 1998). Während die OT die Methoden der kontingenten Verstärkung zum Abbau von Schmerzverhalten und Aufbau von gesundem Verhalten (z. B. körperliche Aktivität) nutzt, beinhaltet die KVT die Kombination mehrerer psychologischer Methoden, wie z. B. Psychoedukation, Stressbewältigung, kognitive Umstrukturierung und individuelle Strategien zur Verhaltensänderung kombiniert mit Entspannungstechniken. Eine Entspannungstherapie bei FM ist sinnvoll, wenn folgende Ziele erreicht werden sollen:

▶ Abbau der vermehrten Belastungen in Familie und Beruf,
▶ Aufbau der verminderten Entspannungsfähigkeit,
▶ Verbesserung der Schlafqualität,
▶ Abbau der emotionale Getriebenheit sowie
▶ Belohnung für zielkontingente Aktivität.

Kognitiv-verhaltenstherapeutische Schmerztherapie. Die Entspannungstherapie kann in die kognitiv-verhaltenstherapeutische Schmerztherapie als eine Technik der Stressbewältigung integriert werden. Hier lernt der Patient, zwischen stressverstärkenden („Ich darf meine Familie nicht belasten mit meinen Schmerzen", „Ich muss alles perfekt machen") und stressreduzierenden Kognitionen („Ich versuche, das mir Mögliche zu leisten") zu unterscheiden. Die kognitiv-verhaltenstherapeutische Schmerztherapie bei der FM geht von einem Teufelskreis folgender drei Überzeugungen aus:

(1) Ich muss perfekt sein (Abb. 17.2).
(2) Ich muss helfen.
(3) Ich darf mich nicht streiten.

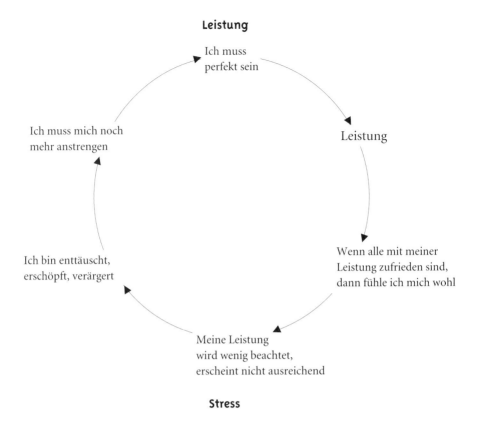

Leistung

Ich muss
perfekt sein

Leistung

Wenn alle mit meiner
Leistung zufrieden sind,
dann fühle ich mich wohl

Meine Leistung
wird wenig beachtet,
erscheint nicht ausreichend

Ich bin enttäuscht,
erschöpft, verärgert

Ich muss mich noch
mehr anstrengen

Stress

Abbildung 17.2. Stressverstärkender Teufelskreis bei Fibrolmyalgie

Um die ungünstigen Kognitionen zu verändern, erlernt der Patient zuerst Entspannungsübungen (z. B. Zwerchfellatmung, Imagination, autogenes Training). Die dabei erzielte mentale Entspanntheit führt zum Abbau der emotionalen Getriebenheit der FM-Patienten. Dieser Erfolg motiviert die Patienten und erhöht ihre Selbstwirksamkeit, wodurch es gelingt, problematische Kognitionen umzustrukturieren.

Operante Schmerztherapie. In der operanten Schmerztherapie lernen die Patienten zwischen Schmerzverhalten und gesundem Verhalten zu unterscheiden, wie das Beispiel im folgenden Kasten illustriert.

Liste zum Schmerzverhalten
Wie ich Schmerzen zeige bzw. meine Schmerzen anderen mitteile:
▶ veränderter Gesichtsausdruck
▶ Schonhaltung
▶ Verkrampfung

- „Mir tut alles weh"
- Rückzug
- Zwänge, Ängste
- Reizbarkeit
- Zuviel an Zuwendung
- ...

Liste zum gesunden Verhalten

Wie ich im Verhalten ausdrücke, wenn ich keine oder weniger Schmerzen habe:
- entspannte Körperhaltung
- entspannte Gesichtszüge
- angemessene Aktivität
- zeitkontingente Medikamenteneinnahme bzw. keine Einnahme von Medikamenten
- heitere Stimmung
- Ablenkung durch mich selbst und durch meinen Partner
- Planung von persönlichen Zielen
- effektive Durchsetzung von persönlichen Zielen und Wünschen
- Belohnungen meiner geplanten und erreichten Ziele
- Genießen
- ...

Des Weiteren führen die Patienten ein Wahrnehmungstraining durch, das ihnen gestattet, ihre Muskelanspannung gezielt zu beeinflussen. Die Patienten werden durch zielkontingente Aktivierung und zeitkontingente Medikamenteneinnahme bestärkt. Negative Verstärkung von Schmerzverhalten („Heute geht es mir gut, dann werde ich alles nachholen, was mir in den letzten Tagen nicht möglich war, auch wenn ich danach mehr Schmerzen haben werde") wird durch bewusste Belohnung von gesundem Verhalten ersetzt (etwa: „Das würde mir nicht gut tun. Deshalb werde ich im Garten mit einem Rhythmus von 30 Minuten Gartenarbeit und 20 Minuten Pause mit drei Wiederholungen arbeiten. Die Pausengestaltung plane ich vorher und danach gehe ich mit der Freundin einen Erdbeereisbecher essen"; vgl. auch folgenden Kasten).

Erst wenn die Patienten über Erfahrungen des Wahrnehmungstrainings in der Lage sind, ihre Muskelanspannung gezielt beeinflussen und zielkontingente Aktivitäten sicher ausführen zu können, ist es sinnvoll, Entspannungsübungen (z. B. Zwerchfellatmung, Imagination und autogenes Training oder aktive Formen der Entspannung, wie z. B. ein Spaziergang am Abend oder Fahrradfahren)

Einüben von gesundem Verhalten in der Freizeit

▶ *Fertigkeit, die ich üben möchte:* Entspannung
▶ *Besonders darauf möchte ich achten:* Zeit planen – 30 Minuten Arbeit und 20 Minuten Pause, Verhältnis von Pflicht und Freude schaffen, „MUSS" abbauen, rechtzeitig mit der Arbeit im Haushalt aufhören, Neinsagen, gegen Mutter durchsetzen
▶ *Situation, in der ich diese Fertigkeit einsetzen könnte:* Erdbeeren pflücken
▶ *Situation, in der ich die Fertigkeit tatsächlich übte: Wann/wo/mit wem?* Am Vormittag, wenn die Kinder und der Mann aus dem Haus sind; Garten, allein.
▶ *Was ist passiert?* Ich stoppte die Arbeit im Haushalt und ließ meine Mutter allein mit den Worten, dass ich mich jetzt im Garten entspannen werde. Ich ließ sie schimpfen und ging hinaus. Die Sonne schien und ich pflückte einen ganzen Korb voller Erdbeeren. Meine Rolle: Königin.
▶ *Ergebnis:* _X_gut ____schlecht ____gemischt
▶ *Selbstbelohnung für den Versuch:* Mit einer Freundin gemeinsam einen Erdbeereisbecher essen.

zu integrieren. Die Entspannung ist dabei vorwiegend auf mentale Prozesse ausgerichtet und wird als Belohnung für Aktivität eingesetzt.

Hypnotherapie. Die Hypnotherapie nach Milton Erickson kann die von FM-Patienten oft berichteten Schlafstörungen positiv beeinflussen. Jedoch fehlen Langzeituntersuchungen, die einen langfristigen Effekt zuverlässig bestätigen.

Biofeedback und progressive Muskelentspannung. Aufgrund der reduzierten Muskelspannung bei FM-Patienten ist die muskuläre Entspannung eher schmerzverstärkend. Daher ist ein EMG-Biofeedback nicht zu empfehlen. Auch die progressive Muskelentspannung sollte erst im letzten Drittel der Therapie eingeführt werden, wenn der Patient fähig ist, eine spontane Überlastung seiner Muskulatur zu verhindern. In Abhängigkeit von der kardiovaskulären Stressreaktivität sollte mit dem Patienten ein kardiovaskuläres Trainingsprogramm zur Reduktion des Hypertonus bzw. Hypotonus durchgeführt werden, das den Wechsel von aktivierenden und aktiven Entspannungsübungen einschließt. Die Zusammenarbeit mit der Kardiologie und Physiotherapie ist hier dringend zu empfehlen.

Therapieplanung. Aus den Ergebnissen vorliegender Studien ergeben sich einige Konsequenzen für die Therapieplanung. Ein häufig angesprochenes Problem ist das mangelnde Durchhaltevermögen vieler FM-Patienten (Turk, 2003). Angst und affektive Störungen scheinen mit dem mangelnden Durchhaltevermögen in der Behandlung assoziiert zu sein, dem unterschiedliche Ursachen zugrunde liegen können. Die stark schmerzbezogene Furcht und das Vermeidungsverhalten können mit Angststörungen assoziiert sein (Vlaeyen et al., 2002), wenig zuwendendes Partnerverhalten mit affektiven Störungen (Thieme et al., 2004). Daher sollten operante, kognitive und affektive Faktoren in den Behandlungsprogrammen für FM-Patienten berücksichtigt werden. Die indirekte Assoziation von Schmerz und psychischen Störungen lässt vermuten, dass sowohl die Schmerzsymptome als auch die emotionalen Störungen in der Therapie behandelt werden sollten. Da unterschiedliche emotionale Störungen und verschiedene psychosoziale Subgruppen der Patienten miteinander verbunden sind, könnte es auch lohnenswert sein, die unterschiedlichen Charakteristiken der psychosozialen Subgruppen in die Therapieplanung einzubeziehen. Zum Beispiel könnten dysfunktional verarbeitende Patienten mit übermäßig zuwendendem Partnerverhalten von den Komponenten der operant-verhaltenstherapeutischen Behandlung profitieren, die auf die Modifikation des Partnerverhaltens fokussieren (Thieme et al., 2003). Bei Patienten, die vermehrt an Angststörungen leiden, könnte eine Therapiekomponente angemessen sein, die auf die Furchtreduktion ausgerichtet ist (z. B. Vlaeyen et al., 2002). Interpersonell beeinträchtigte Patienten, die bestrafendes Verhalten ihres Partners auf die Schmerzerkrankung attribuieren, könnten von Behandlungskomponenten profitieren, die auf interpersonelles Problemlösen und auf Kommunikationsfertigkeiten fokussieren. Daher könnte auch eine Behandlungskomponente geeignet sein, die auf die Reduktion der Depression ausgerichtet ist (Turk et al., 1998). Die Gruppe der aktiven Bewältiger könnte am meisten von physiotherapeutischen Übungen profitieren und dürfte keine zusätzlichen psychologischen Interventionen benötigen.

4   Indikation und Kontraindikation

Mögliche positive Prädiktoren der Wirksamkeit der KVT sind eine erhöhte affektive Verstimmung, reduziertes Coping, wenig zuwendendes Partnerverhalten und ein geringes Schmerzverhalten (Thieme et al., 2007) bzw. kurze Beschwerdedauer (Keel et al., 1998). Dagegen erweisen sich als mögliche Prädiktoren für die Wirksamkeit der OT eine dysfunktionale Krankheitsverarbeitung mit starkem Schmerzverhalten, einer erhöhten physischen Beeinträchtigung, übermäßig häufigen Arztbesuchen und einem übermäßig zuwendenden schmerzverstärkenden Partnerverhalten sowie eine verstärkte Katastrophisierung (Thieme et al., 2007). Komorbidität ist kein Indikationskriterium für eine psychologische Schmerztherapie, die Elemente der Entspannungstherapie beinhaltet. Psychische Störungen der Achse II (DSM-IV) gelten als Kontraindikationen für eine psychologische Schmerztherapie.

5 Empirische Absicherung

Autogenes Training und Biofeedback als Monotherapie. Die Ergebnisse zur Wirksamkeit von Biofeedback sind uneinheitlich. Zur Wirksamkeit des autogenen Trainings und der progressiven Muskelentspannung liegen keine eindeutig positiven Ergebnisse vor. Eine ausschließliche Behandlung mit autogenem Training, progressiver Muskelentspannung bzw. Biofeedback sollte bei FM-Patienten daher nicht durchgeführt werden.

In einer US-amerikanischen RCT (randomized controlled trial) mit 24 Patienten war Selbstmassage/Stretching (2 × 30 Minuten in 5 Wochen) der progressiven Muskelentspannung (2 × 50 Minuten über 3 Wochen unter Anleitung) am Behandlungsende bzgl. der Verbesserung der Schlafqualität und der fremd eingeschätzten Schmerzintensität und Anzahl der Tenderpoints überlegen (Field et al., 2002). In einer weiteren US-amerikanischen RCT konnte durch die Kombination verschiedener Entspannungsverfahren mit Atemtechniken (1 Stunde/ Woche über 10 Wochen) am Therapieende und bei Untersuchungen vier und acht Monate nach Therapieende keine signifikante Symptomreduktion erzielt werden (Hammond & Freeman, 2006).

Eine holländische RCT mit 143 Patienten (van Santen et al., 2002) konnte keine Verbesserung der Schmerzsymptomatik und des seelischen Befindens am Behandlungsende durch Biofeedback (individuelles Training 30 Minuten/2-mal pro Woche über 24 Wochen) nachweisen. In einer US-amerikanischen RCT mit 64 Patienten konnte keine Wirksamkeit bzw. Überlegenheit von EMG-Biofeedback gegenüber Shame-Biofeedback (jeweils 22 Sitzungen über 12 Wochen) am Therapieende bzgl. der Schmerzsymptomatik, Druckempfindlichkeit und psychischem Distress nachgewiesen werden (Kravitz et al., 2006).

Die Wirksamkeit multimodaler Therapieansätze, welche Entspannungsverfahren als ein Element beinhalten, kann dagegen als gesichert angenommen werden.

Verhaltenstherapie. Die Überlegenheit von kognitiver und operanter Verhaltenstherapie gegenüber Aufmerksamkeits-Placebo bzw. medizinischer Routinebehandlung am Behandlungsende und sechs bis vierundzwanzig Monate nach Therapieende in Form einer klinisch bedeutsamen Verbesserung der Schmerzwahrnehmung und körperlichen Beeinträchtigung ist durch systematische Reviews gesichert.

Die Zahl der Patienten in den Studien lag zwischen 30 und 164. Mit Ausnahme der Studie von Thieme (2003) wurden alle Studien im ambulanten Kontext durchgeführt. Darüber hinaus wurden alle Studien im Gruppensetting durchgeführt. Die Behandlungsdauer lag bei den meisten Studien zwischen sechs und fünfzehn Wochen, die Therapiedosis lag zwischen sechs und dreißig Therapiestunden. Die im stationären Kontext durchgeführte Studie von Thieme

(2003) wies eine höhere Behandlungsintensität (75 Therapiestunden) auf. Es können allerdings bislang keine Aussagen über die optimale Intensität und Dauer der KVT-Programme gemacht werden.

Es liegen zwei systematische Reviews zur Beurteilung von KVT- und OT-Programmen vor. Im Review von Bennett und Nelson (2006) wurden die Ergebnisse von 13 Programmen (z. B. Kashishar-Zuck et al., 2005; Redondo et al., 2004; Williams et al., 2002), die die KVT nutzten, allein oder in Kombination mit anderen Therapiemethoden, wie Entspannungsverfahren, analysiert. In den meisten Studien wurden durch die KVT Verbesserungen in schmerzbezogenen Verhaltensweisen, Selbsteffizienz, Coping-Strategien und körperlicher Funktionsfähigkeit erzielt. Eine anhaltende Reduzierung der Schmerzen konnte insbesondere in den Studien erreicht werden, in denen die Patienten ein individualisiertes KVT-Programm erhielten.

Im Review von van Koulil et al. (2006), das sowohl KVT- als auch OT-Studien integrierte (z. B. Thieme et al., 2003; Williams et al., 2002), wurden Prädiktoren des Therapieerfolges erfasst. Patienten mit dysfunktionaler bzw. interpersonell beeinträchtigter Krankheitsverarbeitung profitieren am meisten von nicht-pharmakologischen Behandlungen. Während Patienten mit dysfunktionaler Krankheitsverarbeitung nach operanter Therapie ihr Schmerzverhalten, die Anzahl der Arztbesuche, das übermäßig zuwendende Partnerverhalten und ihre Katastrophisierungen sowie Schmerz und physische Beeinträchtigung reduzieren konnten, berichteten Patienten mit interpersonell beeinträchtigter Krankheitsverarbeitung von der Zunahme der Entspannungsfähigkeit und aktiven Verarbeitung sowie dem Abbau von Stress und affektiver Verstimmung. Seit der Veröffentlichung der beiden systematischen Reviews wurden zwei weitere randomisierte kontrollierte Studien zur KVT/OT bei FM publiziert (Garcia et al., 2006; Thieme et al., 2006). Zwei kontrollierte Studien konnten die Überlegenheit eines kognitiv-behavioralen Schlaftrainings bezüglich der Schlafqualität als Ausdruck von Entspannungsfähigkeit gegenüber der Standardtherapie nachweisen (Edinger et al., 2005; Williams, 2006). Die KVT kann eine klinisch signifikante Schmerzreduktion von mindestens 50 Prozent bei 42 bis 48 Prozent der FM-Patienten erzielen (z. B. Garcia et al., 2006; Thieme et al., 2003, 2006; Turk et al., 1998; Williams et al., 2002), die OT bei 58 bis 64 Prozent der FM-Patienten (Thieme et al., 2003, 2007).

Studien zur Kosteneffektivität der KVT/OT im deutschsprachigen Raum konnten eine Einsparung von $ 3,933 pro Patient pro Jahr an Krankenhauskosten und eine Kostenreduktion im ambulanten Bereich von $ 1,840 pro Patient pro Jahr (Thieme et al., 2003) nachweisen. Als Qualifikation der Therapeuten wird eine Verhaltenstherapieausbildung bzw. eine Qualifikation zum Schmerzpsychotherapeuten empfohlen.

Die Integration von KVT/OT in ein multimodales Therapieprogramm führt zu besseren kurz- und langfristigen Behandlungsergebnissen (van Koulil et al., 2006); daher sollten FM-Patienten mit kognitiver oder operanter Verhaltenstherapie behandelt werden. Hypnotherapie/geleitete Imagination ist der medizinischen Routinebehandlung bzw. der physikalischen Therapie bzgl. Schmerzsymptomatik, Schlafqualität und Müdigkeit überlegen. Patienten mit FM sollten in Ergänzung wirksamkeitsgesicherter Therapieverfahren mit Hypnotherapie/geleiteter Imagination behandelt werden.

Eine Studie über die Hypnotherapie und drei Studien über geleitete Imagination führten zu weitgehend konsistenten Resultaten. In einer italienischen RCT mit 53 Patienten (Rucco et al., 1995) war Hypnotherapie nach Milton Erickson (Life-Hypnose durch Psychiater, individuelle Häufigkeit ohne Angabe von Anzahl der Sitzungen) dem autogenen Training (2-mal Gruppenübung unter Anleitung eines Psychologen, danach häusliches tägliches Üben) bzgl. der Anwendbarkeit für die Patienten sowie bzgl. Schlafqualität und Morgensteifigkeit am Therapieende (6 Wochen) überlegen.

In einer norwegischen RCT mit 58 Patienten wurde eine Reduktion von Schmerzen und Angst durch geleitete Imagination bzw. Patientenedukation am Therapieende gegenüber einer Gesprächsgruppe 30 Minuten nach Ende der jeweiligen Behandlungsform nachgewiesen (Fors et al., 2000). In einer zweiten Studie mit 56 Patienten konnten Fors et al. (2002) anhand geleiteter Imagination (1-mal täglich üben mittels einer Audiokassette) eine Reduktion der Schmerzintensität am Ende der Therapie nach vier Wochen im Vergleich zur „Treatment as usual" bzw. einer Therapie mit 10 bis 50 mg Amitryptilin/d nachweisen.

Menzies (2006) stellte in einer US-amerikanischen RCT mit 48 Patienten eine Verbesserung der gesundheitsbezogenen Lebensqualität und Reduktion psychischer Symptome, jedoch keine Reduktion der Schmerzintensität durch geleitete Imaginationen (täglich Audiokassette über 6 Wochen) im Vergleich zur medizinischen Standardtherapie fest.

Die Aussagekraft der Studien ist durch die kleinen Fallzahlen und fehlenden Nachuntersuchungen hinsichtlich der langfristigen Wirksamkeit eingeschränkt. Aussagen über die optimale Therapiedosis und Anwendungsform (Life-Hypnose vs. Ablationshypnose durch Audiokassette), Vergleiche zur KVT sowie Prädiktoren eines positiven Ansprechens können nicht getroffen werden. Des Weiteren liegen keine Studien zur Kosteneffektivität vor.

Weiterführende Literatur

Thieme, K., Turk, D. C. & Flor, H. (2007). Responder criteria for operant and cognitive-behavioral treatment of fibromyalgia syndrome. Arthritis and Rheumatism, 57, 830–836.

Turk, D. C. (2003). Cognitive-behavioral approach to the treatment of chronic pain patients. Regional Anesthesiology Pain Medicine, 28, 573–579.

Turk, D. C., Okifuji, A., Sinclair, J. D. & Starz, T. W. (1998). Differential responses to psychoscial subgroups of fibromyalgia syndrome patients to an interdisciplinary treatment. Arthritis Care & Research, 11, 397–404.

Yunus, M. B. (2007). Role of central sensitization in symptoms beyond muscle pain, and the evaluation of a patient with widespread pain. Best Practice of Research in Clinical Rheumatology, 2, 481–497.

Zitierte Literatur

Bansevicius, D., Westgaard, R. H. & Stiles, T. (2001). EMG activity and pain development in fibromyalgia patients exposed to mental stress of long duration. Scandinavian Journal of Rheumatology, 30, 92–98.

Bennett, R. M., Jones, J., Turk, D. C., Russell, I. J. & Matallana, L. (2007). An internet survey of 2 596 people with fibromyalgia. BMC Musculoskeletal Disorders, 8, 27.

Bennett, R. & Nelson, D. (2006). Cognitive behavioral therapy for fibromyalgia. Nature of Clinical Practice Rheumatology, 2, 416–424.

Clauw, D. J. (2007). Fibromyalgia: Update on mechanisms and management. Journal of Clinical Rheumatology, 13, 102–109.

Cooper, N. J. (2000). Economic burden of rheumatoid arthritis: A systematic review. Rheumatology (Oxford), 39, 28–33.

Edinger, J. D., Wohlgemuth, W. K., Krystal, A. D. & Rice, J. R. (2005). Behavioral insomnia therapy for fibromyalgia patients: A randomized clinical trial. Archive of Internal Medicine, 165, 2527–2535.

Field, T., Diego, M., Cullen, C., Hernandez-Reif, M., Sunshine, W. & Douglas, S. (2002). Fibromyalgia pain and substance P decrease and sleep improve after massage therapy. Journal of Clinical Rheumatology, 8, 72–76.

Fordyce, W. E. (1976). Behavioral methods in chronic pain and illness. St. Louis: Mosby.

Fors, E. A. (2000). Patient education, guided imagery and pain related talk in fibromyalgia coping. European Psychiatry, 14, 233–240.

Fors, E. A., Sexton, H. & Gotestam, K. G. (2002). The effect of guided imagery and amitriptyline on daily fibromyalgia pain: A prospective, randomized, controlled trial. Journal of Psychiatric Research, 36, 179–187.

Garcia, J., Simon, M. A., Duran, M., Canceller, J. & Aneiros, F.J. (2006). Differential efficacy of a cognitive-behavioral intervention versus pharmacological treatment in the management of fibromyalgic syndrome. Psychology Health and Medicine, 11, 498–450.

Hammond, A. & Freeman, K. (2006). Community patient education and exercise for people with fibromyalgia: A parallel group randomized controlled trial. Clinical Rehabilitation, 20, 835–846.

Kashikar-Zuck, S., Swain, N. F., Jones, B. A. & Graham, T. B. (2005). Efficacy of cognitive-behavioral intervention for juvenile primary fibromyalgia syndrome. Journal of Rheumatology, 32, 1594–1602.

Keel, P. J., Bodoky, C., Gerhard, U. & Muller, W. (1998). Comparison of integrated group therapy and group relaxation training for fibromyalgia. Clinical Journal of Pain, 14, 232–238.

Kerns, R. D., Turk, D. C. & Rudy, T. E. (1985). The West Haven-Yale Multidimensional Pain Inventory (WHYMPI). Pain, 23, 345–356.

Kravitz, H. M., Esty, M. L., Katz, R. S. & Fawcett, J. (2006). Treatment of fibromyalgia syndrome using low-intensity neurofeedback with the flexyx neurotherapy system: A randomized controlled clinical trial. Journal of Neurotherapy, 10, 41–58.

Menzies, V., Taylor, A. G. & Bourguignon, C. (2006). Effects of guided imagery on outcomes of pain, functional status, and self-efficacy in persons diagnosed with fibromyalgia. Journal of Alternative Complementary Medicine, 12, 23–30.

Müller, A., Hartmann, M. & Eich, W. (2000). Inanspruchnahme medizinischer Versorgungsleistungen. Untersuchungen bei Patienten mit Fibromyalgiesyndrom. Schmerz, 14, 77–83.

Redondo, J. R., Justo, C. M., Moraleda, F. V., Velayos, Y. G., Puche, J. J., Zubero, J. R., Hernandez, T. G., Ortells, L. C. & Pareja, M. A. (2004). Long-term efficacy of therapy in patients with fibromyalgia: A physical exercise-based program and a cognitive-behavioral approach. Arthritis and Rheumatism, 51, 184–192.

Rucco, V., Feruglio, C., Genco, F. & Mosanghini, R. (1995). Autogenic training versus Erickson's analogical technique in treatment of fibromyalgia syndrome. Rivista Europea per la Scienze Mediche e Farmacologiche, 17, 41–50.

Thieme, K., Gromnica-Ihle, E. & Flor, H. (2003). Operant behavioral treatment of fibromyalgia: A controlled study. Arthritis and Rheumatism, 49, 314–320.

Thieme, K., Flor, H. & Turk, D. C. (2006). Psychological pain treatment in fibromyalgia syndrome: Efficacy of operant behavioral and cognitive behavioral treatments. Arthritis Research and Therapy, 8, R121 [Epub ahead of print].

Thieme, K., Spies, C., Sinha, P., Turk, D. C. & Flor, H. (2005). Predictors of Pain Behaviors in Fibromyalgia Patients. Arthritis and Rheumatism/Arthritis Care and Research, 53, 343–350.

Thieme, K. & Turk, D. C. (2006) Heterogeneity of psychophysiological stress responses in fibromyalgia syndrome patients. Arthritis Research and Therapy, 30, 8, R9 [Epub ahead of print].

Thieme, K., Turk, D. C. & Flor, H. (2004). Comorbid depression and anxiety in fibromyalgia syndrome: Relationship to somatic and psychosocial variables. Psychosomatic Medicine, 66, 837–844.

Thieme, K., Turk, D. C. & Flor, H. (2007). Responder criteria for operant and cognitive-behavioral treatment of fibromyalgia syndrome. Arthritis and Rheumatism, 57, 830–836.

Turk, D. C. (2003). Cognitive-behavioral approach to the treatment of chronic pain patients. Regional Anesthesiology Pain Medicine, 28, 573–579.

Turk, D. C., Okifuji, A., Sinclair, J. D. & Starz, T. W. (1998). Differential responses to psychoscial subgroups of fibromyalgia syndrome patients to an interdisciplinary treatment. Arthritis Care & Research, 11, 397–404.

Van Koulil, S., Effting, M., Kraaimaat, F. W., Lankveld, W. V., Helmond, T. V., Cats, H., van Riel, P., de Jong, A., Haverman, J. & Evers, A. (2006). A Review of cognitive behaviour therapies and exercise programmes for fibromyalgia patients: State of the art and future directions. Annual of Rheumatic Diseases, 66, 571–581.

van Santen, M., Bolwijn, P., Verstappen, F., Bakker, C., Hidding, A., Houben, H., van der Heijde, D., Landewe, R. & van der Linden, S. (2002). A randomized clinical trial comparing fitness and biofeedback training versus basic treatment in patients with fibromyalgia. Journal of Rheumatology, 29, 575–581.

Vlaeyen J. W., de Jong, J. R., Onghena, P., Kerckhoffs-Hanssen, M. & Kole-Snijders, A. M. (2002). Can pain-related fear be reduced? The application of cognitive-behavioural exposure in vivo. Pain Research and Management, 7, 144–153.

Williams, D. A., Cary, M. A., Groner, K. H., Chaplin, W., Glazer, L. J., Rodriguez, A. M. & Clauw, D. J. (2002). Improving physical functional status in patients with fibromyalgia: A brief cognitive behavioral intervention. Journal of Rheumatology, 29, 1280–1286.

Williams, D. A. (2006). Utility of cognitive behavioral therapy as a treatment for insomnia in patients with fibromyalgia. Nature of Clinical Practice in Rheumatology, 2, 190–191.

Wolfe, F., Smythe, H. A., Yunus, M. B., Benett, R. M., Bombardier, C., Goldenberg, D. L., Tugwell, P., Campell, S. M., Abeles, M., Clark, P., Fam, A. G., Farber, S. J., Fiechtner, J. J., Franklin, C. M., Gatter, R. A., Hamaty, D., Lessard, J., Lichtbroun, A. S., Masi, A. T., McCain, G. A., Reynolds, W. J., Romano, T. J., Russel, I. J. & Sheon, R. P. (1990). The American College of Rheumatology 1990. Criteria for the classification of fibromyalgia. Report of the Multicenter Criteria Committee. Arthritis and Rheumatism, 33, 60–172.

Yunus, M. B. (2007). Role of central sensitization in symptoms beyond muscle pain, and the evaluation of a patient with widespread pain. Best Practice of Research in Clinical Rheumatology, 2, 481–497.

18 Suggestions-, Entspannungs- und Hypnose-Verfahren in der Zahnheilkunde

Vladimir A. Gheorghiu

Vladimir A. Gheorghiu

1 Einleitung

Fallbeispiel
Frau K. hatte als 11- oder 12-jähriges Mädchen während einer Behandlung bei einem neuen Zahnarzt ein derartig traumatisches Schmerzerlebnis, dass sie noch 17 Jahre danach keine normale Zahnarztbehandlung ertragen konnte. Sie hatte es immer wieder versucht, konnte aber nie den Mund aufhalten. Zwei- oder dreimal wurde sie unter Vollnarkose behandelt, bis ihr dann ein Zahnmediziner den Rat gab, einen Psychologen zu konsultieren, der auch Suggestions- und Hypnose-Verfahren anwendet.

Aus der Anamnese war zu entnehmen, dass sie bis zu dem traumatischen Ereignis von einer Zahnmedizinerin behandelt wurde, mit der sie gut zurechtkam. Dies veranlasste den Psychologen, sie in die Zeit zurückzuversetzen, in der sie von ihrer vertrauten Ärztin behandelt wurde. Es gelang relativ leicht, eine Hypnose zu induzieren. Der suggerierten Altersregression entsprechend verhielt sie sich, „als ob" sie sich in diesem Moment auf dem damaligen Zahnarztstuhl befände. Das Wesentliche bestand darin, dass sie im Rahmen dieser suggerierten „Als-ob"-Situation den Mund für längere Zeit offen halten konnte.

Diese Strategie erwies sich als das Mittel der Wahl, um die jahrelang anhaltende Zahnarztphobie zu brechen. Nach dieser Hypnose-Erfahrung konnte sie nach einigen Anfangsschwierigkeiten wieder normal, und zwar ohne zu hypnotischen Verfahren zu greifen, behandelt werden. Die Hypnose mit der beschriebenen Altersrückversetzung wurde nur bei dem ersten zahnärztlichen Besuch eingesetzt (allerdings gelang das Induzieren der Hypnose im klinischen Kontext nicht so problemlos wie in dem ursprünglichen psychologischen Rahmen, obwohl das Induktionsverfahren vom selben Psychologen durchgeführt wurde).

Frau K. ist seit 15 Jahren bei der gleichen Zahnärztin geblieben. Im Vorfeld etwas komplizierter Behandlungssituationen führt sie kurze Selbstentspannungsübungen durch.

Mittlerweile gibt es auch in deutscher Sprache eine Reihe lehrreicher Beiträge über Möglichkeiten und Grenzen der Anwendung von Entspannungs- und Hypnose-Verfahren in der Zahnheilkunde (siehe insbesondere Mehrstedt, 1999a; Schmierer, A., 1993). Anhand dieser und anderer Arbeiten zum gleichen Themenbereich ergibt sich, kurz zusammengefasst, folgendes Gesamtbild:

▶ Mit der Entwicklung des tierischen Magnetismus (Mesmerismus) und anschließend der Hypnose finden Suggestionsprozeduren auch Anwendung in der Zahnheilkunde. Bereits 1824 wurde mit „tierischem Magnetismus" eine Zahnextraktion durchgeführt (Delatour, 1826, 1999). Je nachdem, ob Fragen der Suggestion und Hypnose stärker oder geringer die Aufmerksamkeit der damaligen Medizin oder Gesellschaft weckten, nahm die Applikation dieser Verfahren auch in der Zahlheilkunde zu oder ab.

▶ In den letzten 50 bis 60 Jahren lässt sich in den meisten klinischen Feldern, nicht zuletzt in dem der Zahnheilkunde, ein wachsendes Interesse für Suggestions- und Hypnose-Techniken feststellen. Dies ist in erster Linie den neuen Erkenntnissen zu verdanken, die in diesem Zeitraum durch sorgfältige Untersuchungen über Entspannungs- und Hypnose-Phänomene gewonnen wurden (Überblick bei Kossak, 2004; Revenstorf & Peter, 2008). Die Fortschritte in der zahnärztlichen Hypnose sind nicht zuletzt durch das Zusammenwirken von Zahnmedizinern und Psychologen zustande gekommen (vgl. Chaves, 1999; Kent & Blinkhorn, 1993; Staats & Krause, 1995).

▶ Die Entwicklung in Deutschland entspricht in etwa der Entwicklung in anderen westlichen Ländern. Gegen Ende des 19. Jahrhunderts erscheinen auch hierzulande Fallstudien über zahnärztliche Behandlungen unter Hypnose. Einige Berichte stammen von namhaften Medizinern der damaligen Zeit (wie Forel, 1889, 1907, und Moll, 1889, 1924). Ein günstiger Entwicklungsmoment ergab sich in Deutschland nach dem ersten Weltkrieg. Das zunehmende Interesse der Zahnmediziner für diesen Bereich bezeugen zahlreiche Dissertationen zum Thema „Hypnose und Suggestion in der Zahnheilkunde" (Details siehe Zweyrohn, 2005). Es gibt heute eine eigene zahnärztliche Hypnose-Gesellschaft, die neben den anderen deutschen Hypnose-Organisationen periodisch Kurse und Seminare in Suggestions- und Hypnose-Techniken für Zahnmediziner anbietet.

▶ Die meisten Beiträge über Entspannungs- und Hypnose-Prozeduren in der Zahnheilkunde basieren auf Fallstudien. Es gibt trotz einiger Fortschritte noch zu wenig kontrollierte Studien (vgl. Chaves, 1999; Clarke, 1999; Kent & Blinkhorn, 1993; Thomson, 1999).

Vorliegender Beitrag beschäftigt sich vorwiegend mit Suggestionsverfahren, die abhängig oder unabhängig von einer hypnotischen Situation in der Zahnheilkunde angewandt werden. Im Zusammenhang mit Beeinflussungsstrategien in der stomatologischen Behandlung wird die Suggestion zwar ständig erwähnt, ihre spezifische Bedeutung jedoch nur selten hervorgehoben.

Die vorstehenden Probleme werden in zwei sich ergänzenden Bezugsrahmen erörtert: die suggestive Situation und die Technik der Suggestion (weitere Details über Entspannungstechniken und Fallstudien befinden sich in der 1. Auflage dieses Buches, Gheorghiu & Hübner, 1994).

2 Die suggestive Situation – ihre Relevanz für zahnärztliche Belange

Beobachtungen und Untersuchungen, die im Hinblick auf Entstehungskontexte suggestionsbedingter Reaktionen gemacht wurden, lassen auf eine Gemeinsamkeit schließen: Von all diesen Gegebenheiten – die man als suggestive Situationen umschreiben kann und die m. E. den Inbegriff der Suggestion ausmachen – geht explizit oder implizit eine einseitige Richtungszuweisung aus. Der Betroffene wird direkt oder indirekt aufgefordert, ihr nachzukommen. Für Anwendungen in der Zahnheilkunde ist eine Reihe von Attributen der suggestiven Situation von Belang:

▶ Die suggestiven Situationen sind als potentieller Auslöser zu betrachten: Sie können, müssen aber nicht unbedingt ein Verhalten im Sinne der suggestiven Richtungszuweisung in Gang setzen.

▶ Parallel zur einseitigen Zuweisung muss der Betroffene – zumindest virtuell – auch über die Alternative des „Anders-reagieren-Könnens" verfügen. Der Behandler sollte davon ausgehen, dass sein Suggestionsverfahren, das er z. B. zur Schmerzreduktion einsetzt, nicht immer greift. Der Patient erlebt den Schmerz unter Umständen sogar noch intensiver. Auch eine tiefe Hypnose ist kein Garant für das Gelingen einer analgetischen Suggestion. Wir konnten bei einer Patientin durch eine hypnotische Altersregression eine jahrelang anhaltende Aphonie beheben (Gheorghiu, 1971), aber noch nicht einmal eine geringe Schmerzreduktion während der Hypnose erzielen, als ihre Zähne behandelt werden sollten.

▶ Wirksam werdende Suggestionen können Urteile, Empfindungen, Stimmungen, Entscheidungen, Handlungsweisen etc. (1) initiieren oder annullieren, (2) akzentuieren oder diminuieren bzw. (3) konservieren oder transformieren. Mit Hilfe dieser drei bipolaren Kategorien können auch suggestionsbedingte Erscheinungsformen in der Zahnheilkunde systematisiert werden.

Initiierungs- und Annullierungs-Effekte. Durch Suggestionseinfluss werden manche der ängstlichen Patienten überhaupt erst dazu gebracht, sich zu einer Behandlung zu entschließen oder nach Jahren wieder zum Zahnarzt zu gehen. Es gibt Patienten, die wegen einer generalisierten Zahnarztphobie nur unter Vollnarkose behandelt werden. Die Suggestionsmethode kann sich in solchen Situationen als das Mittel der Wahl erweisen, um den Teufelskreis zu durchbrechen (siehe Fallbeispiel oben): Allein oder in Kombination mit anderen Methoden greift der Behandler auch zu Suggestionsprozeduren, um etwas zu annullieren, wie z. B. Bruxismus, Würgen oder Prothesenunverträglichkeit (siehe Abschnitt 3).

Akzentuierungs- oder Diminuierungs-Effekte. In der täglichen Praxis geht es weniger darum, ganz Neues in Gang zu setzen oder festgefahrene Verhaltensweisen zu brechen. Der Behandler versucht vielmehr, auch auf suggestivem Wege graduelle Änderungen herbeizuführen, das Brauchbare zu akzentuieren und Störfaktoren zu diminuieren. Das zeigt sich schon daran, dass Praktiker möglichst vermeiden, negativ konnotierte Bezeichnungen zu verwenden oder dass sie diese durch neutrale Ausdrücke ersetzen („präparieren" statt „bohren"; „heute verwenden wir einen weichen Bohrer"; „Sie sind kein schwieriger, sondern ein interessanter Patient") (vgl. auch Kent & Blinkhorn, 1993).

Die meisten modernen Autoren (vgl. Mehrstedt, 1999b) stimmen mit den Klassikern der Hypnose-Forschung darin überein, dass es extrem selten vorkommt, dass beim Suggerieren einer Analgesie der Schmerz vollkommen verschwindet (Forel, 1889, 1907; Moll, 1889, 1924). Durch derartige Suggestionen wird eher eine Schmerzdiminuierung erzielt.

Konservierungs- und Transformierungs-Effekte. Es liegt in der Natur des Menschen, Bewährtes zu protegieren, aufrechtzuerhalten, eben zu konservieren. Das gelingt aber nicht unbedingt. Bereits Kinder und Jugendliche sind schon darauf bedacht, die äußere Erscheinung zu bewahren; kleine Mängel können zu einem Problem werden. Es kann passieren, dass z. B. besonders Mädchen von einem Tag auf den anderen eine weitere kieferorthopädische Behandlung ablehnen (Sergl, 1994). Ein wichtiger Bestandteil suggestiver Kommunikation besteht darin, unangenehme Sachverhalte und Erlebnisse umzudeuten. Der behandelnde Zahnarzt verfügt über eine Vielfalt von Beeinflussungsmöglichkeiten. Indem er gewisse Vorteile hervorhebt, kann er z. B. versuchen, die offenkundigen Nachteile zu überdecken oder sogar auszuklammern. Auf diesem Wege kann er z. B. die Ängste und die Verunsicherung seiner Klienten, die Prothesen benötigen, vermindern („Die neuen Zähne sind stabiler, sehen gut aus, lassen sich leichter reinigen und Sie müssen seltener zum Zahnarzt"). Der praktische Arzt weiß, dass er manchem Unbehagen seiner jungen, aber auch älteren Klientel dadurch entgegenwirken kann, dass er Eitelkeitsgefühle anspricht: „Die Behandlung dauert nur kurze Zeit, das gute Aussehen aber, für das wir hiermit sorgen, ist von Dauer." Manche Personen, wohl mehr Frauen als Männer, zeigen einen gewissen Widerstand, wenn sie ihr Gesicht vollständig entspannen sollen. Hier könnte folgende suggestive Behauptung brauchbar sein: „Ein gut entspanntes Gesicht strahlt immer innere Ruhe, Gelassenheit und Schönheit aus."

In der Hypnose-Literatur werden Erscheinungen erwähnt, die ungewöhnliche Züge annehmen. Sie beziehen sich nicht auf Konservierungs-, sondern auf Transformierungs-Effekte. Dies können kognitive Verzerrungserscheinungen oder bizarre Verhaltensweisen sein. Forel (1889, 1907), Moll (1889, 1924) und Schupp (1894, 1895) berichten z. B. von Patienten, die während einer unter Hypnose durchgeführten Zahnextraktion offensichtlich starken Schmerz empfunden haben (sie wehrten sich, stießen um sich oder schrien). Nach Aufhebung der Hypnose konnten sie sich aber scheinbar an nichts mehr erinnern. Man spricht in diesem Zusammenhang von einer posthypnotischen Amnesie, die durch gezielte Suggestion oder auch spontan auftreten kann. Es muss sich dabei aber nicht unbedingt um eine amnestische Erscheinung handeln, denn der Patient kann sich durchaus an den Verlauf des Eingriffs erinnern, verneint aber im Widerspruch zu dem beobachteten Verhalten, Schmerz empfunden zu haben (Gheorghiu, 1986). Weitere Beispiele in Bezug auf suggestionsbedingte Auswirkungen werden später in anderen Kontexten angeführt.

Fragen, die sich auf Einflussfaktoren beziehen, die eine suggestionskonforme Reaktionsweise ermöglichen, sind nicht Gegenstand der hier diskutierten Charakteristiken der suggestiven Situation. Sie gehören zur Suggestibilitäts-Problematik, die hier nicht weiter erörtert werden kann. Nur so viel: Die Auseinandersetzungen über Suggestibilität beziehen sich zum einen auf die psychologischen Grundlagen der Tendenz des Menschen, die einseitige (suggerierte) Richtungszuweisung gewähren zu lassen. Dies geschieht derart, dass das Ausklammern alternativer Optionen, wenn überhaupt, nur sehr bedingt die Aktivierung von Reflex- oder Reflexionsmechanismen impliziert. Zum anderen beschäftigt sich Suggestibilität mit den interindividuellen Unterschieden der Suggestionierbarkeit und mit der Art und Weise, wie diese erfasst (gemessen) werden können.

3 Technik der Suggestion – Vorgehensweisen in der Zahnheilkunde

Bei der Technik der Suggestion geht es im engeren Sinn um charakteristische Aspekte der Suggestionsverfahren, die für bestimmte Forschungs- oder Anwendungszwecke entwickelt und eingesetzt werden. In den konkreten Situationen wirken diese Techniken oftmals in Interaktion mit anderen Beeinflussungsverfahren und werden den Zielpersonen gegenüber nicht unbedingt als Suggestionstechniken bezeichnet. Die Suggestionsverfahren – dies trifft auch für Anwendungen in der Zahnheilkunde zu – können anhand der Kategorien Inhalt, Form und Modus systematisiert werden:

▶ Der Inhalt bezieht sich auf den Gegenstand des Vorhabens, auf die konkreten Ziele, die der Zahnmediziner und sein Team verfolgen, sowie auf die erhofften Wirkungen.

▶ Die Form bezieht sich auf die verbalen und nonverbalen Komponenten der Gestaltung (Formierung) der Inhalte. Um als Träger dieser Inhalte fungieren zu können, werden verschiedene Kommunikationsmittel („Sprachen") verwendet.

▶ Der Modus beschäftigt sich mit den konkreten Vermittlungswegen der Suggestionsinhalte. Es geht um die zentrale Frage, wie man optimal die Zielpersonen erreichen kann, um sie im Sinne der intendierten Reaktionsweisen möglichst effizient beeinflussen zu können.

Suggestionsinhalte in der Zahnheilkunde. Was sind die wichtigsten Zielsetzungen? Suggestionstechniken mit und ohne Hypnose werden insbesondere für diejenigen zahnärztlichen Belange eingesetzt, die im Folgenden kurz vorgestellt werden (Überblick bei Chaves, 1999; Schmierer, A., 1993).

Herstellung einer allgemeinen körperlichen und psychischen Entspannung. Durch das Evozieren einer Entspannung sollte in erster Linie eine angemessene Behandlungskooperation erreicht werden. Bei der großen Anzahl ängstlicher Zahnarztpatienten, die verkrampft in die Praxis kommen und u. a. Angst vor unbekannten Behandlungsmaßnahmen haben, erweisen sich Entspannungs- und Hypnose-Verfahren als Mittel der Wahl (Überblick bei Gerschman & Burrows, 1999; Schmierer & Schütz, 2007; Thomson, 1999). Unter den verschiedenen Entspannungsmethoden, die bereits zu Beginn der Behandlung eingesetzt werden können, hat sich das Entspannungstonband (heute CD oder MP3) bewährt. Finkelstein (1989) sowie Schmierer et al. (1999) fanden heraus, dass Patienten, die ein Entspannungs-/Hypnose-Band hörten, im Vergleich zu einer Kontrollgruppe signifikant weniger Angst in der Behandlungssituation zeigten. Die Verwendung von Entspannungskassetten hat jedoch einige Nachteile (z. B. Stokvis & Wiesenhütter, 1963). Eines der Hauptprobleme besteht darin, dass sich eine gewisse Abhängigkeit durch den Einsatz von Entspannungskassetten zur Induzierung eines Entspannungserlebens entwickeln kann.

Abbau verschiedener Phobien (gegenüber dem Zahnarzt, Instrumenten, Gerüchen etc.). Häufige Gründe der Ängstlichkeit sind nach Thomson (1999) traumatische Erfahrungen, besonders im Zusammenhang mit dem in frühen Jahren erlittenen Schmerz während einer Zahnbehandlung (siehe auch das Fallbeispiel am Anfang des Kapitels). Die Ursachen der Angst liegen aber oft im zwischenmenschlichen Bereich, z. B. wenn der Zahnarzt vom Kind als gefühlskalt oder bedrohlich empfunden wird. Wenn Angst im Erwachsenenalter entsteht, kommt dem Schmerz eine wichtige Rolle zu (Details bei Mehrstedt, 2007). Bei der Anwendung von Hypnose in der Zahnmedizin steht die Überwindung von Ängsten an erster Stelle. Ängstliche und verspannte Patienten können den behandelnden Zahnmediziner und das gesamte Praxisteam negativ beeinflussen. In einer Umfrage von Tönnies und Heering-Sick (1989) geben 71 Prozent der befragten Zahnärzte an, durch die Behandlungsangst ihrer Patienten belastet zu sein. Es überrascht nicht, dass viele Zahnmediziner (danach gefragt, was ihnen die Ausbildung in Suggestionstechniken gebracht hat) anmerken: „Eine bessere Entspannung meiner selbst während der Behandlung."

Schmerzbewältigung (Schmerzkontrolle). Bei der Herstellung von Entspannungsreaktionen und beim Abbauen von Ängsten wird immer auch eine Schmerzreduktion mitverfolgt. Suggestions- und Hypnose-Prozeduren werden selten als Ersatz für Betäubungsmittel herangezogen, aber sie können zur Optimierung ihrer Wirkung beitragen (u. a. Fassbind, 1983). Nach wie vor gibt es Fallstudien über Suggestions- und Hypnose-Prozeduren, die als einziges anästhetisches Mittel eingesetzt werden. Dies betrifft Patienten, die aus verschiedenen Gründen eine chemische Anästhesie ablehnen (Gheorghiu et al., 1993) oder bei denen eine gewisse Intoleranz gegenüber diesen Betäubungsmitteln besteht (Gheorghiu & Orleanu, 1982; Gheorghiu, 1986).

Schließlich soll hier Barbers (1977) Verfahren „Rapid-Induction-Analgesia" (RIA) erwähnt werden, das speziell für die Anwendung in der Zahnmedizin entwickelt wurde. Es beinhaltet neben Entspannungsinstruktionen weitere Suggestionen zur Amnesie, zur Analgesie sowie einige posthypnotische Suggestionen. RIA zählt zu einem der wenigen Suggestivverfahren im Bereich der Zahnmedizin, über dessen Einsatz mehrere experimentelle Erfolgsstudien vorliegen (Details siehe Gheorghiu & Hübner, 1994).

Bei aller Kritik, die gegenüber RIA geäußert wurde (vgl. auch Chaves, 1999; Mehrstedt, 1999b, 2007), sollte man nicht aus den Augen verlieren, dass Barbers Beitrag die Suggestionsforschung herausgefordert hat. Schließlich konnte er, wenn auch in geringerem Maße als ursprünglich angenommen, die Wirksamkeit analgetischer Suggestion nachweisen.

Abbau von Habits (Fehlverhalten) wie Bruxismus, Zähnezusammenpressen, Daumenlutschen etc. Bei einer Reihe von Patienten wurde über bessere Ergebnisse berichtet, wenn auch angemessene Suggestions- und Hypnose-Techniken zur Anwendung kamen (Überblick bei Chaves, 1999): Eines der am meisten überprüften suggestiven Wirkungsfelder betrifft die Behandlung von Bruxismus. Anhand mehrerer kontrollierter Studien folgert Clarke (1999), dass Hypnose sich als eine der wertvollsten Behandlungsmethoden zur Überwindung von Bruxismus erwiesen hat. Einige Autoren berichten außerdem von guten Ergebnissen bei der Behandlung von Kiefergelenkstörungen (Somer, 1999) und von Prothesenunverträglichkeiten (Barsby, 1999; Dünninger & Kunzelmann, 1987; Paradies, 1923).

Behandlung von Kindern. Eine viel versprechende Entwicklung zeichnet sich im Bereich der Behandlung von Kindern einschließlich der so genannten Problemkinder ab. Der wohl wichtigste Beitrag hierzu besteht darin, dass die Zahnärzte, die mit Suggestion und Hypnose arbeiten, diese Verfahren stark an die Bedürfnisse und Interessen ihrer kleinen Patienten angepasst haben. Diese werden nicht als kleine Erwachsene, sondern eben als Kinder wahrgenommen, die ihre eigene innere Welt haben, zu der man eher durch Metaphern und ludische Verhaltensmuster Zugang findet (Mehrstedt, 1999c; Schoderböck & Behneke, 2002; Schmierer, G., 2002; Zehner, 2007).

Gestaltungsformen der Suggestionsinhalte

Es gibt verschiedene, sich ergänzende „Sprachen", die als Vermittler der Suggestionsinhalte dienen.

Verbale Sprache. In den verschiedenen Behandlungsphasen macht der Zahnmediziner Gebrauch von einer großen Bandbreite verbaler Ausdrucksweisen: von einfachen, in den Raum gestellten Behauptungen, die sich sozusagen selbst genügen, bis hin zu „psychologischen" und rational-suggestiven Erläuterungen. Es sind wandspruchartige Leitsätze, wie z. B. „gesund beginnt im Mund", oder suggestive Instruktionen, die eine Selbstverständlichkeit vorgaukeln: „Wenn ich Ihre Oberlippe berühre, öffnen Sie den Mund" (Schupp, 1894, 1895). Diese Art suggestiver Hinweise waren zu der damaligen Zeit wohl die Ausnahme, heute sind sie gängige „Wenn-dann"-Konstruktionen, die auf einem hypothetischen und nicht „De-facto"-Zusammenhang aufbauen: „Wenn Sie das Gesicht und den Unterkiefer sehr gut entspannen, öffnet sich Ihr Mund ganz von selbst." In der Tradition von Erickson wird die Vermittlung suggestiver Inhalte immer häufiger mit Hilfe figurativer Sprachformen und besonders durch Heranziehen von Metaphern realisiert (Erickson & Rossi, 1979).

Imaginationssprache. Die Patienten werden aufgefordert, mentale Bilder zu aktivieren, Erinnerungen wachzurufen, imaginäre Reisen zu unternehmen oder mit Hilfe von gesteuerten Vorstellungen den konkreten Behandlungsverlauf in eine nachvollziehbare bildhafte Geschichte umzuwandeln, die auf der ausgeprägten Fähigkeit der Kinder aufbaut, Authentisches mit Fiktion zu kombinieren. Schoderböck und Behneke (2002) berichten z. B. von ihrer Vorgehensweise bei der operativen Entfernung einer Schwellung am Kinn: „Mach die Augen zu … und sei ganz ruhig … toll machst du das (nebenbei: Man kann Kinder in Trance gar nicht genug loben!). Nun stell dir vor, diese kleine Schwellung hier am Kinn sei ein ziemlich großer Sandhaufen. Du gehst in Gedanken rundherum und fängst an, ihn mit einer Schaufel abzutragen. Kannst du dir das vorstellen? (Nicken) … Und gleichzeitig stellst du dir einen Fluss vor, der um diesen Sandhügel herum fließt und der nun beginnt, den Sandhügel, der jetzt schon viel kleiner geworden ist, abzutragen und du kannst richtig sehen, hören, spüren, wie dieser Hügel kleiner und kleiner wird …"

Verwendung finden fotografische und filmische Darstellungen mit Bezug auf authentische oder virtuelle Realitäten, die im Vorfeld der Behandlung gezeigt werden. Bereits für Kinder ab dem Alter von drei Jahren wird die Sprache der Bilder mit kurzen Begleittexten zur Vorbereitung der zahnärztlichen Behandlung herangezogen (Markwart & Koch, 2001).

Verhaltenssprache. Von der Körpersprache, Mimik und Gestik des Behandlers geht ein gewisser Einfluss aus. Schon wegen der großen körperlichen Nähe liest er die Einstellungen und Erwartungshaltungen seiner Patienten direkt von ihren Gesichtern ab und versucht, beruhigend auf sie einzuwirken. Ein enormer Vorteil des Zahnarztes besteht darin, dass er den Patienten berühren darf. Besonders bei Kindern wird durch direktes Berühren Einfluss ausgeübt. Suggestive verhaltenssprachliche Komponenten sind in modellartigen Vorführungen und Demonstrationen sowie in der Beteiligung der kleinen Patienten an verschiedenen Rollenspielen enthalten (Zehner, 2007).

„Dingliche" Sprache. Mit „dinglicher" Sprache ist u. a. die Einflussnahme gemeint, die durch verschiedene Apparaturen, Vorrichtungen und Hilfsmittel erfolgt, die an sich keinen therapeutischen Wert haben, denen aber im Kontext der ritualisierten Vorgehensweise eine derartige Relevanz zukommt. Das Gleiche gilt auch für das Heranziehen von Präparaten oder physiotherapeutischen Prozeduren, deren Wirkmechanismen eher fraglich sind (Utilisieren des Placeboanteils). Zu den dinglichen Vehikeln gehören ebenfalls Puppen, Plüschtiere und dergleichen, die bei der Behandlung von Kindern herangezogen werden.

Situationssprache. Es ist die gesamte Atmosphäre der zahnärztlichen Praxis, die durch eine Vielfalt situationaler Faktoren Einfluss auf die Patienten ausübt. Von den zur Schau gestellten Instrumenten, den Bildern und Karikaturen, die an den Wänden hängen, geht nicht unbedingt ein wohltuender Effekt aus. Das Licht, die Farbe, der Geruch und die Dekoration sind Dinge, die ihren unwiderstehlichen Einfluss auf jeden Menschen zeigen (Paradies, 1923). Zahnärzte machten sich schon damals Gedanken über die Gestaltung ihrer Praxen. Mit Hilfe einer angenehmen Umgebung und gezielten Suggestionen sollten die Patienten so weit beruhigt werden, dass eine ungestörte Behandlung erfolgen konnte.

Die Modalitäten der Einflussnahme (Modus der Suggestion)

Jeder Suggestionsinhalt kann verschiedene Gestaltungsformen annehmen, aber auch durch eine Vielfalt von Wegen transportiert werden. Dies soll hier anhand gebietsübergreifender Einteilungskategorien veranschaulicht werden.

Direkter vs. indirekter Vermittlungsmodus. In der Fachliteratur – allerdings nicht immer mit einheitlichen Kriterien – wird zwischen einer direkten und einer indirekten Suggestion unterschieden. Entsprechend dem allgemein akzeptierten Sprachgebrauch wird mit „direkt" die unmittelbare Vermittlung der intendierten Reaktionsweise gekennzeichnet. Die Zielperson wird ohne Umschweife aufgefordert, etwas zu tun oder zu unterlassen, ggf. unmittelbar darauf verwiesen, wie dies geschehen soll.

Wie bereits an anderer Stelle erwähnt, greift der Zahnmediziner zu verschiedenen direkten Suggestionen in der Art, wie sie von Schultz (1932) in Form von Vorsätzen vorgeschlagen wurden. Erickson, der besonders durch die Verwendung indirekter Suggestionsformen bekannt geworden ist, bedient sich von Fall zu Fall auch direkter Suggestionen: „Sie speicheln zu viel, ich möchte, dass Sie das sein lassen!"

Im Gegensatz zu dem direkten Modus basiert der „indirekte" Suggestionsmodus auf dem mittelbaren Übertragungsweg. Die Zielperson wird sozusagen auf Umwegen zu der erwünschten Reaktionsweise geführt. Um seinen Patienten bei der Überwindung der Ängste behilflich zu sein, wird der erfahrene Behandler wenig Neigung zeigen, dies durch direkte Suggestion zu tun („Sie müssen keine Angst haben!"). Er verfügt ja über indirekte Einflussmodalitäten, kann sich z. B. Atmungs- und Entspannungsübungen zu Nutze machen. Das Einatmen wird überwiegend als ein Moment der Anspannung, das Ausatmen hingegen als ein Moment der Entspannung gedeutet. Die Formeln beim Ausatmen wären z. B.: „Alle Ängste ausatmen!" Um seine Ängste zu neutralisieren, suggeriert man dem Patienten bei sichtlich stärker werdender Entspannung: „Auch die Ängste entspannen sich und lösen sich auf!" (Gheorghiu & Hübner, 1994) In der alltäglichen Praxis gibt es wenig Spielraum für eine Entweder-oder-Vorgehensweise. Beide Suggestionsmodi kommen zur Anwendung.

Spezifische Suggestionstechniken. Ein zentraler Aspekt des Suggestionsmodus bezieht sich auf die Besonderheiten typischer Suggestionsvehikel. Dabei handelt es sich um die Frage, *wie* Suggestionsinhalte vermittelt werden. Die im Laufe der Zeit entwickelten Suggestionstechniken, die sowohl für Forschungszwecke als auch für praktische Zielsetzungen angewandt werden, besitzen bei aller Gemeinsamkeit auch spezifische Merkmale. Gemessen an den Reaktionen, die sie auslösen können, lassen sich Einteilungen vornehmen, die allgemeinen Beeinflussungstendenzen des Menschen Rechnung tragen. Sie werden im Folgenden mit Blick auf ihre Funktion in der Zahnheilkunde kurz zusammengefasst.

Tendenz, sich lenken zu lassen. Der Nährboden für die Reaktionsbereitschaft ist ja durch die Ausgangssituation gegeben, und dies erst recht, wenn der Patient eingewilligt hat, sich unter Entspannung, ggf. unter Hypnose, behandeln zu lassen. Zwischen den beiden Akteuren existiert ein ungeschriebener Pakt mit einzuhaltenden Spielregeln. Diese setzen voraus, dass der Patient, so gut es ihm gelingt, mitmacht und sich den Instruktionen und Suggestionen des Behandlers fügt. Es geht aber nicht um einen blinden Gehorsam. Der Behandler muss sich schließlich feinfühlig die Neigung seines Patienten, sich zu fügen, zu eigen machen. Der Zahnmediziner besitzt sowieso besondere Voraussetzungen für eine effiziente Beeinflussung seiner Klientel. Er hat während der Behandlung aus offensichtlichen Gründen fast alleine das Sagen. Durch das, was, wie und wann er es sagt, verfügt er über ein breites Register suggestiver Kommunikationsmittel. Ein besonderer Aspekt des „Sich-Fügens", des „Sich-(Ver-)Führen-Lassens" betrifft das Lenken durch Ablenkung. Alle Zahnmediziner machen Gebrauch von diesem universellen Beeinflussungsmodus. Sie haben aber auch spezielle Ablenkungstricks entwickelt, wie z. B. das Konzentrieren der Aufmerksamkeit der Kinder auf eine imaginäre Fernsehsendung („Daumen-Fernsehen" siehe weiter unten) oder das Heranziehen von Handpuppen und Tonbandkassetten. Die Hinführung zu neuen „Bahnen" wird jeweils mit Hilfe unerwarteter Reizsituationen erschlichen. Die somit erzielte Abwendung von der kritischen Situation basiert m. E. auf einem Suggestionsmechanismus. Bei der Ablenkung, die ja auch eine regelrechte Umlenkung mit sich bringen kann, haben wir es im Grunde mit einer einseitigen Richtungszuweisung zu tun, die sich durchsetzen kann, aber nicht muss. Sollte sich der Betroffene durch die einseitige Hinweissituation „verführen" lassen, werden alternative Optionen ohne Aktivierung von Reflex- und Reflexionsmechanismen ausgeklammert.

Tendenz, sich auf „Als-ob"-Situationen einzulassen. Entspannungs- und Hypnose-Verfahren erlauben es dem Behandler, „Als-ob"-Situationen zu schaffen. Wie bereits weiter oben gezeigt wurde, fordert er immer wieder seinen Patienten auf, sich etwas Bestimmtes vorzustellen. Er handelt in der Annahme, dass sein reaktionswilliger Patient auf diese Art und Weise leichter gesteuert werden kann. Die Stimulierung des Einbildungsvermögens begünstigt schließlich die Distanzierung gegenüber unangenehmen Gegebenheiten hin zu angenehmeren Erlebensmomenten. Die „Als-ob"-Konstruktionen sind manchmal so angelegt, dass der Suggestionierbare diese fremdgesteuerte Einflussnahme durchaus als Produkt seiner eigenen Initiative deuten kann. Dies lässt sich z. B. mit Bezug auf „Als-ob"-Situationen, die leicht bei Kindern greifen, zeigen. Bei Zuhilfenahme leicht zu vergegenwärtigender Körperfunktionen, wie z. B. dem Ein- und Ausatmen, wird dem Kind Folgendes suggeriert: „Stell dir vor, in deinem Bauch entsteht beim Atmen ein großer Luftballon ... der bei jedem Einatmen immer größer und größer wird, bis er mit dir hoch in die Luft fliegen kann ... Atme ganz tief ein und aus, lass alles ganz locker und mach dich ganz leicht, damit du gut fliegen kannst." (Zehner, 2007)

Zahnmediziner haben auch verschiedene „Als-ob"-Techniken entwickelt, die insbesondere der Ablenkung dienen sollten. Wickström (1981) hat erstmals das „Daumen-Fernsehen" beschrieben. Den Kindern wird suggeriert, dass ihr Daumen wie ein Bildschirm aussieht, auf dem sie sich ihr Lieblingsprogramm anschauen können.

Als typisches „Als-ob"-Muster gilt die so genannte „Handschuh-Anästhesie", die wohl sehr oft in der Zahnheilkunde zur Schmerzbekämpfung angewandt wird. Dem Patienten wird suggeriert, dass sich seine Hand immer tauber und ganz kalt anfühlt und dadurch schmerzunempfindlich wird. Er soll sich vorstellen, dass z. B. seine Hand mit Eis umhüllt ist. Nachdem er durch ein Zeichen dem Arzt anzeigt, dass sich seine Hand kalt und taub anfühlt und unempfindlich geworden ist, wird er direkt oder indirekt aufgefordert, die Hand zu Mund und Wange zu führen. Auf suggestivem und imaginativem Wege soll nun erreicht werden, dass auch diese von der Hand berührten Bereiche sich sehr kalt, taub und unempfindlich anfühlen.

Bewährt haben sich imaginative Vehikel – Metaphern mit einbezogen – bei der Beeinflussung von Blutungen. Die Patienten sollen sich z. B. einen Hahn vorstellen, den sie zudrehen (Schmierer, A., 1993). Denkbar wäre auch, dem Patienten die Möglichkeit zu geben, sich dabei kinästhetisch zu betätigen (durch echtes Manipulieren an einem greifbaren Hahn).

Es gibt aber nicht nur die suggerierten „Als-ob"-Situationen, sondern regelrechte Täuschungs-Verfahren. Am bekanntesten sind wohl die Verfahren, die sich den Placebo-Effekt zu eigen machen. Burk (1986) berichtet von einem Fall, in dem zur Extraktion eines Zahnes eine „Placebo-Spritze" eingesetzt wurde.

Täuschungs-Effekte können bei suggestiblen Patienten auch dann auftreten, wenn der behandelnde Arzt diese unabsichtlich herbeiführt. Dr. O., der an der von uns geleiteten Ausbildung über Suggestionstechniken teilnahm, berichtete von einer derartigen Situation. Er führte mit einer Patientin, die er schon lange behandelte, zum ersten Mal eine Entspannungsübung durch und suggerierte ihr, sie befände sich an einem angenehmen Urlaubsort. Im Eifer des Gefechts vergaß er, die beabsichtigte Anästhesie für einen Eingriff im Gaumen zu setzen. Er fing an, die Einschnitte im Gaumenbereich für die Transplantat-Gewinnung durchzuführen und realisierte erst im Nachhinein sein Versäumnis. Während des Eingriffs zeigten sich bei der Patientin keinerlei Anzeichen von Schmerz. Sie erzählte anschließend, sie hätte im operierten Bereich etwas gespürt, was sie aber nicht als Schmerz definieren konnte.

Tendenz zur Imitation. Die Neigung zur Nachahmung macht sich der Zahnmediziner zu eigen, indem er z. B. versucht, dem Patienten die Möglichkeit zu geben, sich an vorgegebenen Verhaltensweisen zu orientieren. In Anlehnung an die modellhafte Darstellung wächst die Tendenz, ein analoges Verhalten zu zeigen,

d. h. weniger Angst, geringeres Schmerzempfinden usw. Um unerfahrene Patienten auf die Hypnose vorzubereiten, kann man ihnen einräumen, an einer Hypnose-Sitzung mit anderen Personen teilzunehmen oder Videoaufzeichnungen anzuschauen. Dieser Weg erweist sich dann als vorteilhaft, wenn man den Patienten Selbsthypnose erlernen lassen möchte (für Details siehe Reindl, 1986).

Involvierungs-Tendenzen. Die Prozeduren hierzu beziehen sich primär auf Induktions-Techniken, die gezielt eingesetzt werden, um einen hypnotischen Zustand hervorzurufen. Es sind Beeinflussungsmethoden, die im Wesentlichen die gleichen sind, die für andere klinische Belange herangezogen werden (Überblick bei Kossak, 2004; Revenstorf & Peter, 2008). Adaptionen für die Bedürfnisse der Zahnmediziner, insbesondere für die Behandlung so genannter Problempatienten, wurden immer wieder vorgenommen. Äußerst prägnant lässt sich die Bedeutung von Involvierungsverfahren bei der Behandlung von Kindern zeigen. Mit Hilfe von Metaphern, Beteiligung an spielerischen Tätigkeiten, die unmittelbar während des Therapierens stattfinden, oder beim Spielen mit Puppen kann eine gute „Trance-Situation" erreicht werden. Das Kind scheint von der Behandlung gar nichts mitzubekommen (Schoderböck & Behneke, 2002; Zehner, 2007; Schmierer, G., 2002).

Ein etwas besonderer Aspekt der Involvierung betrifft die Fähigkeit mancher Patienten, durch entsprechende Suggestionen eine so genannte Altersregression zu erleben. Sie verhalten sich, „als ob" sie in diesem Moment in ein Kindesalter zurückversetzt würden, das aus der Sicht des Behandlers und des Psychologen, der in solchen Situationen oft mit herangezogen wird, relevant sein könnte (vgl. das Fallbeispiel am Anfang des Kapitels).

Tendenz, sich herausfordern zu lassen. Es gibt während der Behandlung, aber auch bereits davor, spezielle Situationen, die sowohl den Behandler als auch den Behandelten in besonderem Maße herausfordern. Der Zahnmediziner und seine Mitarbeiter müssen in den sich neu ergebenden Situationen oft spontan handeln.

Besonders herausfordernde Situationen können bei Patienten auftreten, die für die notwendigen zahnmedizinischen Interventionen zwar gut vorbereitet wurden, diese Vorbereitung aber an der Arbeitsstelle des Psychologen, also außerhalb der zahnärztlichen Praxis, stattfand (vgl. Gheorghiu, 1986, sowie Fallbeispiel). Nicht unproblematisch verläuft manchmal die Behandlung während der Hypnose, wenn z. B. eine Zahnimplantation völlig ohne Betäubungsmittel durchgeführt wird (der Patient konnte kein Mittel vertragen; vgl. Gheorghiu & Orleanu, 1982). Durch Ausüben eines kontinuierlichen Drucks auf die Schulter des Patienten soll dieser zum einen von Störfaktoren abgelenkt, zum anderen durch direkten persuasiven Suggestionseinfluss mehr und mehr beruhigt werden. Der Arzt bzw. seine Mitarbeiter können ihm auch das Gefühl der protektiven Nähe vermitteln, indem sie z. B. mit den Worten „Ich bin die ganze Zeit bei Ihnen" seine Hand ergreifen.

Die oben angeführten Suggestionstechniken sind als sich ergänzende Beeinflussungsstrategien zu verstehen. Jedes Verfahren spricht mehr oder weniger die Neigung des Sich-Fügens an, besitzt Aufforderungscharakter oder regt die Zielperson an, sich zu verhalten „als ob". Und alles, was man ihr sagt, scheint stimmig zu sein, die Anregung, sich etwas vorzustellen, scheint eine Selbstverständlichkeit.

Trotzdem ist es m. E. legitim, die heterogenen Verfahren nach einem Hauptmerkmal zu bündeln. Somit werden nicht nur ihre Besonderheiten besser erfasst, sondern die gesamten Suggestionsverfahren auch viel näher an andere Beeinflussungsmethoden gebracht, die auf anderem Wege ähnliche Effekte auslösen können.

Kombination suggestionaler mit rationalen Beeinflussungsmodi. Die Beeinflussung der Patienten wird nicht allein auf suggestivem Wege erreicht. Vor, während und nach der Behandlung führt der Zahnmediziner Gespräche mit ihnen, erläutert und veranschaulicht sein Vorgehen, gibt Rückmeldungen. Dabei greift er naturgemäß auch zu rationalen Erläuterungen. Diese basieren nicht ausschließlich auf logischen Konstruktionen. Es sind u. a. die vielen suggestiven Beispiele und Vergleiche sowie pseudo-rationale Beweisführungen, die permanent mitwirken und es rechtfertigen, von rationalen suggestionalen Beeinflussungsmodalitäten zu sprechen (Details bei Gheorghiu, 1992).

Der Anschein, rational und selbstbestimmend zu handeln, kann den Patienten z. B. mit Hilfe der so genannten suggestiven Alternativlösungen vermittelt werden: „Sie brauchen den Mund gar nicht weit aufzumachen. Sie können einfach locker lassen, dann kommen wir prima hin." Durch Begründungen verlieren Alternativen keineswegs ihren suggestiven Charakter. Sollten z. B. zwei Behandlungsstühle zur Verfügung stehen, kann der Arzt kurz die Vorteile des einen und des anderen angeben (Nähe zum Fenster, bequemer Sitz bzw. Liegevorrichtung etc.). Sein Angebot der Auswahl soll dem von Angst gepeinigten Patienten die Chance geben, sich für etwas zu entscheiden, und somit seine Blockierung zu brechen. Für den Fall, dass während einer Sitzung zwei verschiedene Eingriffe vorgenommen werden müssen, kann ebenfalls der Patient aufgefordert werden zu entscheiden, was zuerst gemacht werden soll. Er hat dadurch ein Mitspracherecht und fühlt sich weniger den alleinigen Entscheidungen des Arztes ausgesetzt.

Ähnlich funktionieren suggestive Vergleiche: „Wie ich aus Ihrer Kartei entnehme, sind Sie kerngesund, das ist natürlich das Allerwichtigste, die Zähne kriegen wir schon in Ordnung", „Sie bluten viel weniger, jetzt lässt sich schnell und gut arbeiten" (für rationale Begründungen, die während einer Hypnose angeführt werden können, vgl. Thomson, K. F., 1963).

4   Kurze Zusammenfassung

Die Berichte, die seit über 180 Jahren über Suggestion und Hypnose in der Zahnheilkunde veröffentlicht wurden, vermitteln im Ganzen ein überzeugendes Bild über die wohltuenden Auswirkungen, die diese Methoden für den leidenden Menschen, aber auch für den Behandler selbst haben können. Sie sind keine Wunderwaffe, ersetzen nur in speziellen Situationen die Lokalanästhesie, können nicht bedingungslos angewandt werden und greifen nicht bei allen Patienten. Sie haben aber entschieden dazu beigetragen, dass die Behandlung ängstlicher Patienten endlich beginnen oder nach jahrelanger Unterbrechung wieder aufgenommen, schlimmes Würgen überwunden und die Schmerzempfindung reduziert werden kann.

Die vernünftige Anwendung von Suggestions-, Entspannungs- und Hypnose-Methoden hat neben technischen, zahnmedizinischen und psychologischen Errungenschaften einen nicht unerheblichen Beitrag zur Vermenschlichung der zahnärztlichen Behandlung geleistet. Die meisten suggestiven Behandlungsstrategien, die sich in diesem Anwendungsfeld durchgesetzt haben, wurden von den Behandlern der ersten Stunde erdacht und praktiziert. Zahnmediziner und Psychologen unserer Zeit haben die Techniken weiterentwickelt, neue Behandlungsstrategien ausprobiert, die Anwendungsfelder kontinuierlich erweitert. Sie haben die Professionalisierung initiiert und vorangetrieben. Verschiedene Studien, die sich mit den Anwendungsmöglichkeiten suggestiver Verfahren in der Zahnheilkunde auseinandergesetzt haben, verweisen auch auf einige Mängel und Schwierigkeiten in diesem Bereich (vgl. u. a. Chaves, 1999; Mehrstedt, 1999a; Gheorghiu & Hübner, 1994).

Eine der wichtigsten Empfehlungen, die in diesem Zusammenhang unterbreitet werden, betrifft die Optimierung der Kooperation von Stomatologen mit Psychotherapeuten, die ebenfalls Suggestionsverfahren anwenden. Viele der anstehenden Behandlungsprobleme sind, wie in vorliegendem Text immer wieder gezeigt wurde, nicht allein stomatologischer Natur.

Weiterführende Literatur

Gheorghiu, V. A. (2000). Die Domäne der Suggestionalität. Versuch der Konzeptualisierung suggestionaler Phänomene. Experimentelle und klinische Hypnose, 16, 55–92.

Mehrstedt, M. (Hrsg.) (1999a). Zahnärztliche Hypnose. Hypnose und Kognition, Band 16, Heft 1 und 2 (Sonderheft).

Mehrstedt, M. (2007). Zahnbehandlungsängste. Kröning: Asanger.

Schmierer, A. (Hrsg.) (2002). Kinderhypnose in der Zahnmedizin. Stuttgart: Hypnos.

Schmierer, A. & Schütz, G. (2007). Zahnärztliche Hypnose. Berlin: Quintessenz.

Zweyrohn, K. (2005). Der Weg der Hypnose in der deutschsprachigen Zahnheilkunde. Frankfurt/M.: Dissertation, J. W. Goethe-Universität.

Zitierte Literatur

Barber, J. (1977). Rapid Induction Analgesia: A clinical report. American Journal of Clinical Hypnosis, 19, 138–147.

Barsby, M. (1999). Hypnose in der Behandlung von Prothesenunverträglichkeit. Hypnose und Kognition, 16, 41–50.

Burk, W. (1986). Die hypno-suggestive Angst- und Schmerzbehandlung in der zahnärztlichen Praxis. Experimentelle und klinische Hypnose, 2, 129–141.

Chaves, J. P. (1999). Hypnose in der Zahnheilkunde. Historischer Überblick und gegenwärtiger Stand. Hypnose und Kognition, 16, 9–30.

Clarke, J. H. (1999). Hypnose in der Behandlung von Bruxismus. Hypnose und Kognition, 16, 51–58.

Delatour (1826). Des avantages de l'insensibilité des somnambules dans les traitemente et les opérations. L'Hermès: Journal du Magnétisme Animal, 1826. Nachdruck und Übersetzung: Hypnose und Kognition (1999), 16, 139–141.

Dünninger, P. & Kunzelmann, K. H. (1987). Hypnotherapie bei psychogener Prothesenunverträglichkeit: Ein Fallbericht. Experimentelle und Klinische Hypnose, 3, 121–128.

Erickson, M. H. & Rossi, E. L. (1979). Hypnotherapy: A explanatory casebook. New York: Irvington.

Fassbind, O. (1983). Zahnärztliche Indikationen für Hypnose. Schweizer Monatsschrift für Zahnmedizin, 93, 375–376.

Finkelstein, S. (1989). The use of tape recordings in a dental practice. Hypnos, 16, 87–91.

Forel, A. (1889, 1907). Der Hypnotismus und die suggestive Psychotherapie. Stuttgart: Enke.

Gerschman, J. A. & Burrows, G. D. (1999). Zahnbehandlungsangst und Hypnotisierbarkeit. Hypnose und Kognition, 16, 103–110.

Gheorghiu, V. A. (1971). The influence of motivational factors on hypnotic susceptibility. American Journal of Clinical Hypnosis, 13, 169–170.

Gheorghiu, V. A. (1986). Zahnimplantation unter Hypnose. Hypnose und Kognition, 3, 2–8.

Gheorghiu, V. A. (1992). Suggestion vs. Rationalität: Eine Feuer-Wasser-Beziehung? In B. Peter & G. Schmidt (Hrsg.), Erickson in Europa (S. 304–327). Heidelberg: Carl Auer.

Gheorghiu, V. A. & Hübner, M. (1994). Zahnheilkunde. In F. Petermann & D. Vaitl (Hrsg.), Handbuch der Entspannungsverfahren (S. 226-261). Weinheim: Beltz PVU.

Gheorghiu, V. A., Hüttemann, R. & Schmidt, W. (1993). Zahnextraktion unter Hypnose. Spiegel der Forschung: Wissenschaftsmagazin der Justus-Liebig-Universität Gießen, 13–16.

Gheorghiu, V. A. & Orleanu, P. (1982). Dental implant under hypnosis. American Journal of Clinical Hypnosis, 25, 68–70.

Kent, G. G. & Blinkhorn, A. S. (1993). Psychologie in der Zahnheilkunde. München, C. Hanser.

Kossak, H. Ch. (2004). Hypnose (4. Aufl.). Weinheim: Beltz PVU.

Markwart, H. & Koch, W. (2001). Schleckis und Schlampis Abenteuer. Landsberg: Medias res.

Mehrstedt, A. (Hrsg.) (1999a). Zahnärztliche Hypnose. Hypnose und Kognition, Band 16, Heft 1 und 2 (Sonderheft).

Mehrstedt, M. (1999b). Hypnotische Anästhesie in der zahnärztlichen Praxis. Eine kritische Analyse. Hypnose und Kognition, 16, 31–40.

Mehrstedt, M. (1999c). Hypnose und verhaltenstherapeutische Techniken für Kinder mit Zahnbehandlungsängsten. Hypnose und Kognition, 16, 91–101.

Mehrstedt, M. (2007). Zahnbehandlungsängste. Kröning: Asanger.

Moll, A. (1889, 1924). Der Hypnotismus. Berlin: Kornfeld.

Paradies, F. (1923). Die Suggestion in der zahnärztlichen Praxis. Eine psychologische Studie. Würzburg: Dissertation, Universität.

Reindl, V. (1986). Selbsthypnose in der Zahnmedizin. Experimentelle und klinische Hypnose, 2, 143–147.

Revenstorf, D. & Peter, B. (Hrsg.) (2008). Hypnose in Psychotherapie, Psychosomatik und Medizin. Heidelberg: Springer.

Schmierer, A. (1993). Lehrbuch der zahnärztlichen Hypnose. Berlin: Quintessenz.

Schmierer, A., Hautkappe, H.-J. & Maldoff, G. (1999). Untersuchungen zur Anwendung eines Hypnosetonbandes in einer zahnärztlichen Praxis. Hypnose und Kognition, 16, 111–119.

Schmierer, A. & Schütz, G. (2007). Zahnärztliche Hypnose. Berlin: Quintessenz.

Schmierer, G. (2002). Techniken der Kinderhypnose. In A. Schmierer (Hrsg.), Kinderhypnose in der Zahnmedizin (S. 3–7). Stuttgart: Hypnos.

Schoderböck, R. & Behneke, G. (2002). Du bist ein braves Kind. In A. Schmierer (Hrsg.), Kinderhypnose in der Zahnmedizin (S. 8–26). Stuttgart: Hypnos.

Schultz, J. H. (1932). Das autogene Training, konzentrative Selbstentspannung: Versuch einer klinisch-praktischen Darstellung. Stuttgart: Thieme.

Schupp, H. (1894, 1895). Hypnose und hypnotische Suggestion in der Zahnheilkunde. Zeitschrift für Hypnotismus (1894/1895), 3, 46-54. Nachdruck in: Hypnose und Kognition (1999), 16, 143–148.

Sergl, H. G. (1994). Entwicklungspsychologie – was der Zahnarzt davon wissen soll. Zahnmedizin, 10, 30–33.

Somer, E. (1999). Hypnobehaviorale und hypnodynamische Interventionen bei Kiefergelenkstörungen. Hypnose und Kognition, 16, 59–71.

Staats, J. & Krause, W. R. (1995). Hypnotherapie in der zahnärztlichen Praxis. Heidelberg: Hüthig.

Stokvis, B. & Wiesenhütter, E. (1963). Der Mensch in der Entspannung. Stuttgart: Hippokrates.

Thomson, K. F. (1963). A rationale for suggestion in dentistry. American Journal of Clinical Hypnosis, 5, 181–186.

Thomson, S. (1999). Hypnose in der Behandlung von Zahnbehandlungsängsten. Hypnose und Kognition, 16, 73–90.

Tönnies, S. & Heering-Sick, H. (1989). Zahnarztangst im Erleben von Zahnärzten mit unterschiedlichen Persönlichkeitshaltungen. In H. G. Sergl & H. Müller-Fahlbusch (Hrsg.), Angst und Angstabbau in der Zahnmedizin (S. 71–76). Berlin: Quintessenz.

Wickström, P. O. (1981). Hypnos inom odontologin. In J. Hartland (Ed.), Klinik hypnos. Stockholm: Natur och kultur.

Zehner, G. (2007). Spannende und entspannende Kinderzahnbehandlung mit Quick Time Trance. Suggestionen, 1, 28–37.

Zweyrohn, K. (2005). Der Weg der Hypnose in der deutschsprachigen Zahnheilkunde. Frankfurt/M.: Dissertation, J. W. Goethe-Universität.

19 Sexuelle Funktionsstörungen

Beatrix Gromus

1 Symptomatik

Als sexuelle Funktionsstörungen werden alle Beeinträchtigungen der Sexualität unabhängig von ihrer Genese bezeichnet. Sie können sich in Einschränkungen des sexuellen Verhaltens und Erlebens oder der physiologischen Abläufe zeigen, wodurch eine gewünschte sexuelle Interaktion behindert wird.

Im ICD-10 und im DSM-IV wird für die Diagnose „sexuelle Funktionsstörungen" das Ausbleiben von körperlichen Reaktionen, das die sexuelle Interaktion verhindert oder erschwert, mitberücksichtigt: so bei der Frau die fehlende Scheidenlubrikation, beim Mann die fehlende oder zu schwache Erektion.

Tab. 19.1 gibt einen Überblick über die unterschiedlichen sexuellen Störungen bei der Frau und beim Mann. Sie äußern sich in Form von Angst und Vermeidung von Sexualität, Unlust- und Ekelgefühlen, ausbleibenden physiologischen Reaktionen, Orgasmusstörungen und Schmerzen.

Mangel oder Verlust des sexuellen Verlangens. Mangel oder Verlust des sexuellen Verlangens ist häufig mit einer zunehmenden Vermeidung von Sexualität und Zärtlichkeiten verbunden. Es gibt allerdings immer wieder Phasen im Lebensverlauf, in denen die sexuelle Aktivität an Bedeutung verliert. Dies ist häufig verbunden mit beruflicher Anspannung, Lebenskrisen, aber auch mit Krankheiten.

Sexuelle Aversion. Zentraler Auslöser für die sexuelle Aversion ist Angst. Es liegen dabei unangenehme Gefühle gegenüber dem eigenen Körper oder dem Körper anderer zugrunde – bis hin zu Ekel.

Versagen genitaler Reaktionen. Bei Erregungsstörungen sind die für einen (angenehmen) Koitus nötigen physiologischen Reaktionen unterbrochen und gestört. Bei Erregungsstörungen der Frau ist die Durchblutung der Geschlechtsorgane verringert und die für einen nicht schmerzhaften Koitus nötige Lubrikation tritt nicht ein bzw. verliert sich während der sexuellen Interaktion. Mangels Entspanntheit können diese Frauen sich nicht auf ihre körperlichen Gefühle oder auf den Partner einlassen.

Bei Erregungsstörungen des Mannes ist die Erektion nicht vorhanden oder nicht ausreichend oder sie verliert sich kurz nach der Vereinigung. Die meisten Männer mit dieser Störung leiden darunter, dass sie wieder versagen könnten und stehen unter extremem Erwartungsdruck. Diese Art der Selbstbeobachtung verhindert das spontane Auftreten der Erektion. Die Erektion ist weitgehend

Tabelle 19.1. Sexuelle Funktionsstörungen bei Frau und Mann (mit ICD-10- und DSM-IV-Nummern)

Störungen	ICD-10	DSM-IV
Mangel oder Verlust des sexuellen Verlangens bei der Frau/beim Mann	F 52.0	302.71
sexuelle Aversion und mangelnde sexuelle Befriedigung bei der Frau/beim Mann	F 52.1	
sexuelle Aversion bei der Frau/beim Mann	F 52.10	302.79
mangelnde sexuelle Befriedigung bei der Frau/Ejakulation ohne Befriedigung beim Mann	F 52.11	302.70
Versagen genitaler Reaktionen:	F 52.2	
▶ nicht ausreichende Lubrikation bei der Frau		302.71
▶ nicht ausreichende Erektion beim Mann		302.72
Orgasmusstörung bei der Frau (selten oder nie), Orgasmusstörung beim Mann: ausbleibende Ejakulation	F 52.3	302.73 302.74
vorzeitige Ejakulation des Mannes	F 52.4	302.75
nicht organischer Vaginismus der Frau	F 52.5	306.51
nicht organische Dyspareunie: Schmerzen beim Geschlechtsverkehr bei der Frau/beim Mann	F 52.6	302.76
gesteigertes sexuelles Verlangen beim Mann, selten bei der Frau	F 52.7	Diagnose nicht vorhanden

parasympathisch gesteuert und kann nicht willentlich beeinflusst werden, außer es werden direkt sexuelle Stimulationen eingesetzt (visuell, kognitiv oder reale sexuelle Situationen).

Orgasmusstörung. Bedingung für einen Orgasmus der Frau ist die vorausgehende Plateauphase, in der die weiblichen Geschlechtsteile und die Beckenbodenmuskulatur auf den Orgasmus im Prinzip vorbereitet werden. Eine erhöhte Erwartung und ängstliche Konzentration auf einen Orgasmus kann von der sexuellen Situation ablenken, so dass es gerade nicht zum Orgasmus kommen kann. Auch die Erwartung des Partners kann Leistungsdruck erzeugen.

Der verzögerte Orgasmus und auch die ausbleibende Ejakulation des Mannes steht oft in Zusammenhang mit sexueller Gehemmtheit.

Vorzeitige Ejakulation des Mannes. Männer mit vorzeitiger Ejakulation haben häufig nicht gelernt, den Zeitraum wahrzunehmen, von dem an die Ejakulation unwillkürlich abläuft. Sie achten nicht auf solche Körpersignale und wissen deshalb auch nicht, wie eine Ejakulation zu kontrollieren ist.

Nicht organischer Vaginismus der Frau. Beim Vaginismus ist es der Frau aufgrund eines Spasmus der Beckenbodenmuskulatur nicht möglich, eine Immission des Penis zuzulassen. Dies führt häufig zur Vermeidung des Koitus wegen erwarteter Schmerzen bei einer ansonsten durchaus vorhandenen sexuellen Appetenz. Die Entwicklung der Störung steht zuweilen in Zusammenhang mit Verletzungen, z. B. bei Geburten, aber auch mit sexuell traumatisch erlebten Situationen.

Nicht organische Dyspareunie. Schmerzen beim Geschlechtsverkehr werden bei Mann und Frau durch ähnliche Bedingungen ausgelöst: u. a. durch Ängste und Anspannungen auch im Rahmen von partnerschaftlich schwierigen Situationen.

2 Spezifisches Störungsmodell als Ansatzpunkt für Entspannungsverfahren

Die Klassifikationen der sexuellen Funktionsstörungen nach ICD-10 und DSM-IV gehen von physiologischen Beeinträchtigungen aus, die die sexuelle Interaktion behindern. Diese sind für den Patienten und die Patientin direkt beobachtbar und fühlbar. Sexuelle Störungen sind zudem eng mit geringer Entspannungsfähigkeit verbunden, die zur Wahrnehmungseinengung führen kann; Erregung kann dann oft nicht mehr zugelassen werden (Langer & Langer, 1988).

Im Prinzip kann die Erregung des autonomen Nervensystems als eine Bereitstellungsreaktion des Organismus auf drohende Gefahren verstanden werden. Bei andauernder oder sehr intensiver Belastung führt dies aber zu einer dauerhaften Anspannung, die die Wahrnehmung potentieller sexueller Reize sowie der eigenen körperlichen Befindlichkeit verhindert.

Die Entwicklung sexueller Störungen steht mit Lern- und Verarbeitungsprozessen sowie mit Mechanismen der Selbstregulation in Zusammenhang. Dabei wird zwischen prädisponierenden, auslösenden und aufrechterhaltenden Faktoren unterschieden. Von zentraler Bedeutung für die Entwicklung sexueller Störungen sind Ängste in Form von Erwartungs- und Versagensängsten. Auch die Angst vor einem unsensiblen Partner spielt eine entscheidende Rolle. Ängstliche Selbstbeobachtung hält die Störung aufrecht. Kommt es z. B. bei ersten sexuellen Erfahrungen zu unangenehmen, enttäuschenden oder schmerzhaften Begegnungen, so entsteht erhöhte Anspannung, die weitere Aktivitäten beeinflusst oder zu Vermeidungen führt.

Menschen mit sexuellen Problemen beklagen häufig das Nachlassen der Appetenz, des Begehrens, der Erregung und Spannung. So erscheint es zunächst widersprüchlich, dass der vermissten Erregung ein Erlernen von Entspannung vorausgehen soll. Dabei ist allerdings zu bedenken, dass sich sexuelle Erregung physiologisch unterscheidet von der Erregung des autonomen Nervensystems durch Stress, wie er durch Alltagsbelastungen, psychische Überlastungen, berufliche und private Belastungen verursacht wird. Entspannungsverfahren setzen spezifisch bei der Bearbeitung von sexuellen Ängsten an, die die sexuellen Reaktionen verhindern. Diese Verfahren verändern die Grundspannung und senken die durch Angst hervorgerufene körperliche Anspannung. So soll die Aufmerksamkeit auf die Befindlichkeit des eigenen Körpers gelenkt und eine Empfänglichkeit für erotische Reize entwickelt werden.

3   Vorgehen

Im Folgenden werden die einzelnen Entspannungsverfahren bezüglich ihrer Einsatzmöglichkeit besprochen.

Hypnose. Vereinzelt wird in der Literatur vom Einsatz der Hypnose bei sexuellen Störungen berichtet (Leuner & Schroeter, 1975; Christmann & Hoyndorf, 1990). Dabei bestehen allerdings Unklarheiten, welche spezifische Form der Hypnose in den Behandlungen zur Anwendung kam (Stetter, 1998).

Mittels hypnotischer Behandlung wird vor allem versucht, sexuelle Versagensängste zu beeinflussen. Das Vertrauen in die eigenen Körperreaktionen soll gestärkt, Gelassenheit suggeriert und eine positive Einstellung zur Sexualität gefördert werden. Die Wirksamkeit für die in der Sexualität bedeutsamen physiologischen Parameter (z. B. für Thermoregulation, periphere Durchblutung und Vasokonstriktion) ist gut belegt, allerdings dürfte sie kaum spezifisch für genitale Reaktionen sein (Kossak, 2009). Klinische Relevanz könnte die Hypnose darüber hinaus wegen der anästhetisierenden Wirkung bei Schmerzen haben. Die Anwendung von Hypnose sollte bei sexuellen Funktionsstörungen dann in Erwägung gezogen werden, wenn andere Verfahren sich als nicht wirksam erwiesen haben.

Autogenes Training. Autogenes Training wurde bisher nicht gezielt für die Behandlung sexueller Störungen eingesetzt. Denkbar wären allerdings gezielte Übungen für den Bereich genitaler Empfindungsfähigkeit, da günstige Auswirkungen einzelner Organübungen auf die Wärmeregulation im Unterleib bekannt sind. Der Grundkurs des autogenen Trainings bietet darüber hinaus die Möglichkeit einer generellen Entspannung und einer Tonussenkung. Dies kann die Bereitschaft erhöhen, sich auf Sexualität einzulassen. Sind Personen bereits erfahren in der Anwendung, so lässt sich das autogene Training in die Behandlung sexueller Störungen sinnvoll integrieren. Besonders bei einem Mangel oder Verlust des sexuellen Verlangens ist autogenes Training angemessen, da es die Anspannung senkt und die Konzentration auf angenehme Befindlichkeiten stärkt.

Biofeedback. Einzelne physiologische Grundlagenstudien zu sexuellen Reaktionen, (Peniserektion, vaginale Durchblutung) wurden bereits in den 1960er und 1970er Jahren durchgeführt (vgl. Vaitl & Rief, 2009). In diesem Kontext wird auch auf die Beeinflussbarkeit der vaginalen Blutzufuhr durch Biofeedback in Verbindung mit kognitiven Zugängen hingewiesen (z. B. Hoon et al., 1977). Grundsätzlich möglich erscheint auch die Beeinflussung unterschiedlicher genitaler Reaktionen durch optische und akustische Rückmeldung. Hierzu fehlen allerdings kontrollierte Studien. Besser belegt ist dagegen, dass durch Biofeedbackmethoden neuromuskuläre Schmerzen, die sexuelle Störungen mitbedingen, reduziert werden können (vgl. Flor & Birbaumer, 1993).

Progressive Muskelentspannung. Progressive Muskelentspannung nach Jacobson (1938) wird in der Therapie sexueller Funktionsstörungen sowohl unspezifisch als auch spezifisch eingesetzt. Ängste und andere psychische Probleme gehen häufig mit physiologischer Anspannung einher. Umgekehrt wird Anspannung auch als Angst oder Unruhe interpretiert. Um den Teufelskreis zu unterbrechen, wird progressive Muskelentspannung zur Reduzierung des bei sexuellen Störungen häufig erhöhten Anspannungsniveaus herangezogen.

Zudem können Patienten und Patientinnen, die progressive Muskelentspannung anwenden, gezielt darüber befragt werden, welche Bereiche besonders von Anspannung betroffen sind. Genitale Verspannungen, z. B. bei Vaginismus und Dyspareunien, können so diagnostisch eingeordnet und dann im Therapieplan gezielt berücksichtigt werden.

Auch wenn kontrollierte Studien fehlen, gilt der Einsatz von progressiver Muskelentspannung in der Sexualtherapie als erfolgreich. Dies gilt besonders für die Behandlung von sexueller Aversion, sexuell bedingten Schmerzen, des Verlusts des sexuellen Verlangens sowie von Erregungs- und Orgasmusstörungen. Häufig wird progressive Muskelentspannung dabei mit anderen Methoden kombiniert (Gromus, 2002; Kockott & Fahrner, 2000). Bei der Therapie sexueller Ängste werden die angstauslösenden Reize mit muskulärer Entspannung systematisch gekoppelt, was die Vermeidungsreaktion hemmt. Der Selbstverbalisation der behandelten Ängste kommt dabei vermutlich eine wichtige Rolle zu.

Imaginationsverfahren und Phantasieübungen. Imaginationsverfahren werden allgemein eingesetzt, um Anspannung zu reduzieren. Sie lassen sich deshalb auch gezielt bei sexuellen Problemen anwenden, besonders bei sexueller Aversion und bei Schmerzen beim Geschlechtsverkehr. Dabei sollen innere Dialoge, die die Sexualität mitsteuern, verändert und neue Perspektiven aufgebaut werden. Solche kognitiven Ansätze – häufig kombiniert mit anderen Entspannungsverfahren – werden zur Induzierung und inhaltlichen Ausgestaltung von sexuellen Phantasien genutzt und können auch auf die Imagination von Bewegungen und Handlungen ausgerichtet sein. Dabei werden häufig auch erotische Stimuli zur Provokation von sexuellen Phantasien eingesetzt. Studien aus den 1970er und 1980er Jahren zeigen, dass dabei sexuelle Stimulation eintritt (vgl. Gromus, 1993).

Dieser Ansatz wird in der Einzeltherapie angewandt, kann aber auch in der Paartherapie vorgeschaltet werden.

Sensualitätstraining (Sensate Focus). Dem Sensate Focus kommt eine besondere Bedeutung unter den Entspannungsansätzen in der Sexualtherapie zu. Es handelt sich um ein Kernelement in der Paartherapie, das bei sexuellen Störungen – besonders bei Erregungs- und Orgasmusstörungen – eingesetzt wird (vgl. Arentevicz & Schmidt, 1993; Masters & Johnson, 1973). Das gestuft aufgebaute Programm von Sensualitätsübungen – ein gegenseitiges Streicheln – zielt auf Entspannung beim jeweiligen Partner. Es soll die Fähigkeit beider Partner stärken, körperliche Gefühle und die Wahrnehmungsfähigkeit zu entwickeln sowie Leistungsorientierungen herabzusetzen. Das Paar lernt dabei auch, über eigene Bedürfnisse zu kommunizieren, und kann in dem entspannten Zustand ritualisiertes Verhalten zunehmend aufgeben sowie sexuelles Verhalten, Nähe und Zärtlichkeit „neu" lernen. Die vier Stufen des Sensate Focus sind:
► Stufe 1: Erkundendes Streicheln unter Aussparung der genitalen Regionen und der Brust,
► Stufe 2: Streicheln unter nur oberflächlichem Einbezug der genitalen Regionen und der Brust,
► Stufe 3: Intensives Erkunden unter Einbezug der Genitalien ohne das Ziel der Erregung und
► Stufe 4: Stimulierendes Streicheln des ganzen Körpers.

Die gestuften Streichelübungen werden zu Hause durchgeführt, andere über die jeweiligen Stadien der Übung hinausgehende sexuelle Kontakte sind verboten. Beide Beteiligte sollen die Streichelübungen entspannt und angstfrei erleben, dabei ist nicht sexuelle Erregung das Ziel, sondern Entspannung.

Erst nach Stufe 4 werden koitale Praktiken und spezielle Übungen für einige Unterformen der sexuellen Störungen eingeführt: beim Vaginismus Übungen mit Hegarstiften oder dem eigenen Finger der Frau, bei Erektionsstörungen die Teasing-Technik (sich selbst streicheln) und bei frühzeitigem Samenerguss die Squeeze- oder Stopp-Start-Technik (Techniken zur Unterbrechung sexueller Abläufe).

Im Prinzip sind diese Streichelübungen Entspannungsverfahren, mit deren Hilfe – wie bei der systematischen Desensibilisierung – bisherige sexuelle Abneigungen, Ängste und Vermeidungen verlernt werden sollen. Das Sensualitätstraining ist als ein zentrales Instrument bei der Behandlung aller Sexualstörungen anzusehen, vor allem bei Angst vor sexuellem Kontakt und psychisch bedingten sexuellen Funktionsstörungen beim Mann und bei der Frau. Sind Paare zu einer gemeinsamen Therapie bereit, so ist das Sensualitätstraining anderen Verfahren vorzuziehen.

Kombinierte Verfahren. Die Behandlung von sexuellen Störungen ist in der Regel multimodal und wird als Einzel-, Paar- oder Gruppentherapie durchgeführt (vgl. Gromus, 2002; Kockott & Fahrner, 2000; Strauß, 2001). Es kommen in der Regel kombinierte Verfahren zum Einsatz. Entspannungsverfahren unter Einschluss des Sensate Focus werden als wichtige Bausteine solcher Programme verstanden. Entspannungsverfahren ohne die Kombination mit anderen Therapieelementen sind – mit gelegentlichen Ausnahmen bei den Imaginationsverfahren – nicht üblich.

Ein solches multimodales Programm für beide Geschlechter (auch mit unterschiedlicher sexueller Orientierung) und bei unterschiedlichen sexuellen Störungen wird nachfolgend kurz skizziert. Es beinhaltet als wichtige Therapieelemente die Bearbeitung von Informationsdefiziten zur Sexualität, von sexuellen Mythen und ihrem Einfluss auf sexuelle Ängste und Erwartungen sowie von Kommunikationsdefiziten. Gegen Verkrampfung und Angst werden Entspannungsübungen (in der Regel progressive Muskelentspannung) durchgeführt. Durch Konfrontation mit dem eigenen Körper soll anschließend das Empfinden beim Streicheln geschärft, das Vertrauen in eigene Reaktionen aufgebaut und die Anspannung verlernt werden. Dabei wird die Erkundung des eigenen Körpers in Stufen vorgenommen; erst nach einer Erkundung des gesamten Körpers unter Aussparung der genitalen Regionen werden (wie auch beim Sensate Focus) genitale Regionen genauer untersucht und im Anschluss daran sensible Zonen ausgemacht. Die nächste Stufe beinhaltet dann ein Spiel mit der Erregung, wobei gezielt sexuelle Phantasien (Bilder oder ganze Geschichten) ausprobiert werden können. Auf die nächste Übungsstufe wird erst dann übergeleitet, wenn die vorhergehende entspannt erlebt wurde. Erst nachdem in der Einzeltherapie gelernt wurde, sich über Wünsche und Abneigungen klar zu werden, wird dazu übergegangen, mit einem eventuell vorhandenen Partner über die Erfahrungen zu kommunizieren. Im Anschluss daran ist eine Paartherapie sinnvoll. Besonders bei sexueller Aversion ist dieses Vorgehen indiziert, indem nach einer systematischen Desensibilisierung der spezifischen Abneigungen – z. B. Ekel vor Samenflüssigkeiten – die Paartherapie erfolgt (vgl. Gromus, 2002).

4 Indikation und Kontraindikation

Entspannungsverfahren bewirken eine willentliche Aufmerksamkeitsfokussierung (Hypnose, autogenes Training) bzw. eine Konfrontation mit dem Kontrast zwischen Spannung und Entspannung (progressive Muskelrelaxation) oder geben optische bzw. akustische Rückmeldungen (Biofeedback) an die Übenden. Mit unterschiedlichen Techniken wird der neuromuskuläre Tonus gesenkt und eine periphere Gefäßerweiterung angestrebt. Zudem sollen durch Entspannungsverfahren eine hohe Leistungsorientierung bei der sexuellen Interaktion und ein überhöhtes Anspannungsniveau sowie Ängste (vor sexueller Betätigung oder sexuellem Erleben) reduziert werden.

Indikation. Bei der Darstellung der verschiedenen Entspannungsverfahren und deren Anwendung bei den einzelnen sexuellen Störungen wurden spezifische Indikationsstellungen diskutiert. Allerdings fehlen bisher weitgehend empirisch gestützte Kriterien darüber, welche speziellen Entspannungstechniken bei welchen sexuellen Problemen in besonderer Weise geeignet sind. Insofern sind bei der Entscheidung für ein Verfahren die Vorerfahrungen und Einstellungen der Betroffenen und die individuellen Zielsetzungen, die mit dem Einsatz verbunden werden, in besonderem Maße zu berücksichtigen.

Kontraindikation. Auch zu den Risiken und Kontraindikationen von Entspannungsverfahren innerhalb der Sexualtherapie fehlt es an systematischen Studien. Dass solche Risiken aber grundsätzlich zu bedenken sind, soll an wenigen Beispielen angedeutet werden. So ist bei der Anwendung von Hypnoseverfahren die erhöhte Suggestibilität der Patienten zu berücksichtigen. Es können in der therapeutischen Situation sexuelle Gefühle entstehen, die für die therapeutische Beziehung problematisch sind. Zu beachten ist auch, dass Berichte über sexuellen Missbrauch unter Hypnose Patienten und Patientinnen verunsichern können. Das Gleiche gilt im Prinzip auch für die Anwendung von imaginativen Techniken. Bei der Beeinflussung von starken Schmerzen (Vaginismus, Dyspareunie) ist zu beachten, dass die Behandlung durch Verfahren wie autogenes Training eine Vasokonstriktion hervorrufen kann. Dies kann im ungünstigen Falle die Schmerzen verstärken.

5 Empirische Absicherung

Auf erhebliche Defizite der grundlagen- und anwendungsbezogenen Forschung zu Fragen der Wirksamkeit von Entspannungsverfahren im Rahmen der Sexualtherapie wurde wiederholt hingewiesen. Für diese Defizite gibt es allerdings auch stichhaltige Gründe. So ist die Durchführung von kontrollierten Studien bei einem so intimen Untersuchungsfeld besonders schwer zu realisieren. Zudem stellen Entspannungstherapien in der Regel nur ein Element innerhalb einer therapeutischen Gesamtkonstellation dar, was den isolierten Wirkungsnachweis per se erschwert.

Gleichwohl gibt es in diesem Bereich einen erheblichen Forschungsbedarf für ein breites Spektrum von interessanten und klinisch relevanten Fragen. Zu nennen sind hier u. a. Fragen, die sich auf die Versorgungspraxis beziehen, z. B. in welchem Ausmaß werden welche Entspannungsverfahren in der sexualtherapeutischen Versorgung tatsächlich angewandt, unter welcher angenommenen Indikationsstellung und mit welcher Konsequenz kommen sie zur Anwendung. Auch geschlechtsspezifische Unterschiede im Erleben, in der Akzeptanz und in der Durchführung von Entspannungstechniken sollten untersucht werden. Weiterhin sollte in grundlagenbezogenen Studien geklärt werden, ob es geschlechtsspezifische Unterschiede bezüglich der Rolle gibt, die An- und Entspannung bei der sexuellen Erregung spielen. Es drängt sich zuweilen der Eindruck auf, dass für Männer Sexualität eine gut funktionierende Entspannungsmethode ist, die Frauen weniger nutzen.

Weiterführende Literatur

Arentevicz, G. & Schmidt, G. (1993) (Hrsg.). Sexuell gestörte Beziehungen (3. Aufl.). Stuttgart: Enke.

Gromus, B. (2002). Sexualstörungen der Frau. Göttingen: Hogrefe.

Hauch, M. (Hrsg.) (2006). Paartherapie bei sexuellen Störungen. Das Hamburger Modell: Konzept und Technik. Stuttgart: Thieme.

Kockott, G. & Fahrner E.-M. (2000). Sexualstörungen des Mannes. Göttingen: Hogrefe.

Sigusch, V. (Hrsg.) (2001). Sexuelle Störungen und ihre Behandlungen. Stuttgart: Thieme.

Zitierte Literatur

Arentevicz, G. & Schmidt, G. (Hrsg.) (1993). Sexuell gestörte Beziehungen (3. Aufl.). Stuttgart: Enke.

Christmann, F. & Hoyndorf, S. (1990). Sexuelle Störungen. In D. Revenstorf (Hrsg.), Klinische Hypnose. Berlin: Springer.

Flor, H. & Birbaumer, N. (1993). Comparison of the efficacy of electromyographic biofeedback, cognitive behavioral therapy, and conservative medical interventions in the treament of chronic musculo-skeletal pain. Journal of Consulting and Clinical Psychology, 61, 653–658.

Gromus, B. (2002). Sexualstörungen der Frau. Göttingen: Hogrefe.

Gromus, B. (1993). Weibliche Phantasien und Sexualität. München: Quintessenz.

Hoon, P. W. Wincze, J. P. & Hoon, E. F. (1977). The effects of biofeedback and cognitive mediation upon vaginal blood volume. Behavior Therapy, 8, 694–702.

Jacobson, E. (1938). Progressive Relaxation. Chicago: University of Chicago Press.

Kockott, G. & Fahrner, E.-M. (2000). Sexualstörungen des Mannes. Fortschritte der Psychotherapie, Bd. 9. Göttingen: Hogrefe.

Kossak, H.-C. (2009). Hypnose. In F. Petermann & D. Vaitl (Hrsg.), Entspannungsverfahren. Das Praxishandbuch (4. Aufl.) (S. 99–115). Weinheim: Beltz/Psychologie Verlags Union.

Langer, D. & Langer, S. (1988). Sexuell gestörte und sexuell zufriedene Frauen: Eine empirische Untersuchung von Selbstdarstellungen von Frauen. Bern: Huber.

Leuner, H. & Schroeter, E. (1975). Indikationen und spezifische Applikationen der Hypnosebehandlung. Stuttgart: Huber.

Masters, W. H. & Johnson, V. E. (1973). Impotenz und Anorgasmie. Hamburg: Goverts, Krüger und Stahlberg.

Stetter, F. (1998). Was geschieht, ist gut. Entspannungsverfahren in der Psychotherapie. Psychotherapeut, 43, 209–220.

Strauß, B. (2001). Die Behandlung sexueller Probleme in der Gruppe. In V. Tschuschke (Hrsg.), Praxis der Gruppenpsychotherapie. Stuttgart: Thieme.

Vaitl, D. & Rief, W. (2009). Hypnose. In F. Petermann & D. Vaitl (Hrsg.), Entspannungsverfahren. Das Praxishandbuch (4. Aufl.) (S. 81–98). Weinheim: Beltz/Psychologie Verlags Union.

20 Somatoforme Störungen

Alexandra Martin • Winfried Rief

1 Symptomatik

> **Beispiel**
>
> **Symptomatik von Herrn T.** Herr T., ein 33-jähriger Lagerverwalter, berichtet, seit fünf Jahren unter Magenschmerzen, Durchfall, Übelkeit, Appetitlosigkeit, Schwindelgefühlen und Schweißausbrüchen zu leiden. In der Regel beginnen die Beschwerden morgens vor dem Aufstehen und klingen nachmittags wieder ab. In den vergangenen Monaten habe er zusätzlich „so etwas wie Anfälle" gehabt, bei denen ein plötzliches Schwächegefühl aufgetreten sei, so dass er nicht mehr habe stehen und sprechen können.
>
> Während Herr T. fast unbeteiligt von diesen zehnminütigen Funktionsausfällen spricht, die ihm nach eigenen Angaben keine Angst machen, beklagt er sich über die Magen-Darm-Beschwerden sehr. Sie würden ihn oftmals daran hindern, beruflichen Verpflichtungen und Freizeitaktivitäten nachzugehen, ihnen fühle er sich hilflos ausgeliefert.
>
> Verunsichert suchte Herr T. in den vergangenen Jahren wiederholt seinen Hausarzt und zahlreiche Fachärzte auf. Bei keiner der medizinischen Untersuchungen wurde ein pathologischer Organbefund festgestellt. Die ärztliche Rückversicherung, dass keine schwere Krankheit vorliege, kann Herr T. inzwischen gut akzeptieren. Seine Sorgen beziehen sich stärker auf die immer häufiger auftretenden Erschöpfungszustände, die ihn „zwingen", sich hinzulegen.

Dieses einführende Fallbeispiel zeigt, wie sich somatoforme Störungen äußern können. Kernmerkmal aller somatoformen Störungen sind körperliche Beschwerden, die nicht oder nicht ausreichend durch organische Befunde erklärt werden können. Zu den häufigsten organisch unklaren Beschwerden zählen Schmerzen im Rücken, in den Gelenken, in Armen und Beinen, im Kopf und Magen-Darm-Beschwerden (z. B. Blähungen, Speise-Unverträglichkeiten) sowie kardio-vaskuläre Symptome (Rief et al., 2001).

Epidemiologie. Die ersten Ergebnisse des in Deutschland durchgeführten Bundes-Gesundheits-Surveys weisen darauf hin, dass somatoforme Störungen mit einer Querschnitt-Prävalenz von 7,5 Prozent neben den affektiven Störungen und den Angststörungen zu den häufigsten psychischen Störungen zählen (Wittchen et al., 1999). In medizinischen Behandlungseinrichtungen – bei niedergelassenen Hausärzten genauso wie bei Fachärzten, z. B. der Gynäkologie, Rheumatologie und Kardiologie – kommen somatoforme Beschwerden noch wesentlich häufiger vor. So lagen beispielsweise bei ca. 50 Prozent der Patienten, die in zwei Allgemeinkrankenhäusern in London Hilfe suchten, medizinisch unklare Körperbeschwerden vor (Nimnuan et al., 2001). Zudem sind Patienten mit diesem Störungsbild auch häufig in psychosomatischen Fachkliniken in Behandlung – bei meist schon lange bestehender Krankheitsgeschichte, erheblicher funktioneller Beeinträchtigung und anderen komorbiden psychischen Störungen (Rief & Nanke, 2004).

Die beiden Klassifikationssysteme DSM-IV und ICD-10 unterscheiden verschiedene Unterformen der somatoformen Störungen, die unterschiedlich häufig auftreten. In einer eigenen Erhebung an Allgemeinarzt-Patienten mit organisch unklaren Körperbeschwerden war besonders die Gruppe der Patienten, die unter mehreren Körperbeschwerden in verschiedenen Organsystemen leiden (undifferenzierte somatoforme Störung und Somatisierungsstörung), sowie die Gruppe der Patienten mit Schmerzstörungen besonders groß, während das Vollbild der Hypochondrie und die Konversionsstörung seltener diagnostiziert wurden (Rief & Nanke, 2004).

2 Spezifisches Störungsmodell als Ansatzpunkt für Entspannungsverfahren

Bedingungsfaktoren somatoformer Störungen

Das Wissen über die ätiologischen Bedingungen von somatoformen Störungen ist nach wie vor begrenzt. In multifaktoriellen Modellen wird versucht, die Risikofaktoren, wie z. B. genetische Prädisposition, spezifische Lernerfahrungen (u. a. Krankheitsmodelle, kindliche Krankheitserfahrungen), kritische Lebensereignisse und soziodemographische Variablen, zu integrieren. In der Diskussion um aufrechterhaltende Bedingungen der somatoformen Störungen werden Bewertungs- und Wahrnehmungsbesonderheiten von Körpersymptomen als zentrale Faktoren betrachtet (Barsky & Wyshak, 1990; Sharpe & Bass, 1992).

Angenommen wird, dass körperliche Symptome durch körperliche Veränderungen oder Missempfindungen ausgelöst werden, die durch verschiedene Bedingungen entstehen (z. B. physiologische Erregung im Rahmen einer Stressreaktion, emotionale Begleitreaktion, harmlose Erkrankungen, spezielle Informationen, die die Aufmerksamkeit auf den Körper lenken). In Anlehnung an das Modell der somatosensorischen Verstärkung wird ein Prozess aus Wahrnehmung der körperlichen Veränderungen, katastrophisierender Fehlinterpretation, Erhöhung der Aufmerksamkeit für körperliche Sensationen im Rahmen ängstlicher Beobachtung mit physiologischem Erregungsanstieg und Symptomintensivierung angenommen (innerer Kreislauf in Abb. 20.1). Auch wenn es für die Klassifikation somatoformer Störungen zentral ist, dass die Beschwerden nicht oder nicht hinreichend durch organische Faktoren erklärt werden können, wird dennoch angenommen, dass physiologische Prozesse bei der Aufrechterhaltung der Beschwerden eine Rolle spielen.

Übersicht

Zu den für die Aufrechterhaltung der Beschwerden relevanten physiologischen Prozessen zählen Sharpe und Bass (1992):
► autonome Aktivierung
► Muskelanspannung
► vaskuläre Veränderungen
► Hyperventilation
► Schlafstörungen
► Konsequenzen physischer Inaktivität

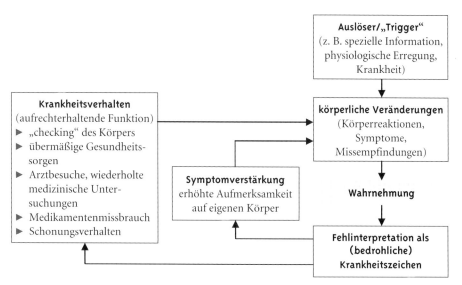

Abbildung 20.1. Störungsmodell somatoformer Störungen: Die Wahrnehmung der körperlichen Veränderungen kann zu Fehlinterpretationen führen, die eine Erhöhung der Aufmerksamkeit auf den eigenen Köper nach sich ziehen, was eine Symptomverstärkung begünstigt. Das Krankheitsverhalten kann zur Aufrechterhaltung der Beschwerden beitragen (Rief & Hiller, 1998)

Ungünstiges Krankheitsverhalten kann zur Aufrechterhaltung der Beschwerden beitragen (äußerer Kreislauf in Abb. 20.1). Zum Krankheitsverhalten werden Selbstuntersuchungen und Funktionsüberprüfungen („Checking"-Verhalten), intensive Inanspruchnahme medizinischer Leistungen und übertriebenes Schonungsverhalten (z. B. Vermeidung körperlicher Anstrengung aus Angst vor Symptomverschlimmerung) gezählt.

Verschiedene Befunde unterstützen die psychophysiologischen Erklärungsmodelle (Rief & Broadbent, 2007; Rief & Nanke, 1999). Sowohl kognitive, perzeptuelle, affektive, physiologische als auch verhaltensbezogene Aspekte scheinen im Krankheitsgeschehen bei somatoformen Störungen relevant zu sein, wenngleich ihre relative Bedeutung noch unklar ist. So ist es bisher nicht möglich zu beurteilen, ob und in welchem Maße die untersuchten Teilaspekte prädisponierende Risikobedingungen, aufrechterhaltende Faktoren oder Folgeerscheinungen darstellen. Gleichwohl erscheinen die Modellvorstellungen, wie z. B. die von Rief und Hiller (1998), als hinreichend plausibel, um dem betroffenen Patienten ein alternatives Erklärungsmodell für seine Beschwerden anbieten zu können.

Therapie von somatoformen Störungen

In Anlehnung an diese Störungsmodelle wurden inzwischen verschiedene Therapieansätze entwickelt.

Übersicht

Besonderheiten der Therapie von somatoformen Störungen

Zu den Besonderheiten der Therapie von somatoformen Störungen zählen folgende Teilaspekte:

▶ Motivation, Beziehungsgestaltung und Zieldefinition: Es wird häufig davon ausgegangen, dass Patienten mit organisch unklaren Beschwerden dazu tendieren, psychotherapeutische Behandlung abzulehnen, da sie sich als körperlich und nicht als psychisch krank einstufen. Auch kann die Therapie durch unterschiedliche Behandlungserwartungen des Patienten (medizinischer Art) und des Therapeuten (z. B. Verhaltensänderungen) erschwert werden. Zu Beginn ist es daher wichtig, dem Patienten zu vermitteln, dass er „ernst genommen wird" und die Glaubwürdigkeit seiner Beschwerden zu bestätigen. Gerade bei dieser Zielgruppe ist es sinnvoll, mit einem „symptomorientierten" therapeutischen Vorgehen zu beginnen und realistische Therapieziele zu vereinbaren (z. B. „Bewältigung verbessern" statt „Heilung/Symptomfreiheit").

▶ Modifikation bzw. Erweiterung eines organmedizinischen Krankheitsmodells: Da die Unerklärbarkeit der Symptome das Leiden der Patienten erhöht, wird die Vermittlung eines Krankheitsmodells als ein zentraler Therapiebestandteil erachtet. Ausgehend von den subjektiven Erklärungen des Patienten, sollte ein plausibles Bedingungsmodell erarbeitet werden, das sowohl physiologische als auch psychologische Faktoren einbezieht.

► Aufbau von Bewältigungsstrategien und Abbau von ungünstigem Krankheitsverhalten: Gemeinsam mit dem Patienten sollte das individuelle Krankheitsverhalten identifiziert (z. B. körperliche Schonung, Rückversicherungswünsche, Selbstbeobachtung und Kontrollverhalten) und dessen Konsequenzen erarbeitet werden. Ungünstiges Krankheitsverhalten sollte zunehmend durch eigene aktive Bewältigungsstrategien ersetzt werden.

Wozu Entspannung bei somatoformen Störungen?

Beeinflussung beteiligter physiologischer Prozesse. An den verschiedenen Somatisierungsbeschwerden können sehr unterschiedliche physiologische Mechanismen beteiligt sein, wie z. B. erhöhte Muskelanspannung bei chronischen Schmerzen (Flor et al., 1991; Geisser et al., 2005), veränderte Atmungsmuster und Hyperventilation bei nicht-kardialem Brustschmerz und funktionellen Herzbeschwerden (Wilhelm et al., 2001) und Beteiligung des autonomen Nervensystems bei Reizdarmbeschwerden (Tougas, 1999). Daher werden Entspannungsmethoden und Biofeedback vorgeschlagen, um auf der physiologischen Ebene der Symptomatik einzuwirken.

Aktives Bewältigungsverhalten statt ungünstiges Krankheitsverhalten. Ein generelles Therapieziel bei somatoformen Störungen besteht im Abbau dysfunktionalen Krankheits- und Schonverhaltens. Einerseits geht es oftmals um den Aufbau körperlicher Aktivitäten, andererseits können gerade Entspannungs- und Ablenkungstechniken glaubwürdige Alternativen zu „schonendem Rückzug" darstellen.

Verbesserung der Kontrollüberzeugung. Durch die Anwendung aktiver Bewältigungsstrategien kann die Überzeugung gefestigt werden, Kontrolle über körperliche Prozesse zu gewinnen. Gerade vor dem Hintergrund der langjährigen Krankheitsgeschichte, komorbider Depressivität und dem Gefühl, den Beschwerden hilflos ausgeliefert zu sein, ist die Verbesserung der eigenen Kontrollüberzeugung und des Vertrauens in die eigenen Bewältigungsstrategien ein wichtiges Therapieziel.

Entspannung als Möglichkeit, den Körper wieder positiv zu erleben. Aufgrund der aus den Beschwerden resultierenden Beeinträchtigungen nehmen sich die Patienten oftmals als „schwach, kränklich und nicht belastbar" wahr. An die Stelle der erhöhten Sensibilität für körperliche Missempfindungen sollte verstärkt die Wahrnehmung „gutartiger" Körperempfindungen treten – z. B. im Rahmen von Entspannungsvorgängen.

3 Vorgehen

Phasen der Entspannungstherapie bei somatoformen Störungen

Das praktische Vorgehen bei der Anwendung von Entspannung bei Patienten mit somatoformen Beschwerden kann unabhängig vom eingesetzten Verfahren in Teilaspekte untergliedert werden, die im Folgenden beschrieben werden.

Rational ableiten für Entspannung als Bewältigungsstrategie. Die Effektivität von Entspannungsverfahren basiert u. a. auf der Bereitschaft, diese regelmäßig anzuwenden. Viele Patienten haben im Rahmen ihrer Behandlungsgeschichte schon einmal ein Entspannungsverfahren kennen gelernt, ohne es aber zu Hause weiter praktiziert zu haben. Die Bereitschaft dazu kann verbessert werden, wenn dem Patienten das Therapieangebot glaubwürdig und im Hinblick auf die Bewältigung seiner Beschwerden Erfolg versprechend erscheint. Hierzu können sowohl unspezifischere Stressmodelle als auch störungsspezifische komplexere Modelle (siehe Abb. 20.1) herangezogen werden. Gerade für Patienten mit somatoformen oder anderen psychosomatischen Beschwerden kann es zunächst wichtig sein, dass sie den Zusammenhang zwischen Auslösebedingungen, Bewertungsprozessen und körperlichen Reaktionen nachvollziehen können. Durch Verhaltensexperimente oder Biofeedback-Demonstrationen kann für den Patienten „spürbar und sichtbar" gemacht werden, wie sensibel sein Körper auf verschiedene Bedingungen reagiert. Die Vermittlung von Informationen über die Funktionsweise des vegetativen Nervensystems (Sympathikus, Parasympathikus) unter Stress- und Entspannungsbedingungen ergänzt das Vorgehen. Dabei ist es wichtig, die Stressreaktion des Körpers als „angeborenen, adaptiven Prozess auf plötzlich eintretende Veränderungen" einzuführen und die Selbstregulationsfähigkeit des Körpers zu betonen. Für den Patienten wird nachvollziehbar, dass die Stressreaktion zwar automatisch einsetzt, man sie jedoch willentlich mit Hilfe von Entspannung beeinflussen kann.

Entspannungsmethode einführen und demonstrieren. Zur Vorbereitung von Patienten mit somatoformen Beschwerden gehört es, sie auf mögliche körperliche Veränderungen während der Entspannungsübung hinzuweisen (z. B. Wärme-, Schwere-, Kribbelgefühle in Händen/Füßen/Extremitäten). Auch bestehende Symptome, wie z. B. Schmerzen, können durch die Aufmerksamkeitslenkung deutlicher in den Fokus der Wahrnehmung rücken. In diesen Fällen helfen ggf. Entspannungsformen, bei denen die Aufmerksamkeit auf „gutartige" Empfindungen oder andere Inhalte (z. B. Phantasiereisen) gelenkt wird.

Durchführung der Entspannungsübung. Die einzelnen Entspannungsübungen können je nach gewähltem Verfahren von unterschiedlicher Dauer sein. Zu Beginn der Therapie ist es sinnvoll, die Entspannungsphasen auf 10 bis 15 Minuten zu begrenzen, um mögliche Störungen frühzeitig zu erkennen.

Nachbesprechung der Entspannungsübung. Besondere Bedeutung kommt der Besprechung der Erfahrungen zu, welche die Patienten während der Entspannung gemacht haben. Diese Nachbesprechung bietet nicht nur die Möglichkeit, die erfolgreiche Durchführung von therapeutischer Seite zu verstärken, sondern auch die Gelegenheit, entstandene Schwierigkeiten aufzugreifen (z. B. Unsicherheiten bezüglich der Übung, Konzentrationsstörungen, Ablenkung durch äußere Faktoren, störende Gedanken, Erwartungsdruck oder Missempfindungen).

Vereinbarung täglicher Übungen (als Hausaufgabe). Da das Entspannungsverfahren eine Bewältigungsstrategie im Sinne einer Selbsthilfestrategie darstellt, werden die Rahmenbedingungen für den häuslichen Einsatz gemeinsam mit dem Patienten konkretisiert (wie häufig einsetzen, wo, wie, wann). Patienten mit somatoformen Beschwerden sind darauf vorzubereiten, dass sich die Beschwerden eher graduell verbessern, statt vollständig zu remittieren. Damit sie selbst diese Veränderungen beobachten und den Verlauf der Entspannungstherapie überprüfen können, erscheint der Einsatz von Symptomtagebüchern oder Übungsprotokollen sinnvoll.

Wahl des Entspannungsverfahrens bei somatoformen Störungen

Da nach bisherigem Wissensstand wenig über die differentielle Indikation von Entspannungsverfahren bei somatoformen Beschwerden bekannt ist, orientiert sich die Entscheidung für ein bestimmtes Verfahren an den Vorerfahrungen und an der Symptomatik des Patienten sowie an der Kompetenz des Therapeuten. Grundsätzlich kommen sowohl die progressive Muskelentspannung (siehe Kapitel 8), autogenes Training (siehe Kapitel 3), Atemtechniken, imaginative Verfahren (siehe Kapitel 6) wie auch Biofeedback (siehe Kapitel 4) in Frage.

Einige Anwendungsvorzüge von progressiver Muskelentspannung, Biofeedback und imaginativen Verfahren bei dieser Zielgruppe werden nachfolgend zusammengefasst.

Progressive Muskelentspannung. Das Verfahren ist leicht erlernbar, insbesondere seit das ursprüngliche Vorgehen von Jacobson (Jacobson, 1929) so modifiziert wurde, dass der Trainingsaufwand auf wenige Sitzungen und wenige Muskelgruppen reduziert wurde, wie z. B. in der Variante nach Bernstein und Borkovec (Bernstein & Borkovec, 1973). Das Verfahren ist im Alltag gut anwendbar, da es im Sitzen durchgeführt werden kann, und Kurzformen möglich sind. Die strukturierte Abfolge der An- und Entspannung definierter Muskelgruppen kann dem

Patienten helfen, sich auf die Körperwahrnehmung statt auf dysfunktionales Grübeln zu konzentrieren. Gerade bei Schmerzsymptomen, die mit erhöhter Muskelanspannung einhergehen, kann das Verfahren indiziert sein, um den Anspannungstonus zu senken. Allerdings ist bei der Durchführung darauf zu achten, dass der Patient die Muskeln nicht so stark anspannt, dass es unmittelbar zur Schmerzintensivierung kommt.

Imaginative Verfahren. Imaginative Verfahren können in der Therapie somatoformer Störungen als eigenständige Bewältigungsstrategie im Sinne der Aufmerksamkeitsumlenkung bzw. Ablenkung eingeführt werden. Auch als Verhaltensexperimente sind sie nutzbar, um dem Patienten z. B. zu verdeutlichen, wie Körperbeobachtung zur Verstärkung von Beschwerden führen kann, während die Beschäftigung mit positiven Erfahrungen, angenehmen Erinnerungen und Entspannungsbildern zu einer vorübergehenden Abnahme der Körperbeschwerden beitragen.

Biofeedback. Mit Hilfe des Biofeedbacks können psychophysiologische Zusammenhänge demonstriert werden, so dass die Patienten „sehen" können, welche Auswirkungen verschiedene mentale Prozesse auf körperlicher Ebene haben können. Außerdem kann die Stressreaktion des Körpers und die anschließende Normalisierung der physiologischen Vorgänge dargestellt werden. Auf dieser Basis lassen sich Entspannungsübungen als plausible Bewältigungsstrategie im Umgang mit den Beschwerden ableiten. Patienten, die körperliche Veränderungen der Entspannungsreaktion (noch) nicht wahrnehmen können, ermöglicht die Aufzeichnung der physiologischen Signale eine Rückmeldung über die im Körper stattfindenden Prozesse. Biofeedback hat auch den Vorteil, dass nicht nur die generelle Entspannungsfähigkeit verbessert wird, sondern durch die Wahl der Rückmeldesignale (z. B. Muskelaktivität, Atemfrequenz und -kurve) die Kontrolle über spezifische körperliche Vorgänge erlernt werden kann, von denen angenommen wird, dass sie an der Symptomatik beteiligt sind. Positive Lernerfahrungen werden begünstigt durch die schrittweise Anpassung des Übungskriteriums (z. B. durch Schwellenwerte bei Muskelanspannung) und kontinuierliche visuelle oder akustische Rückmeldung. Auf diese Weise baut das Verfahren das Vertrauen in die eigene Kontrollfähigkeit auf.

In einer Studie von Nanke und Rief (2000) schätzten Patienten mit somatoformen Störungen die Biofeedback-Behandlung als glaubwürdigeres Verfahren zur Bewältigung ihrer Beschwerden ein als die reine Entspannungstherapie.

Biofeedback-Therapie bei Herrn T. Mit dcm Patienten Herrn T. wurden folgende Therapieziele in Bezug auf seine Beschwerden vereinbart:
▶ Entwicklung eines Krankheitsmodells
▶ Erarbeiten von Bewältigungsstrategien im Umgang mit den Körperbeschwerden

Bericht über den Therapieverlauf. Während einer Biofeedback-Sitzung, bei der eine kontinuierliche Mehrkanalableitung vorgenommen wurde, reagierte Herr T. auf einen Belastungstest mit einer typischen physiologischen Stressreaktion: Anstieg der Muskelanspannung im Schulter-Nacken-Bereich, Anstieg der Hautleitfähigkeit, Beschleunigung der Atemfrequenz. Er selbst spürte unmittelbar eine leichte Beschwerdezunahme. Dies veranschaulichte ihm die psychophysiologischen Zusammenhänge. Durch Verhaltensexperimente wurde die Wirkung der Aufmerksamkeit auf die Wahrnehmung von Körperbeschwerden verdeutlicht. Der Patient erkannte, dass er sehr häufig automatisch bereits kurz nach dem Aufstehen sein körperliches Befinden hinsichtlich Magendruck überprüfte („checking -behaviour"). Wenngleich er keine schwere Erkrankung befürchtete, so verunsicherte ihn doch, dass er Anomalien feststellte. Die hierdurch ausgelöste Anspannung mündet in Verbindung mit der erhöhten Selbstbeobachtung in einem symptomaufrechterhaltenden Teufelskreis.

Während weiterer Biofeedback-Sitzungen zeigte sich, dass Herr T. sich sehr gut entspannen kann. Als besonders hilfreich erachtete er Übungen zur Atembeobachtung (mit Rückmeldung der Atemverlaufskurve und Erfassung der Atemfrequenz). Diese führten dazu, dass er regelmäßiger und subjektiv weniger verkrampft atmete. Zwischen den Sitzungen führte Herr T. bei Auftreten von gastrointestinalen Symptomen die Übungen zur Atembeobachtung durch und berichtete anschließend, dass er insbesondere dann, wenn die Beschwerden einsetzten bzw. noch nicht so stark waren, eine Verschlimmerung abwenden konnte. Darüber hinaus erlebte Herr T. äußere Ablenkungsstrategien (Unternehmungen mit anderen Menschen, Zeichnen, Naturbeobachtung, Radfahren) als hilfreich.

Zum körperlichen Beschwerdebild. Auch während der Therapie traten mehrfach die vom Patienten beschriebenen gastrointestinalen und vegetativen Beschwerden auf. Psychosoziale Belastungsfaktoren konnten in ein für den Patienten plausibles Krankheitsmodell integriert werden. Da während der Therapie vorübergehende Belastungen bei der Bearbeitung offener Problembereiche entstanden, war eine anhaltende Symptomverbesserung nicht zu erzielen. Insgesamt schätzte er zum Therapie-Ende seine Einflussmöglichkeiten auf das körperliche Beschwerdebild jedoch deutlich besser ein. In Zukunft, beschloss er, diese bereits bei anfänglichen Anzeichen (Magendruck und Übelkeit) zur Verbesserung oder Verhinderung einzusetzen.

4   Modifikation des Standardvorgehens

Die dargestellten Methoden eignen sich gut, um sie miteinander zu kombinieren. In der Therapie von Schmerzzuständen wurde bereits häufiger Biofeedback mit progressiver Muskelentspannung zusammen eingesetzt. In ein bis drei Biofeedback-Sitzungen können beispielsweise körperliche Vorgänge unter Ruhe- und Belastungsbedingungen gemessen, die Reaktivität auf verschiedene Auslösebedingungen (individuelle Stressoren) demonstriert, die Selbstregulationsfähigkeit des Patienten überprüft und das Therapiekonzept für Entspannungsübungen abgeleitet werden. Die Methoden der progressiven Muskelentspannung werden eingeübt, und der Patient erhält unterstützendes Material zur selbständigen Anwendung der Entspannungsmethode (schriftliche oder auditive Instruktionen, Selbstbeobachtungsprotokolle). Nach einer angemessenen Erprobungsphase kann eine weitere Biofeedback-Sitzung angeboten werden, um zwischenzeitliche Veränderungen zu überprüfen.

Ein solches Vorgehen schlägt z. B. Schwartz (1995) bei der Behandlung von Kopfschmerzen unter dem Etikett „Prudent Limited Office Treatment" (PLOT) vor. Das Entspannungsverfahren wird mit einer minimal notwendig erscheinenden Sitzungsanzahl eingeführt, und nur wenn keine akzeptable symptomatische Verbesserung erzielt wird, sollte zu einem intensiveren Therapieprogramm (vertiefendes Entspannungstraining, Biofeedback, kognitive Verhaltenstherapie) übergegangen werden. Ziel einer solchen Kombinationstherapie ist es, die Compliance und Effektivität des Entspannungsverfahrens zu verbessern. Außerdem gehen bei dem gestuften Therapieprogramm neben Effektivitäts- auch Kosteneffizienz-Überlegungen mit ein.

5   Indikation und Kontraindikation

Die Indikation zur Anwendung von Entspannungsverfahren bei organisch nicht hinreichend begründeten Beschwerden hängt von der Zielsetzung in der Therapie ab. Es ist aus klinischer Sicht jedoch eher unwahrscheinlich, dass bei Bestehen einer somatoformen Störung die alleinige Anwendung eines Entspannungsverfahrens als therapeutische Methode ausreicht; empirische Befunde liegen hierzu bisweilen nicht vor. Im Sinne so genannter „stepped care"-Behandlungsmodelle könnten Entspannungsverfahren jedoch frühzeitig im Krankheitsgeschehen als Selbsthilfestrategie vermittelt und angewandt werden. Parallel zur Vermittlung von Entspannungstechniken sollte dem Patienten in jedem Falle verdeutlicht werden, dass die begrenzte und gezielt eingesetzte Entspannung als aktive Bewältigungsstrategie gilt und nicht mit herkömmlicher körperlicher Schonung gleichzusetzen ist.

6   Empirische Absicherung

Kombination mit Entspannungsverfahren. In kognitiv-verhaltenstherapeutischen Programmen zur Behandlung somatoformer Störungen sind Entspannungsverfahren oftmals ein wichtiger Bestandteil. In der psychologischen Schmerztherapie zählen sie zu den am häufigsten eingesetzten Techniken. Von den Patienten, die unter unklaren Körperbeschwerden leiden, scheinen Entspannungsverfahren gut akzeptiert zu werden. In einer Untersuchung wurde die Effektivität einer einmaligen Intervention (über ca. 3 Stunden) bei Patienten mit somatoformen Beschwerden, die sich in einer Allgemeinarztpraxis in Behandlung befanden, überprüft. Dabei entschieden sich die meisten Patienten für Entspannungsverfahren allein oder in Kombination mit den anderen vermittelten Techniken (körperliche Aktivitäten, Umgang mit Bewertungsprozessen) als Bewältigungsstrategie (Martin et al., 2007).

Isolierte Entspannungsverfahren. Dem gegenüber existieren kaum kontrollierte Studien zur Überprüfung der Effektivität isolierter Entspannungsverfahren bei somatoformen Störungen, so dass keine Aussagen zur differentiellen Indikation einzelner Verfahren gemacht werden können. Empirisch gut abgesichert ist die Effektivität von progressiver Muskelentspannung bei z. B. Kopfschmerzen vom Spannungstyp. Bei anderen Schmerzsyndromen scheint allerdings in jedem Fall eine Kombination mit anderen therapeutischen Maßnahmen indiziert zu sein (siehe Kapitel 8).

Biofeedback. Die Wirksamkeit eines Atemfeedback-Trainings (Anleitung zur Zwerchfellatmung) bei Patienten mit funktionellen Herzbeschwerden wiesen DeGuire et al. (1996) im Vergleich zu einer unbehandelten Kontrollgruppe nach. Die symptomatischen Verbesserungen und physiologischen Veränderungen (reduzierte Atemfrequenz, CO_2-Partialdruck) konnten von den Patienten auch nach drei Jahren noch aufrechterhalten werden.

In einer eigenen Studie verglichen wir die Wirkung einer sechs Sitzungen umfassenden Behandlung mit Biofeedback bzw. mit progressiver Muskelentspannung bei Patienten, die sich mit multiplen somatoformen Beschwerden in stationärer Behandlung befanden (Nanke & Rief, 2000). In beiden Gruppen konnte ein signifikanter Zuwachs an internaler Kontrollüberzeugung nachgewiesen werden. Über alle sechs Sitzungen hinweg wurden in der Biofeedback-Gruppe jedoch „Glaubwürdigkeit und Zufriedenheit mit der Therapie" und „subjektive Fortschritte" höher eingeschätzt als in der Vergleichsgruppe. Diese

Studie ermöglicht jedoch keine Aussage über die Auswirkung des Verfahrens auf die körperliche Symptomatik. Insgesamt weisen vorliegende Studien auf die Wirksamkeit von Biofeedback bei organisch unklaren Schmerzbeschwerden hin – dagegen ist die weitere Evaluation v. a. bei multiplen somatoformen Symptomen nötig (Nanke & Rief, 2004).

Kognitiv-verhaltenstherapeutische Behandlungsprogramme. Inzwischen liegen einige kontrollierte Therapiestudien zu somtoformen Störungen vor, bei denen multimodale Behandlungsprogramme untersucht wurden. Diese umfassten in unterschiedlicher Gewichtung kognitive Therapie, Verhaltenstherapie oder Entspannungsverfahren. Im Überblick der Therapiestudien zeigten sich sowohl symptomatische Verbesserungen als auch eine Abnahme des Krankheitsverhaltens, eine Verbesserung des Funktionsniveaus sowie eine geringere Inanspruchnahme medizinischer Leistungen (Looper & Kirmayer, 2002; Sumathipala, 2007). Der Effekt, der im Rahmen eines solchen Behandlungsprogramms dem Entspannungsverfahren als Therapiebaustein zukommt, lässt sich bisher nicht beurteilen. Deale et al. (2001) verglichen beispielsweise die Wirkung einer kognitiven Verhaltenstherapie mit einer isolierten Entspannungstherapie bei chronischem Müdigkeitssyndrom. In ihrer Fünf-Jahres-Nachbefragung schilderten signifikant mehr Personen der Gruppe mit kognitiver Verhaltenstherapie ihr Befinden als „sehr verbessert" als Personen der Entspannungsgruppe (68 Prozent versus 36 Prozent). Demgegenüber fanden Clark et al. (1998) in ihrer Therapievergleichsstudie bei Hypochondrie sowohl bei kognitiver Therapie als auch bei Stressmanagement (mit Vermittlung des Stressmodells und Entspannung als Bewältigungsstrategie) signifikante Besserungen im Vergleich zu einer Wartekontrollgruppe, während sich die beiden Interventionen zum Nachbefragungszeitpunkt (nach 12 Monaten) nicht mehr systematisch voneinander unterschieden. In der kontrollierten Studie von Bleichardt et al. (2004) wurde gezeigt, dass eine kognitiv-behaviorale Gruppentherapie bei stationär behandelten Patienten mit somatoformen Störungen (zusätzlich zum Standardbehandlungsprogramm der verhaltensmedizinischen Klinik) einer Entspannungs-Kontrollgruppe im Hinblick auf die Abnahme von Inanspruchnahmeverhalten überlegen ist. In beiden Gruppen zeigten sich allerdings Behandlungseffekte bezüglich Symptomatik, allgemeiner Psychopathologie und Lebensqualität. Anzumerken ist, dass auch die kognitiv-behaviorale Gruppentherapie Elemente wie progressive Muskelentspannung und eine Biofeedback-Demonstration zum Stressmodell enthielt.

Die Wirksamkeit von kognitiv-verhaltenstherapeutischen Behandlungsprogrammen gilt als nachgewiesen. Viele dieser Programme enthalten Entspannungstherapie als Teilkomponente. Die relative Bedeutung der Entspannungsverfahren ist bisher allerdings nicht zu beurteilen. Ebenso wenig lässt sich exakt entscheiden, welche Patienten mit welchen Beschwerden besonders von diesen Maßnahmen profitieren.

Weiterführende Literatur

Looper, K. J. & Kirmayer, L. J. (2002). Behavioral medicine approaches to somatoform disorders. Journal of Consulting and Clinical Psychology, 70, 810–827.

Rief, W. & Hiller, W. (1998). Somatisierungsstörung und Hypochondrie. Göttingen: Hogrefe.

Sharpe, M., Bass, C. & Mayou, R. (1995). An overview of the treatment of functional somatic symptoms. In C. B. R. Mayou & M. Sharpe (Hrsg.), Treatment of functional somatic symptoms. Oxford: Oxford University Press.

Zitierte Literatur

Barsky, A. J. & Wyshak, G. L. (1990). Hypochondriasis and somatosensory amplification. British Journal of Psychiatry, 157, 404–409.

Bernstein, D. A. & Borkovec, T. D. (1973). Progressive relaxation training. Champaign: Research Press.

Bleichhardt, G., Timmer, B. & Rief, W. (2004). Cognitiv behavioral therapy for patients with multiple somatoform symptoms – a randomised controlled trial in tertiary care. Journal of Psychosomatic Research, 56, 449–454.

Clark, D. M., Salkovskis, P. M., Hackman, A., Wells, A., Fennell, M., Ludgate, J. et al. (1998). Two psychological treatments for hypochondriasis. British Journal of Psychiatry, 173, 218–225.

Deale, A., Husain, K., Chalder, T. & Wessely, S. (2001). Long-term outcome of cognitive behavior therapy versus relaxation therapy for chronic fatigue syndrome: A 5-year follow-up study. American Journal of Psychiatry, 158, 2038–2042.

DeGuire, S., Gevirtz, R., Hawkinson, D. & Dixon, K. (1996). Breathing retraining: A three year follow-up study of treatment for hyperventilation syndrome and associated functional cardiac symptoms. Biofeedback and Self-Regulation, 21, 191–198.

Flor, H., Birbaumer, N., Schulte, W. & Roos, R. (1991). Stress-related electromyographic responses in chronic temperomandibular pain. Pain, 46, 145–152.

Geisser, M. E., Ranavaya, M., Haig, A. J., Roth, R. S., Zucker, R., Ambroz, C. & Caruso, M. (2005). A meta-analytic review of surface electromyography among persons with low back pain and normal, healthy controls. The Journal of Pain, 6, 711–726.

Jacobson, E. (1929). Progressive Relaxation. Chicago: University of Chicago Press.

Looper, K. J. & Kirmayer, L. J. (2002). Behavioral medicine approaches to somatoform disorders. Journal of Consulting and Clinical Psychology, 70, 810–827.

Martin, A., Rauh, E., Fichter, M. & Rief, W. (2007). A one-session treatment for patients suffering from medically unexplained symptoms in primary care: A randomized clinical trial. Psychosomatics, 48, 294–303.

Nanke, A. & Rief, W. (2000). Biofeedback-Therapie bei somatoformen Störungen. Verhaltenstherapie, 10, 238–248.

Nanke, A. & Rief, W. (2004). Biofeedback in somatoform disorders and related syndromes. Current Opinion in Psychiatry, 17, 133–138.

Nimnuan, C., Hotopf, M. & Wessely, S. (2001). Medically unexplained symptoms. An epidemiological study in seven specialities. Journal of Psychosomatic Research, 51, 361–367.

Rief, W. & Broadbent, E. (2007). Explaining medically unexplained symptoms – models and mechanisms. Clinical Psychology Review, 27, 821–841.

Rief, W., Hessel, A. & Braehler, E. (2001). Somatization symptoms and hypochondriacal features in the general population. Psychosomatic Medicine, 63, 595–602.

Rief, W. & Hiller, W. (1998). Somatisierungsstörung und Hypochondrie. Göttingen: Hogrefe.

Rief, W. & Nanke, A. (1999). Somatization disorder from a cognitive-psychobiological perspective. Current Opinion in Psychiatry, 12, 733–738.

Rief, W. & Nanke, A. (2004). Somatoform disorders in primary care and inpatient settings. Advances in Psychosomatic Medicine, 26, 144–158.

Schwartz, M. S. (1995). Headache: Selected issues and considerations in evaluation and treatment. Part B: Treatment. In M. S. Schwartz (Hrsg.), Biofeedback. A practitioner's guide. (S. 354–410). New York: Guilford Press.

Sharpe, M. & Bass, C. (1992). Pathophysiological mechanisms in somatization. International Review of Psychiatry, 4, 81–97.

Sumathipala, A. (2007). What is the evidence for the efficacy of treatments for somatoform disorders? A critical review of previous studies. Psychosomatic Medicine, 69, 889–900.

Tougas, G. (1999). The autonomic nervous system in functional bowel disorders. Canadian Journal of Gastroenterology, 13 (A), 15a–17a.

Wilhelm, F. H., Gevirtz, R. & Roth, W. T. (2001). Respiratory dysregulation in anxiety, functional cardiac, and pain disorders. Assessment, phenomenology, and treatment. Behavior Modification, 25, 513–545.

Wittchen, H.-U., Müller, N., Pfister, H., Winter, S. & Schmidtkunz, B. (1999). Affektive, somatoforme und Angststörungen in Deutschland – Erste Ergebnisse des Bundesweiten Zusatzsurveys „Psychische Störungen". Gesundheitswesen, 61, 216–222.

21   Sport und Bewegung

Michael Kellmann • Jürgen Beckmann

1   Problematik

Leistungsmindernde Reaktion. Muskuläre Verspannung, Angst und daraus resultierende psychische Anspannung beeinträchtigen die sportliche Leistungsfähigkeit. Sicherlich braucht ein Sportler zur Mobilisierung seiner Leistungsreserven im sportlichen Wettkampf eine hinreichende „Wettkampfspannung". Bei inadäquater Selbstregulation entsteht jedoch schnell ein für Leistung dysfunktionales „Startfieber" oder eine „Startapathie" (Puni, 1961). Über geeignete psychoregulative Verfahren werden Sportlern durch das sportpsychologische Training Selbstregulationsfertigkeiten vermittelt, die sie in die Lage versetzen, in Training und Wettkampf einen möglichst leistungsoptimalen Zustand der Aktivierung – d. h. ein angemessenes psychisches und physisches Erregungsniveau – herbeizuführen.

Das Selbstregulationstraining zielt dabei nicht primär auf eine unzweckmäßige und daher leistungsbeeinträchtigende körperliche Aktivierung, sondern vielmehr auf irrelevante Gedanken, die verunsichern und die Konzentration beeinträchtigen (Beckmann & Rolstad, 1997). Diese können auch aus der Wahrnehmung einer erhöhten körperlichen Aktivierung resultieren („Ich bin nervös"). Für die sportliche Leistung ist wesentlich, dass der Sportler in der Lage ist, das Auftreten einer solchen leistungsmindernden Reaktion zu vermeiden. Falls eine derartige Reaktion dennoch auftritt, sollte er über Fertigkeiten verfügen, mit ihr umzugehen. Dabei spielen Entspannungsverfahren eine zentrale Rolle.

Zu hohe oder niedrige Aktivierung. Voraussetzung für eine optimale Leistung im Sport ist neben dem Entspannen auch die systematische Anspannung oder Aktivierung bzw. der Wechsel zwischen Entspannung und Anspannung. Seit vielen Jahren geht man davon aus, dass eine optimale Leistung bei einer mittleren Aktivierung der Sportler zu erwarten ist (Yerkes & Dodson, 1908). Ist die Aktivierung zu niedrig, sind die Leistungskomponenten aufgrund fehlender Wettkampfspannung nicht abrufbar. Ist sie zu hoch, so ist aufgrund der damit einhergehenden muskulären Verspannung und Verkrampfungen eine gute Leistung nicht zu erwarten. Da die optimale Wettkampfspannung sowohl sportartenabhängig ist (vgl. Eberspächer, 2007) als auch individuell stark variieren kann, ergeben sich individuelle Ausprägungen einer optimalen Aktivierung. Um eine individuell optimale Wettkampfspannung herzustellen, sollten sich Athleten daher kontextabhängig mobilisieren oder aktivieren können.

Bei vielen sportpsychologischen Techniken ist die Fertigkeit, sich zu entspannen, eine Voraussetzung zu deren erfolgreichen Durchführung (Hahn, 1996). So setzt das mentale Training der Vorstellungsregulation (Eberspächer, 2007) einen entspannten Zustand voraus. Zudem ist die Entspannung in vielen sportpsychologischen Interventions- und Trainingsprogrammen eine wichtige Komponente (vgl. Janssen, 1996), wie z. B. im Kölner Psychoregulationstraining (Sonnenschein, 1984). Die Entspannungsfertigkeit erleichtert zudem bei einer plötzlich notwendigen Krisenintervention eine effektive Betreuung seitens des Trainers oder Sportpsychologen.

2 Funktionen des Entspannungstrainings im Sport

Entspannungsverfahren im Sport werden primär mit fünf Zielen eingesetzt:
(1) Langfristig soll sich eine größere Gelassenheit hinsichtlich der belastenden Trainings- und Wettkampfsituation einstellen, verbunden mit dem Aufbau von Erwartungen, sich selbst in diesen Situationen effektiv kontrollieren zu können.
(2) Kurzfristig sollen in der unmittelbaren Wettkampfvorbereitung störende Gedanken beseitigt werden, um eine möglichst vollständige Konzentration auf die Ausführung des Wettkampfes erreichen zu können. Dabei darf die notwendige Wettkampfspannung jedoch nicht reduziert werden.
(3) Entspannung ermöglicht kurzfristiges Abschalten oder Regenerieren in Wettkampfpausen oder bei Verzögerungen, ohne die Wettkampfspannung vollständig zu verlieren.
(4) Entspannung unterstützt die Regeneration nach dem Training und Wettkampf insbesondere auch bei Verletzungen.
(5) Schließlich bildet Entspannung die Grundlage für das Training weiterer Selbstregulationsfertigkeiten, wie z. B. der Imagination, ähnlich wie die systematische Desensibilisierung in der Verhaltenstherapie.
Aus diesen Zielen lässt sich ableiten, dass Entspannungstrainings im Sport eine Funktion haben als Maßnahme zur Entwicklung von Ausgeglichenheit, als Regenerationsbeschleuniger und als Selbststeuerung.

Entspannung als Maßnahme zur Entwicklung von Ausgeglichenheit

Persönlichkeitsentwicklung. Im langfristigen Training können Entspannungsverfahren zur Persönlichkeitsentwicklung des Sportlers im Sinne einer Steigerung der Ausgeglichenheit eingesetzt werden. Der Sportler lernt, sich selbst konzentriert und zugleich gelassen Problemen seiner sportspezifischen Anforderung zu stellen. Das Entspannungstraining wird dabei möglichst zu Beginn der Vorbereitung auf die neue Saison (1. Trainingsperiode) aufgenommen und über die gesamten Vorbereitungsperioden fortgeführt.

Schulung des Körpergefühls. Bei den unmittelbar körperbezogenen Zielen steht neben der Beseitigung von Verspannungen und einer Unterstützung der Regeneration die Sensitivierung und Fokussierung auf den eigenen Körper und die körperlichen Vorgänge im Vordergrund. Die Schulung des Körpergefühls kann die zu trainierenden Bewegungsabläufe unterstützen. Zudem soll natürlich ein Gefühl dafür entwickelt werden, wie sich verspannte und wie sich entspannte Muskulatur anfühlt. Mit dem Erwerb von Entspannungsfertigkeiten sollte der Aufbau von Kontrollübungen hinsichtlich der Fähigkeit zur Selbstregulation des eigenen körperlichen und psychischen Zustandes einhergehen.

Entwicklung größerer Gelassenheit. Der Sportler sollte gleichzeitig eine größere Gelassenheit entwickeln, die ihm erlaubt, unerwartete insbesondere ungünstige Bedingungen zu akzeptieren. Im Golfsport wird z. B. davon gesprochen, dass der Golfer Demut entwickeln sollte. Damit ist verbunden, dass sich die Wahrnehmungsschwellen gegenüber störenden Innen- und Außenreizen erhöhen. Es sollte sich darüber hinaus auch ein affektives Gleichmaß einstellen, so dass der Sportler nicht mehr emotional „Achterbahn fährt". Das Hochgefühl nach einem Erfolg wird nicht mehr mit absoluter Niedergeschlagenheit bei einem anschließenden Misserfolg quittiert. Dadurch sollte sich auch die Konzentrationsfähigkeit steigern lassen.

Steigerung des Wohlbefindens. Nicht zuletzt trägt die sich über das Entspannungstraining entwickelnde Ausgeglichenheit auch zur Steigerung des Wohlbefindens bei. Das positive Gesamtempfinden reduziert eine defensive Haltung und bahnt den Zugang zu eigenen Stärken und eigenen Ressourcen (vgl. Kuhl, 2001). So wird das Herbeiführen eines leistungsförderlichen „winning feeling" vor einem Wettkampf gefördert.

Entspannung als Regenerationsbeschleuniger

Effiziente Zeitnutzung. Erholungsprozesse im Leistungssport dienen auch zur Wiederherstellung der individuellen Handlungsvoraussetzungen und des Wohlbefindens nach Trainings- und Wettkampfbeanspruchungen (Allmer, 1996; Kellmann, 2002a). Im heutigen Hochleistungssport wird zwei- bis dreimal am Tag (Trainingslager) trainiert. Außerhalb der Trainingslager wirken Anforderungen aus Schule, Ausbildung, Studium bzw. Beruf sowie persönliche Beziehungen auf den Athleten ein, denen allen innerhalb eines zeitlich begrenzten Gesamtbudgets nachgegangen werden muss. Mit einer systematisierten Entspannung gelingt es, die zur Verfügung stehende knappe Ressource „Zeit" nach Trainingsbelastungen oder innerhalb kurzer Pausenzeiten innerhalb eines Tagesablaufes effizient zur Erholung zu nutzen. Daher kann die somatotrope und psychotrope Wirkung der Entspannung die Funktion eines „Regenerationsbeschleunigers" haben. Die Entspannung zwischen Trainingseinheiten bewirkt eine Beschleunigung des natürlichen Erholungsvorgangs und ermöglicht intensivere und erhöhte Trainingsbelastungen. Allmer (1996) führt aus, dass die physische Erholung nach Belastungen mit Unterstützung von Entspannungsverfahren schneller erfolgt als durch passive Erholung. Regenerationsprozesse spielen bei eintretender Ermüdung die entscheidende Rolle, um Handlungsfähigkeit nach Beanspruchungen wiederherzustellen.

Vermeidung von Übertraining. Gelingt die Regeneration nicht und akkumuliert die Beanspruchung, kann dies über einen längeren Zeitraum zu einem Übertrainings- bzw. Untererholungszustand führen (vgl. Kellmann, 2002b). Eine wichtige Ableitung dieser Überlegungen ist, dass es für den Betroffenen nicht negativ sein muss, hoch beansprucht zu sein, solange er Erholung zielgerichtet einsetzen kann. Im Kontext dieses Kapitels wird Entspannung somit als zielgerichtete Erholungsstrategie eingeordnet.

Ein wichtiger Indikator des Übertrainings ist eine im Trainingsplan nicht vorgesehene Leistungsstagnation bzw. -abnahme. Wesentliche Kennzeichen des Übertrainingszustandes sind zudem Einschlaf- und Durchschlafstörungen. Charakteristisch ist das Gedankenkreisen um ein bestimmtes Thema (meist die verminderte Leistungsfähigkeit), welches das Einschlafen verhindert und als Konsequenz zu einer verminderten Erholung führt, die sich wieder negativ auf die Leistungsfähigkeit auswirkt (Kellmann, 2002a). Dies ist häufig der Beginn eines Teufelskreises. Durch das bewusste Entspannen wird dem Gedankenkreisen eine fokussierende Handlungsanweisung entgegengesetzt, und als gewünschte Konsequenz schlafen die Athleten bei der Übung aufgrund ihres chronischen Übermüdungszustandes meist sehr schnell ein.

Entspannung als Selbststeuerung

Einschlafhilfe. In der kurzfristigen und unmittelbaren Wettkampfvorbereitung hat die Entspannung zwei wichtige Funktionen, die seitens des Sportlers aktiv gesteuert werden können. Zum einen berichten viele – mitunter auch erfahrene – Athleten, dass sie zwei oder drei Nächte vor dem Wettkampf schlecht ein- und durchschlafen können. Diese verminderte Schlafqualität und -quantität kann sich durch die mangelnde Erholung sowohl direkt körperlich leistungsmindernd auswirken als auch indirekt dadurch, dass ein Athlet nach schlechtem Schlaf daran zweifelt, überhaupt noch leistungsfähig zu sein. In dieser Situation kann die bewusste Herstellung eines Entspannungszustandes das Ausblenden störender und ablenkender Gedanken bewirken, was sich in einem schnelleren Ein- und Durchschlafen niederschlägt. Die Entspannung als „Einschlafhilfe" einzusetzen, ist für die meisten Aktiven eine handlungsleitende und funktionale Form, auf störende Kognitionen zu reagieren.

Konzentrationsaufbau am Wettkampftag. Am Wettkampftag erleben Athleten verschiedene Aktivierungsniveaus, abhängig von ihrer Erfahrung und der Selbststeuerungsfähigkeit. Wie ausgeführt, ist zur Erbringung sportlicher Leistung Wettkampfspannung notwendig, so dass das vorhandene Leistungspotential auch abgerufen werden kann. Daher sollte im Sinne einer Kontraindikation am Wettkampftag kein ausführliches Entspannungstraining mehr durchgeführt werden, da sonst die notwendige Spannung verloren geht. Nur unter der Voraussetzung, dass die Sportler gelernt haben, sich anforderungsabhängig wieder aktivieren zu können (Mobilisation, z. B. durch Schwunggymnastik, vgl. Eberspächer, 2007), ist der Einsatz umfassender Entspannungsmaßnahmen (z. B. progressive Muskelentspannung, autogenes Training) auch am Wettkampftag selbst sinnvoll. Für einige Athleten ist die Entspannung eine Strategie und Voraussetzung, um die für den Wettkampf notwendige Konzentration aufzubauen.

Entspannung durch Imagination. Falls die Sportler über die Fertigkeiten der Entspannung und Mobilisation nicht verfügen, so sollte am Wettkampftag die Entspannungsreaktion durch die Imagination eines Bildes ausgelöst werden. Es ist dabei in der Regel möglich, die Entspannung durch Konzentration auf die Atmung einzuleiten. Grundsätzlich sollten sich die Aktiven in der Wettkampfvorbereitung frühzeitig immer einmal wieder kurz entspannen, so dass „unkontrollierbare" Aktivierungsspitzen gar nicht entstehen. Gleiches gilt auch für die unmittelbare Wettkampfvorbereitung. So liegen z. B. im Rudern regelbedingt die Boote bis zu 10 Minuten vor Beginn des Rennens am Start, in denen die Aktiven durch einen ritualisierten Ablauf mit kleineren Aufgaben die Konzentration auf das Rennen aufbauen und gleichzeitig vermeiden, dass sich irrelevante Kognitionen manifestieren. Falls dies doch eintritt, soll durch die Imagination eines entspannenden Bildes eine Entspannungsreaktion ausgelöst werden, was wiederum eine Konzentration und Fokussierung auf den Wettkampf zur Folge haben soll.

3 Vorgehen

Beratungsgespräch. In der sportpsychologischen Betreuung kommt das Thema der Entspannung im anamnestischen Eingangsgespräch bzw. in den nachfolgenden Beratungsgesprächen direkt oder indirekt zur Sprache. Dabei geht es zunächst grundsätzlich um das aktuelle Anliegen des Sportlers, die Leistung zu stabilisieren bzw. zu optimieren; jedoch wird meist schnell deutlich, dass eine fehlende Schlüsselvariable die Entspannung ist. Somit wird weiter geprüft, wie sich der Aktive entspannt, und ob ein Entspannungszustand zielgerichtet hergestellt werden kann. Nach unserer Erfahrung haben vergleichsweise wenige Sportler systematisch ein Entspannungsverfahren erlernt, einige haben davon gehört oder einmal eine Sitzung mitgemacht, und der überwiegende Teil ist damit noch nicht in Berührung gekommen. Zusammen mit dem Sportler legt der Sportpsychologe das zu erlernende Verfahren fest und erläutert die Hintergrundinformationen und die Wirkungsweise. Die Festlegung richtet sich nach den Kriterien Vorerfahrung, Sportart und Problemsituation.

Aufbau des Entspannungstrainings. Der Aufbau des Entspannungstrainings im Sport entspricht dem allgemeinen Aufbau wie von Vaitl (2009) dargestellt. Zusätzlich erfolgt zum Abschluss der Phase „Ausbildung eines Entspannungszustandes" eine Imagination. Hier soll der Athlet sich in eine entspannende und positive Situation hineinversetzen und somit eine Koppelung des Entspannungszustandes an ein selbst gewähltes Bild vornehmen. Durch diese wiederholte Koppelung zwischen Entspannungszustand und Bild soll eine feste „Verbindung" entstehen, so dass die Vorstellung des Bildes bei den Athleten eine Entspannungsreaktion zur Folge hat (vgl. Martin et al., 1999; Petermann et al., 2009). Die Rücknahmephase bildet den Abschluss des Entspannungsverfahrens. Nach den ersten Sitzungen sollte eine Nachbesprechung evaluieren, ob die Phasen des Entspannungszustandes funktioniert haben, wo es Schwierigkeiten gab bzw. Modifikationen anzuraten sind.

Vorzüge der progressiven Muskelentspannung. Der Kanon der im Sport eingesetzten Entspannungsverfahren ist vielfältig und beinhaltet u. a. das autogene Training, das Biofeedback, die progressive Muskelentspannung und die Hypnose (vgl. Janssen, 1996; Weinberg & Gould, 2007; Williams, 2001). Überwiegend wird im Sport die progressive Muskelentspannung eingesetzt, da die Athleten durch den Trainingsprozess mit Entspannungs- und Anspannungsprozessen bereits vertraut sind, und diese Technik für sie das „körperlichste" der Entspannungsverfahren darstellt. Der Wechsel von Anspannung und Entspannung bei der Bewegungsausführung ist den Sportlern so gut vertraut, dass sie in der Regel keine Schwierigkeiten haben, sich den Instruktionen gemäß entspannen zu können. Daher wird die progressive Muskelentspannung meist gegenüber den anderen Verfahren vorgezogen. Jedoch ist auch hier zu beachten, dass nicht bei allen Sportlern jedes Verfahren gleich gut wirkt und somit regelmäßige Rückkoppelungsschleifen im Lernprozess beim Entspannungsverfahren wichtig sind, um gegebenenfalls a) das Verfahren zu modifizieren oder b) ein anderes auszuwählen.

Psychologisches Training. Bewährt hat sich nach Beckmann und Elbe (2008) auch ein psychologisches Training, bei dem im langfristigen Trainingsaufbau das Erlernen verschiedener Entspannungsverfahren in einer systematischen Sequenz erfolgt (siehe Abb. 21.1).

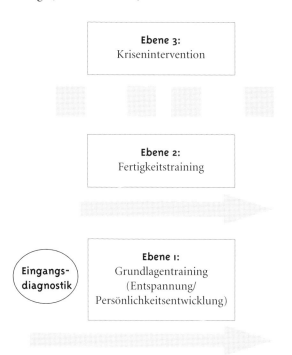

Abbildung 21.1. Aufbau des psychologischen Trainings (nach Beckmann & Elbe, 2008): Nach dem Grundlagentraining erfolgt das Erlernen verschiedener Entspannungsverfahren, die dann zur Krisenintervention eingesetzt werden können

In den ersten ein bis zwei Sitzungen wird zunächst eine entspannende Atemtechnik erlernt. Lindemann (1984) folgend wird die Ausatmung gegenüber der Einatmung bewusst deutlich verlängert. Nach der Ausatmung folgt eine kurze Pause, nach der die Einatmung automatisch wieder einsetzt. Gegebenenfalls kommt in dieser Phase zusätzlich Biofeedback zur Vermittlung eines Verständnisses vom „Loslassen können" zum Einsatz. Es folgt die progressive Muskelentspannung (ca. acht bis zehn Sitzungen) gerade auch mit der Zielstellung, eine Kultivierung der Muskelsinne zu erreichen. Letzte Phase in diesem Trainingsprogramm ist dann das autogene Training, mit dem primär langfristig psychotrope Effekte angestrebt werden. Es werden nur drei Grundübungen des autogenen Trainings (Schwere, Wärme, Atmung) durchgeführt. Das autogene Training bleibt fester Bestandteil des weiteren Trainings der Sportler. Die Zusammensetzung und der Ablauf der Entspannungsentwicklung hängt stark von den Vorerfahrungen und der individuellen Präferenz ab. Tägliches individuelles Training wird von den Sportlern erwartet.

4   Modifikation des Standardvorgehens

Ist das oben beschriebene Erlernen verschiedener Entspannungsverfahren in einer systematischen Sequenz z. B. aus zeitlichen Gründen nicht möglich, so empfehlen wir den Einsatz der progressiven Muskelentspannung mit anschließender Imagination. Im Wesentlichen folgt diese – im Sport überwiegend eingesetzte – Form der progressiven Muskelentspannung dem Aufbau des Standardverfahrens (vgl. Bernstein & Borkovec, 1975; Hamm, 2009). Für Athleten hat es sich als sinnvoll erwiesen, eine verkürzte Form einzusetzen, da sie durch ihr körperliches Training mit dem Wechsel von Anspannung und Entspannung gut vertraut sind und die zur Verfügung stehende Zeit meist begrenzt ist. Daher zielt das von uns präferierte Verfahren der progressiven Muskelentspannung auf acht Muskelgruppen und die Atmung, so dass die Extremitäten beidseitig angespannt werden. Es hat sich als hilfreich erwiesen, nach einer allgemeinen Konzentrationsphase mit den Gesichtsmuskeln zu beginnen, da dieses Vorgehen den Konzentrationsaufbau nach unseren Erfahrungen besser unterstützt (siehe Tab. 21.1).

In der Einleitungsphase werden den Athleten Hintergrundinformationen über den Ablauf und die Wirkungsweise der progressiven Muskelentspannung gegeben, zudem wird auf das zeitlich ökonomische Vorgehen hingewiesen – d. h. darauf, dass sich die Zeit zur Erreichung eines Entspannungszustandes bei wiederholtem Üben (in den Übungseinheiten, aber auch durch eigenständiges Training zu Hause) deutlich verringert. Im Weiteren erhalten die Athleten die Information, dass sie die Übung hoch konzentriert durchführen und nicht einschlafen sollen (was vielen aber in den ersten Sitzungen nicht gelingt).

Tabelle 21.1. Ablauf der Entspannungsinduktion mit progressiver Muskelentspannung und anschließender Imagination. In den ersten drei Sitzungen werden die Muskelgruppen dreimal angespannt und entspannt. Um eine Ökonomisierung zu erreichen, werden in der vierten bis sechsten Sitzung einige Muskelgruppen zusammengefasst und diese zweimal angespannt und entspannt. In der siebten bis neunten Sitzung werden die zusammengefassten Muskelgruppen nur noch einmal angespannt und entspannt. Zusätzlich wird ab der siebten Sitzung die Instruktion verkürzt, so dass nur noch die Muskelgruppen angesagt werden und der Athlet selbst steuert, wie lange die Anspannungs- und Entspannungsphase sowie die Imaginationsphase andauert

Einleitungsphase: Abbau übertriebener Erwartungen und Befürchtungen

▶ Hintergrundinformationen über den Ablauf und die Wirkungsweise der progressiven Muskelentspannung
▶ Zeitökonomische Wirkungsweise
▶ Ziel ist, die Übung hoch konzentriert durchzuführen und nicht einzuschlafen

Entspannungsinduktion: Verlagerung der Aufmerksamkeit auf eine (passiv-) rezeptive Ausrichtung nach innen; Reduktion des sensorischen Inputs

▶ Einnehmen der Droschkenkutscherhaltung auf einem Stuhl oder Hinlegen auf den Boden (Matte)
▶ Ruhe-Instruktion, Sammlung der Konzentration und Konzentrationsaufbau

Ausbildung eines Entspannungszustandes: Verweilen in einem Zwischenstadium zwischen Wachsein und Einschlafen (Voreinschlafstadium)

Schritt	Muskeln ...	Anspannen durch ... /Instruktion	Häufigkeit Sitzung 1–3	4–6	7–9
(1)	im Stirnbereich	Stirn in Falten legen	3×	2×	1×
(2)	um Nase, Wange und Kinn	Grimasse ziehen	3×		
(3)	in den Schultern und im Nackenbereich	Schultern nach oben ziehen	3×	2×	1×
(4)	in den Armen	beidseitig Oberarm und Unterarm anspannen	3×	2×	1×
(5)	in den Fingern	beidseitig Fäuste machen	3×		
(6)	Lenkung der Konzentration auf die Atmung	einatmen, Atem halten und langsam wieder ausatmen	3×	3×	3×

Tabelle 21.1. (Fortsetzung)

Zwischeninstruktion: „Der gesamte Oberkörper ist entspannt, und nun lasst die Entspannung in die Beine fließen."

(7)	in den Ober-schenkeln	beidseitig Oberschenkel anspannen	3×		
				2×	1×
(8)	in den Waden	beidseitig Zehenspitzen Richtung Kopf ziehen	3×		
(9)	in den Zehen	beidseitig Zehen zusammenrollen	3×	2×	1×

Koppelung des Entspannungszustandes an ein selbst gewähltes Bild (Imagination)

▶ Instruktion: „Der gesamte Köper ist entspannt, Kopf, Oberkörper und die Beine. Nun stellt euch eine Situation vor, die euch gut gefällt, in der ihr euch wohl fühlt. […] Für die einen ist es eine Situation am Strand, für die anderen eine Lichtung im Wald, oder eine ganz andere Situation. […] Sucht euch diese Situation aus und versucht euch alles so detailliert wie möglich vorzustellen. […] Spürt die Wärme auf eurer Haut, hört die Stimmen in der Umgebung, und nehmt die Entspannung wahr. […] Seht die Farben, und nehmt alle Umgebungsfaktoren ganz genau wahr. […] Begebt euch ganz in diese Situation hinein … […]."

Rücknahme

▶ Instruktion: „Ich werde gleich rückwärts zählen von zehn bis eins, und ihr folgt weiter meiner Instruktion. […] 10, 9, 8, 7, 6 (bewegt langsam eure Muskeln), 5, 4, 3 (streckt euch und bewegt euch ein wenig mehr), 2, 1 (öffnet die Augen, ihr seid wach, konzentriert und ganz entspannt)."

Nachbesprechung

▶ Erfragen, ob und wie die Entspannung gewirkt hat, ob und welche Störungen eingetreten sind, und welche Empfindungen sich eingestellt haben.

5 Indikation und Kontraindikation

Im Sport ist der systematische Wechsel von Entspannung und Anspannung eine Voraussetzung, um im Wettkampf das vorhandene Leistungspotential abrufen zu können. Auch innerhalb eines Wettkampfes ist es für die Athleten wichtig, schnell von Entspannung auf Anspannung umschalten zu können. So sollte sich beispielsweise der Zehnkämpfer zwischen den einzelnen Disziplinen entspannen und sich rechtzeitig vor der nächsten Disziplin wieder mobilisieren. Nur dadurch ist zu gewährleisten, dass er über den gesamten Wettkampf seine Ressourcen schont und sie zielgerichtet einsetzt. Daher sind Entspannungsverfahren ein wesentlicher Bestandteil des sportpsychologischen Trainings.

Die Vermittlung von Entspannungskompetenz in der sportpsychologischen Betreuung ist effizient, wenn sie nicht nach dem physischen Training, sondern integriert, z. B. vor dem Training oder zwischen den Trainingseinheiten stattfindet, so dass die Aktiven die Übungen noch konzentriert durchführen können. Dies hat den zusätzlichen Effekt, dass die Entspannung die Funktion eines Regenerationsbeschleunigers hat, und sich somit auch eher die Möglichkeit bietet, den Trainer aktiv in das Entspannungstraining einzubinden.

Entspannung ist besonders indiziert, wenn Sportler zu hoher Nervosität vor dem Wettkampf neigen (Startfieber) und beispielsweise in der Nacht vor dem Wettkampf nicht oder schlecht schlafen können. Ebenso ist der Entspannungszustand eine notwendige Voraussetzung zur Vermittlung und Durchführung des mentalen Trainings im engeren Sinne (Vorstellungsregulation).

Kontraindiziert sind Entspannungsverfahren, zumindest in der ausführlichen Form, am Wettkampftag selbst, weil sie die notwendige Wettkampfspannung nehmen können.

Weiterführende Literatur

Eberspächer, H. (2007). Mentales Training. München: Copress-Verlag.
Kellmann, M. (Hrsg.) (2002). Enhancing recovery: Preventing underperformance in athletes. Champaign, IL: Human Kinetics.

Zitierte Literatur

Allmer, H. (1996). Erholung und Gesundheit: Grundlagen, Ergebnisse und Maßnahmen. Göttingen: Hogrefe.
Beckmann, J. & Elbe, A. M. (2008). Praxis der Sportpsychologie im Wettkampf- und Leistungssport. Balingen: Spitta-Verlag.
Beckmann, J. & Rolstad, K. (1997). Aktivierung und Leistung. Gibt es so etwas wie Übermotivation? Sportwissenschaft, 27, 23–37.
Bernstein, D. A. & Borkovec, T. D. (1975). Entspannungstraining. Handbuch der progressiven Muskelentspannung. München: Pfeiffer.
Eberspächer, H. (2007). Mentales Training. München: Copress-Verlag.
Hamm, A. (2009). Progressive Muskelentspannung. In F. Petermann & D. Vaitl (Hrsg.), Entspannungsverfahren. Das Praxishandbuch (4. veränd. Aufl.) (S. 143–164). Weinheim: Beltz PVU.
Hahn, E. (Hrsg.). (1996). Psychologisches Training im Wettkampfsport. Ein Handbuch für Trainer und Athleten. Schorndorf: Hofmann.
Janssen, J. P. (1996). Psychologische Trainingsverfahren im Überblick. In E. Hahn (Hrsg.), Psychologisches Training im Wettkampfsport. Ein Handbuch für Trainer und Athleten (S. 197–248). Schorndorf: Hofmann.
Kellmann, M. (Hrsg.) (2002a). Enhancing recovery: Preventing underperformance in athletes. Champaign, IL: Human Kinetics.

Kellmann, M. (2002b). Underrecovery and overtraining: Different concepts – Similar impact? In M. Kellmann (Hrsg.), Enhancing recovery: Preventing underperformance in athletes (S. 3–24). Champaign, IL: Human Kinetics.

Kuhl, J. (2001). Motivation und Persönlichkeit: Interaktionen psychischer Systeme. Göttingen: Hogrefe.

Lindemann, H. (1984). Einfach entspannen. Psychohygiene-Training. München: Heyne.

Martin, K. A., Moritz, S. E. & Hall, C. R. (1999). Imagery use in sport: A literature review and applied model. The Sport Psychologist, 13, 245–268.

Petermann, F., Kusch, M. & Natzke, H. (2009). Imagination. In F. Petermann & D. Vaitl (Hrsg.), Entspannungsverfahren. Das Praxishandbuch (4. veränd. Aufl.) (S. 116–131). Weinheim: Beltz PVU.

Puni, A. Z. (1961). Abriß der Sportpsychologie. Berlin: Sportverlag.

Sonnenschein, I. (1984). Das Kölner Psychoregulationstraining. Ein Handbuch für Trainingsleiter. Köln: bps-Verlag.

Yerkes, R. M. & Dodson, J. D. (1908). The relationship of strength of stimulus to rapidity of habit formation. Journal of Comprehensive Neurology and Psychology, 18, 459–482.

Vaitl, D. (2009). Neurobiologische Grundlagen der Entspannungsverfahren. In F. Petermann & D. Vaitl (Hrsg.), Entspannungsverfahren. Das Praxishandbuch (4. veränd. Aufl.) (S. 18–35). Weinheim: Beltz PVU.

Weinberg, R. & Gould, D. (2007). Foundations of Sport & Exercise Psychology. Champaign, IL: Human Kinetics.

Williams, J. M. (Hrsg.) (2001). Applied sport psychology. Mountain View, CA: Mayfield.

Teil IV   Anwendungsbereiche bei Kindern und Jugendlichen

22 Aggressives Verhalten

Ulrike Petermann • Franz Petermann

1 Symptomatik

Ungefähr 4 bis 5 Prozent aller Kinder und Jugendlichen zeigen aggressives Verhalten, darunter Jungen – vor allem, wenn man körperlich-aggressives Verhalten betrachtet – sehr viel häufiger als Mädchen. Aggressives Verhalten zielt dabei vor allem auf die Überschreitung von sozialen Regeln, die Verletzung einer Person oder Beschädigung von Gegenständen. Innerhalb der Störung des Sozialverhaltens nach DSM-IV-TR (APA, 2003) bildet aggressives Verhalten gegenüber Menschen und Tieren einen zentralen Bereich. Eine vom Erscheinungsbild leichtere Form aggressiven Verhaltens stellt das „oppositionelle Trotzverhalten" dar (vgl. Petermann & Petermann, 2008b). Beide Störungen stehen untereinander in Beziehung; so zeigen Kinder mit einer Störung des Sozialverhaltens beginnend vor dem zehnten Lebensjahr häufig als Vorläuferstörung oppositionelles Trotzverhalten. Jedoch ist zu beachten, dass sich viele Kinder mit oppositionellem Trotzverhalten dennoch günstig entwickeln. Die ICD-10-Klassifikation psychischer Störungen (WHO, 2008) verbindet die Symptome der Störung des Sozialverhaltens und des oppositionellen Trotzverhaltens in *einer* Störungsgruppe unter dem Oberbegriff „Störung des Sozialverhaltens", wobei spezifische Untergruppen angegeben sind, so zum Beispiel „Störung des Sozialverhaltens mit oppositionellem, aufsässigem Verhalten", dem schwere dissoziale und delinquente Anteile fehlen.

Übersicht

Charakteristische Symptome aggressiver Kinder. Beispielhaft sollen aus den Symptomlisten des DSM-IV-TR und der ICD-10 einige Verhaltensweisen aufgeführt werden, die *häufig* bei aggressiven Kindern auftreten:

▶ mit Erwachsenen streiten und Regeln sowie Anweisungen nicht befolgen
▶ wütend, boshaft sowie beleidigt, nachtragend reagieren
▶ andere bedrohen und einschüchtern
▶ Schlägereien beginnen und Waffen benutzen
▶ Brandstiftung sowie Sachbeschädigung ausführen
▶ Schule schwänzen

Ursachen. Die Ursachen aggressiven Verhaltens werden heute durch komplexe, biopsychosoziale Modelle beschrieben (vgl. Baving, 2008). Der familiären Erziehung kommt darin eine besonders wichtige Rolle zu. So erfahren viele aggressive Kinder und Jugendliche in ihrer Familie zu wenig soziale Orientierung durch Aufgaben, Anforderungen, Ge- und Verbote sowie zu wenig Rückmeldung darüber, welches Verhalten angemessen und sozial akzeptabel ist. Zugleich bleibt Lob, Anerkennung und emotionale Unterstützung durch die Familie aus. Manche aggressiven Kinder erleben Gewalt in ihren Familien, sei es stellvertretend, sei es als Opfer.

Verlauf und typische Defizite. Aggressives Verhalten ist sehr stabil und besitzt dann eine ungünstige Prognose, wenn es deutlich vor dem zehnten Lebensjahr auftritt und Vorläuferstörungen vorliegen, wie oppositionelles Trotzverhalten oder auch eine ADHS. Der frühe Beginn und die Diversifikation verschiedener psychischer Störungen führen neben anderen Risikofaktoren dazu, dass eine Reihe von Fertigkeiten, vor allem soziale Kompetenz, nicht ausgebildet werden können. Es handelt sich hierbei um folgende Defizite (Petermann & Petermann, 2008a):

- Mangel an motorischer Ruhe und Entspannungsvermögen,
- undifferenzierte und falsche Selbst- und Fremdwahrnehmung,
- unangemessene Formen der Selbstbehauptung,
- Mangel an kooperativem und sozial unterstützendem Verhalten,
- unzureichende Selbstkontrolle und Impulssteuerung und
- Mangel an positivem Einfühlungsvermögen (zum Beispiel in die Notlage eines anderen).

2 Spezifisches Störungsmodell als Ansatzpunkt für Entspannungsverfahren

Für drei der oben genannten Defizite bei aggressivem Verhalten kann der Einsatz einer Entspannungsmethode von Bedeutung sein:

(1) zur Veränderung der motorischen Unruhe und inneren Anspannung,
(2) zur Modifikation der verzerrten Selbst- und Fremdwahrnehmung und
(3) zur Verbesserung der Selbstkontrolle und Impulssteuerung.

Verzerrte Selbst- und Fremdwahrnehmung. Von grundlegender Bedeutung dürfte die verzerrte sozial-kognitive Informationsverarbeitung sein. Aggressive Kinder nehmen bevorzugt aggressive Hinweisreize wahr, beispielsweise einen Konflikt oder Streit. Darüber hinaus interpretieren sie soziale Signale oder Ereignisse oftmals falsch; so ist ein konzentrierter Gesichtsausdruck mit ernsten Augen für manche aggressiven Kinder eher ein feindseliger oder geringschätziger und damit provokativer Blick; oder eine zufällige körperliche Berührung ein absichtliches Anrempeln. Aus der verzerrten Wahrnehmung sozialer Interaktionen resultiert, dass sich aggressive Kinder und Jugendliche oft „grundlos" bedroht fühlen: Das heißt, sie unterstellen anderen in neutralen oder in zweideutigen Interaktionen Feindseligkeit, befinden sich deshalb häufig in Alarmbereitschaft, reagieren blitzschnell und aus ihrer Sicht sich verteidigend. Auf dem Hintergrund eines solchen Defizits in der Wahrnehmung und Interpretation sozialer Interaktionen lassen sich eine Vielzahl von Alltagskonflikten dieser Kinder und Jugendlichen nachvollziehen. Wir sprechen in diesem Kontext von angstmotivierter Aggression, die eine ständige Anspannung bei diesen Kindern fördert (vgl. Petermann & Petermann, 2008a, S. 7f.).

Motorische Unruhe und mangelnde Impulssteuerung. Die innere Anspannung, die durch eine verzerrte Selbst- und Fremdwahrnehmung ausgelöst oder begünstigt sein kann, trägt zur motorischen Unruhe bei; motorische Unruhe und Hyperaktivität können zudem aus der „Vorläuferstörung ADHS" resultieren. Ein weiteres Kernsymptom einer ADHS, nämlich die Impulsivität, kommt erschwerend hinzu; das bedeutet, dass diese Kinder und Jugendlichen ihr Verhalten schlecht steuern können sowie ohne abzuwarten und ohne zu überlegen handeln. In der weiteren Folge entwickelt sich ein sehr eingeschränktes Verhaltensrepertoire bei aggressiven Kindern und Jugendlichen.

Ziele multimodaler Trainings. Diese Probleme lassen sich nur in multimodalen Trainings (inklusive intensiver Elternarbeit) bearbeiten, wobei Entspannungsverfahren einen integralen Bestandteil solcher Behandlungspakete bilden (vgl. Petermann & Petermann, 2007, 2008a): Durch diese werden aggressive Kinder und Jugendliche auf eine zielgerichtete, anforderungsreiche therapeutische Arbeit vorbereitet, indem mit dem Einsatz von Entspannungsverfahren die folgenden Ziele angestrebt werden:

▶ Herstellen motorischer Ruhe und körperlicher Entspanntheit und
▶ Herbeiführen psychischen Wohlbefindens und innerer Ruhe.

Die physiologischen und psychologischen Wirkungen einer Entspannungsreaktion sind eng mit dem Erreichen dieser Ziele verknüpft (vgl. Kapitel 1, „Neurobiologische Grundlagen der Entspannungsverfahren").

Physiologische Wirkungen

Physiologische Wirkungen gelungener Entspannung zeigen sich in neuromuskulären, kardiovaskulären, respiratorischen, elektrodermalen und zentralnervösen Veränderungen (vgl. U. Petermann, 2007). Insbesondere neuromuskuläre und kardiovaskuläre Veränderungen wirken sich im motorischen Bereich bei aggressiven Kindern sehr günstig aus, und zentralnervöse Veränderungen haben positive emotionale sowie kognitive Wirkungen.

Neuromuskuläre Veränderungen. Neuromuskuläre Veränderungen beruhen auf einer Verminderung afferenter und efferenter Signale zwischen einzelnen Organen beziehungsweise Körperteilen und dem zentralnervösen System. In diesem Kontext reduziert sich z. B. die neuromuskuläre Aktivität, wodurch der Drang zu Bewegung und körperlicher Unruhe gemindert wird. Auf diese Weise entsteht auch bei sehr unruhigen sowie hyperaktiven Kindern und Jugendlichen motorische Ruhe und körperliche Entspanntheit, womit das erste oben genannte Ziel erreichbar wird. Verbunden ist diese Wirkung mit dem Körperempfinden der Schwere, vor allem in den Armen und Beinen.

Kardiovaskuläre Veränderungen. Das Schwereempfinden in den Armen und Beinen wird durch die periphere Gefäßerweiterung (Vasodilatation) im Rahmen der kardiovaskulären Veränderungen verstärkt. Das subjektive Körperempfinden hierbei ist ein erhöhtes Wärmeempfinden in den Armen, Händen, Beinen und Füßen, was sich auch tatsächlich in einer leicht erhöhten Hautoberflächentemperatur nachweisen lässt.

Psychologische Wirkungen

Wohlbefinden und innere Ruhe stehen mit psychischen Entspannungsreaktionen im Zusammenhang, welche emotionale und kognitive Anteile aufweisen.

Emotionale Reaktionen. Emotionale Reaktionen lassen sich kaum mehr auslösen, was besonders bezüglich negativer Gefühle wie Wut, Ärger und Angst vorteilhaft ist. So erhöht sich die Frustrationstoleranz aggressiver Kinder und Jugendlicher in entspanntem Zustand, da Ärger- und Wutgefühle nicht ohne Weiteres provoziert werden können; Angstgefühle können sogar abgebaut werden, was nicht nur für die systematische Desensibilisierung im Rahmen der Angstbehandlung genutzt wird, sondern auch angstmotivierte aggressive Kinder darin unterstützt, mehrdeutige oder neutrale Reize nicht zwingend als bedrohlich wahrzunehmen. Die oben beschriebene leicht auslösbare Alarmbereitschaft kann so vermindert werden, und Übungen zur Wahrnehmungsveränderung sind effektiver möglich im Vergleich zu nicht mit Entspannungsmethoden vorbehandelten aggressiven Kindern und Jugendlichen. Darüber hinaus geht eine psychische Reaktion gelungener Entspannung damit einher, dass sich angenehme Empfindungen und Gefühle einstellen oder erhöhen. Diese positiven emotionalen Wirkungen stehen am ehesten mit zentralnervösen Veränderungen im Zusammenhang.

Kognitive Reaktionen. Kognitive Anteile psychischer Entspannungsreaktionen beziehen sich auf Empfindungen von Ausgeruhtsein und eine bessere Konzentrationsfähigkeit. Zentralnervöse Veränderungen in Form der Zunahme von alpha-Wellen führen zu einem entspannten Wachzustand, der die selektive Aufmerksamkeit erhöht; zugleich wird die Wahrnehmungsschwelle für externe Stimuli wie Lärm, Licht oder Berührung geringer. Die selektive Aufmerksamkeit kann für spezifische Selbstinstruktionen im Sinne von Vorsatzformeln während der Entspannungsübung genutzt werden. So erweist es sich als günstig, aggressiven Kindern und Jugendlichen Instruktionen zur Reaktionszeitverzögerung und damit eine Hilfe zur Impulskontrolle und Selbststeuerungsfähigkeit zu geben (siehe z. B. in Abschnitt 3 den Kapitän-Nemo-Spruch). In einer nachfolgenden Therapie beziehungsweise einem Verhaltenstraining können diese Instruktionen erneut aufgegriffen und ihre alltagsnahe Anwendung in Rollenspielen eingeübt werden (vgl. U. Petermann, 2007).

Entspannungsritual als notwendige Vorbereitung

Werden die beiden oben genannten Ziele der motorischen Ruhe und des psychischen Wohlbefindens erreicht, so ist damit eine wichtige Basis gelegt, um die eingangs genannten drei Defizite aggressiver Kinder und Jugendlichen zu modifizieren: Die ausgeführten physiologischen und psychologischen Kennzeichen von Entspannung zeigen auf, dass und warum aggressive Kinder und Jugendliche durch ein für sie geeignetes Entspannungsverfahren motorisch ruhig werden und ihre innere Anspannung nachlässt, so dass günstige Voraussetzungen für die Bearbeitung der verzerrten Selbst- und Fremdwahrnehmung sowie für den Aufbau von Impulssteuerung und Selbstkontrollfähigkeit geschaffen sind. Somit ist die Anwendung von Entspannungsverfahren bei aggressiven Kindern und Jugendlichen eine nicht nur hilfreiche, sondern sogar notwendige Vorbereitung, damit diese Kinder von der Therapie größtmöglich profitieren können. Aus diesem Grund ist es sinnvoll, regelmäßig zu Beginn einer Trainingssitzung eine Entspannungsübung durchzuführen. Dies begründet ein wichtiges Ritual für aggressive Kinder und Jugendliche, was sie auf die Therapiesitzung einstimmt und Erwartungshaltungen gegenüber der Therapie strukturiert (vgl. Petermann & Petermann, 2006, 2007, 2008a). Die zusätzliche Einführung solcher Rituale in den Alltag von aggressiven Kindern und Jugendlichen hilft diesen dabei, Anforderungen besser bewältigen zu können (vgl. King et al., 1998).

3 Vorgehen

Bei aggressiven Kindern und Jugendlichen ist es nötig, ein Entspannungsverfahren auszuwählen, das zumindest die folgenden drei Bedingungen erfüllt:
(1) Das Vorgehen darf nur geringe Anforderungen an die Konzentration der Kinder stellen.
(2) Die Entspannungsmethode und die Instruktionen, insbesondere die Inhalte imaginativer Verfahren, sollten an den Alltagserfahrungen der Kinder anknüpfen.

(3) Das gewählte Entspannungsverfahren soll für aggressive Kinder und Jugendliche attraktiv sein.

Als besonders günstige Verfahren haben sich vor allem Ansätze der sensorischen und imaginativen Entspannung herausgestellt. Zu den sensorischen Ansätzen gehören die progressive Muskelentspannung (vor allem für Jugendliche) und das Schildkröten-Phantasie-Verfahren (vor allem für jüngere Kinder und Kindergruppen). Von den imaginativen Verfahren haben sich Vorgehensweisen wie die Kapitän-Nemo-Geschichten (vgl. U. Petermann, 1993, 2009) bewährt, die Elemente des kognitiven Entspannungszugangs in ein imaginatives Vorgehen integrieren (vgl. Petermann & Petermann, 2008a, S. 132–139): In eine Unterwassergeschichte, welche als Fortsetzungsgeschichte konzipiert ist, sind die Schwere- und Wärmeübungen des autogenen Trainings (= kognitiver Entspannungszugang) eingebaut.

Tab. 22.1 gibt einen Überblick über die Entspannungsverfahren, auf die im Weiteren noch detailliert eingegangen wird.

Tabelle 22.1. Entspannungsverfahren für aggressive Kinder und Jugendliche

	Entspannungsverfahren	Autoren
Kindergarten- und Grundschulalter	▶ Schildkröten-Phantasie-Verfahren	Robin, Schneider & Dolnick (1976); Becker & Petermann (1996); Petermann & Petermann (2008a); U. Petermann (2007)
	▶ Kapitän-Nemo-Geschichten	U. Petermann (1993; 2009)
Jugendalter	▶ progressive Muskelentspannung (Jugendlichenversion)	Ohm (2000); Petermann & Petermann (2007)

Wurde ein für aggressive Kinder und Jugendliche angemessenes Entspannungsverfahren gewählt, so garantiert dies nicht automatisch eine reibungslose Durchführung einer Entspannungsübung.

Aggressive Kinder. Besonders Kinder mit aggressivem Verhalten sind nicht immer leicht zu Entspannungsübungen zu motivieren. Gründe können darin liegen, dass das Erleben von Ruhe und Entspannung diesen Kindern unvertraut ist und in einem großen Gegensatz zu ihrem sonstigen Verhalten steht. Auch der Eindruck, während der Durchführung einer Entspannung die Kontrolle über sich zu verlieren, kann ein Hemmnis darstellen. Aus diesem Grunde ist stets darauf zu achten, dass ein Kind das Gefühl von Selbstkontrolle herstellen und über die Entspannung hinweg aufrechterhalten kann. So ist eine gute Vorbereitung und Einführung in ein Entspannungsverfahren die zentrale Voraussetzung dafür, eine positive Motivation aufzubauen. Auf eine kindgerechte Sprache ist zu achten, und häufig erweist es sich als sinnvoll, Begriffe wie Entspannungsverfahren, autogenes Training usw. zu vermeiden.

Aggressive Jugendliche. Bei Jugendlichen ist das Augenmerk noch auf andere Probleme zu richten (vgl. Petermann & Petermann, 2007), wie beispielsweise:

▶ Dem Selbstbild mancher, vor allem männlicher Jugendlicher, widerspricht die Anwendung von Entspannungsmethoden; betroffen ist häufig das Körperselbstbild. Entspannung kann für sie Schwäche, Unterlegenheit oder Sichausliefern bedeuten. Dem steht der Wunsch nach körperlicher Kraft, Kondition, Aktivität, Überlegenheit und Unabhängigkeit entgegen. Hält sich ein Jugendlicher vorrangig in einer Bezugsgruppe auf, die sich über die eben genannten Merkmale definiert, so kann dies die Vorbehalte gegenüber Entspannungsverfahren deutlich vergrößern.

▶ Sprechen Jugendliche auf Entspannungsverfahren positiv an, dann benutzen sie manchmal die Übungen als Flucht- und Vermeidungsverhalten vor Alltagsproblemen. Diese Jugendlichen möchten sich lediglich wohl fühlen. Für eine Problembewältigung und Verhaltensänderung wollen sie sich aber nicht engagieren.

▶ Entspannung mit Jugendlichen in einer Gruppe zu realisieren ist schwieriger als mit Kindern; Jugendliche haben eine größere Selbstaufmerksamkeit als Kinder, und in der Folge davon entwickeln sie eher Schamgefühle.

Wahl des Entspannungsverfahrens. Die angedeuteten Schwierigkeiten, mit aggressiven Kindern und Jugendlichen Entspannungsverfahren durchzuführen, zeigen die Notwendigkeit auf, zu grundlegenden Einschätzungen darüber zu kommen,

▶ welche Art der Entspannung bei Kindern und Jugendlichen wirksam ist sowie von ihnen akzeptiert wird und

▶ welche Indikationen beziehungsweise Kontraindikationen beachtet werden müssen.

Davon abgesehen, dass die Standardentspannungsverfahren autogenes Training und progressive Muskelentspannung mit den traditionellen Instruktionen und Vorgehensweisen bei Kindern generell und manchmal auch bei Jugendlichen nicht anwendbar sind, gilt es darüber hinaus, die Besonderheiten aggressiver Kinder und Jugendlichen zu berücksichtigen (vgl. im Abschnitt „Spezifisches Störungsmodell" die Kennzeichen „motorische Unruhe" und „mangelnde Impulssteuerung"). Die oben genannten sensorischen Ansätze kommen dem Bewegungsdrang dieser Kinder entgegen und entsprechen eher dem Körperselbstbild der männlichen aggressiven Jugendlichen. Die imaginativen Ansätze stellen geringe Anforderungen an die Aufmerksamkeit aggressiver Kinder und kommen den Tagträumen sowie Phantasiewelten, in denen Kinder teilweise leben, nahe. Ausschließlich kognitive Entspannungszugänge eignen sich für aggressive Kinder nicht, und für aggressive Jugendliche sind sie in der Regel ebenfalls ungeeignet (vgl. Tab. 22.1).

Bei der Wahl des Entspannungsverfahrens sollte man also berücksichtigen, welche Anforderungen das Verfahren an ein Kind und an einen Jugendlichen stellt. Lazarus und Mayne (1990) fordern beispielsweise, Entspannungsverfahren danach zu klassifizieren, über welche Bewältigungsstrategien ein Kind bei Problemen verfügt, und welche Art der Aufmerksamkeitslenkung es praktiziert: Wird die Aufmerksamkeit eines Kindes auf einen wichtigen Aspekt zentriert oder davon abgelenkt?

Aufmerksamkeitszentrierung. Verfahren zur Aufmerksamkeitszentrierung sind solche, bei denen sich ein Kind auf die Verhaltensaspekte konzentriert, die reduziert werden sollen. Das Schildkröten-Phantasie-Verfahren beispielsweise lenkt die Aufmerksamkeit der Kinder auf die motorische Unruhe; sie soll dadurch reduziert werden, dass sich die Kinder so langsam und so leise wie eine Schildkröte bewegen.

Aufmerksamkeitsablenkung. Aufmerksamkeitsablenkende Verfahren sind solche, die nicht direkt Problemverhalten, wie motorische Unruhe oder impulsives Verhalten, abbauen sollen; vielmehr wird eine indirekte Wirkung aufgrund geeigneter Vorstellungen und imaginierter Bilder angestrebt. So wird beispielsweise in den Kapitän-Nemo-Geschichten davon ausgegangen, dass die Vorstellung, sich unter Wasser zu bewegen, indirekt zu motorischer Ruhe führt, da schnelle und plötzliche Bewegungen unter Wasser unmöglich sind.

Es zeigt sich, dass die meisten Entspannungsverfahren eine gewisse Form der Aufmerksamkeitszentrierung erfordern. Dies bedeutet, dass sich ein Kind auf die Bedingungen konzentrieren muss, die während der Entspannung vorherrschen. Imaginative Verfahren erzielen eine Entspannung gewissermaßen als Nebenwirkung: Sie stellt sich während der Imaginationsübung ein. Generell profitieren jüngere sowie aggressive Kinder eher von imaginativen, also aufmerksamkeitsablenkenden Verfahren (vgl. Petermann et al., 1994).

Selbstverbalisationen. Man kann also Techniken der Entspannung zur Aufmerksamkeitslenkung heranziehen, um eine spezifische Aufmerksamkeit herzustellen.

Verfahren der Aufmerksamkeitslenkung eignen sich dafür, Kinder mit bestimmten Selbstverbalisationsinhalten zur Verhaltensmodifikation zu bewegen. Diese Selbstverbalisationen sollten idealerweise inhaltlich zur Entspannungsübung, in der Regel einer Imagination, passen und sich zudem gut auf den Alltag von Kindern übertragen lassen. Auf diese Weise kann ein Lernprozess zum Aufbau von Selbststeuerung durch angemessene Selbstinstruktionen angebahnt werden. Nach solchen Lerndurchgängen innerhalb eines imaginativen Verfahrens erfolgt eine erneute Entspannungsphase, in der ein Kind sich ausschließlich entspannt.

Somit sind für aggressive Kinder und Jugendliche insbesondere sensorische und imaginative Verfahren zur erfolgreichen Entspannung geeignet. Aus diesem Grund werden im Weiteren die drei Verfahren aus Tab. 22.1 detaillierter ausgeführt.

Schildkröten-Phantasie-Verfahren

Mit der turtle technique (Schildkröten-Phantasie-Verfahren) von Robin et al. (1976) sollen Kinder bis neun Jahre ein gewisses Maß an motorischer Ruhe und Selbstkontrolle erlernen. Trotz- und Wutanfälle sowie impulsives Verhalten sollen besser bewältigt werden, ebenso soll Unruhe und Unkonzentriertheit im Klassenzimmer mit dieser Technik reduziert werden. Bei diesem Verfahren kommt neben dem imaginativen Charakter der Entspannungsübung entscheidend noch das Element der Bewegung hinzu. Nachdem die Schüler mit dem Tier „Schildkröte" genauestens vertraut gemacht wurden, bewegen sie sich im Raum so langsam, so ruhig und leise wie eine Schildkröte. Eine detaillierte Instruktion zur Anwendung liegt von U. Petermann (2007; siehe auch Petermann & Petermann, 2008a, S. 346) vor.

Beispiel

Beispiel für einen sensorischen Entspannungszugang: Schildkröten-Phantasie-Verfahren. „Die Schildkröte liegt gerne in der warmen Sonne. Sie hat einen Panzer, der sie schützt, in den sie ihren Kopf sowie Vorder- und Hinterbeine einziehen kann. Die Schildkröte ist ein ruhiges Tier und gibt keinen Laut von sich. Aber sie hat gute Augen und kann deshalb alles, was um sie herum passiert, genau beobachten. Die Schildkröte hört auch gut und bemerkt viele Dinge früher als ein Tier, das viel Krach macht."

Der Trainer fordert anschließend die Kinder auf, sich in eine Schildkröte einzudenken. Sie sollen die Schildkröte nachahmen, also langsam laufen, aufmerksam ihre Umwelt betrachten, genau auf den Trainer hören. Wenn ein Kind sich nicht an die Instruktionen des Trainers halten kann, muss es sich wie eine Schildkröte in seinen Panzer zurückziehen, das heißt unbeweglich innehalten, bis es wieder die Erlaubnis erhält, aus dem Panzer herauszukommen.

Die zentralen Instruktionen lauten: „Ich will nicht schneller gehen als eine langsame Schildkröte, langsame Schildkröte!" – „Ich will keinen Laut sagen, wie eine leise Schildkröte, leise Schildkröte!" – „Ich bin eine leise und langsame Schildkröte!"

Becker und Petermann (1996) zeigen in einer Studie an 37 Schülern, dass sich aggressives und schulverweigerndes Verhalten in Schulklassen schon nach einem Zeitraum von drei Wochen (bei täglichem Einsatz des Verfahrens) signifikant reduzieren lassen (erfasst durch Verhaltensbeobachtungen der Klassenlehrerinnen). Knapp 90 Prozent der Schüler geben an, dass sie im „Panzer" der Schildkröte ruhiger werden, und knapp 85 Prozent geben an, dass sie sich weniger ärgerten.

Kapitän-Nemo-Geschichten

Bildgetragene Kurzentspannung. Bei den Kapitän-Nemo-Geschichten handelt es sich um eine bildgetragene Kurzentspannung. Bildgetragene Kurzentspannung bedeutet, dass geeignete Bilder verwendet werden, die Ruhe und Entspannung leicht auslösen und die sich mit Entspannungsinstruktionen in Einklang bringen lassen. Es wurde das Bild des Wassers und der Unterwasserwelt gewählt. Die Unterwasserwelt scheint besonders deshalb geeignet zu sein, da sich physiologisch der Körper mit seinen Bewegungsmöglichkeiten verändert. Das Medium Wasser erzeugt das Gefühl der Schwerelosigkeit, Bewegungen können nicht so schnell und ruckartig wie in der Luft ausgeführt werden, Geräusche sind gedämpft und der Körper kann problemlos in unterschiedliche Lagen gebracht werden. Gezielte Instruktionen bezüglich der Wärme, der Helligkeit und Sonnendurchflutung des Wassers unterstützen das Unterwassererlebnis positiv. Bedrohliche und angstauslösende Momente müssen in den bildgetragenen Kurzentspannungsgeschichten vermieden werden.

Ziel. In diesen Unterwassergeschichten sind die ersten beiden Grundübungen des autogenen Trainings integriert. Das Ziel, das mit diesen Entspannungsgeschichten angestrebt wird, ist, bei den Kindern motorische Ruhe zu erzeugen und Erregung abzubauen. Ein Kind wird langsam und schrittweise in das Entspannungsverfahren eingeführt, und zwar im Einzelkontakt.

Die Kapitän-Nemo-Geschichten werden bei aggressiven, sozial unsicheren und ängstlichen sowie Kindern mit ADHS angewendet (vgl. auch Saile, 2009). Es wird nicht erwartet, dass durch die bildgetragene Kurzentspannung die Symptomatik der Kinder abgebaut wird. Vielmehr dient sie der Vorbereitung der Kinder auf ein sich an die Entspannung anschließendes systematisches Verhaltenstraining.

Leitmotiv. Entscheidend ist bei der bildgetragenen Kurzentspannung, dass es für die Kinder ein wiederzuerkennendes Leitmotiv gibt. Dadurch können die Kinder von Sitzung zu Sitzung einen Gesamtzusammenhang erkennen. Das Leitmotiv besteht in der Unterwasserwelt, dem Unterwasserboot Nautilus, Kapitän Nemo und den Unterwasserausflügen. Die Geschichten haben Fortsetzungscharakter, und es liegen 14 ausgearbeitete Geschichten vor (vgl. U. Petermann, 1993, 2009). Jede von ihnen gliedert sich in so genannte Einstiegs- und Erlebnisbilder.

Einstiegsbilder. Einstiegsbilder sind gleich bleibend und wiederkehrend; sie umfassen die Imagination des Unterwasserbootes Nautilus, der Ausstiegsluke, des schrittweisen Anziehens von Taucheranzug, Taucherbrille und Schwimmflossen sowie des Ins-Wasser-Gleitens. Diese wiederkehrenden Einstiegsbilder stellen für ein Kind wichtige Sicherheitssignale dar. Zugleich sind sie mit Ruheinstruktionen verbunden, die zum weiteren Entspannungsgeschehen hinführen und auf die Erlebnisbilder vorbereiten.

Erlebnisbilder. Erlebnisbilder bilden die eigentlichen Fortsetzungsgeschichten und dienen zur Intensivierung des Entspannungsgefühls. Die Erlebnisbilder beinhalten farbenprächtige Fische, Seepferdchen, Delphine und Wale, Unterwasserpflanzen, Korallen, einen Unterwasserwald, bunte Steine und Muscheln, Unterwasserhöhlen, versunkene Piratenschiffe, die Unterwasserstadt Atlantis usw. Die Variation der Motive verhindert Langeweile bei der Entspannungsdurchführung, was besonders bei aggressiven Kindern und solchen mit ADHS von Bedeutung ist. Die vertieften Entspannungsreaktionen werden einerseits durch die vorgestellte Unterwasserwelt und die imaginierten spezifischen Bedingungen unter Wasser ausgelöst; andererseits tragen die beiden Grundübungen des autogenen Trainings zu einer Intensivierung bei. Diese Übungen werden schrittweise in den ersten vier Geschichten aufgebaut. Die Schwere- und Wärmeübungen sind stets ab der fünften Geschichte sowie in allen weiteren enthalten. In den ersten Geschichten weisen die Motive der Erlebnisbilder eine ausgewählte Passform zu den Schwere- und Wärmeübungen auf, um den Kindern eine vertiefte Entspannung zu erleichtern. So ist beispielsweise die Einführung der Wärmeübung mit warmen Unterwasserquellen und -fontänen kombiniert.

Kombinierter Entspannungszugang. Wir haben es also bei den Kapitän-Nemo-Geschichten mit einem kombinierten Entspannungszugang zu tun: In ein imaginatives Verfahren werden kognitive Elemente, nämlich die Instruktionen der beiden ersten Grundübungen aus dem autogenen Training, integriert. Die Kombination von imaginativem und kognitivem Entspannungszugang dürfte effektiver in der Entspannungswirkung sein als ein Entspannungszugang allein. Darüber hinaus scheinen bei imaginativen Verfahren so genannte Reaktionspropositionen bessere Entspannungsreaktionen zu bewirken als Stimuluspropositionen (vgl. Hermecz & Melamed, 1984; Petermann et al., 2009).

Stimulus- und Reaktionspropositionen. Bei Stimuluspropositionen werden Kindern Phantasiebilder erzählt, ohne diese aktiv in das Entspannungsgeschehen einzubeziehen. So sollen die Kinder ausgewählte Bilder imaginieren, zum Beispiel sich vorstellen, dass sie im warmen Sand am Strand liegen und die Sonne ihnen wärmend auf den Körper scheint; die Kinder bleiben dabei in der Vorstellung passiv. Bei Reaktionspropositionen erhalten sie Instruktionen zu Handlungen in ihrer Vorstellung; die Kinder werden also selbst zu Akteuren im imaginativen Entspannungsgeschehen. Solche Reaktionspropositionen sind in den Kapitän-Nemo-Geschichten Aufforderungen wie zum Beispiel: „Du ziehst deinen Taucheranzug an und bemerkst dabei seine besondere Wirkung: Du wirst nämlich ganz ruhig", oder: „Du gleitest durch das helle, warme Wasser, und du fühlst dich dabei auf besondere Art schwer." Auch Selbstinstruktionen zur Verhaltenssteuerung, welche in einen imaginierten Geschichtenablauf integriert sind, zählen zu den Reaktionspropositionen. Der Kapitän-Nemo-Spruch wäre hierfür ein Beispiel: „Nur ruhig Blut, dann geht alles gut!" Solche Selbstinstruktionen lassen sich außerhalb des Entspannungsgeschehens aufgreifen und auf den Alltag übertragen, nachdem sie in der Therapie mit Ereignissen und Situationen aus dem Alltag verknüpft sowie in Rollenspielen erprobt und mit Verhaltensabsprachen verbunden wurden.

Kinder reagieren auf Reaktionspropositionen in imaginativen Entspannungsverfahren mit physiologischen Begleitreaktionen; auch treten von Sitzung zu Sitzung mehr Übungseffekte auf; das heißt, die Kinder berichten über lebhaftere und differenziertere Vorstellungen mit klaren kognitiven Strukturen im Vergleich zu Kindern, die reine Stimuluspropositionen erlebten. Die Effektivität scheint darauf zurückzuführen zu sein, dass eine Übereinstimmung von verbalen, behavioralen und physiologischen Reaktionen hergestellt wird (Hermecz & Melamed, 1984).

Progressive Muskelentspannung

Will man mit verhaltensgestörten Jugendlichen, besonders mit Jungen, Entspannungsverfahren durchführen, so ist dies einerseits von ihrer Problematik her, andererseits von ihrem Selbstverständnis her, nicht ohne weiteres realisierbar (siehe oben). Hierbei wird deutlich, dass bei jeder durchzuführenden Entspannung alters- und geschlechtsspezifische Aspekte beachtet werden müssen. Zudem sollte das Ziel und die Art der Entspannungstechnik auf die Personengruppe abgestimmt werden. Bei aggressiven Jugendlichen bietet sich häufig die progressive Muskelentspannung als das Vorgehen der Wahl an (vgl. Petermann & Petermann, 2007). Hierbei handelt es sich um eine Entspannungstechnik, die im Gegensatz zum autogenen Training keine suggestive Vorgehensweise darstellt, sofern sie sich an die ursprünglichen Instruktionen nach Jacobson (1990) hält. Sie ist ein körperorientiertes Vorgehen mit aktiven Übungen zur An- und Entspannung einzelner Körperteile. Das Entspannungserleben beruht auf der Wahrnehmung des Gegensatzes bewusster Muskelanspannung und des Loslassens der Muskeln (Kontrasteffekt). Die Entspannung entsteht im Loslassen der Anspannung, und dabei wird ein körperlich deutlich bemerkbarer Unterschied in den Muskelpartien wahrgenommen. Über die An- und Entspannung aller Muskelpartien im Körper wird die Aktivität der Muskelgruppen reduziert, und in der Folge davon treten Ruhe- und Entspannungsempfindungen auf.

Jugendlichenversion. Von Jugendlichen wird dieses Verfahren wegen der nicht suggerierenden Instruktionen und der einfachen aktiven Körperübungen sehr gut akzeptiert. Die Jugendlichen fühlen sich nicht hilflos ausgeliefert, können das Vorgehen kontrollieren und erleben sich als selbstwirksam. In der Regel kann Jugendlichen gut vermittelt werden, dass das Ziel der progressiven Muskelentspannung darin besteht, mit An- und Entspannung einzelner Muskelpartien zu körperlicher Entspannung insgesamt zu gelangen. Eine reduzierte und gut handhabbare Version der progressiven Muskelentspannung für Jugendliche bezieht sich auf Arme, Stirn, Augen, Schultern, Rücken, Bauch und Beine sowie Füße (vgl. Petermann & Petermann, 2007, S. 217ff.). Diese Kurzform der progressiven Muskelentspannung wird als Einstiegsritual durchgeführt, das heißt vor spezifischen Trainings- und Therapiemaßnahmen mit Jugendlichen. Es hat eine vorbereitende Funktion für ein dann folgendes zielgerichtetes, therapeutisches Arbeiten. Mit Jugendlichen lässt sich das Entspannungsverfahren am günstigsten in Einzelkontakten durchführen; in Gruppensitzungen können Probleme mit sich verweigerndem Verhalten auftreten.

4 Indikation und Kontraindikation

Wie die bisherigen Ausführungen gezeigt haben, sind von den drei Entspannungszugängen die sensorischen und imaginativen für aggressive Kinder und Jugendliche am geeignetsten: Kognitive Entspannungszugänge werden nicht als alleinige Methode angewandt, sondern zur Unterstützung oder Vertiefung von Entspannungseffekten in imaginative Verfahren integriert. So stellt sich die Frage nach der individuellen Indikation, und zwar im Hinblick auf die Symptomatik und deren Schweregrad, die individuellen Präferenzen in Abhängigkeit von Alter, Geschlecht und kognitiven Möglichkeiten. Berücksichtigt man, dass es eine Reihe unterschiedlicher Entspannungsverfahren für aggressive Kinder und Jugendliche gibt und diesen eine mehr oder weniger spezifische Wirkung zugeschrieben werden kann, so lassen sich verschiedene Indikationsbereiche nennen: Prävention, Therapievorbereitung und Therapieunterstützung.

Prävention. Alle Entspannungsverfahren können präventiv eingesetzt werden, womit eher unspezifische Wirkkomponenten angesprochen sind. Die so erreichte allgemeine Aktivitätsreduktion ist mit Erregungsabbau und emotionaler Ausgeglichenheit verbunden und unterstützt eine positive Stressregulation (vgl. Hampel & Petermann, 2003). Durch die allgemeine Aktivitätsreduktion lassen sich aber auch akute und chronische Belastungen besser bewältigen. Akute Belastungen können sich im Rahmen von außergewöhnlichen Situationen ergeben wie sie bei Schulstress, zum Beispiel durch Klassenarbeiten oder Mobbing, gegeben sind (de Anda, 1998; Hampel & Petermann, 2003).

Therapievorbereitung. Aggressive Kinder und Jugendliche sind oftmals sehr angespannt, leicht zu erregen und motorisch unruhig. Von daher ist eine Entspannungsübung als Vorbereitungsritual zu Beginn einer Therapiesitzung von großem Wert (siehe Abschnitt 2 „Spezifisches Störungsmodell"). Motorische Unruhe und Hyperaktivität können reduziert, selektive Aufmerksamkeit sowie Daueraufmerksamkeit verbessert werden. Beide Wirkungen tragen entscheidend zu einer effektiven Therapiemitarbeit bei; eine gute Mitarbeit ist bei aggressiven Kindern und Jugendlichen keine Selbstverständlichkeit.

Therapieunterstützung. Durch die günstigen psychophysiologischen Wirkungen von gelungenen Entspannungsübungen erfahren Kinder und Jugendliche, dass sie sich kontrollieren und steuern können. Diese Selbstwirksamkeitserfahrungen lassen sich auf die weitere Therapiearbeit übertragen. Imaginative Verfahren beispielsweise ermöglichen, verhaltenssteuernde Selbstinstruktionen als Reaktionspropositionen zu integrieren. Daran kann in der Therapie beziehungsweise in einem Training angeknüpft werden, um Selbstkontrolltechniken zur Impuls- und Ärgerkontrolle aufzubauen. Eine regelmäßige kurze Reflexion nach jeder Entspannungsübung unterstützt den Prozess der Körperselbstwahrnehmung. Die Sensibilisierung für Körpersensationen aufgrund von Entspannungsreaktionen kann generell die Selbstwahrnehmung fördern und eine Veränderung in der Wahrnehmungshaltung einleiten.

Deutlich geworden ist, dass das Schildkröten-Phantasie-Verfahren für junge und motorisch sehr unruhige Kinder geeignet ist. Auch in größeren Kindergruppen ist es sehr gut anwendbar. Bei aggressiven Kindern im Vorschul- und Grundschulalter bis etwa zwölf Jahre sind die Kapitän-Nemo-Geschichten sehr hilfreich. Bei beiden Verfahren sind die Kinder vor der ersten Anwendung gut vorzubereiten, indem das Tier Schildkröte beziehungsweise die Unterwasserwelt und speziell das Unterwasserboot Nautilus erarbeitet werden. Bei aggressiven Jugendlichen ist aus oben bereits ausgeführten Gründen die progressive Muskelentspannung indiziert. Zur Unterstützung für die Anspannungsübungen können Assoziationshilfen eingesetzt werden, wie zum Beispiel bei der Stirnübung die folgende: „Runzele die Stirn, als ob du über etwas angestrengt nachdenkst; lasse die Stirn los, als ob dir wieder etwas eingefallen ist" (U. Petermann, 2007).

Kontraindikation. Eine Kontraindikation ist bei aggressiven Kindern und Jugendlichen nicht bekannt. Weist ein aggressives Kind die Vorläuferstörung Hyperkinese auf, so kann es in seltenen Fällen zu paradoxen Reaktionen bezüglich des Kernsymptoms „Hyperaktivität" kommen; das heißt, die Hyperaktivität nimmt nicht ab, sondern zu. Eventuell steht diese Entspannungswirkung mit neuronaler Unterstimulation in Zusammenhang, was systematisch untersucht werden sollte (vgl. U. Petermann, 1996; Saile, 1996, 2009). Zu prüfen ist, ob auf ein stärker aktives und bewegungsorientiertes Verfahren gewechselt werden kann. Führt dies zu keinen deutlich positiveren Effekten, so ist auf Entspannungsübungen ganz zu verzichten.

Zeigen aggressive Kinder und Jugendliche auch starke dissoziale Komponenten, so können massive Verweigerungsreaktionen auftreten; in diesen Fällen sind Entspannungsverfahren eher kontraindiziert; gegebenenfalls kann im späteren Trainings- und Therapieverlauf, wenn eine Motivation zur Therapiemitarbeit aufgebaut wurde, eine Entspannungsmethode eingesetzt werden.

5 Empirische Absicherung

Übersichtsarbeiten zu Entspannungsverfahren bei Kindern und Jugendlichen liegen nur sehr vereinzelt vor, so zum Beispiel zur Hypnose (vgl. Olness & Kohen, 2001) oder zur Sprachtherapie mit polternden Kindern (Schönmacker, 2002), ebenso zur Bewertung von Entspannungsverfahren im Rahmen der psychologischen Behandlung von Kindern mit ADHS (U. Petermann, 1996; Saile, 1996).

In jüngster Zeit wurden einige Studien veröffentlicht, die vor allem die Wirksamkeit bei progressiver Muskelentspannung bei aggressiven männlichen Jugendlichen belegten. Nickel et al. (2005) legten eine randomisierte Verlaufsstudie mit 40 Jugendlichen (41 Jugendliche bildeten die Kontrollgruppe) vor; die Studie zeigte, dass vor allem die Ärgerreaktionen in stressbelasteten Situationen positiv beeinflusst wurden. Die Ärgerreaktionen (erfasst mit dem STA-XI), das Kortisolniveau und die gesundheitsbezogene Lebensqualität (erfasst mit dem SF-36) veränderten sich positiv. Fung To und Chan (2005) belegten die Wirksamkeit der progressiven Muskelentspannung bei geistigbehinderten aggressiven Menschen; gut 15 Prozent aller aggressiven Verhaltensweisen konnten nur durch den Einsatz der progressiven Muskelentspannung abgebaut werden. Bornmann et al. (2007) untersuchten die Wirksamkeit der progressiven Muskelentspannung bei Kindern, die stationär in New York betreut wurden. Diese Kinder wurden kunsttherapeutisch behandelt; eine Teilgruppe (N = 25) erhielt darüber hinaus eine 13,5-stündige Unterweisung in progressiver Muskelentspannung. Durch die progressive Muskelentspannung konnte aggressives Verhalten signifikant gegenüber der Standardbehandlung reduziert werden; die Kinder, die intensiv in progressiver Muskelentspannung trainiert wurden, waren weniger aggressiv-impulsiv und verhielten sich in Krisensituationen weniger aggressiv.

Intensiv beschäftigte sich die Arbeitsgruppe von Klein-Heßling und Lohaus mit der Wirksamkeit von Entspannungsverfahren bei unruhigem und störendem Schülerverhalten (vgl. Klein-Heßling & Lohaus, 1999; Lohaus, Klein-Heßling, Vögele & Kuhn-Hennighausen, 2001). So zeigten Klein-Heßling und Lohaus (1999) bei Schulklassen über den Verlauf von fünf Trainingssitzungen (à 10 Minuten), dass bei der Anwendung von imaginativen und kombinierten Entspannungsverfahren das unruhige und störende Schülerverhalten reduziert wurde; bei sensorischen Verfahren (progressive Muskelentspannung) war dies nicht der Fall; beim kombinierten Vorgehen wurde die imaginative Entspannung mit den beiden Grundübungen des autogenen Trainings verknüpft. In einer weiteren Studie an 9- bis 13-jährigen Kindern verglichen Lohaus et al. (2001) physiologische Reaktionen bei progressiver Muskelentspannung und imaginativen Verfahren; bei progressiver Muskelentspannung stieg die Herzrate an und bei imaginativen Verfahren verringerte sich die Hautoberflächentemperatur sowie Hautleitfähigkeit. Tendenziell zeigten sich jedoch auch in der Kontrollgruppe, der eine neutrale Geschichte vorgelesen wurde, Effekte, die denen der Gruppe mit imaginativen Verfahren glichen. Offensichtlich erzeugen Entspannungsverfahren bei kurzfristiger Anwendung (fünf Trainingssitzungen) keine interventionsspezifischen Effekte. Die Suche nach derartigen Effekten müsste jedoch zukünftig verstärkt erfolgen (vgl. Krampen, 2000).

Weiterführende Literatur

Ohm, D. (2000). Progressive Relaxation für Kinder. Stuttgart: Thieme.

Petermann, F. & Petermann, U. (2008a). Training mit aggressiven Kindern (12. veränd. Aufl.). Weinheim: Beltz/Psychologie Verlags Union.

Petermann, U. (2009). Die Kapitän-Nemo-Geschichten. Geschichten gegen Angst und Stress (13. korr. Aufl.). Freiburg: Herder.

Petermann, U. (2007). Entspannungstechniken für Kinder und Jugendliche (5. erweit. Aufl.). Weinheim: Beltz.

Zitierte Literatur

American Psychiatric Association (APA) (2003). Diagnostisches und Statistisches Manual Psychischer Störungen – Textrevision (DSM-IV-TR). Göttingen: Hogrefe.

Baving, L. (2008). Aggressiv-dissoziales Verhalten. In F. Petermann (Hrsg.), Lehrbuch der Klinischen Kinderpsychologie (6. vollst. veränd. Aufl.) (S. 295–310). Göttingen: Hogrefe.

Becker, P. & Petermann, U. (1996). Schildkröten-Phantasie-Verfahren: Ein bewegungsorientiertes Ruheritual für Kindergarten- und Grundschulkinder. In U. Petermann (Hrsg.), Ruherituale und Entspannung mit Kindern und Jugendlichen (S. 44–64). Baltmannsweiler: Schneider Verlag Hohengehren.

Bornmann, B. A., Mitelman, S. A. & Beer, D. A. (2007). Psychotherapeutic relaxation: How it relates to levels of aggression in a school within inpatient child psychiatry – a pilot study. Arts in Psychotherapy, 34, 216–222.

De Anda, D. (1998). The evaluation of a stress management program for middle school adolescents. Child and

Adolescent Social Work Journal, 15, 73–85.

Fung To, M. Y. & Chan, S. (2005). Evaluating the effectiveness of progressive muscle relaxation in reducing the aggressive behaviors of mentally handicapped patients. Research in Developmental Disabilities, 26, 131–142.

Hampel, P. & Petermann, F. (2003). Anti-Stress-Training für Kinder (2. Aufl.). Weinheim: Beltz/Psychologie Verlags Union.

Hermecz, D. A. & Melamed, B. G. (1984). The assessment of emotional imagery training in fearful children. Behavior Therapy, 15, 156–172.

Jacobsen, E. (1990). Entspannung als Therapie. Progressive Relaxation in Theorie und Praxis. München: Pfeiffer.

King, N. J., Ollendick, T. H., Murphy, G. C. & Molloy, G. N. (1998). Utility of relaxation training with children in school settings: A plan for realistic goal setting and evaluation. British Journal of Educational Psychology, 68, 53–66.

Klein-Heßling, J. & Lohaus, A. (1999). Zur Wirksamkeit von Entspannungsverfahren bei unruhigem und störendem Schülerverhalten. Zeitschrift für Gesundheitspsychologie, 7, 213–221.

Krampen, G. (2000). Interventionsspezifische Diagnostik und Evaluation beim Einsatz systematischer Entspannungsmethoden bei Kindern und Jugendlichen. Report Psychologie, 25, 182–205.

Lazarus, A. A. & Mayne, T. J. (1990). Relaxation: Some limitations, side effects and proposed solutions. Psychotherapy, 27, 261–266.

Lohaus, A., Klein-Heßling, J., Vögele, C. & Kuhn-Hennighausen, C. (2001). Psychophysiological effects of relaxation training in children. British Journal of Health Psychology, 6, 197–206.

Nickel, C., Lahmann, C., Tritt, K., Rother, W. K. & Nickel, M. K. (2005). Stressed aggressive adolescents benefit from progressive muscle relaxation: A random, prospective, controlled trail. Stress and Health: Journal of the International Society for the Investigation of Stress, 21, 169–175.

Ohm, D. (2000). Progressive Relaxation für Kinder. Stuttgart: Thieme.

Olness, K. & Kohen, D. P. (2001). Lehrbuch der Kinderhypnose und -hypnotherapie. Heidelberg: Auer.

Petermann, F., Kusch, M. & Natzke, H. (2009). Imagination. In F. Petermann & D. Vaitl (Hrsg.), Entspannungsverfahren. Das Praxishandbuch (4. veränd. Aufl.) (S. 116–131). Weinheim: Beltz PVU.

Petermann, F. & Petermann, U. (2007). Training mit Jugendlichen (8. vollst. veränd. Aufl.). Göttingen: Hogrefe.

Petermann, F. & Petermann, U. (2008a). Training mit aggressiven Kindern (12. veränd. Aufl.). Weinheim: Beltz/Psychologie Verlags Union.

Petermann, U. (1993). Die Kapitän-Nemo-Geschichten. Teil 1 und 2 (CD-Set). Essen: ELVIKOM (beziehbar über ELVIKOM, Kronprinzenstraße 13, 45128 Essen).

Petermann, U. (1996). Entspannung bei hyperkinetischen Kindern. In U. Petermann (Hrsg.), Ruherituale und Entspannung mit Kindern und Jugendlichen (S. 149–172). Baltmannsweiler: Schneider Verlag Hohengehren.

Petermann, U. (2009). Die Kapitän-Nemo-Geschichten. Geschichten gegen Angst und Stress (13. korr. Aufl.). Freiburg: Herder.

Petermann, U. (2007). Entspannungstechniken für Kinder und Jugendliche (5. erweit. Aufl.). Weinheim: Beltz.

Petermann, U., Gottschling, R. & Sauer, B. (1994). Training mit aggressiven Kindern: Fallbeispiel und Effekte. Kindheit und Entwicklung, 3, 192–200.

Petermann, U. & Petermann, F. (2006). Training mit sozial unsicheren Kindern (9. veränd. Aufl.). Weinheim: Beltz/Psychologie Verlags Union.

Teil IV
Anwendungsbereiche
bei Kindern und Jugendlichen

Petermann, U. & Petermann, F. (2008b). Aggressiv-oppositionelles Verhalten. In F. Petermann (Hrsg.), Lehrbuch der Klinischen Kinderpsychologie (6. vollst. veränd. Aufl.) (S. 277–293). Göttingen: Hogrefe.

Robin, A. L., Schneider, M. & Dolnick, M. (1976). The turtle technique: An extended case study of self-control in the classroom. Psychology in the Schools, 13, 449–453.

Saile, H. (1996). Metaanalyse zur Effektivität psychologischer Behandlung hyperaktiver Kinder. Zeitschrift für Klinische Psychologie, 25, 190–207.

Saile, H. (2009). Aufmerksamkeitsdefizit-/Hyperaktivitätsstörungen (ADHS). In F. Petermann & D. Vaitl (Hrsg.), Entspannungsverfahren. Das Praxishandbuch (4. veränd. Aufl.) (S. 412–422). Weinheim: Beltz PVU.

Schönmacker, S. (2002). Entspannungsverfahren in der Sprachtherapie mit polternden Kindern. München: Reinhardt.

WHO (Hrsg.) (2008). Internationale Klassifikation psychischer Störungen. ICD-10 Kapitel V(F) Klinisch-diagnostischer Leitlinien (6. vollst. überarb. Aufl.). Bern: Huber.

23 Angststörungen

Ulrike Petermann

I Symptomatik

Ängste gehören als eine von vielen emotionalen Empfindungen unvermeidbar zum Leben eines jeden Menschen. Kinder weisen entwicklungsphasenspezifische Ängste auf, wie zum Beispiel: Angst vor fremden und unvertrauten Personen, vor lauten Geräuschen, vor großen Hunden oder anderen großen Tieren, vor Dunkelheit, vor Naturgewalten wie Blitz und Donner, vor Gespenstern oder imaginären Wesen (Petermann & Essau, 2008). Diese Ängste sind normaler Bestandteil in unterschiedlichen Entwicklungsphasen von Kindern. Treten sie jedoch über das übliche Alter hinaus auf, oder nehmen sie ein Ausmaß an, das über die normale Ausprägung hinausgeht, ist zu prüfen, ob eine für die Kindheit und Jugendzeit typische Angststörung vorliegt.

Übersicht

Typische Angststörungen des Kindes- und Jugendalters

ICD-10	DSM-IV-TR
emotionale Störung mit Trennungs-angst des Kindesalters (F 93.0)	Störung mit Trennungsangst (309.21)
phobische Störung des Kindesalters (F 93.1)	kein Äquivalent im DSM-IV-TR; Überlappung zur spezifischen Phobie möglich (300.29)
Störung mit sozialer Ängstlichkeit des Kindesalters (F93.2)	soziale Phobie (Soziale Angststörung); wird im Erwachsenenteil kodiert (300.23)
generalisierte Angststörung des Kindesalters (F 93.80)	generalisierte Angststörung; wird im Erwachsenenteil kodiert, schließt jedoch explizit die Störung mit Über-ängstlichkeit im Kindesalter ein (300.02)

Im Folgenden wird kurz auf die zentralen Symptome der für das Kindes- und Jugendalter relevanten Angststörungen eingegangen (vgl. APA, 2003; WHO, 2008).

Trennungsangst. Die Störung mit Trennungsangst wird ab dem Alter von ca. dreieinhalb Jahren diagnostiziert. Sie beinhaltet im Kern eine anhaltende unrealistische Sorge darüber, von den wichtigsten Bezugspersonen zum Beispiel durch ein Unglück getrennt zu werden. Bei bevorstehenden alltäglichen Trennungssituationen, wie dem Besuch von Kindergarten oder Schule, wird die Sorge und Angst übermäßig groß, und ein Kind versucht, solche Trennungssituationen zu vermeiden; es verweigert beispielsweise den Schulbesuch. Die Trennungsangst ist relativ verbreitet und tritt bei 4 Prozent aller Kinder auf. Sie nimmt zum Jugendalter hin ab.

Phobische Störung des Kindesalters/Spezifische Phobien. Hierbei handelt es sich um eine ausgeprägte und anhaltende Angst vor bestimmten Situationen und Objekten, die übertrieben, irreal und unbegründet ist (vgl. Petermann & Essau, 2008). Die spezifischen Situationen sind gut erkenn- und abgrenzbar; die spezifischen Phobien lassen sich in einen Tier-, Umwelt-, Blut-Injektion-Verletzungs-Typus, situativen Typus (z. B. bezogen auf Fahrstühle, geschlossene Räume) und anderer Typus (Reize, die mit Ersticken oder Erbrechen assoziiert sind) einteilen. Bei Kindern bezieht sich die Angst auf Phänomene und Objekte, die im Kindesalter typischerweise sowie entwicklungsangemessen leicht ängstigen, wie beispielsweise Sturm, Blitz, Donner, Dunkelheit, fremde Personen, große Tiere. Erst wenn das Ausmaß der Angst klinisch auffällig und mit massiven sozialen Beeinträchtigungen verbunden ist, spricht man von einer phobischen Störung des Kindesalters. Man kann davon ausgehen, dass ungefähr 2 Prozent aller Kinder unter einer solchen Störung leiden.

Soziale Angststörung. Die soziale Angststörung umfasst zwei zentrale Merkmale: Zum einen eine in der Entwicklung durchgehende und wiederkehrende Angst vor unbekannten sowie unvertrauten Personen – sowohl Erwachsenen als auch Kindern; zum anderen bezieht sich die Störung auf eine Bewertungsangst, d. h., die Kinder und Jugendlichen fürchten ein Verhalten zu zeigen, mit dem sie sich vor anderen blamieren oder bloßstellen könnten. Verlegenheit, Scham und Scheu sind typische Reaktionen. Beide zentralen Merkmale sind mit Vermeidungsverhalten und sich von Sozialkontakten zurückziehendem Verhalten verbunden, was zu deutlichen Entwicklungsbeeinträchtigungen führen kann. Zu vertrauten Personen und Familienmitgliedern besteht jedoch ein guter und sozial kompetenter Kontakt. Die soziale Angststörung weist eine Lebenszeitprävalenz von 3 bis 13 Prozent auf, und es konnte eine familiäre Häufung bei Verwandten ersten Grades festgestellt werden.

Generalisierte Angststörung. Im Unterschied zu den vorher beschriebenen Ängsten lässt sich die generalisierte Angst an keinen konkreten Personen, Situationen oder Objekten mit einem spezifisch angstauslösenden Merkmal festmachen. Vielmehr betrifft diese Angst unterschiedliche alltägliche Ereignisse und Aktivitäten, wie beispielsweise schulische Aufgaben und Anforderungen oder die Beziehung zu Gleichaltrigen. Kinder und Jugendliche mit einer generalisierten Angststörung hegen Zweifel darüber, ob sie Alltagsanforderungen der verschiedensten Art überhaupt gewachsen sind. Die damit verbundenen Ängste werden intensiv erlebt, die negative Gedankenspirale kann nicht gestoppt werden und lenkt von der Aufgabenbewältigung im Alltag ab. Die Auftretenshäufigkeit beträgt zwischen 3 und 5 Prozent. Ein chronischer Verlauf ist zu jedem Alter möglich. Zu einer Verschlechterung der Symptomatik kommt es vor allem in Belastungssituationen. Familiäre Häufung und Zwillingsstudien weisen auf einen genetischen Anteil hin.

2 Spezifisches Störungsmodell als Ansatzpunkt für Entspannungsverfahren

Körperliche Symptome. Allen Angststörungen ist gemeinsam, dass sie neben den psychischen Merkmalen körperliche Symptome aufweisen, die sich teilweise überlappen (vgl. Tab. 23.1).

Tabelle 23.1. Körperliche Symptome bei Ängsten im Kindes- und Jugendalter

Trennungsangst	Soziale Angststörung	Generalisierte Angststörung
Kopfschmerzen	Zittern von Händen und Beinen	Ruhelosigkeit und Nervosität
Bauchschmerzen sowie Übelkeit oder Erbrechen	Angst zu erbrechen sowie Magen- und/oder Darmbeschwerden sowie Drang, zur Toilette zu müssen	Gefühl geistiger Anstrengung in Kombination mit dem Unvermögen, sich zu entspannen
kardiovaskuläre Symptome wie Herzklopfen, Schwindelgefühl oder Schwächeanfall	kardiovaskuläre Symptome wie Herzklopfen	Ein- und/oder Durchschlafstörungen, unruhiger Schlaf sowie ein Gefühl von Müdigkeit und Erschöpfung
	Muskelverspannung	Muskelverspannung

Bei den körperlichen Symptomen der drei typischen Angststörungen im Kindes- und Jugendalter zeigen sich als gemeinsame Merkmale Übelkeit und Bauchschmerzen sowie kardiovaskuläre Symptome, vor allem in Form von Herzklopfen. Auffallend ist zudem die Muskelverspannung sowie die Unfähigkeit, sich zu entspannen. Auch Kopfschmerzen können Anzeichen von hoher Anspannung sein (vgl. APA, 2003; WHO, 2008).

Erhöhtes physiologisches Erregungsniveau. Im Rahmen biopsychosozialer Erklärungsmodelle der Angstentstehung wurden physiologische Grundlagen von schüchternem, gehemmtem Verhalten im Kindesalter von Kagan et al. (1988, 1998) systematisch untersucht. Ausgangspunkt war die wiederholte Beobachtung, dass verhaltensgehemmte Kinder in neuen und unvertrauten Situationen schnell ein hohes physiologisches Erregungsniveau, und zwar die Herzfrequenz, den Noradrenalinspiegel und das Speichelkortisol betreffend, sowie zugleich ein Rückzugsverhalten zeigen. Es wird vermutet, dass eine genetisch bedingte erniedrigte Erregungsschwelle im limbisch-hypothalamischen System eine schnelle Erhöhung sympathischer Aktivitäten begünstigt (Kagan et al., 1988, 1998). Dadurch ist einerseits die physiologische Bedingung gegeben, leicht auf Angstkonditionierungsprozesse anzusprechen, andererseits erschweren physiologische Stressreaktionen die Informationsverarbeitung, so dass Denk- und Handlungsblockaden auftreten können, was zur Stabilisierung der Verhaltenshemmung beitragen kann. Dies würde erklären, warum Verhaltenshemmung ein über die Kindheit stabiles Temperamentsmerkmal darstellt, mit dem ängstliches Verhalten gut vorhergesagt werden kann. Es gibt Hinweise darauf, dass eine starke Verhaltenshemmung insbesondere mit hoch ausgeprägter sozialer Angst verbunden ist (vgl. auch Petermann & Suhr-Dachs, 2008).

Das schnell erhöhte physiologische Erregungsniveau, was sich in den verschiedenen körperlichen Symptomen bei Ängsten niederschlägt, geht mit hoher psychischer sowie muskulärer Anspannung einher. So ist es im Rahmen einer Angstbehandlung angemessen, auch Entspannungsverfahren einzusetzen.

3 Vorgehen

Progressive Muskelentspannung, sensorische Verfahren. Wie die Ausführungen zum spezifischen Störungsmodell aufzeigen konnten, ist die Anwendung einer Entspannungsmethode im Rahmen eines multimethodal angelegten Angstbehandlungsprogramms sinnvoll und notwendig. So beinhalten in der Regel auch die diversen Trainingsprogramme für ängstliche und sozial unsichere Kinder Entspannungsverfahren als integralen Baustein (vgl. Barrett et al., 2003; Flannery-Schroeder & Kendall, 1996; Maur-Lambert et al., 2003; Petermann & Petermann, 2006, 2007). Die am häufigsten eingesetzte Entspannungsmethode ist die progressive Muskelentspannung. Sie zielt insbesondere darauf ab, die körperliche Anspannung der ängstlichen Kinder und Jugendlichen zu reduzieren. Für ängstliche Kinder im Vorschulalter und bis ca. zur zweiten Klasse der Grundschule sind sensorische Entspannungszugänge geeignet, die über motorische Ruhe- und Entspannungsrituale wirken, wie zum Beispiel das Schildkröten-Phantasie-Verfahren (vgl. Robin et al., 1976; Becker & Petermann, 1996; Petermann, 2007).

Imaginative Verfahren. Will man neben der physiologischen Entspannungswirkung auch psychisch positive Effekte erzielen, so können imaginative Verfahren mit integrierten kognitiven Entspannungszugängen hilfreich sein. Angstemotionen werden minimiert durch solche Methoden wie die Kapitän-Nemo-Geschichten, die positive Selbstinstruktionstechniken und kognitive Umstrukturierungen anbahnen. Dazu werden so genannte Reaktionspropositionen und Vorsatzformeln, die in den imaginativen Ablauf integriert sind, verwendet. Diese Instruktionen sind so gestaltet, dass eine Aufmerksamkeitslenkung von der Angst weg und eine Aufmerksamkeitszentrierung auf die entspannenden Imaginationen und positiven Körperreaktionen möglich wird (vgl. Petermann, 1993, 2007, 2009; Peterrmann & Petermann, 2009).

Komplexe Trainingsmanuale für ängstliche und sozial unsichere Kinder

Für ängstliche Kinder und Jugendliche sind vor allem die progressive Muskelentspannung und imaginative Verfahren in komplexe Trainingsmanuale integriert, seien es Programme zur Prävention von Angst oder zur Intervention bei einer Angststörung (vgl. von Consbruch & Stangier, 2007). Wenn die progressive Muskelentspannung zur Anwendung kommt, so ist in den meisten Fällen jede einzelne Übung der progressiven Muskelentspannung mit einer kindangemessenen Imagination verknüpft. Diese soll den Kindern die körperbezogenen Anspannungsübungen erleichtern (siehe unten).

Allerdings unterscheidet sich die Systematik und Stringenz, mit der Entspannungsverfahren in Therapie- bzw. Trainingssitzungen integriert werden, erheblich. So sind die imaginativen Inhalte in den Entspannungstechniken oder die Vorsatzformeln bzw. Selbstinstruktionen im Rahmen einer Entspannungsmethode selten mit den Themen der Sitzungen in den Trainingsprogrammen verzahnt. Im Folgenden werden einige Beispiele gegeben.

Barrett et al. Barrett et al. (2003) entwickelten in Australien ein Gruppentrainingsprogramm für Kinder zur Prävention von Angst und Depression, mit dem Titel „Freunde für Kinder". In zehn Sitzungen für Kinder werden verschiedene Themen bearbeitet, wie zum Beispiel: Gefühle erkennen und reflektieren, den Zusammenhang von Gedanken und Gefühlen erarbeiten, Lernen mit Sorgen umzugehen. In der vierten Sitzung wird die progressive Muskelentspannung eingeführt. Es kommen verschiedene Imaginationen für die Anspannung der Gesichtsmuskulatur, der Nacken-Schultern-Muskulatur, der Hand- und Armmuskulatur, der Bauchmuskeln und der Bein- sowie Fußmuskeln zur Anwendung. Die verwendeten Bilder sind typisch für die australische Natur; so werden ein Krokodil, ein Baby-Känguru im Beutel seiner Mutter, eine Fledermaus, die von Baum zu Baum fliegt, ein Bär, der einen Topf Honig geschleckt hat, sowie ein Meeressandstrand als imaginative Hilfen für die Anspannungsphasen eingesetzt (eine detaillierte Beschreibung dieses Programms findet sich in Kapitel 28, „Prävention und Schule"). Die Ideen für die Imaginationen sind sehr kindangemessen, jedoch auch sehr kulturspezifisch, was die Auswahl der Tiere anbelangt. Das Programm lässt auch eine systematische Integration der Entspannungsübungen in die Trainingssitzungen vermissen.

Flannery-Schroeder und Kendall. Im kognitiv-behavioralen Programm von Flannery-Schroeder und Kendall (1996) lernen drei bis fünf Kinder mit sozialen Angststörungen in 18 Sitzungen besser mit ihren Ängsten umzugehen. In der fünften Gruppentrainingssitzung wird ein Entspannungsverfahren eingeführt, das die progressive Muskelentspannung mit imaginativen Elementen kombiniert. Die Kinder erleben in der Gruppe, wie unterschiedlich sich ihr Körper im angespannten und entspannten Zustand anfühlt. Durch das Erleben von Entspannung wird der Entstehung von Angst entgegengewirkt. Die Entspannungsübung wird von Sitzung zu Sitzung vertieft; zudem erhalten die Kinder eine individuell ausgearbeitete Entspannungsgeschichte auf Kassette für zu Hause, die sie im Alltag einsetzen sollen. Auf diesen Transfer in den Alltag werden die Kinder gezielt vorbereitet.

Maur-Lambert et al. Ein zehn Sitzungen umfassendes Gruppentrainingsprogramm für ängstliche und sozial unsichere Kinder und ihre Eltern wurde von Maur-Lambert et al. (2003) vorgestellt. Die Ziele und Themen des Gruppentrainings ähneln in einigen Punkten dem Präventionsprogramm von Barrett et al. (2003). Es geht darum, Gefühle kennenzulernen und wahrzunehmen sowie über den Zusammenhang von Gefühlen und Gedanken zu reflektieren. Darüber hinaus werden soziale Fertigkeiten eingeübt: Es soll Selbstbewusstsein aufgebaut werden und gelernt werden, wie Emotionen der Angst, des Traurigseins, aber auch der Wut und Aggression zu bewältigen sind. Der Einsatz von Entspannungsübungen erfolgt relativ spät in diesem Programm, nämlich erst in der achten Trainingsstunde. Als Entspannungsmethode wird die progressive Muskelentspannung eingesetzt. Zur Verdeutlichung der einzelnen körperbezogenen Übungen werden – wie in anderen Programmen – Imaginationen zu Hilfe genommen. Zum Beispiel sollen die Kinder sich bei der Anspannung der Hand vorstellen, dass sie eine dicke gelbe Zitrone ausdrücken und möglichst den ganzen Saft der Zitrone herauspressen. Für die Anspannung der Arme sollen die Kinder eine faule schläfrige Katze imaginieren, die sich streckt und reckt. Zur Anspannung der Mundregion sollen sie sich vorstellen, einen großen Kaugummi im Mund zu kauen. Um Gesichtsmuskeln im Nasen- und Augenbereich anzuspannen, wird das Bild einer Fliege verwendet, die angeflogen kommt und sich mitten auf die Nase setzt. Die Fliege soll, ohne die Hände zu benutzen, verscheucht werden, indem die Nase möglichst stark gerunzelt und verzogen wird. Diese Form der progressiven Muskelentspannung wird mit dem Ziel der Emotionsregulation sowie als kognitive Hilfestellung eingesetzt. Auch in diesem Programm ist die Entspannungsübung ein Punkt von vielen, der in nicht systematischer Weise in den zehn Sitzungen bearbeitet wird. Aufgaben und Hilfen für regelmäßiges Üben zu Hause fehlen.

Petermann & Petermann. Im Folgenden wird kurz auf das Training mit sozial unsicheren Kindern von Petermann und Petermann (2006) eingegangen. Dieses Programm für sozial ängstliche und unsichere Kinder verkörpert ein kompaktes Trainingsprogramm, welches die Arbeit mit den Kindern in ein Einzel- und Gruppentraining unterteilt. In allen Trainingssitzungen des gesamten kognitiv-behavioralen Vorgehens sind imaginative Entspannungsübungen integriert. Verwendet werden die Kapitän-Nemo-Geschichten (vgl. Petermann & Petermann, 2009; Petermann, 1993, 2007, 2009). In die so genannten Erlebnisbilder der Unterwassergeschichten werden Selbstinstruktionen, wie der Kapitän-Nemo-Spruch „Nur ruhig Blut, dann geht alles gut!", integriert. Diese Selbstinstruktionen sind inhaltlich genauestens auf die Themen und Motive der Fortsetzungsgeschichten abgestimmt; beispielsweise wird beim Eintauchen in eine Unterwasserhöhle die Selbstinstruktion gegeben: „Nur Mut, dann geht alles gut!" Prinzipiell ist es wichtig, die Erlebnisbilder derart zu gestalten, dass sie keine angstauslösenden Reize beinhalten. Neben den regelmäßigen und systematischen Übungen in den Trainingssitzungen erhalten die Kinder Entspannungskassetten mit den Kapitän-Nemo-Geschichten für das Üben im Alltag zu Hause. Die Entspannungsgeschichten haben vorbereitende Funktion für die therapeutische Arbeit mit ängstlichen Kindern, sie dienen also dem physiologischen Erregungsabbau; darüber hinaus sollen sie Anknüpfungspunkte für die kognitiv-behaviorale Therapie bieten und zum Beispiel eine kognitive Umstrukturierung negativer Selbstverbalisationen sowie den Aufbau angemessener positiver Selbstinstruktionen vorbereiten und anbahnen. Für Jugendliche werden Übungen der progressiven Muskelentspannung durchgeführt und hierbei, je nach Bedarf, Imaginationen zur Erleichterung der körperlichen Übungen verwendet (vgl. Petermann, 2007; Petermann & Petermann, 2007). Zentral ist bei der progressiven Muskelentspannung mit Jugendlichen innerhalb des „Trainings mit Jugendlichen" (Petermann & Petermann, 2007, S. 217 ff.), dass die Entspannungsinstruktionen nicht suggestiv formuliert sind, sondern entsprechend der ursprünglichen Instruktionstechnik von Jacobsen vorgegangen wird; d. h., es wird lediglich die Aufforderung zur Anspannung von Muskelgruppen in einem Körperteil, zum Beispiel im Arm, gegeben, die dann nach ca. 8 Sekunden wieder losgelassen werden.

4   Indikation und Kontraindikation

Über die Indikation von Entspannungsverfahren bei ängstlichen Kindern und Jugendlichen besteht kein Zweifel, jedoch gehen in der Diskussion die Standpunkte auseinander, ob ein Entspannungsverfahren „nur" zur Reduktion des allgemeinen Anspannungsniveaus eingesetzt werden soll oder auch als eine Bewältigungsstrategie in einer angstauslösenden Situation.

Grundlegend ist zu diskutieren, Entspannungstechniken nicht als Hilfe in angstauslösenden sozialen Situationen einzusetzen, sondern ausschließlich in allgemeiner Form zur generellen Senkung der körperlichen und psychischen Anspannung. Die Argumentation geht dahin, dass besonders bei der sozialen Angststörung die Anwendung einer Entspannungsmethode in der angstbesetzten Situation zwar die Angstsymptome unterdrückt, sich dies aber für die eigentliche Bearbeitung der Problematik und die angemessene Bewältigung sozialer Situationen, die angstauslösend sind, ungünstig auswirkt.

Harb und Heimberg (2002) vertreten jedoch die Position, speziell die progressive Muskelentspannung gezielt einzuüben, um die exzessiven körperlichen Erregungen bei sozialer Angst zu verringern. Es sollen drei Fertigkeiten in einer Angstbehandlung in Kombination mit progressiver Muskelentspannung aufgebaut werden:
(1) Wahrnehmen erster Angstsymptome und physiologischer Erregung,
(2) Fähigkeit, auch im Alltag schnell einen entspannten Zustand zu erreichen, und
(3) Einsatz der Entspannungstechnik in der angstauslösenden Situation (im Rahmen der Konfrontationstechnik).

5   Empirische Absicherung

Eine Indikationsfrage bezieht sich darauf, welches Entspannungsverfahren am effektivsten ist, bzw. ob ein Entspannungsverfahren bessere Effekte als eine Placebo-Intervention bewirkt. Dieser Fragestellung gingen Eppley et al. (1989) nach. Sie untersuchten progressive Muskelentspannung, transzendentale Meditation und eine Placebo-Intervention, unter anderem auch bei Kindern mit Trait-Angst. Die Ergebnisse der Meta-Analysen sind nachdenkenswert: Die größten Effekte bezüglich der Reduktion von Angst zeigte die transzendentale Meditation, die abgegrenzt wurde von anderen Meditationsformen, die beispielsweise ein Mantra oder Konzentrationsübungen benutzten. Die progressive Muskelentspannung erwies sich im Vergleich zu Placebo-Interventionen nicht als effektiver. Eine Reihe von möglichen Gründen zur Erklärung der Ergebnisse werden diskutiert, wie zum Beispiel die Anzahl der Sitzungen, die Kompetenz des Trainers oder die Genauigkeit der Durchführung.

Der bedeutendste Unterschied zwischen den verschiedenen Vorgehensweisen scheint vielmehr die Art der Instruktion zu sein. Damit ist die Anforderung an die Konzentration einer Person, die sich entspannen will, gemeint. Entspannungstechniken, welche in irgendeiner Form eine Konzentrationsleistung abverlangen, führen zu geringen Effekten bei der Angstreduktion. Entspannung und Konzentration, aber auch aktive Entspannungsbemühungen schließen sich wohl aus. Entscheidend für gute Entspannungseffekte könnten die Mühelosigkeit und der „anstrengungsarme", spontane Gedankenfluss im Hinblick auf eine spezifische kognitive Haltung sein. Diese Anforderungen an Entspannungsverfahren, insbesondere für Kinder mit einer Angststörung, erfüllen imaginative Entspannungsverfahren am besten (vgl. Petermann, 2007). Gerade die Wahl des Unterwassermotivs und die Art der beschriebenen Unterwasserwelt, wie in den Kapitän-Nemo-Geschichten realisiert, können als geeignete Imaginationstechnik für ängstliche Kinder bezeichnet werden.

Weiterführende Literatur

Petermann, U. (2007). Entspannungstechniken für Kinder und Jugendliche (5. erweit. Aufl.). Weinheim: Beltz.

Petermann, U. (2009). Die Kapitän-Nemo-Geschichten. Geschichten gegen Angst und Stress (13. korr. Aufl.). Freiburg: Herder.

Petermann, U. & Essau, C. A. (2008). Spezifische Phobien. In F. Petermann (Hrsg.), Lehrbuch der Klinischen Kinderpsychologie (6. vollst. veränd. Aufl.) (S. 327–342). Göttingen: Hogrefe.

Petermann, U. & Suhr-Dachs, L. (2008). Soziale Phobie. In F. Petermann (Hrsg.), Lehrbuch der Klinischen Kinderpsychologie (6. vollst. veränd. Aufl.) (S. 359–375). Göttingen: Hogrefe.

Zitierte Literatur

American Psychiatric Association (APA) (2003). Diagnostisches und Statistisches Manual Psychischer Störungen – Textrevision (DSM-IV-TR). Göttingen: Hogrefe.

Barrett, P., Webster, H. & Turner, C. (2003). Freunde für Kinder. Gruppenleitermanual. Trainingsprogramm zur Prävention von Angst und Depression. München: Reinhardt.

Becker, P. & Petermann, U. (1996). Schildkröten-Phantasie-Verfahren: Ein bewegungsorientiertes Ruheritual für Kindergarten- und Grundschulkinder. In U. Petermann (Hrsg.), Ruherituale und Entspannung mit Kindern und Jugendlichen (S. 44–64). Baltmannsweiler: Schneider Verlag Hohengehren.

Teil IV
Anwendungsbereiche
bei Kindern und Jugendlichen

Consbruch, K. von & Stangier, U. (2007). Soziale Phobien (Soziale Angststörungen) bei Erwachsenen und Kindern. Psychotherapie, Psychosomatik und medizinische Psychologie, 57, 256–267.

Eppley, K. R., Abrams, A. J. & Sheat, J. (1989). Differential effects of relaxation techniques on trait anxiety: A meta-analysis. Journal of Clinical Psychology, 45, 957–974.

Flannery-Schroeder, E. & Kendall, P. C. (1996). Cognitive behavioral therapy for anxious children: Therapist manual for group treatment. Ardmore: Workbook Publishing.

Harb, G. C. & Heimberg, R. G. (2002). Kognitiv-behaviorale Behandlung der Sozialen Phobie: Ein Überblick. In U. Stangier & T. Fydrich (Hrsg.), Soziale Phobie und Soziale Angststörung (S. 311–338). Göttingen: Hogrefe.

Kagan, J., Reznick, J. S. & Snidman, N. (1988). Biological bases of childhood shyness. Science, 240, 167–173.

Kagan, J., Snidman, N. & Arcus, D. (1998). Childhood derivates of high and low reactivity in infancy. Child Development, 69, 1483–1493.

Maur-Lambert, S., Landgraf, A. & Oehler, K.-U. (2003). Gruppentraining für ängstliche und sozial unsichere Kinder und ihre Eltern. Dortmund: Borgmann.

Petermann, F. & Petermann, U. (2007). Training mit Jugendlichen (8. vollst. veränd. Aufl.). Göttingen: Hogrefe.

Petermann, U. (1993). Die Kapitän-Nemo-Geschichten. Teil 1 und 2 (CD-Set). Essen: ELVIKOM (beziehbar über ELVI-KOM, Kronprinzenstraße 13, 45128 Essen).

Petermann, U. (2007). Entspannungstechniken für Kinder und Jugendliche (5. erweit. Aufl.). Weinheim: Beltz.

Petermann, U. (2009). Die Kapitän-Nemo-Geschichten. Geschichten gegen Angst und Stress (13. korr. Aufl.). Freiburg: Herder.

Petermann, U. & Essau, C. A. (2008). Spezifische Phobien. In F. Petermann (Hrsg.), Lehrbuch der Klinischen Kinderpsychologie (6. vollst. veränd. Aufl.) (S. 327–342). Göttingen: Hogrefe.

Petermann, U. & Petermann, F. (2006). Training mit sozial unsicheren Kindern (9. veränd. Aufl.). Weinheim: Beltz/Psychologie Verlags Union.

Petermann, U. & Petermann, F. (2009). Aggressives Verhalten. In F. Petermann & D. Vaitl (Hrsg.), Entspannungsverfahren. Das Praxishandbuch (4. veränd. Aufl.) (S. 352–369). Weinheim: Beltz PVU.

Petermann, U. & Suhr-Dachs, L. (2008). Soziale Phobie. In F. Petermann (Hrsg.), Lehrbuch der Klinischen Kinderpsychologie (6. vollst. veränd. Aufl.) (S. 359–375). Göttingen: Hogrefe.

Robin, A. L., Schneider, M. & Dolnick, M. (1976). The turtle technique: An extended case study of self-control in the classroom. Psychology in the Schools, 13, 449–453.

WHO (Hrsg.) (2008). Internationale Klassifikation psychischer Störungen. ICD-10 Kapitel V (F) Klinisch-diagnostische Leitlinien (6. vollst. überarb. Aufl.). Bern: Huber.

24 Chronische Kopfschmerzen

Gabriele Gerber-von Müller • Wolf-Dieter Gerber

1 Symptomatik

Beispiel

Kombinationskopfschmerz bei einem Zwölfjährigen. Der zwölfjährige Jan berichtet, dass er bereits seit fünf Jahren fast täglich unter Kopfschmerzen leide. Er wache sehr oft mit Kopfschmerzen auf, die sich dann im Laufe des Tages verschlimmerten. Zudem müsse er sich oftmals am Wochenende aufgrund von Kopfschmerzattacken, die mit Übelkeit und Erbrechen verbunden seien, hinlegen. Die Kopfschmerzen fühlten sich an, als würde man ihm den Kopf zuschnüren. Die gesamte Stirn sei davon betroffen, und er habe das Gefühl, dass er gleich „spucken" müsse. Er fühle sich oftmals müde, und es falle ihm sehr schwer, sich in der Schule zu konzentrieren. Immer dann, wenn ihm in der Schule übel werde, bittet er den Lehrer, dass er nach Hause gehen dürfe. Dort müsse er sich dann manchmal übergeben und würde dann schnell einschlafen. Nach ein paar Stunden seien die Kopfschmerzen vorbei.

Die besorgte Mutter berichtet, dass sich Jans Kopfschmerzen im letzten Jahr verschlimmert haben und er ca. dreimal im Monat vorzeitig von der Schule nach Hause komme. Jan sei ein sehr guter Schüler, sehr ehrgeizig und bei den Lehrern und seinen Mitschülern sehr beliebt. Er sei schon von Geburt an ein sehr aufgewecktes Kind gewesen – ständig neugierig und „auf Achse". In der letzten Zeit würde sie bemerken, dass sich Jan immer mehr zurückziehe und unter Stimmungsschwankungen leide. Große familiäre Probleme gäbe es nicht; zu seinem älteren Bruder habe Jan ein gutes Verhältnis. Im Alter von acht Jahren sei Jans rechte Hand und rechter Arm kurzfristig gelähmt gewesen, was mit starken Kopfschmerzen verbunden gewesen sei. Eine sofortige notfallmäßige Untersuchung in der Kinderklinik habe jedoch keinen Befund ergeben. Nach zwei Tagen seien die Beschwerden abgeklungen.

Die Mutter gibt noch an, dass sie selbst sowie ihre Mutter und zwei Schwestern unter Migräne und Kopfschmerzen leiden.

Jan leidet unter einer komplexen Kopfschmerzerkrankung, die alle Facetten verschiedener Kopfschmerzsyndrome aufweist. So konnten wir bei Jan einen Kombinationskopfschmerz (Migräneerkrankung und Spannungskopfschmerz) sowie entwicklungsgeschichtlich eine komplizierte Migräne (früher Migräne accompagnée) feststellen.

Epidemiologie. Kopfschmerzen gehören zu den häufigsten Erkrankungen während der Kindheit und Jugend. Epidemiologische Studien belegen, dass 37 Prozent der siebenjährigen und 90 Prozent der fünfzehnjährigen Kinder schon unter Kopfschmerzen gelitten haben (Pothmann, 1999; Roth-Isigkeit et al., 2003). In Untersuchungen von Bille (1997) wurde die Prävalenz bei Kindern mit Kopfschmerzen mit 5 bis 10 Prozent angegeben. Neuere Studien verdeutlichen, dass die Auftretenswahrscheinlichkeit von Kopfschmerzen möglicherweise wesentlich höher ist, als man allgemein angenommen hat (Sillanpää & Anttila, 1996). Ein wesentlicher Grund dafür liegt wohl darin, dass Kopfschmerzen in den Familien häufig bagatellisiert werden, wie wir aufgrund eigener Untersuchungen feststellen konnten. Über 90 Prozent der befragten erwachsenen Kopfschmerzpatienten gaben an, bereits in der Kindheit und Jugend häufig unter Kopfschmerzen gelitten, jedoch erst im späteren Alter erstmals einen Arzt aufgesucht zu haben. Somit wird der kindliche Kopfschmerz heute generell unterschätzt. Bille (1962, 1997) verfolgte die Krankengeschichte von 73 Patienten, die im Alter von sechs Jahren unter Kopfschmerzen litten, dreißig Jahre lang. Er konnte feststellen, dass im Alter von 36 Jahren noch ca. 60 Prozent gravierende Kopfschmerzsymptome aufwiesen. Gleichzeitig bemerkte er, dass die Wahrscheinlichkeit, dass sich die Kopfschmerzen in der Pubertät verlieren, besonders bei Jungen relativ hoch ist. Die Remissionsrate bei Jungen im Alter von 14 Jahren beträgt fast 50 Prozent. So erklärt sich auch, dass das Geschlechterverhältnis von Kopfschmerzpatienten im Kindesalter 50 zu 50 beträgt, aber im Jugendalter nach der Pubertät sowie bei Erwachsenen 70 (Frauen) zu 30 (Männer).

Klassifikation. Kopfschmerzen bei Kindern lassen sich nicht so leicht bestimmen wie bei Erwachsenen. Intensität, Dauer und Lokalisation sind bei Kindern und Jugendlichen sehr unterschiedlich, was die exakte Diagnose häufig erschwert. Jüngere Kinder können zudem nur ungenaue Angaben über ihren Kopfschmerz machen. In der Klassifikation der International Headache Society (IHS; vgl. Olesen, 1993) werden mehr als 165 Kopfschmerzformen unterschieden. Der kindliche Kopfschmerz findet in der neuen Kopfschmerz-Klassifikation (Anfang 2004 in der Zeitschrift Cephalalgia erschienen) zwar eine stärkere Gewichtung, jedoch reichen die Klassifikationskriterien z. T. nach wie vor nicht aus, um eine spezifische Kopfschmerzdiagnose bei Kindern zu stellen. Die systematische Beobachtung mit Hilfe von Kopfschmerztagebüchern durch das Kind und die Eltern sind daher von besonderer Bedeutung (vgl. Gerber & Gerber-von Müller, 2002). Über

95 Prozent der jungen Patienten leiden unter den so genannten primären Kopfschmerzen, d. h. nicht-symptomatischen Kopfschmerzen, nämlich Migräne und Spannungskopfschmerz. Dabei sollte stets berücksichtigt werden, dass kindliche Kopfschmerzen ggf. auch auf symptomatologische bzw. organpathologische Grundstörungen zurückgeführt werden können (siehe Abb. 24.1).

Kindliche Migräne. Nach der IHS-Klassifikation kann von einer kindlichen Migräne gesprochen werden, wenn der Kopfschmerz anfallsartig auftritt und ggf. mit Übelkeit und Erbrechen sowie Lärm- und Lichtempfindlichkeit verbunden ist. Gegenüber den Erwachsenen haben Kinder häufiger stirnbezogene Kopfschmerzen, die bis zu vier Stunden andauern und durch Schlaf kupiert werden können. Der Schmerzcharakter ist meist hämmernd und pochend. Manche Kinder zeigen bereits am Abend vor der Attacke Ankündigungssymptome, wie z. B. innere Unruhe, Nervosität, Angespanntheit, Bauchschmerzen, aber auch Heißhungerattacken und Euphorie. Unterschieden werden die Migräne *mit* (G 43.1) und *ohne* Aura (G 43.0).

Bei vier- bis sechsjährigen Kindern kann auch ohne Kopfschmerzen eine Migränesymptomatik vorliegen, die durch Bauchschmerzen (mit Übelkeit und Erbrechen, speziell bei Autofahrten) gekennzeichnet ist. Diese Form wird als Migräneäquivalent bezeichnet.

Kindlicher Spannungskopfschmerz. Der kindliche Spannungskopfschmerz (in der IHS-Klassifikation als Kopfschmerz vom Spannungstyp bezeichnet) kann gelegentlich (episodisch, G 44.1) bis täglich (chronisch, G 44.2) auftreten und ist durch einen dumpf drückenden Schmerz gekennzeichnet. Im Gegensatz zur Migräne können die Kinder ihre alltäglichen Aktivitäten (z. B. Tennis spielen) fortsetzen und sie berichten, dass der Kopfschmerz unter geistiger Belastung (Stress) zunimmt. Die Abgrenzung von Migräne- und Spannungskopfschmerz ist gerade im frühen Kindesalter schwierig.

2 Spezifisches Störungsmodell als Ansatzpunkt für Entspannungsverfahren

Ätiopathogenetisches Migränemodell

Reizverarbeitungsstörung. Ätiopathogenetische Erklärungsmodelle zur Migräneerkrankung betonen einerseits die Pathophysiologie der Migräneattacke und andererseits die zerebrale Funktionsstörung der Migräne im Sinne einer Reizverarbeitungsstörung. Die Migräneattacke wird auf eine neurovaskuläre Störung zurückgeführt, der vermutlich eine genetisch bedingte Übererregung des Hirnstammes zugrunde liegt. Im Rahmen dieser Störung kommt es zu gefäßveren-

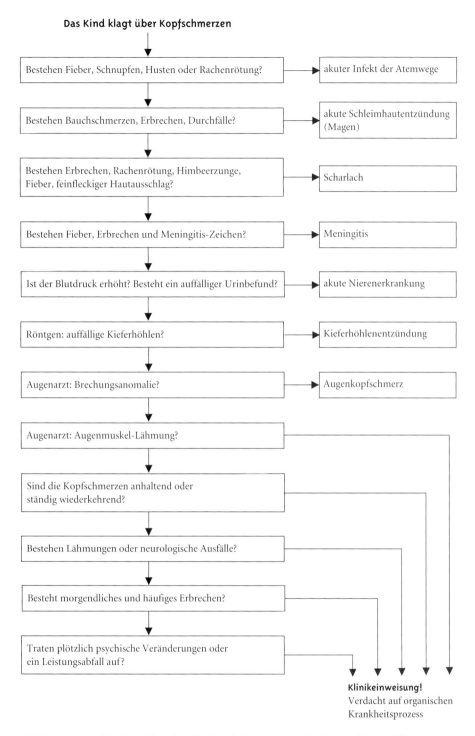

Das Kind klagt über Kopfschmerzen

Bestehen Fieber, Schnupfen, Husten oder Rachenrötung? → akuter Infekt der Atemwege

Bestehen Bauchschmerzen, Erbrechen, Durchfälle? → akute Schleimhautentzündung (Magen)

Bestehen Erbrechen, Rachenrötung, Himbeerzunge, Fieber, feinfleckiger Hautausschlag? → Scharlach

Bestehen Fieber, Erbrechen und Meningitis-Zeichen? → Meningitis

Ist der Blutdruck erhöht? Besteht ein auffälliger Urinbefund? → akute Nierenerkrankung

Röntgen: auffällige Kieferhöhlen? → Kieferhöhlenentzündung

Augenarzt: Brechungsanomalie? → Augenkopfschmerz

Augenarzt: Augenmuskel-Lähmung?

Sind die Kopfschmerzen anhaltend oder ständig wiederkehrend?

Bestehen Lähmungen oder neurologische Ausfälle?

Besteht morgendliches und häufiges Erbrechen?

Traten plötzlich psychische Veränderungen oder ein Leistungsabfall auf?

Klinikeinweisung!
Verdacht auf organischen Krankheitsprozess

Abbildung 24.1. Mögliche Ursachen für Kopfschmerzen im Kindes- und Jugendalter

genden Vorgängen, die zu einer neurogenen Entzündung und – vermittelt über das trigemental System – zu Schmerzen führen.

Genetische Veranlagung. Neuere Untersuchungen weisen darauf hin, dass es sich bei der Migräne um eine genetisch bedingte „Calcium-Ionen-Kanal-Erkrankung" handeln könnte (May et al., 1995). Allerdings konnten Mutationen auf dem Calcium-Kanal-Gen auf Chromosom 19p13 lediglich bei einer sehr seltenen kindlichen Migräneerkrankung, nämlich der familiär hemiplegischen Migräne, sicher nachgewiesen werden. Gleichwohl wird eine hohe genetische Veranlagung für Migräne angenommen. Zwillingsstudien fanden eine höhere Konkordanz bei Monozygoten (ca. 50 Prozent) als bei Dizygoten (ca. 14 Prozent), wobei allerdings kein einfacher Mendelscher Erbgang mit vollständiger Penetranz zugrunde gelegt werden kann (Haan et al., 1997).

Kortikale Hypersensitivität. Die umfangreichen empirischen Befunde zur Migräne weisen darauf hin, dass bei dieser Erkrankung von einem Diathese-Modell ausgegangen werden kann. Wir nehmen an, dass bei Migräne-Patienten aufgrund eines neuronalen mitochondrialen Energiereservedefizits eine erhöhte Vulnerabilität für eine kortikale Hypersensitivität und eine Reizverarbeitungs-störung vorliegt (Montagna et al., 2000; Gerber & Schoenen, 1998). Zunächst kann das Gehirn offensichtlich eine Homöostase der Reiz- bzw. Informations-verarbeitung aufrechterhalten. Durch eine intensive und längerandauernde bio-logische und/oder psychologische kortikale Überstimulation, kommt es dann zum ersten Migräneanfall. Interaktionsbeobachtungen in Migränefamilien (mit Eltern und Kindern) weisen darauf hin, dass ungünstige Erziehungsverhaltens-muster – auch als Folge der Hypersensitivität der Kinder – ebenfalls zu einer Exzerbation der Reizüberempfindlichkeit führen (Gerber et al., 2002).

Schutz gegen Überstimulation. Durch die meist frühzeitig einsetzende medika-mentöse Behandlung der Kinder (negative Verstärkung) sowie der Generalisie-rung der Reizsituation kann es zu einer Chronifizierung der Erkrankung kom-men. Die Migräneperiodizität (d. h. das regelmäßige periodische Auftreten von Anfällen) lässt sich dadurch erklären, dass die Neurotransmitterkonzentration (Noradrenalin und Serotonin) unmittelbar nach einem abgelaufenen Migräne-anfall niedrig ist und bis zum nächsten Anfall deutlich ansteigt. Die oftmals in der Literatur hervorgehobenen Migräneauslöser oder Triggerfaktoren (Heiß-hunger nach Schokolade etc; so genannte Cravingfaktoren) dienen möglicher-weise als Schutzmechanismen für eine Überstimulation des Gehirns (Kropp & Gerber, 1998). Durch Craving leiten Migränepatienten somit ihre Migräne-attacken selbst ein, um das Gehirn vor weiterer Reizüberflutung zu schützen. Das Wechsel- und Zusammenspiel zwischen vermutlich genetisch determinier-ten biologischen Vorgängen und psychosozialen Faktoren ist daher auch für die Behandlung von Migränekindern von besonderer Bedeutung. So ist das primäre

Ziel der verhaltensmedizinischen Behandlung der Migräne die vorbeugende Absenkung des allgemeinen Arousalniveaus sowie die Identifizierung und Abschwächung von spezifischen ungünstigen externen und internen Reizbedingungen (s. u.). Entspannungstechniken (progressive Muskelentspannung und Atemkonzentrationstechniken) sowie Biofeedback-Training (thermales Biofeedback, Neurofeedback) erhalten als Basistechniken im Rahmen multimodaler Therapieprogramme einen besonderen Stellenwert.

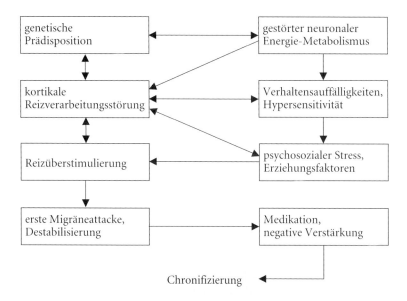

Abbildung 24.2. Ätiopathogenetisches Modell der Migräne: Besteht eine genetische Prädisposition für Migräne, so kann es durch vielfältige Faktoren zur Chronifizierung der Erkrankung kommen (vgl. Gerber & Schoenen, 1998)

Ätiopathogenetisches Spannungskopfschmerzmodell

Stress. Der Spannungskopfschmerz wird im ätiopathogenetischen Modell besonders auf einen erhöhten psychosozialen Stress zurückgeführt, der Muskelverspannungen mit sich bringt (Wittrock & Foraker, 2001). Dabei wurden von Kindern mit Spannungskopfschmerz vor allem folgende belastende Ereignisse genannt: Konflikte unter Freunden, Konflikte mit den Eltern, schulische Leistungsprobleme, Spannungen in der Familie, Ehescheidungen und Trennungen, Krankheit der Eltern, Wohnortwechsel sowie Prüfungen/Klassenarbeiten (Waldie, 2001).

Zähneknirschen, Körperfehlhaltungen. Zudem kann eine Kiefergelenkstörung, z. B. als Folge eines nächtlichen Zähnereibens und Zähneknirschens (Bruxismus), zu einer entsprechenden Kopfschmerzerkrankung führen. Aber auch durch Körperfehlhaltungen am Schreibtisch oder am Computer können Verspannungen der Muskulatur auftreten.

Zentralnervöse Mechanismen. Neben der Bedeutung von Distress und dessen Einfluss auf das muskuläre System wurden auch zentralnervöse Mechanismen beim Spannungskopfschmerz diskutiert (Bendtsen, 2000). Schmerzinformationen werden durch die Aussendung von Boten- oder Überträgerstoffen (besonders Serotonin) gesteuert. Durch diese wird die Erregung weitergeleitet. Bestimmte Schmerzfilter, die die Schmerzinformationen abschotten oder durchlassen, werden aktiviert. Durch ungewöhnlich lange physische und psychische Belastungen kann es zu einem zu starken Verbrauch dieser Botenstoffe kommen. Dies kann dann dazu führen, dass übermäßig viele Schmerzinformationen *ungefiltert* einströmen können (Göbel, 1997).

Lernfaktoren. Beim Spannungskopfschmerz scheinen auch Lernfaktoren eine zentrale Bedeutung einzunehmen. So kann etwa durch die häufige Einnahme von Schmerzmitteln die Schmerzempfindlichkeit gesteigert werden (negative Verstärkung). Kinder mit Spannungskopfschmerzen weisen aber oftmals eine generell erhöhte Schmerzempfindlichkeit der Muskulatur auf.

Insgesamt gesehen sind die kausalen Zusammenhänge beim Spannungskopfschmerz bis heute nicht bekannt. Allgemein wird davon ausgegangen, dass chronisch belastende Lebensereignisse zu einer deutlichen Erhöhung des Muskeltonus im Musculus frontalis und Musculus trapezius führen. Zusätzlich spielen schmerzverarbeitende Prozesse des Gehirns eine wichtige Rolle. Verhaltensmedizinische Behandlungstechniken und hier vor allem Entspannungstechniken – wie progressive Muskelrelaxation und EMG-Biofeedback – werden als die Therapie erster Wahl angesehen.

3 Vorgehen

Studien zum Einsatz von Entspannungsverfahren bei chronischen Kopfschmerzen im Kindes- und Jugendalter lassen den Schluss zu, dass diese generell als Therapie der ersten Wahl anzusehen sind (Plump et al., 1999). Es konnte jedoch gezeigt werden, dass besonders komplexere verhaltensmedizinische Programme, wie zum Beispiel das Trainingsprogramm von Denecke und Kröner-Herwig (2000), den Einzelverfahren überlegen sind (Hermann et al., 1995). McGrath (1987) entwickelte für Kinder mit chronischen Kopfschmerzen ein Selbsthilfeprogramm, das aus acht Bausteinen besteht. Neben der kindgerechten Einführung in die Pathophysiologie von Kopfschmerzen werden u. a. bestimmte Fähigkeiten, wie die Förderung der Wahrnehmung von Körpersignalen bei Stress und das Schmerzcoping, eingeübt. Auch dieses Programm ist reinen Entspannungsverfahren überlegen (McGrath, 1999).

Ein bislang noch nicht empirisch untersuchter Ansatz ist die Integration der Entspannungsverfahren in den Gesamtkontext der Familie. Zumindest konnten wir klinisch exzellente Erfahrung mit Eltern als Co-Therapeuten ihrer Kinder machen (vgl. auch MIPAS; Gerber & Gerber-von Müller, 2002; Gerber et al., 2008).

Verhaltensmedizinische Interventionstechniken, wie das Reizverarbeitungstraining (RVT), das Stressbewältigungstraining (SBT) und das Biofeedback-Training (EMG, Neurofeedback, thermales Feedback) wurden systematisch auf der Grundlage der oben beschriebenen ätiopathogenetischen Befunde und unter Berücksichtigung lernpsychologischer Mechanismen entwickelt. Im Folgenden werden diese verschiedenen Interventionstechniken für die Behandlung der Migräne und des Spannungskopfschmerzes bei Kindern kurz dargestellt.

Reizverarbeitungstraining (RVT) bei kindlicher Migräne

Das Reizverarbeitungstraining (RVT) kann als Einzel- oder Gruppentraining durchgeführt werden. Die Sitzungszahl richtet sich nach den individuellen diagnostischen Gegebenheiten und umfasst durchschnittlich 15 Doppelstunden (à 90 Minuten). Das RVT, das Bestandteil des multimodalen Programms MIPAS-Family ist (vgl. Gerber et al., 2008), wird in drei Schritten durchgeführt.

Erster Schritt. Im ersten Schritt lernen die Patienten externe und interne Reize (z. B. Staubsauger, klingelndes Telefon) zu identifizieren, die bei ihnen Körperreaktionen (wie z. B. Herzklopfen) bewirken, welche zu einer noradrenergen und serotoninergen Aktivierung (s. o.) führen können. Dabei werden durch die reale Konfrontation relevanter Sinnesmodalitäten (visuell, auditiv etc.) die Körperreaktionen der Kinder erfragt (siehe auch Gerber, 1998; Gerber & Gerber-von Müller, 2002). Gleichzeitig führen die Kinder gemeinsam mit ihren Eltern ein Kopfschmerz- und ein Reiztagebuch, um körperbezogene Reize im Alltag zu identifizieren.

Zweiter Schritt. Anschließend lernen die Kinder die Anwendung von Entspannungstechniken (progressive Muskelentspannung, Atemtechniken). Diese Techniken werden mit Hilfe kindgerechter Instruktionen (Phantasiereisen; siehe Gerber & Gerber-von Müller, 2003) angewendet.

Dritter Schritt. Im dritten Schritt werden die Kinder nun gestuft und systematisch mit den identifizierten Reizen konfrontiert (z. B. Entspannen bei Lärm, beim PC-Spiel; das „Nervt-mich-nicht-Training" siehe Kasten).

Das „Nervt-mich-nicht-Training"

Dieses Training ist ein Baustein des Reizverarbeitungstrainings und wird in drei Schritten durchgeführt:

(1) Im ersten Schritt „Was uns nervt?" sollen Eltern und Kind zunächst ein paar Tage gemeinsam auf den „Was-mich-nervt-Beobachtungsbögen" registrieren, was sie im Alltag nervt.

(2) Im zweiten Schritt „Wir lassen es trotzdem locker angehen!" soll die gesamte Familie lernen, einerseits den eigenen Körper zu entspannen und andererseits etwas gegen „nervende Gedanken" zu unternehmen.

(3) Im dritten Schritt „Wir kriegen eine dicke Haut!" lernt die Familie – ebenfalls gemeinsam – mit den nervigen Alltagsbelastungssituationen anders umzugehen. Zum Beispiel üben die Eltern gemeinsam mit den Kindern zu Hause sich mit den „nervigen" Alltagsreizen auseinander zu setzen (z. B. Entspannung bei einem laufenden Staubsauger).

Das „Nervt-mich-nicht-Training" wird zunächst im Labor eingeübt und dann zu Hause fortgesetzt (vgl. Gerber & Gerber-von Müller, 2003).

Das Ziel ist nicht, dass die Kinder ungünstige Reize vermeiden sollen, sondern, dass sie lernen, sich diesen zu stellen (Habituationstraining). Neben den externen Reizen lernen die Kinder im RVT auch emotional-kognitive Prozesse (z. B. Angst vor dem Versagen, vor Klassenarbeiten) zu identifizieren und zu bewältigen. Das Verhalten der Migränekinder ist oftmals überangepasst und leistungsorientiert. In einem Selbstsicherheits- und Selbständigkeitstraining (Training der sozialen Kompetenz) lernen die Kinder zudem ein eigenverantwortliches Verhalten. Besonders diese Therapieelemente werden durch die Elternschulung ergänzt.

Biofeedback-Techniken bei kindlicher Migräne und kindlichem Spannungskopfschmerz

Neurofeedback. Das Neurofeedback ist eine neue Biofeedback-Technik, mit der ereigniskorrelierte und langsame Hirnpotentiale (Contingente Negative Variation; CNV) dem Kopfschmerzpatienten zurückgemeldet werden. Es zielt darauf ab, die erhöhte kortikale Aufmerksamkeitsbereitschaft (die sich im CNV abbildet) systematisch zu senken (d. h. die Amplituden zu senken). In einer ersten Studie konnten wir bei Kindern, die unter Migräne litten, eine hochsignifikante Abnahme der Kopfschmerzhäufigkeit erreichen (Siniatchkin et al., 2000).

Thermales Feedback. Besonders das thermale Biofeedback-Training hat sich bei kindlichem Kopfschmerz, insbesondere in Verbindung mit progressiver Muskelentspannung, als äußerst effektiv erwiesen (Hermann et al., 1995).

EMG-Biofeedback. Das EMG-Biofeedback ist besonders bei Kindern indiziert, die einen hohen Muskeltonus – speziell in Stresssituationen (z. B. beim Kopfrechnen) – aufweisen.

Auch wenn Biofeedback-Verfahren leider in der psychotherapeutischen Praxis nur einen geringen Stellenwert haben, so scheinen sie gerade bei kindlicher Migräne und kindlichem Spannungskopfschmerz ein ökonomisches und effektives Verfahren zu sein (Kröner-Herwig et al., 1998).

Stressbewältigungstraining (SBT) bei kindlichem Spannungskopfschmerz

Das Stressbewältigungstraining (SBT) ist speziell für Kinder und Jugendliche entwickelt und evaluiert worden, die unter chronischen Kopfschmerzen vom Spannungstyp leiden (Bussone et al., 1998). Die therapeutischen Schritte entsprechen dem RVT. Sie sind gerichtet auf:

▶ die Identifikation von relevanten Stressoren,
▶ die Einleitung von Entspannungstechniken und
▶ das Prinzip der Gegenkonditionierung durch Konfrontation mit Stressoren unter Entspannungsbedingungen.

Ein multimodales Programm (STOPP den Kopfschmerz; Kröner-Herwig & Denecke, 2007) hat sich in der Praxis bewährt.

4 Indikation und Kontraindikation

Für Kinder mit chronischen Kopfschmerzen sind Entspannungsverfahren im Allgemeinen indiziert. Ausgenommen sind jene Kinder bzw. Jugendliche, die unter einem schmerzmittelbedingten Kopfschmerz (vgl. u. a. Göbel, 1997) leiden. Die regelmäßige und unreflektierte Einnahme von Schmerzmitteln kann zu einem andauernden dumpf-drückenden Schmerz führen. In solchen Fällen steht der Schmerzmittelentzug zunächst im Vordergrund. Eine verhaltensmedizinische Behandlung ist danach wieder angezeigt. Auch bei Kindern und Jugendlichen mit stark depressiver Grundstimmung sind Entspannungsverfahren kontraindiziert.

Wichtig ist, dass Migränepatienten generell zu Beginn und während der Attacken auf die Entspannungsinduktion verzichten sollten, da dadurch die Schwere und Dauer der Attacke gesteigert werden kann.

5 Empirische Absicherung

Die Deutsche Migräne- und Kopfschmerzgesellschaft (DMKG) veröffentlichte im Jahre 2001 die Evidence-based-medicine-Empfehlungen (EBM-Empfehlungen) zur Behandlung akuter und chronischer Kopfschmerzen im Kindesalter (vgl. Evers et al., 2002; Tab. 24.1).

Tabelle 24.1. Kurzbeschreibung und Effizienz verhaltensmedizinischer Interventionstechniken bei kindlichen Kopfschmerzen (↑↑ = sicher wirksam; ↑ = wirksam; ∅ nicht nachgewiesen)

Methode	Zielgruppe	Ziele	Inhalte/Methoden	Effizienz
Reizverarbeitungstraining (RVT, MIPAS-Family)	kindliche Migräne	spezifische interne und externe Reizmodalitäten erkennen und verändern lernen	Entspannungsverfahren (progressive Muskelentspannung); Atemtechniken; Desensibilisierungs- und Habituationstraining	progressive Muskelentspannung ↑↑
Biofeedback-Training	kindliche Migräne, kindlicher Spannungskopfschmerz	autonome und kortikale Selbstregulation	Neurofeedback (CNV); EMG-Feedback; thermales Feedback	↑ ↑↑ ↑↑
Stressbewältigungstraining (SBT)	kindlicher Spannungskopfschmerz	Stresssituationen identifizieren und entschärfen lernen	Entspannungsverfahren (progressive Muskelentspannung); Gegenkonditionierung; kognitive Techniken	komplexe Programme ↑↑

Die EBM-Empfehlungen heben hervor, dass nicht-medikamentöse vorbeugende Verfahren bei Kindern, die unter Kopfschmerzen leiden, eine sehr hohe Erfolgsrate aufweisen. Einschränkend wird jedoch zu Bedenken gegeben, dass diese Verfahren im Alltag nur für Kinder mit einer überdurchschnittlich starken Migräne in Betracht kämen, da diese Behandlungsmethoden nicht ausreichend angeboten würden.

Meta-Analysen (z. B. Hermann et al., 1995; Trautmann et al., 2006) zeigen ebenfalls, dass verhaltensmedizinische Verfahren der medikamentösen Prophylaxe überlegen sind. Grazzi et al. (1998) betonen, dass verhaltensmedizinische Techniken eine exzellente Alternative zur medikamentösen Behandlung darstellen.

Sartory et al. (1998) haben progressive Muskelentspannung und Biofeedback-Techniken (Blutvolumenpulstraining und BVP) mit dem Betablocker Metoprolol verglichen. Sie stellten einen lang anhaltenden Effekt der progressiven Muskelentspannung fest (auch nach acht Monaten waren die Effekte stabil), welcher dem der Betarezeptorenblockade und dem des Biofeedbacks überlegen ist. Fichtel und Larsson (2001) stellten im Vergleich zu einer Wartegruppe eine hochsignifikante Verbesserung (50 Prozent) der Kopfschmerzen bei Kindern fest, die an Migräne und/oder Spannungskopfschmerz litten und mit progressiver Muskelentspannung behandelt wurden. Keine Unterschiede fanden Richter et al. (1986) zwischen kognitiver Therapie und progressiver Muskelentspannung. In unserer eigenen Pilotstudie mit Neurofeedback konnten wir eine hochsignifikante Kopfschmerzverbesserung bei Migränekindern erreichen (Siniatchkin et al., 2000).

Insgesamt gesehen besteht kein Zweifel daran, dass verhaltensmedizinische Behandlungsstrategien bei kindlichen Kopfschmerzen äußerst effektiv sind. Erstaunlicherweise sind jene Verfahren besonders wirksam, die auf eine autonome Regulation gerichtet sind (progressive Muskelentspannung, thermales Biofeedback). Dies weist möglicherweise darauf hin, dass neben der zentralnervösen Störung auch autonome Störungen bei Kindern mit Kopfschmerzen vorliegen.

Zukünftig sollten die Eltern stärker in multimodale Programme einbezogen werden, z. B. im Sinne einer Kopfschmerzschulung.

Weiterführende Literatur

Gerber, W. D. & Gerber-von Müller, G. (2002). Verhaltensmedizinische Aspekte chronischer Kopfschmerzen im Kindes- und Jugendalter. Kindheit und Entwicklung, 11, 140–151.

Göbel, H. (1997). Die Kopfschmerzen. Berlin: Springer.

Mühlig, S., Breuker, D. & Petermann, F. (2002). Schmerz. In F. Petermann (Hrsg.), Lehrbuch der Klinischen Kinderpsychologie und -psychotherapie (5. Aufl.) (S. 587–621). Göttingen: Hogrefe.

Pothmann, R. (1999). Kopfschmerzen im Kindesalter. Stuttgart: Hippokrates.

Zitierte Literatur

Bendtsen, L. (2000). Central sensitisation in tension-type headache-possible pathophysiological mechamism. Cephalalgia, 20, 486–508.

Bille, B. (1962). Migraine in school children. Acta Paediatric Scandinavian, 51, 1–151.

Bille, B. (1997). A 40-year follow-up of school children with migraine. Cephalalgia, 17, 488–491.

Bussone, G., Grazzi, L., Dámico, D., Leone, M. & Andrasik, F. (1998). Biofeedback-assisted relaxation training for young adolescents with tension-type headache: a controlled study. Cephalalgia, 18, 463–467.

Denecke, H. & Kröner-Herwig, B. (2000). Kopfschmerztherapie mit Kindern und Jugendlichen. Göttingen: Hogrefe.

Evers, S., Pothmann, R., Überall, M., Naumann, E. & Gerber, W. D. (2002). Therapie idiopathischer Kopfschmerzen im Kindesalter. Empfehlungen der Deutschen Migräne- und Kopfschmerzgesellschaft (DMKG). Schmerz, 16, 48–56.

Fichtel, A. & Larsson, B. (2001) Does relaxation treatment have differential effects on migraine and tension type headache in adolescents? Headache, 41, 290–296.

Gerber, W. D. (1998). Kopfschmerz-Migräne. München: Mosaik.

Gerber, W. D. & Gerber-von Müller, G. (2002). Verhaltensmedizinische Aspekte chronischer Kopfschmerzen im Kindes- und Jugendalter. Kindheit und Entwicklung, 11, 140–151.

Gerber, W. D. & Gerber-von Müller, G. (2003). Kopfweh und Bauchweh bei Kindern. Ein Elternratgeber. Bergisch Gladbach: Ehrenwirth.

Gerber, W. D., Petermann, F., Gerber-von Müller, G., Niederberger, U., Rentmeister, B., Siniatchkin, M. & Stephani, U. (2008). MIPAS-Family – Entwicklung und Evaluation eines verhaltensmedizinischen Programms zur Behandlung kindlicher Kopfschmerzen. Verhaltenstherapie, 18, 247–255.

Gerber, W. D. & Schoenen, J. (1998). Biobehavioral correlates in migraine: the role of hypersensitivity and information-processing dysfunction. Cephalalgia, 21, 5–11.

Gerber, W. D., Stephani, U., Kirsch, E., Kropp, P. & Siniatchkin, M. (2002). Slow cortical potentials in migraine families are associated with psychosocial factors. Journal of Psychosomatic Research, 52, 215–222.

Göbel, H. (1997). Die Kopfschmerzen. Berlin: Springer.

Grazzi, L., Dámico, D., Leone, M., Moschiano, F. & Bussone, G. (1998). Pharmacological and behavioral treatment of pediatric migraine and tension-type headache. Italian Neurological Science, 19, 59–64.

Haan, J., Terwindt, G. M. & Ferrari, M. D. (1997). Genetics in migraine. Neurologic Clinics, 15, 43–60.

Hermann, C., Kim, M. & Blanchard, E. B. (1995). Behavioral and prophylactic pharmacological intervention studies of pediatric migraine: an exploratory meta-analysis. Pain, 60, 239–256.

Kröner-Herwig, B. & Denecke, H. (2007). Die Behandlung von Kopfschmerz bei Kindern und Jugendlichen – eine Praxisstudie. Verhaltenstherapie und Verhaltensmedizin 28, 373–385.

Kröner-Herwig, B., Mohn, U. & Pothmann, R. (1998). Comparison of biofeedback and relaxation in the treatment of pediatric headache and the influence of parent involvement on outcome. Applied Psychophysiological and Biofeedback, 23, 143–157.

Kropp, P. & Gerber, W. D. (1998). Prediction of migraine attacks using a slow cortical potential, the contingent negative variation. Neuroscience Letters, 257, 73–76.

May, A., Ophoff, R. A., Terwindt, G. M. Urban, C. van Eijk, R., Haan, J., Diener, H. C., Lindhout, D. Frants, R. R., Sandkuijl, L. A. et al. (1995). Familial hemiplegic migraine locus on 19p13 is involved in the common forms of migraine with and without aura. Human Genetics, 96, 604–608.

McGrath, P. A. (1987). The multidimensional assessment and mangement of recurrent pain syndromes in children. Pediatric Clinics of North America, 31, 1113–1131.

McGrath, P. A. (1999). Commentary: psychological interventions for controlling children's pain: challenges for evidence-based medicine. Journal Pediatric Psychology, 24, 172–174.

Montagna, P., Cortelli, P., Lodi, R., Bariboli, B. (2000). Magnetic resonance spectroscopy of episodic ataxia type 2 and migraine. Annual Neurology, 47, 838–839.

Olesen J. (1993). IHS Classification: present and future. Cephalalgia, Suppl., 12, 94.

Plump, U., Lykaitis, M., Pothmann, R. & Kröner-Herwig, B. (1999). Psychologische Behandlungsmöglichkeiten bei Kindern mit chronischen Schmerzzuständen. In H. D. Basler, C. Franz, B. Kröner-Herwig, H. P. Rehfisch & H. Seemann (Hrsg.), Psychologische Schmerztherapie (3. Aufl.). Berlin: Springer.

Pothmann, R. (1999). Kopfschmerzen im Kindesalter. Stuttgart: Hippokrates.

Richter, I. L., McGrath, P. J., Humphreya, P. J., Goodman, J. T., Firestone, P. & Keene, D. (1986). Cognitive and relaxation treatment of pediatric migraine. Pain, 25, 195–203.

Roth-Isigkeit, A., Raspe, H. H., Stöven, H., Thyen, U. & Schmucker, P. (2003). Schmerzen bei Kindern und Jugendlichen – Ergebnisse einer explorativen epidemiologischen Studie. Schmerz, 17, 171–179.

Sartory, G., Müller, B., Metsch, J. & Pothmann, R. (1998). A comparison of psychological and pharmacological treatment of pediatric migraine. Behavior Research and Therapy, 36, 1155–1170.

Sillanpää, M. & Anttila, P. (1996). Increasing prevalence of headache in 7-year-old schoolchildren. Headache, 36, 466–470.

Siniatchkin, M., Hierundar, A., Kropp, P., Kuhnert, R., Gerber, W. D. & Stephani, U. (2000). Self-regulation of slow cortical potentials in children with migraine: an exploratory study. Applied Psychophysiological and Biofeedback, 25, 13–32.

Trautmann, E., Lackschewitz, H. & Kröner-Herwig, B. (2006). Psychological treatment of recurrent headache in children and adolescents – a meta analysis. Cephalalgia, 26, 1411–1426.

Waldie, K. E. (2001). Childhood headache, stress in adolescence, and primary headache in young adulthood: a longitudinal cohort study. Headache, 41, 1–10.

Wittrock, D. A. & Foraker, S. L. (2001). Tension-type headache and stressful events: the role of selective memory in the reporting of stressors. Headache, 41, 482–493.

25 Funktioneller Bauchschmerz

Meinolf Noeker

I Symptomatik

Funktioneller Bauchschmerz stellt einen der häufigsten Vorstellungsanlässe beim Kinderarzt dar (Alfvén, 2001). Seine Prävalenz bei Schulkindern wird übereinstimmend auf 10 bis 20 Prozent geschätzt. Neben dem Kopfschmerz stellt der Bauchschmerz damit die häufigste funktionelle, episodisch rekurrierende Schmerzstörung des Kindes- und Jugendalters dar. Nach der klassischen Definition von Apley und Neish (1958) liegt ein rekurrierender Bauchschmerz vor, wenn drei Episoden abdominellen Schmerzes während eines Zeitraums von mindestens drei Monaten aufgetreten sind, die so schwerwiegend sind, dass sie die Alltagsaktivitäten des Kindes beeinträchtigen.

Im Jahre 2006 hat eine internationale Konsensuskonferenz (die so genannte Rome-III-Konferenz) eine neue, symptombasierte Klassifikation funktioneller gastrointestinaler Störungen mit kindspezifischen Störungskategorien und -definitionen vorgestellt (vgl. Rasquin et al., 2006).

> **Übersicht**
>
> **Beschreibung der vier wichtigsten Störungskategorien funktioneller Bauchschmerzen des Kindes- und Jugendalters** (vgl. Klassifikation der funktionellen gastrointestinalen Störungen im Rahmen des multinationalen Konsensus der Rome-III-Konferenz)
>
> (1) **Funktionelle abdominelle Schmerzen (synonym: rekurrierender Bauchschmerz):** Dies ist die häufigste Diagnose funktioneller Bauchschmerzen im Kindes- und Jugendalter. Die Schmerzen sind typischerweise um den Bauchnabel (periumbilikal) lokalisiert.
>
> (2) **Reizdarmsyndrom (synonym: Colon irritabile):** Über den isoliert auftretenden, rekurrierenden abdominellen Bauchschmerz hinaus ist das Reizdarmsyndrom zusätzlich von weiteren Symptomen wie Stuhlunregelmäßigkeiten (Diarrhoe) und Blähungen gekennzeichnet, die häufig in Verbindung mit Übelkeit, Erbrechen oder Schluckstörungen bei konstantem Körpergewicht auftreten. Die Prävalenz des Reizdarmsyndroms steigt mit dem Jugend- bzw. Erwachsenenalter deutlich an. Vor allem bei Mäd-

chen kann ein rekurrierender Bauchschmerz in ein Reizdarmsyndrom übergehen.

(3) **Funktionelle Dyspepsie (synonym: Reizmagen):** Die Beschwerden sind im Unterschied zu den beiden oben genannten Beschwerdebildern nicht im Darm, sondern im Oberbauch (Magen) lokalisiert. Ein wichtiger Risikofaktor ist eine bakterielle Besiedlung mit Helicobacter pylorii (HP). Die Entdeckung der pathogenetischen Bedeutung dieses Erregers hat die traditionellen psychosomatischen Konzepte zur Ätiologie des Ulcus ventriculi (Magengeschwür) und des Ulcus duodeni (Zwölffingerdarmgeschwür) weitgehend abgelöst. Bei positivem HP-Befund ist zunächst eine spezifische antibiotische Behandlung indiziert. Trotz positiven Befunds einer HP-Besiedlung führt eine erfolgreiche Eradikation des Keims nicht zwangsläufig zu einem Verschwinden der Beschwerden (Weiner, 1998).

(4) **Abdominelle Migräne:** Bauchschmerzen in Verbindung mit Übelkeit können die lokale Manifestation einer systemischen Migräneerkrankung sein (vgl. Kapitel 24). Diagnostisch wegweisend ist ein Zusammentreffen mit weiteren migränetypischen Symptomen, wie z. B. Kopfschmerzen, Phono- oder Photophobie sowie eine familiäre Vorbelastung.

Der funktionelle abdominelle Bauchschmerz stellt die epidemiologisch wichtigste und am besten untersuchte Bauchschmerz-Kategorie dar.

Übersicht

Diagnostische Kriterien für funktionelle abdominelle Schmerzen (Rasquin et al., 2006)

▶ mindestens einmal pro Woche über den Verlauf von zwei Monaten kontinuierliche oder fast kontinuierliche abdominelle Schmerzen bei einem Schulkind oder Jugendlichen,

▶ keine oder nur gelegentliche Beziehung des Auftretens von Schmerzen zu physiologischen Ereignissen (z. B.: Essen, Stuhlgang oder Menstruation),

▶ eine gewisse Beeinträchtigung täglicher Aktivitäten,

▶ der Schmerz ist nicht vorgetäuscht oder aggraviert, und

▶ der Patient erfüllt nicht ausreichend die Kriterien für andere funktionelle gastroenterologische Krankheiten, die den Bauchschmerz erklären könnten.

Alle vier im ersten Kasten dargestellten Störungskategorien beeinträchtigen die betroffenen Kinder und Jugendlichen über das Leiden an den abdominellen

Beschwerden hinaus in ihrer psychischen und sozialen Funktionsfähigkeit (z. B. Schulfehlzeiten, häufige Arztbesuche). Zudem können komorbide Störungen, wie z. B. Angststörungen, Depressionen und somatoforme Störungen auftreten (Mühlig et al., 2002; Noeker & Petermann, 2002 a). Der rekurrierende Bauchschmerz kann beim Kind und/oder den Eltern einer gesteigerten Gesundheitsangst und einem exzessiven Inanspruchnahmeverhalten Vorschub leisten. Das Inanspruchnahmeverhalten wird stärker durch die subjektive Schmerzbewertung, die familiäre Schmerzverarbeitung und das Ausmaß psychosozialer Folgebeeinträchtigungen gesteuert als durch direkte Störungsmerkmale wie Schweregrad und Rezidivhäufigkeit (Noeker, 2008). Der Verlauf des kindlichen Bauchschmerzes kann unterschiedlich sein. Der Chance auf Remission steht das Risiko des Übergangs in ein Reizdarmsyndrom (Colon irritabile) sowie in eine affektive oder somatoforme Störung des Erwachsenenalters gegenüber. Die Behandlung des funktionellen Bauchschmerzes sollte daher nicht nur auf die Linderung der aktuellen Beschwerden und psychosozialen Beeinträchtigungen ausgerichtet sein, sondern auch auf die Prävention von psychischen und somatischen Folgeerkrankungen des Erwachsenenalters (Noeker & Petermann, 2003).

Das kinderärztliche Prozedere in der klinischen Routine besteht aus einer Ausschlussdiagnostik relevanter pädiatrischer Grunderkrankungen (vgl. im Detail Koletzko, 2002) und einer Aufklärung zu den Untersuchungsbefunden, die in der weitaus überwiegenden Zahl negativ bleiben. Die Behandlung beschränkt sich in der Regel auf die Beobachtung des weiteren klinischen Verlaufs und unterstützende Beratung. Nach einem aktuellen Review ist die empirische Evidenz für pharmakologische oder für diätetische Behandlungsindikationen begrenzt und dem Einzelfall (z. B. beim Vorliegen einer Laktose- oder Fruktosemalabsorption) vorbehalten (Weydert et al., 2003).

2 Spezifisches Störungsmodell als Ansatzpunkt für Entspannungsverfahren

Die Entwicklung funktioneller abdomineller Schmerzen wird in modernen physiologischen Ätiologiekonzepten mit der Entwicklung einer zunächst peripheren und dann auch zentralen Hypersensitivität und -reagibilität in Verbindung gebracht (Noeker, 2008). Diese Sensitivierung wird in der abdominellen Peripherie durch eine lokale Infektion, ein physisches Trauma oder eine allergische Reaktion ausgelöst. Alle genannten Prozesse bewirken eine Ausschüttung von Entzündungsmediatoren, die mit einem histologischen Umbau des neuromuskulären Gewebes in der Darmwand einhergehen und die Reaktionsschwelle für Nozizeptoren senken. Entscheidend für die Pathogenese und Chronifizierung des rekurrierenden Bauchschmerzes ist nun das Phänomen, dass diese Strukturveränderung auch nach Abklingen der akuten Entzündungsphase bestehen bleibt und so langfristig zu einer gesteigerten Empfindsamkeit der Darmfunktionen führt. Diese erworbene Sensitivierung der abdominellen Reizverarbeitung konnte in klinisch-experimentellen Studien sowohl bei Kindern mit rekurrierenden Bauchschmerzen bzw. Reizdarmsyndrom (Di Lorenzo et al., 2001) als auch bei erwachsenen Patienten mit Reizdarmsyndrom belegt werden (Verne et al., 2001). Die Sensibilisierung der abdominellen Intero- und Nozizeption begründet eine dauerhafte Vulnerabilität, die sich schon bei leichter Reizung in Form von klinischen Beschwerden und Schmerzen manifestieren kann.

Im Zuge wiederholter Schmerzepisoden entwickelt sich sekundär eine zentrale Hypersensitivität und -reagibilität. Prozesse einer habituellen Aufmerksamkeitsfokussierung auf den Bauchschmerz, einer kognitiv-emotionalen Fehlverarbeitung und Fehlattribution der abdominellen Interozepte führen zu einer Ausdifferenzierung des Schmerzgedächtnisses und einer Senkung der Wahrnehmungsschwellen. Je mehr Bauchschmerzepisoden ein Kind erlebt und je angstvoller es sie kognitiv-affektiv einschätzt, desto ausgeprägter wird daher seine zentrale Hypersensitivität und -reagibilität.

3 Vorgehen

Verhaltensmedizinische Diagnostik

Die verhaltensmedizinische Diagnostik konzentriert sich auf die Anamnese in der Literatur beschriebener familiärer und kindlicher Risikofaktoren (vgl. Noeker & Petermann, 2002b), auf das Führen eines Bauchschmerztagebuches (vgl. Zernikow, 2001) und vor allem auf die Verhaltensanalyse der Bauchschmerzepisoden. Die Verhaltensanalyse kann durchgeführt werden mit Bezug auf die

► erste Bauchschmerzepisode: Konditionierungseffekte? Traumatisierungseffekte? Subjektives Störungsmodell?

► typische Episode: habitualisierte dysfunktionale Bewältigungsreaktionen? Wirksame aufrechterhaltende Faktoren?

► schlimmste (reale bzw. phantasierte) Episode: katastrophisierende Gesundheitsängste?

► am besten bewältigte Episode: Hinweise für Zielverhalten?

In der Literatur finden sich kaum handlungsorientierte Beschreibungen zum klinischen Einsatz von Entspannungsverfahren bei Kindern und Jugendlichen mit funktionellen Bauchschmerzen. Studien zur progressiven Muskelrelaxation oder zum autogenen Training sind nicht bekannt. In der Literatur zum Reizdarmsyndrom des Erwachsenenalters finden sich in jüngerer Zeit Evaluationsstudien zur Wirksamkeit von hypnotherapeutischen Techniken. Diese belegen gute Erfolge, ohne jedoch das konkrete Vorgehen detailliert vorzustellen (vgl. Calvert et al., 2002). Die nachfolgenden Ausführungen basieren daher weitgehend auf einer Systematisierung eigener klinischer Erfahrung.

Handlungsorientierte Ablenkungsstrategien

Die Exploration beim Auftreten von Bauchschmerzen zeigt regelmäßig, dass die meisten Kinder schon verschiedene Ablenkungsstrategien ausprobiert haben. Diese Erfahrungen können dem Kind veranschaulichen, dass es die Fähigkeit besitzt, aus eigener Kraft die Intensität seines Schmerzerlebens zu lindern, indem es seine Aufmerksamkeit auf eine Reizquelle außerhalb des Schmerzes konzentriert. Bei Kindern, bei denen die kognitiven oder motivationalen Voraussetzungen für den Einsatz von Entspannungsverfahren unzureichend sind, können zur Beschwerdelinderung einfache Ablenkungsstrategien erarbeitet werden. Dazu zählen:

- ► Musik hören,
- ► die Umgebung detailliert anschauen,
- ► einen Waldspaziergang machen,
- ► Bücher lesen bzw. vorlesen lassen, Bilderbücher anschauen, Kassetten mit Geschichten anhören,
- ► malen und zeichnen,
- ► basteln,
- ► Karten spielen,
- ► hinlegen und sich Geschichten erzählen und
- ► mit Freunden spielen.

Es sind solche Ablenkungsstrategien zu bevorzugen, die
- ► die Eigenaktivität des Kindes involvieren,
- ► über die Dauer abwechslungsreich und daher nicht direkt habituierend wirken,
- ► den Aufmerksamkeitsfokus in die Exterozeption lenken und binden sowie
- ► je nach Vorlieben und Interessen des Kindes durch eine intrinsische Motivation unterstützt sind.

Imaginativ-hypnotherapeutische Verfahren

Imaginative Verfahren sind im Vergleich zu einfachen Ablenkungsstrategien deutlich anspruchsvoller, sowohl was die therapeutische Durchführung als auch was die individuellen kognitiven, emotionalen und motivationalen Voraussetzungen beim Kind angeht. Viele imaginative Ablenkungstechniken erfordern bei erneutem Einschießen des Schmerzsignals in den Wahrnehmungsvordergrund jedes Mal eine aktive und selbstkontrollierte Neuausrichtung des Aufmerksamkeitsfokus auf das gewählte Vorstellungsbild. Diese Selbstkontrollleistung kann bei Bauchschmerzen, die sich möglicherweise über Stunden erstrecken, als hoher Anstrengungsaufwand erlebt werden und das Kind über das Leiden am Bauchschmerz hinaus zusätzlich erschöpfen. In der Folge kann die Motivation und Compliance zur längerfristigen Anwendung der Techniken nachlassen.

„Hand und Bauch". Das aus klinischer Erfahrung entwickelte Entspannungsverfahren „Hand und Bauch" kann je nach Voraussetzungen des Kindes in Stufen zunehmender Komplexität angeboten werden. Es startet fakultativ mit einer Einübung der Gesamtsequenz der progressiven Muskelentspannung; diese kann aber auch übersprungen werden, so dass nur die Anspannung von Händen und Bauch spezifisch eingeübt wird. Diese Phase dient dem Einüben einer konzentrativen, vigilanten Fokussierung auf den Bauchraum und auf die später zur entspannenden und wärmenden Unterstützung eingeführten Hände. Schrittweise können je nach konzentrativen Fähigkeiten des Kindes und Fortschritt im Übungsablauf die weiteren Trainingsstufen aufgebaut werden: Die Kombination der Entspannung und Wärme mit einer Atembeobachtung mündet in eine Fokussierung in den Bauchschmerzraum – eine schrittweise Auflösung des Schmerzes durch eine imaginative Ausatmungstechnik und das Ankern eines wirksamen Hinweisreizes als Erinnerungshilfe für zukünftige Episoden. Mit dem Kind ist zu besprechen, welche Komponenten aus diesem Prozedere es aktiv in einer konkreten Bauchschmerzepisode zur Anwendung bringen will. Das Spektrum reicht von der Durchführung der kompletten Sequenz bis hin zur isolierten Anwendung einer einzelnen Komponente. Eine Kurzform kann beispielsweise einfach darin bestehen, sich bei einer Bauchschmerzattacke die Hand auf den Bauch zu legen und ruhig und tief, durch die Wärme der Hand unterstützt, in den Bauchraum zu atmen.

Beispiel

„Hand und Bauch" – Ein Entspannungsverfahren mit Muskelrelaxation, Atemtechnik und Imagination für Kinder mit funktionellem Bauchschmerz

Stufe 1: Grundübung (fakultativ). Einüben der progressiven Muskelentspannung in zwei oder drei Übungsdurchgängen.

Stufe 2: Wiederholtes, selektives Einüben der Übungen zur Hand- und zur Bauchentspannung aus der progressiven Muskelentspannung.

Stufe 3: Wärmesuggestion in Hand und Bauch. „… Dein Bauch fühlt sich weiter wohlig entspannt an, nachdem du ihn fest angespannt und wieder losgelassen hast … und auch deine Hände fühlen sich wohlig entspannt an durch das Anspannen und wieder Loslassen. Wir wollen uns weiter auf den Bauch und die Hände konzentrieren … dazu leg deine rechte Hand auf deinen

Bauch, am besten an die Stelle, wo du sonst deinen Bauchschmerz spürst. Ist es die Stelle über deinem Bauchnabel? Spüre genau, wo diese Stelle ist, und führe deine Hand genau dorthin. Spüre weiter die Entspannung in deiner rechten Hand und die Entspannung in deinem Bauch … und wie sich die Entspannung in der Hand nach und nach mit der Entspannung in deinem Bauch verbindet und nach und nach eins wird. Deine Hand kann ihre Entspannung in den Bauch hineinsinken lassen … und dein Bauch ist so entspannt, dass er diese gerne aufnimmt. Die Hand fühlt sich warm an … und wie sie ruhig auf dem Bauch liegt, kann sie die Wärme hinunterfließen lassen in den Bauch, so dass auch der Bauch mehr und mehr von der wohligen Wärme aufnimmt. Wenn du möchtest, kannst du auch noch die linke Hand auf deine rechte Hand legen … sie kann ihre Entspannung und Wärme weiterreichen in die rechte Hand und von dort weiterfließen lassen in den Bauchraum …

Stufe 4: Einübung der Bauchatmung. Bleib mit deiner Aufmerksamkeit bei deinem Bauch und deinen Händen … und vielleicht hast du schon gemerkt, wie sich dein Bauch leicht anhebt, wenn du einatmest und leicht senkt, wenn du ausatmest … schau diesem Spiel etwas zu, beobachte, wie dein Atem einströmt und dabei den Bauch leicht hebt … und so auch deine Hand anhebt … beim Ausatmen kannst du spüren, wie sich der Bauch mit der Hand gemeinsam senkt … und nun beobachte einige Momente lang, wie du einatmest und der Bauch und die Hand sich heben … und du ausatmest … und der Bauch und die Hand sich wieder senken … Wie du dieses Spiel beobachtest … einatmen, ausatmen … auf und ab … versuch einmal, etwas tiefer in deinen Bauch einzuatmen … und wieder tiefer auszuatmen … du kannst dazu die Hand tiefer und schwerer in deinen Bauch sinken lassen … und wenn du einatmest, versuch bewusst deine Hände mit der Kraft deines Atems etwas mehr anzuheben … vielleicht so, als hättest du einen Luftballon in deinem Bauch, in den die Luft einströmt und der sich weitet … und dann wieder mühelos mit dem Ausatmen wie von selbst seine Luft herausfließen lässt … sanft unterstützt von einem leichten Druck deiner Hand auf den Bauch … Beobachte einige Momente weiter dieses entspannende Ein und Aus des Atems und das Auf und Ab des Bauches und der wärmenden Hände …

Stufe 5: Fokussieren des Bauchschmerzes. Horche weiter in deinen Bauch hinein und versuche die Stelle zu finden, an der du sonst deinen Bauchschmerz fühlst … Versuch, sie einmal genau zu finden, diese Stelle …
Spür nun, wie du die Wärme und Entspannung aus deinen Händen genau auf die Stelle richtest und zufließen lässt … genau dorthin, wo du sie am meisten brauchst und sie dir am besten tut … Spür, wie diese Stelle die Wärme und Entspannung in sich aufnimmt und selbst wärmer und weicher wird …

Stufe 6: Visualisieren des Bauchschmerzes. Bleib mit deiner Aufmerksamkeit bei dieser Stelle in deinem Bauch … Wenn du einatmest, beobachte, wie es deinen Atem genau zu dieser Stelle fließen lässt, mitten in sie hinein und wie der Atem sie sanft umstreicht … und beim Ausatmen fließt die Spannung aus dieser Stelle mit dem Atem aus deinem Körper hinaus … du atmest ein, in die Stelle hinein, und atmest aus und nimmst dabei alle Spannung mit hinaus … Beobachte weiter, wie dein Atem zu der Stelle hinfließt und wieder hinaus mit einem Stückchen Spannung im Gepäck, die er nach draußen befördert … … vielleicht zeigt sich dir ein Bild von dieser Bauchschmerzstelle, etwas woran sie dich erinnert … Kannst du etwas erkennen? (*Falls ja, mit diesem Bild weiter arbeiten*) nein? Das ist auch in Ordnung. Vielleicht kannst du dir vorstellen, diese Stelle in deinem Bauch ist wie eine Wolke … Versuch einmal, dir diese Wolke vorzustellen …

Variation a) Siehst du, wie groß sie etwa ist ? (*Antwort abwarten*) … o.k. … Atme in die Schmerzwolke hinein und beobachte, wie du mit dem Ausatmen ein wenig von der Wolke mitnimmst und nach draußen beförderst … beobachte, wie mit jedem Ausatmen die Wolke etwas kleiner wird …

Variation b) Kannst du erkennen, ob die Wolke eine bestimmte Farbe hat ? (*Antwort abwarten*) … o.k. … schwarz sagst du … Stell dir nun vor, wie mit jedem Ausatmen die Farbe etwas heller und freundlicher wird … vielleicht kannst du sehen, dass sie sich zu einem dunklen Grau verwandelt … und mit dem nächsten Ausatmen wieder etwas heller wird, vielleicht schon ein helles Grau … je heller die Farbe wird, desto entspannter und ruhiger wird dein Bauch …

Stufe 7: Abschluss und Ankern eines Hinweisreizes zur Kurzentspannung in der Akutepisode. Verweil noch einen Moment bei deinem Bauch … deinen Händen … deiner Atmung … deinem Bild … und versuch zu spüren, welcher Moment unserer Entspannungsreise besonders wohltuend ist für deinen Bauch … versuch, dir etwas aus unserer Reise zu merken, vielleicht eine ganz bestimmte wohltuende Empfindung, ein hilfreiches Wort, ein Bild oder was auch immer … nimm es mit, damit du dich rasch erinnern kannst, wenn dein Bauchweh sich wieder melden sollte und du deinem Bauch helfen möchtest …"

„Fliegender Teppich". Auch die Imaginationsübung „Fliegender Teppich" wurde in der klinischen Praxis entwickelt. Sie nutzt die Levitationsübung aus dem Bereich der Hypnose, modifiziert die Schwereübung aus dem autogenen Training und verknüpft diese mit atemtherapeutischen Techniken. Im Vordergrund steht jedoch der imaginative Ansatz, der eine Dissoziation vom Bauchschmerz einübt. Das Verfahren kann über drei Stufen eingesetzt und eingeübt werden:

(1) Die erste Stufe bezieht sich auf die Durchführung der Grundübung im schmerzfreien Intervall. Sie umfasst nur die Reise mit dem fliegenden Teppich ohne Bezug zum Bauchschmerz. Sie beinhaltet folglich eine imaginative Reise, die zur Ablenkung von der Bauchschmerzsymptomatik genutzt werden kann.

(2) Die zweite Stufe integriert – ebenfalls in der Anwendung im schmerzfreien Intervall – die (Selbst)beobachtung des Patienten aus der distanzierten, dissoziierten Position des Betrachters vom fliegenden Teppich aus.

(3) Die dritte Stufe bezieht sich auf die Anwendung der eingeübten Imagination in der akuten Bauchschmerzepisode mit einer fluktuierenden Aufmerksamkeit zwischen den ablenkenden Vorstellungsbildern (Wolken, Landschaft) und einer vigilanten, aber dissoziierten Hinwendung zu den Bauchschmerzsignalen. Ein wichtiger Vorteil dieses Vorgehens besteht darin, dass spontan einschießende, dem Bewusstsein sich aufdrängende Schmerzsignale kohärent in die Vorstellungsübung integriert werden können, so dass das Kind die Übung nicht abbricht. Bei den Sätzen, die der Patient sich selbst von seinem fliegenden Teppich aus zusendet, kann auf Selbstinstruktionen und Selbstverbalisationen zurückgegriffen werden, die außerhalb dieser Imaginationsübung als zur Schmerzbewertung hilfreich identifiziert wurden.

Beispiel

„Fliegender Teppich" – Eine Entspannungs- und Imaginationsübung für Kinder mit funktionellem Bauchschmerz

Vorbereitung. „Kennst du fliegende Teppiche? Du weißt, in arabischen Märchen kann man damit sanft und entspannt fliegen … über Städte und Landschaften … und von oben die Aussicht genießen … Sindbad war so ein berühmter Teppichflieger in Arabien … in einer früheren Zeit, als es noch keine Flugzeuge gab … als Kind bin ich selbst in meiner Vorstellung immer etwas mitgeflogen, wenn ich eine Geschichte gehört habe von einem fliegenden Teppich … Ich möchte dich einladen, in deiner Vorstellung mit mir auf eine Reise mit einem fliegenden Teppich zu gehen … so wie man eigentlich immer in seiner Vorstellung mitgeht, wenn man ein Märchen oder eine schöne Geschichte hört …

Induktion. Leg dich dazu auf den Boden auf deinen Teppich … gut ausgestreckt und bequem … spür, wie dein Körper auf dem Teppich gut aufliegt … du kannst deine Augen schließen, um besser zu spüren, wie du mit deinem Körper auf dem Teppich aufliegst … spür, wie dein Hinterkopf den Teppich berührt, spür, wie der Teppich deine linke Schulter trägt … und deine rechte

Schulter … Spür, wo dein Rücken den Teppich berührt und wo noch Luft zwischen deinem Rücken und dem Teppich ist … lass deinen Rücken sich ganz entspannt auf dem Teppich ausruhen, er braucht dich nicht mehr tragen, der Teppich trägt dich jetzt … wir wandern weiter zu deinem Po … du spürst, wie der Po sich entspannen darf, um sein ganzes Gewicht an den Teppich abzugeben … die Beine brauchen auch nichts zu tragen … sie können loslassen und entspannen, weil der Teppich dein ganzes Gewicht aufnimmt und dich trägt … er trägt deinen ganzen Körper sicher … sicher und auch sanft und weich … auch die Unterschenkel und die Füße können sich in den Teppich fallen lassen … sie brauchen nichts mehr zu tragen … sie werden getragen … der Teppich trägt und hält deinen ganzen Körper sicher, vom Kopf bis zu den Füßen …

Während du so sicher und sanft auf dem Teppich liegst, kannst du spüren, wie dein Atem sanft in dich hineinfließt … und wieder hinausfließt … hinein durch die Nase (Mund), in die Brust bis in den Bauch hinein … und wieder hinausfließt … aus dem Bauch durch die Brust und wieder hinaus (*ggf. Vertiefung durch Wiederholungen*) …

Wie du so in den Bauch hineinatmest, spürst du, wie die Luft deinen Bauch anhebt … und deinen Bauch weiter macht und füllt. Und wie diese leichte Luft … so leicht … in dich einfließt, kannst du vielleicht spüren, wie sie dich leichter macht ... leichter und leichter macht … so leicht, dass du dich mit dem Teppich unter dir langsam, langsam vom Boden abhebst, mit jedem Einatmen wirst du leichter und der Teppich hebt sich sanft in die Höhe … so dass du mit dem Teppich zu schweben beginnst … das Fenster steht offen und du kannst aus dem Zimmer herausschweben … mit jedem Einatmen wirst du leichter und steigst höher … mit jedem Ausatmen spürst du, wie du tiefer in den Teppich einsinkst … mit jedem Ausatmen spürst du, wie der Teppich dich sicher und wohlig umfasst und trägt und dein Körper auf dem Teppich ausruht …

… während du draußen schwebst, genießt du die klare Luft, die du einatmest … von deinem Teppich aus schaust du nach unten in die Landschaft … alles sieht so weit weg aus … so lautlos und ruhig … wenn du nach vorne blickst, siehst du den blauen Himmel mit einigen weißen Wölkchen … (*ggf. weitere individuelle Ausschmückung*)

… du siehst die Häuser und die Menschen, die dort unten gehen, sie gehen ihren Dingen nach … sie sind weit weg von dir … irgendwie entfernt und entrückt … du siehst Ihnen nach … Sie haben vielleicht irgendwelche Sorgen … du hast mit diesen Sorgen gar nichts zu tun, aber du fühlst mit ihnen mit, mit diesen Menschen und ihren Sorgen … und du schickst ihnen deine gute

Gedanken und Wünsche hinunter … von ganz da oben weit zu ihnen hinunter … du hast mit ihren Sorgen nichts zu tun, es sind nicht deine Sorgen und doch schickst du ihnen deine guten Gedanken und Wünsche hinunter … ganz einfache Wünsche wie etwa … etwas Geduld haben, es wird wieder besser werden … es dauert noch etwas, dann wird es wieder anders …

Variation für die Anwendung in der akuten Bauchschmerzepisode. … Jetzt näherst du dich mit deinem Teppich dem Haus, in dem du wohnst … du schwebst darüber und kannst auf das Dach eures Hauses gucken … du schaust hinunter … und du kannst von oben in das Zimmer schauen, in dem … ja, in dem der Michael (*Name des Patienten*) liegt … und du siehst dem Michael von hier oben aus zu … du schwebst weiter auf deinem Teppich und schaust dem Michael unten zu … du siehst an seinem Gesicht, dass er seinen Bauch wieder so stark spürt … unten in seinem Körper … während du weiter oben auf dem Teppich schwebst …

… du kannst deinen Blick unten auf den Michael richten … und du kannst deinen Blick auf die Wolken und auf die Landschaft richten … du bist weit oben, der Schmerz ist dort unten, du bist oben, der Schmerz ist unten … der Schmerz ist weit weg von dir … du siehst den Schmerz dort unten, dort unten in dem Michael … wenn sich der Bauch regt und meldet, kannst du immer zu dem Michael und seinem Bauch hinunter schauen, um zu sehen, wie es ihm geht … und dann, wenn du nachgesehen hast, kannst du auch wieder deinen Blick zurück in die Wolken richten oder in die Landschaft und schauen, was sich da so tut … wie du möchtest, du kannst zum Michael sehen und du kannst in die Landschaft sehen …

… und wenn du zu dem Michael schaust, betrachtest du ihn wie einen guten Freund … dem es im Moment nicht so gut geht … und du schickst ihm da unten auch deine guten, guten Gedanken und deine guten Wünsche … für diese Zeit, wo er seinen Bauch wieder so stark spürt …

… vielleicht, dass er sich daran erinnert, dass dieser Druck im Bauch immer wieder mal kommt, aber dann auch immer wieder geht … dass sich am Schluss, später oder früher, der Bauch immer wieder beruhigt hat … und diesmal sicherlich auch beruhigen wird … und er es genau spürt, wenn der Bauch sich auch diesmal wieder beruhigt … dass er sich daran erinnert, dass irgendwann, vielleicht schon in diesem Moment, der Druck ein Stückchen weniger werden kann …

… und dass er sich daran erinnert, dass sein Bauch sich mal wieder meldet, weil er einfach so empfindlich ist, empfindlich und doch gesund, empfindlich und doch gesund und o. k. …

▶

… vielleicht hast du von hier oben aus eine Idee, was der Michael und sein Bauch da unten jetzt brauchen könnten …

… vielleicht kommt dir auch ein Satz in den Sinn, der dem Michael da unten jetzt gut tun würde und den du ihm dann schicken könntest? Warte einfach mal darauf, bis dir ein solcher Satz in den Sinn kommt … ein Satz, von dem du weißt, dass er genau für den Michael da unten mit seinem Druck auf dem Bauch der richtige Satz ist … und wenn du den Satz hast … schick ihn herunter an den Michael … per Luftpost oder Gedankenpost … vom Teppich herunter zu ihm … und wenn du keinen richtigen Satz findest … so schick ihm einfach dein freundschaftliches Gefühl hinunter … oder was immer dir einfällt, was ihm gut tut für diesen Moment … so dass er spüren kann, wie sich das Bauchgefühl mehr und mehr auflösen kann …

Abschluss. … und nun machst du dich langsam auf die Rückreise … du atmest langsam und tief aus … dein Gewicht legt sich in den Teppich … er wird schwerer und schwerer … und der Teppich senkt sich langsam wieder … du näherst dich dem Fenster deines Zimmers und sorgfältig steuerst du hinein … du machst eine sanfte Landung auf dem Boden, der Teppich legt sich wieder ganz auf den Boden mit allen Ecken … eine saubere Landung … du kannst die Augen wieder öffnen und dich etwas räkeln, wenn du möchtest und dich umschauen … und daran erinnern, dass du immer einen Ausflug mit deinem Teppich machen kannst, egal, ob einfach nur zum Spaß oder auch um loszufliegen nach oben in die Luft, wenn die Bauchschmerzen kommen und du sie einfach hier unten lassen möchtest, während du oben auf Reise bist … bis sie unten wieder weniger werden.“

Die klinische Erfahrung zeigt, dass der unspezifische Effekt einer alleinigen Anwendung von Entspannungsverfahren im schmerzfreien Intervall selten die Bauchschmerzintensität in der konkreten Episode signifikant senkt. Grundsätzlich gilt für alle Techniken, dass die Einübung eines Entspannungsverfahrens im schmerzfreien Intervall stets als Grundlage für eine darauf aufbauende Schmerzbewältigungstechnik entwickelt werden sollte, die dann in der konkreten Schmerzattacke zum Einsatz kommt (Noeker et al., 2000).

4 Indikation und Kontraindikation

Es besteht keine absolute Kontraindikation gegen den Einsatz von Entspannungsverfahren beim Bauchschmerz. Die Indikation für den Einsatz von Entspannungsverfahren basiert im Einzelfall auf drei wesentlichen Voraussetzungen, die in der klinischen Praxis nicht unabhängig voneinander sind:

(1) Erwarten von positiven Effekten im Vergleich zu anderen verhaltensmedizinischen Interventionsstrategien,

(2) Konsens mit Kind und Eltern im Störungskonzept und Erfolgserwartungen von einer Entspannungstherapie sowie

(3) kindspezifische Voraussetzungen hinsichtlich Entwicklungsstand und Motivation.

Positive Hinweise zum Einsatz von Entspannungsverfahren – ergänzend oder alternativ zu anderen verhaltensmedizinischen Strategien – ergeben sich auf der Basis des diagnostischen Befundes (vgl. Noeker & Petermann, 2002b). Korrespondierend zu der Bedeutung einzelner pathogenetischer Faktoren in der Genese des chronischen funktionellen Bauchschmerzes, stehen im Rahmen der individuellen Indikationsstellung unterschiedliche Verfahren in unterschiedlicher Kombination im Vordergrund.

Tab. 25.1 typisiert fünf Grundkonstellationen, die sich aus dem diagnostischen Befund hinsichtlich Genese und Funktion des Bauchschmerzes klinisch regelmäßig herausarbeiten lassen. Diesen klinischen Konstellationen werden korrespondierende verhaltensmedizinische Interventionsstrategien zugeordnet. Dabei wird erkennbar, dass die Indikation für Entspannungsverfahren relativ ist. Sie konzentriert sich vor allem auf die Zielvariable der Linderung der nozizeptiven Missempfindung selbst, unabhängig davon, ob diese primär durch die dispositionelle Hypersensivität bedingt oder stressgetriggert ist (also Kategorie 1 bzw. 2 in Tab. 25.1). Die funktionalen Bedingungsvariablen, die auslösend oder aufrechterhaltend bzw. durch psychopathologische Komorbidität bedingt sind, dürften auf Entspannungsverfahren nicht entscheidend ansprechen, sondern erfordern primär andere Interventionen (vgl. dazu Tab. 25.1).

Zudem hängt die Indikationsstellung von einer realistischen Einschätzung der Behandlungserwartungen im Kontext des professionellen und vor allem des subjektiven Störungskonzepts der Familie ab. Es lassen sich Familien mit einem somatogenen versus psychogenen Störungskonzept typisieren.

Eltern mit einem somatogenen Störungskonzept gehen von einer noch nicht identifizierten organischen Pathogenese aus und insistieren entsprechend auf einer Intensivierung der pädiatrischen Differentialdiagnostik. In einem solchen Kontext stößt die ärztliche Empfehlung, Entspannungsverfahren zur Schmerzlinderung einzusetzen, in der Regel auf Skepsis. Unter der Annahme einer somatischen Grunderkrankung erleben Eltern Entspannungsverfahren als wenig hilfreich. Sie befürchten möglicherweise, dass Entspannungstechniken eine latente Verschlimmerung der Grunderkrankung maskieren könnten und so die Diagnosestellung und die Einleitung der eigentlich indizierten Therapie in bedrohlicher Weise verzögern. Der Einleitung von Entspannungsverfahren geht daher eine suffiziente Aufklärung zum Störungsbild voraus, die das Störungskonzept von

Tabelle 25.1. Indikation der Entspannungstherapie beim funktionellen Bauchschmerz im Vergleich zu anderen verhaltensmedizinischen Interventionsstrategien

Individuell vorrangig relevante Genese und Funktion des Bauchschmerzes Bauchschmerz als ...	Korrespondierende übergeordnete verhaltensmedizinische Interventionsstrategie
(1) intensive nozizeptive Missempfindung (mit starker Beeinträchtigung und hohem Leidensdruck)	▶ Entspannungsverfahren ▶ Imagination, Visualisierung ▶ kognitive Techniken der Schmerzbewertung (Selbstinstruktionen, kognitive Umstrukturierung etc.) mit dem Ziel der Linderung des Schmerzerlebens
(2) (respondente) psychophysiologische Stressreaktion	▶ Identifikation der bedeutsamen Belastungsauslöser (z. B. schulische Überforderung, Geschwisterrivalität) und ▶ deren ursächliche Behandlung durch Änderung der Umweltbedingungen (z. B. Schulwechsel) bzw. Stärkung der Bewältigungskompetenzen und Ressourcen des Kindes (z. B. zur Lösung von Geschwisterkonflikten) ▶ Utilisieren der Wahrnehmung akuter Bauchschmerzen als körperliches Signal für situative Stressbelastung, die zur aktiven Bewältigung herausfordert ▶ Entspannungsverfahren zur Senkung der psychophysiologischen Stressreagibilität
(3) sekundär aufrechterhaltenes und chronifiziertes Schmerzverhalten (positive sowie negative operante Verstärkung)	▶ Kontingenzmanagement: Positive Bekräftigung von Schmerzverhalten zurücknehmen, ohne die reale Existenz der Schmerzen gegenüber dem Kind in Frage zu stellen; soziale Bekräftigung verlagern auf schmerzfreies Intervall ▶ über exzessives Schmerzverhalten erzieltes Vermeidungsverhalten gegenüber normativen Entwicklungsaufgaben und altersgerechten Anforderungen schrittweise zurücknehmen

Tabelle 25.1. (Fortsetzung)

Individuell vorrangig relevante Genese und Funktion des Bauchschmerzes Bauchschmerz als ...	Korrespondierende übergeordnete verhaltensmedizinische Interventionsstrategie
	▶ lösungsorientierte Zielanalyse: Regeln zwischen Eltern und Kind über das Zielverhalten bei der nächsten Schmerzepisode vereinbaren (contracting)
(4) indirekte Form der Kommunikation von Bedürfnissen und Affekten (z. B. emotionale Bedürftigkeit, Kränkung) an Eltern und Bezugspersonen	▶ implizite Schmerzbotschaften in explizite, verbale Botschaften übersetzen ▶ innerfamiliäre Barrieren offener Kommunikation identifizieren ▶ verbale und emotionale Ausdrucksfähigkeit des Kindes stärken ▶ mögliche Sanktionierung emotionalen Ausdrucks in der Familie zurücknehmen
(5) subjektives Signal für latente Gesundheitsbedrohung und hypochondrische Befürchtungen einer unentdeckten, schwerwiegenden Erkrankung	▶ differenzierte Patientenaufklärung gegenüber Eltern wie Kind über die funktionelle Genese und benigne Prognose rekurrierenden Bauchschmerzes ▶ subjektives Störungskonzept explorieren und mit dem fachlichen Konzept integrieren ▶ somatoforme Komorbidität mitbehandeln

Therapeut und Eltern und Kind in einer Weise zusammenführt, so dass Entspannungsverfahren als zielführend und nicht als bedrohlich bewertet werden.

Eltern mit einem psychogenen Störungskonzept vermuten dagegen seelische Ursachen für die Beschwerden ihres Kindes und führen zur Begründung charakterliche Eigenheiten oder besondere Belastungssituationen an. In der Konsequenz favorisieren sie Psychotherapie oder Entspannungsverfahren als angemessene Behandlungsstrategie. Auch bei diesen Familien, die dem Einsatz von Entspannungsverfahren sehr aufgeschlossen gegenüberstehen, ist eine Klärung des Störungsverständnisses und eine präzise Indikationsstellung vor Therapiebeginn essentiell. Notwendig ist

▶ eine Akzentuierung der physiologisch erworbenen gastrointestinalen Vulnerabilität des Kindes, um Erwartungen an eine kurativ wirkende Psychotherapie oder Entspannungstherapie realistisch einzugrenzen und späteren Enttäuschungen vorzubeugen;

▶ eine verhaltensmedizinische Diagnostik, die den vermuteten kausalen Zusammenhang zwischen psychosozialen Bedingungsvariablen und Bauchschmerzsymptomatik konkret verifiziert. Vor allem aus dem Befund der Verhaltensanalyse ist dann der Stellenwert eines Entspannungsverfahrens im Kontext einer übergeordneten verhaltensmedizinischen Gesamtstrategie zu bestimmen und ggf. zu relativieren.

5 Empirische Absicherung

Die empirische Evidenz für den Einsatz von Entspannungsverfahren beim funktionellen Bauchschmerz ist bis heute extrem begrenzt. Eine Übersichtsarbeit von Janicke und Finney (1999) hat die Ergebnisse von klinisch-kinderpsychologischen Interventionen zusammengestellt. Diese Studien beinhalten teilweise Entspannungskomponenten im Rahmen eines multimodalen Vorgehens; der spezifisch entspannungsbezogene Wirkungsanteil kann jedoch nicht bestimmt werden. Weydert et al. (2003) haben eine systematische Übersicht zu verfügbaren Behandlungsverfahren beim rekurrierenden Bauchschmerz vorgelegt. Sie haben primär pädiatrische (pharmakologische und diätetische) Strategien evaluiert, kommen aber auch zu einer vorsichtig positiven Einschätzung hinsichtlich kognitiv-behavioraler Therapieverfahren.

Noch weniger als zur Bestimmung des Behandlungsoutcomes von Entspannungsverfahren liegen empirisch begründete Konzepte zur Klärung potentieller Wirkprinzipien vor. Vor dem Hintergrund des oben dargestellten Hypersensitivitäts- und Hyperreagibilitätskonzeptes können folgende Ansatzpunkte einer therapeutischen Wirksamkeit diskutiert werden: Die periphere, dispositionelle Hypersensitivität ist zunächst strukturell-histologischer Natur und dürfte durch auf der funktionellen Ebene ansetzende Entspannungstechniken nur sehr begrenzt bzw. nur sehr langfristig positiv zu beeinflussen sein. Die stärksten Effekte dürften sich durch eine Modulation der zentralen Hyperreagibilität ergeben, die dann sekundär auch in die periphere Erregungsbildung positiv hineinwirkt. Der primäre Wirkungsmechanismus von Entspannungsverfahren dürfte weniger in der Reduktion peripherer Anspannung liegen, sondern an der zentralen, kognitiv-affektiven Bewertung abdomineller Empfindungen ansetzen. Entspannungsverfahren dürften wirksam werden, wenn sie ein Ritual bieten, um eine Neueinschätzung der Bauchschmerzsymptomatik in Gang zusetzen. Dazu zählt

▶ eine unaufgeregte Hinwendung zu abdominellen Sensationen, Beschwerden und Schmerzen, eine Akzeptanz der individuellen Vulnerabilität für diese Symptomatik und deren Integration in das eigene Körper- und Selbstbild sowie

eine Reduktion des Bedrohungscharakters von Bauchschmerzsignalen.

Je nach Befund kann der Einsatz von Entspannungsverfahren sich über ein weites Spektrum interindividuell sehr variierender Vorgehensweisen erstrecken. Dieser kann reichen von der Optimierung einfacher Ablenkungsstrategien bei jüngeren, weniger differenzierten und weniger motivierten Kindern bis hin zur gestuften Anwendung komplexer Imaginationsübungen.

Weiterführende Literatur

Noeker, M. (2008). Funktionelle und somatoforme Störungen im Kindes- und Jugendalter. Göttingen: Hogrefe.

Noeker, M. & Petermann, F. (2002a). Entwicklungspsychopathologie rekurrierender Bauchschmerzen und somatoformer Störungen. Kindheit und Entwicklung, 11, 152–169.

Noeker, M. & Petermann, F. (2002b). Diagnostik und Therapieplanung bei rekurrierendem Bauchschmerz und somatoformer Störung. Kindheit und Entwicklung, 11, 170–183.

Rasquin, A., Di Lorenzo, C., Forbes, D., Guiraldes, E., Hyams, J. S., Staiano, A. & Walzer, L. S. (2006). Childhood functional disorders: Child/adolescent. Gastroenterology, 130, 1527–1537.

Zitierte Literatur

Alfvén G. (2001). Recurrent abdominal pain. A world-wide problem of organic, functional and psychosomatic aetiology. Acta Paediatrica, 90, 599–601.

Apley, J. & Neish, N. (1958). Recurrent abdominal pains: A field study of 1000 school children. Archives of Diseases in Childhood, 33, 165–170.

Calvert, E. L., Houghton, L. A., Cooper, P., Morris, J. & Whorwell, P. J. (2002). Long-term improvement in functional dyspepsia using hypnotherapy. Gastroenterology, 123, 1778–1785.

Di Lorenzo, C., Youssef, N. N., Sigurdsson, L., Scharff, L. Griffiths J. & Wald, A. (2001). Visceral hyperalgesia in children with functional abdominal pain. Journal of Pediatrics, 139, 838–843.

Janicke, D. M. & Finney, J. W. (1999). Empirically supported treatments in pediatric psychology: recurrent abdominal pain. Journal of Pediatric Psychology, 24, 115–127.

Koletzko, S. (2002). Bauchschmerzen. In H.-G. Dörr & W. Rascher (Hrsg.), Praxisbuch Jugendmedizin (S. 169–179). München: Urban & Fischer.

Mühlig, S., Breuker, D. & Petermann, F. (2002). Schmerz. In F. Petermann (Hrsg.), Lehrbuch der Klinischen Kinderpsychologie- und -psychotherapie (5. Aufl.) (S. 587–621). Göttingen: Hogrefe.

Noeker, M. (2008). Funktionelle und somatoforme Störungen im Kindes- und Jugendalter. Göttingen: Hogrefe.

Noeker, M. & Petermann, F. (2002a). Entwicklungspsychopathologie rekurrierender Bauchschmerzen und somatoformer Störungen. Kindheit und Entwicklung, 11, 152–169.

Noeker, M. & Petermann, F. (2002b). Diagnostik und Therapieplanung bei rekurrierendem Bauchschmerz und somatoformer Störung. Kindheit und Entwicklung, 11, 170–183.

Noeker, M. & Petermann, F. (2003). Entwicklungsorientierte Betrachtung chronischer Krankheiten im Kindes- und Jugendalter. Zeitschrift für Klinische Psychologie, Psychiatrie und Psychotherapie, 51, 191–229.

Noeker, M., von Rüden, U., Staab, D. & Haverkamp, F. (2000). Prozesse der Körperwahrnehmung und deren therapeutische Nutzung in der Pädiatrie: Die Weiterentwicklung unspezifischer Entspannungsverfahren zum Training krankheitsspezifischer Beschwerde- und Symptomwahrnehmung. Klinische Pädiatrie, 212, 260–265.

Rasquin, A., Di Lorenzo, C., Forbes, D., Guiraldes, E., Hyams, J .S., Staiano, A. & Walzer, L. S. (2006). Childhood functional disorders: Child/adolescent. Gastroenterology, 130, 1527–1537.

Verne, G. N., Robinson, M. E. & Price, D. D. (2001). Hypersensitivity to visceral and cutaneous pain in the irritable bowel syndrome. Pain, 93, 7–14.

Weiner, H. (1998). Immer wieder der Reduktionismus: Das Beispiel des Helicobacter pylori. Psychotherapie, Psychosomatik und Medizinische Psychologie, 48, 425–429.

Weydert, J. A. et al. (2003). Systematic review of treatments for recurrent abdominal pain. Pediatrics, 111: e1–e11.

Zernikow, B. (Hrsg.) (2001). Schmerztherapie mit Kindern. Berlin: Springer.

26 Aufmerksamkeitsdefizit-/ Hyperaktivitätsstörungen (ADHS)

Helmut Saile

1 Symptomatik

Komplexe Verhaltensauffälligkeiten. Als ADHS werden Auffälligkeiten bei Kindern und Jugendlichen bezeichnet, die durch Unaufmerksamkeit, Impulsivität und Hyperaktivität gekennzeichnet sind. Mit diesen primären Verhaltensdefiziten gehen häufig zahlreiche andere Probleme einher, wie verminderte Frustrationstoleranz, Wutausbrüche, Eigensinnigkeit, rechthaberisches Verhalten, vermehrter Bedarf an Zuwendung, labile Stimmungslage, Ablehnung durch Gleichaltrige und schlechte Schulleistungen. Beim Versuch, die Komplexität dieser Verhaltensauffälligkeiten angemessen zu klassifizieren, kommen DSM-IV und ICD-10 zu unterschiedlichen Einteilungen.

DSM-IV. Im DSM-IV lautet die Bezeichnung Aufmerksamkeitsdefizit- und Hyperaktivitätsstörung (ADHS), wobei drei Typen von Kindern unterschieden werden:

(1) vorwiegend unaufmerksame,

(2) vorwiegend hyperaktiv-impulsive sowie

(3) ein Mischtypus mit beiden Merkmalen.

Demnach kennt das DSM auch eine „reine" Aufmerksamkeitsdefizitstörung ohne Hyperaktivität (ADS). Aus der Typologie wird deutlich, dass ADHS im DSM-IV als zweidimensionales Konzept verstanden wird, mit den Dimensionen Unaufmerksamkeit und Hyperaktivität-Impulsivität.

ICD-10. Das ICD-10 spricht von hyperkinetischer Störung, die zu diagnostizieren ist, wenn situationsübergreifend gestörte Aufmerksamkeit, Hyperaktivität *und* Impulsivität gegeben sind. Demnach wird die einfache Aktivitäts- und Aufmerksamkeitsstörung – anders als im DSM-IV – hier als eindimensionales Konzept verstanden. Eine Aufmerksamkeitsstörung ohne Hyperaktivität ist im ICD-10 nicht vorgesehen. Um eine hyperkinetische Störung des Sozialverhaltens handelt es sich dann, wenn neben den Symptomen der einfachen Aufmerksamkeitsstörung zusätzlich dissoziales, aggressives und aufsässiges Verhalten vorliegen. Mit dieser Diagnose wird dem häufig gemeinsamen Auftreten von hyperkinetischem Syndrom und Störung des Sozialverhaltens Rechnung getragen.

Gemeinsame Kriterien. In beiden Klassifikationssystemen müssen für eine Diagnosestellung die Auffälligkeiten vor dem siebten Lebensjahr beginnen, situationsübergreifend auftreten, von dem nach Alter oder Entwicklung zu erwartenden Verhalten abweichen und mit Beeinträchtigungen im schulischen/beruflichen und sozialen Bereich verbunden sein. ADHS kann in verschiedenen Lebensbereichen unterschiedlich stark ausgeprägt sein. Ausgeprägtere Symptome sind meist dann gegeben, wenn eine längere Aufmerksamkeitsspanne gefordert ist, wie etwa im Unterricht oder bei den Hausaufgaben. Dagegen treten die Symptome in neuartigen Situationen (d. h. durchaus auch im Erstkontakt) oder bei PC-Spielen kaum auf.

Epidemiologie. Je nach Studie wird bei 3 bis 17 Prozent der Kinder die Diagnose ADHS gestellt, wobei unterschiedliche Prävalenzraten durch die verwendeten Diagnosekriterien, Beurteilungsquellen und Messinstrumente bedingt sind. Jungen sind drei- bis neunmal häufiger von der Störung betroffen als Mädchen. In Übergangsphasen wie dem Eintritt in den Kindergarten oder die Grundschule sowie beim Wechsel zur weiterführenden Schule treten die Probleme verstärkt auf und sind Anlass für die Inanspruchnahme professioneller Hilfe (zur Übersicht vgl. etwa Döpfner et al., 2008; Heubrock & Petermann, 2001).

2 Spezifisches Störungsmodell als Ansatzpunkt für Entspannungsverfahren

Im Folgenden werden Störungsmodelle und darauf bezogene Interventionsansätze kurz vorgestellt, um jeweils auszuführen, wie sich der Einsatz von Entspannung in der Behandlung von Kindern mit ADHS konzeptuell begründen und praktisch realisieren lässt. Dabei soll bereits an dieser Stelle vorweggenommen werden, dass in den gängigen Ätiologiemodellen (mangelnde) Entspannung nicht als konstitutives Element einer ADHS enthalten ist. Trotzdem ergeben sich aus den Grundannahmen der einzelnen Störungsmodelle durchaus plausible und theoretisch begründbare Ansatzpunkte für den Einsatz von Entspannung.

Im Rahmen eines ätiologisch orientierten Modells wird angenommen, dass es zur Entwicklung einer ADHS kommt, wenn bei entsprechender neurobiologischer Prädisposition eines Kindes spezielle Anforderungen an Ausdauer, Aufmerksamkeit und Konzentration fortwährend unter Bedingungen mangelnder Steuerung und Anleitung durch die Umwelt erfolgen (Döpfner et al., 2008). Demnach handelt es sich nicht um ein monokausales Geschehen, sondern verschiedene Faktoren – Anforderungen unter spezifischen Bedingungen bei gegebener Prädisposition – interagieren und können sich in ihrer Wirkung sowohl gegenseitig verstärken als auch kompensieren.

Bei Vorliegen einer ADHS lassen sich Dysfunktionen auf verschiedenen Ebenen analysieren und abbilden:

- ▶ als Störung des Neurotransmitterstoffwechsels und der kortikalen Reizleitung auf der biochemischen und neurophysiologischen Ebene,
- ▶ als Störung der exekutiven Funktionen im Sinne mangelnder Hemmung von Impulsen auf der Ebene der Selbstregulation sowie
- ▶ als Störung der wechselseitigen, weil vorwiegend aversiven und sich aufschaukelnden Steuerung auf der Ebene der Interaktion mit Bezugspersonen.

Anhand dieser Dreiteilung möglicher Betrachtungsebenen werden im Folgenden Ansatzpunkte und Begründungen für den Einsatz von Entspannung bei der Therapie von Kindern mit ADHS herausgearbeitet. Möglichkeiten und Grenzen der Anwendung daraus abgeleiteter Interventionsansätze kommen unter der Überschrift „Indikation und Kontraindikation" zur Sprache.

Biochemische und neurophysiologische Ebene

Dopaminmangel. Im Rahmen der Dopaminmangelhypothese wird bezogen auf die Neurotransmitterprozesse eine zu geringe Freisetzung und zu rasche Wiederaufnahme von Dopamin im Bereich frontaler und striataler Hirnregionen angenommen. Unterstützt wird diese Annahme auf molekulargenetischer Ebene durch Hinweise auf Abweichungen bei einzelnen Dopamin-Rezeptor-Genen. Passend zu dieser Sichtweise sind die Befunde zur Wirksamkeit medikamentöser Behandlungen mit Psychostimulanzien. Hinsichtlich der chemischen Struktur zeigen Psychostimulanzien Ähnlichkeiten mit Dopamin, weshalb als Erklärung ein pharmakologischer Ausgleich des Dopaminmangels angenommen wird.

Die Wirksamkeit der Stimulanzienbehandlung ist gut belegt, wobei etwa 70 Prozent der Kinder mit deutlichen Verhaltensänderungen auf die Medikation ansprechen. Eine „Heilung" der Grundstörung wird damit nicht erreicht. Sofern sich nicht die Anleitung durch die Umwelt oder die Selbststeuerung des Kindes über den Erwerb von Techniken verbessert haben, tritt nach Absetzen der Medikamente die Verhaltensstörung wieder auf, so dass in der Regel eine Langzeit-Medikation erforderlich ist (Döpfner et al., 2008).

Abweichen der hirnelektrischen Aktivität. Störungen der Reizverarbeitung im Gehirn lassen sich neben der biochemischen Ebene auch als Abweichungen der hirnelektrischen Aktivität im Spontan-EEG aufzeigen. Das defizitäre und exzessive Auftreten bestimmter Frequenzbänder bei der Bearbeitung von aufmerksamkeitsbezogenem Material ist Ausgangspunkt, um durch Rückmeldung dieser hirnelektrischen Signale eine Normalisierung der kortikalen Aktivität zu erreichen (Holtmann et al., 2004).

Biofeedback. Bei diesem bislang wenig beachteten Ansatz soll sich durch EEG-Biofeedback (Neurofeedback) ein Bewusstsein entwickeln, wie sich in Bezug auf die EEG-Aktivität der „normale" Zustand anfühlt, mit der Konsequenz, dass sich auf diesem Weg auch das hyperaktive und unaufmerksame Verhalten der Kinder verändert (Bruns & Praun, 2002).

Ebene der gestörten Selbstregulation

Mangelnde zerebrale Inhibition. Nach dem Modell von Barkley (1997) besteht die basale Störung in einer mangelnden zerebralen Inhibition: Hemmung eines dominanten Handlungsimpulses, Unterbrechung einer laufenden Handlung sowie Hemmung interferierender Handlungstendenzen sind Aspekte jener Inhibitionsprozesse, in denen Kinder mit ADHS Defizite aufweisen. Die mangelnde Hemmung von Impulsen wirkt sich nachteilig aus auf die Entwicklung des Arbeitsgedächtnisses, die Selbstregulation, die Internalisierung und Automation von Sprache sowie die Entwicklung von Handlungssequenzen.

Trainingsprogramm von Lauth und Schlottke. Auf der Ebene der gestörten Selbstregulation setzt etwa das Trainingsprogramm von Lauth und Schlottke (2002) an, bei dem Aufmerksamkeitsstörungen als Handlungsbeeinträchtigungen verstanden werden in Form von mangelnder Beherrschung von Grundfertigkeiten, mangelnder Steuerung bei der Handlungsausführung sowie mangelnder Handlungsorganisation. Je nach Befundlage in der Eingangsdiagnostik werden verschiedene Bausteine im Sinne eines Basis- und Strategietrainings individuell und flexibel durchgeführt, ergänzt um Eltern- und Lehreranleitung.

Diverse Entspannungsverfahren. Auf der Ebene der mangelnden Selbststeuerung lässt sich auch der therapeutische Einsatz von Entspannungsverfahren durchaus sinnvoll begründen. Die Wahrnehmung von Muskelspannung sowie die gezielte, willentlich herbeigeführte Spannungsänderung als Ziele der progressiven Muskelentspannung passen zu den Verhaltensdefiziten solcher Kinder, die dem Betrachter wie „ständig unter Strom stehend" erscheinen. Auch die Dämpfung von (externer und interner) Stimulation, die Selbststeuerung via Selbstinstruktion sowie eine passive Konzentration als Ziele des autogenen Trainings dürften als Lernziele für Kinder mit ADHS Zustimmung finden. Derartige Plausibilitätsüberlegungen haben dazu motiviert, Entspannungsverfahren als alleinige Behandlung oder als Baustein von Therapieprogrammen bei Kindern mit ADHS anzuwenden, wie dies etwa beim Marburger Verhaltenstraining von Krowatschek (2007) geschieht.

Ebene der familiären Interaktionsprozesse

Negative Interaktionsmuster. Der wechselseitige und eskalierende Austausch vorwiegend negativer Steuerungsversuche von Eltern und Kind ist kennzeichnend für Familien mit einem ADHS-Kind, insbesondere dann, wenn komorbid die Diagnose einer Störung mit oppositionellem Trotzverhalten oder eine Störung des Sozialverhaltens gestellt wurde. Für Alltagssituationen, in denen Eltern Anweisungen geben, werden typische negative („erpresserische") Interaktionsmuster anschaulich beschrieben. Die Aufrechterhaltung der negativen Interaktionsmuster lässt sich anhand der Lernprinzipien erklären: Fehlende positive Verstärkung erwünschten Verhaltens, Modell-Lernen für aggressives Verhalten sowie insbesondere gegenseitige negative Verstärkung für oppositionelles Verhalten sind die zentralen Mechanismen.

Elterntraining und Familientherapie. Im Rahmen von Elterntrainings und (behavioraler) Familientherapie wird angestrebt, den Eltern Erziehungspraktiken zum Umgang mit dem Problemverhalten der Kinder zu vermitteln. Wichtige Techniken sind dabei der konsequente Einsatz positiver Verstärkung, die Verwendung von Bestrafung – soweit indiziert – sowie das Unterlassen von (unabsichtlicher) negativer Verstärkung (oder gar Belohnung) für Problemverhalten. In den evaluierten Elterntrainingsprogrammen haben kommunikative Fertigkeiten (aktives Zuhören als Technik des Empfängers einer Kommunikation, Verwendung von Ich-Botschaften als Technik auf der Sender-Seite) sowie der Einsatz von Problemlöseheuristiken einen festen Bestandteil (Barkley, 2005; Döpfner et al., 2008; Saile & Forse, 2002).

Auf der Ebene der familiären Interaktion ergibt sich für Kinder mit ADHS kein Ansatzpunkt für Entspannung. Allerdings rücken auf dieser Betrachtungsebene die Eltern und deren psychische Belastung ins Blickfeld, für die präventiv der Einsatz von Entspannungsverfahren durchaus begründet erscheint.

3 Vorgehen

Autogenes Training

Marburger Konzentrationstraining. Das Marburger Konzentrationstraining (Krowatschek et al., 2007) stellt eine Kombination aus Selbstinstruktionstraining und autogenem Training dar. Es verfolgt das Ziel, den kognitiven Stil – die individuelle Art und Weise der Informationsaufnahme und -verarbeitung, die Genauigkeit der Wahrnehmung, das persönliche Tempo der Problemlösung – zu verändern. Zielgruppe des Trainings sind sowohl Kinder mit impulsivem Arbeitsstil als auch langsam arbeitende oder trödelnde Kinder. Mit jeweils speziellen Materialien richtet sich das Training an Kinder des 1. bis 3. bzw. 4. bis 6. Schuljahres. Im Rahmen von sechs bis acht wöchentlich stattfindenden Trainingssitzungen wird einzeln oder in Gruppen zu drei bis sechs Kindern nach einer vorgegebenen

Struktur gearbeitet mit folgenden Elementen: Entspannungsübungen zu Beginn der Sitzung dienen dazu, die Kinder zur Ruhe kommen zu lassen und ihre Aufnahmebereitschaft zu erhöhen. Anhand von Arbeitsblättern (Kopiervorlagen werden mitgeliefert) wird die Strategie des inneren Sprechens zur Verhaltenssteuerung gemäß dem Vorgehen von Selbstinstruktionstrainings vermittelt, wobei einzelne Arbeitsphasen durch Spiele aufgelockert werden. Die Arbeit mit dem Kind wird ergänzt durch Elternarbeit unter Einbeziehung von Video-Feedback (fünf Sitzungen) sowie Informationsgespräche mit Lehrerinnen und Lehrern.

Marburger Verhaltenstraining. Mit dem Marburger Verhaltenstraining (Krowatschek, 2007) wurde eine stärker auf die Belange von ADS/ADHS zugeschnittene Trainingsform vorgelegt mit einer breiteren inhaltlichen Ausgestaltung und vielfältigeren trainingsmethodischen Umsetzung, wobei die Entspannungsübungen unverändert fester Bestandteil jeder Trainingsstunde sind.

Bei den Entspannungsübungen wird auf die Formeln der Grundstufe des autogenen Trainings zurückgegriffen: Die Ruhetönung ist eingebettet in ein Einstiegsritual, bei dem das Kind sich vorstellen soll, auf einem Zauberteppich eine Traumreise zu beginnen. Schwere- und Wärmeübung werden dann in die eigentliche Phantasiereise integriert. Während bei der Ruhetönung durch Zählen von eins bis zehn eine schrittweise Vertiefung der Entspannung instruiert wird, erfolgt die Zurücknahme analog durch Zählen von zehn bis null verbunden mit Instruktionen zur Beendigung der Entspannung.

Autogenes Training und Selbstinstruktionstraining. Saile und Klüsche (1994) konnten belegen, dass sich sowohl durch autogenes Training als auch durch ein Selbstinstruktionstraining im Vergleich zu einer Wartekontrollgruppe das hyperaktive Verhalten von acht- bis elfjährigen Jungen nach Urteil der Mütter reduzieren lässt. Für beide Behandlungsgruppen konnte auch eine Verringerung der Fehlerzahl in einem Aufmerksamkeitstest aufgezeigt werden. Das Entspannungstraining dauerte in dieser Studie sechs Sitzungen mit wöchentlich zwei Terminen und umfasste die Ruhe-, Schwere- und Wärmeübung, wobei die Formeln im Liegen eingeübt wurden und in die Kapitän-Nemo-Geschichten eingebettet waren (vgl. Petermann, 2007).

Progressive Muskelentspannung. Braud (1978) trainierte Kinder mit ADHS in der Anwendung der progressiven Muskelentspannung. Die Anleitungen zur An- und Entspannung der einzelnen Muskelpartien wurden über eine im freien Verkauf erhältliche Kassette vorgegeben. Das Training umfasste zwölf Sitzungen mit zwei Terminen pro Woche, wobei pro Sitzung zwei Übungsdurchgänge stattfanden. Veränderungen im Elternurteil sowie in kognitiven Tests zur Erfassung von Konzentration und Aufmerksamkeit konnten für die Entspannungsgruppe im Vergleich zu einer Kontrollgruppe aufgezeigt werden. Eine weitere Behandlungsgruppe von Kindern erhielt ein Biofeedback-Training, bei dem die muskuläre Aktivität des Frontalis verringert werden sollte, mit vergleichbaren Veränderungen wie in der Entspannungsgruppe. Porter und Omizo (1984) variierten beim Training der progressiven Muskelentspannung die Anwesenheit der Eltern und kommen zum Schluss, dass ein Entspannungstraining in Behandlungsprogramme für Kinder mit ADHS aufgenommen werden sollte, die Einbeziehung der Eltern in dieser Therapiephase jedoch nicht indiziert ist.

Biofeedback

EMG-Biofeedback. Mit Imaginationsübungen unterstützte Anleitungen zur Entspannung, bei denen die Aktivität des Frontalis-Muskels zurückgemeldet wird, führen zu bedeutsamen Veränderungen bei Kindern mit ADHS (Omizo & Michael, 1982; Omizo et al., 1986). Belege für einen derartigen Einsatz von Entspannungsverfahren stammen aus Studien, in denen Kinder mit Extremwerten in der „Conners Behavior Rating Scale" (Kurzform) in drei bis fünf Sitzungen entsprechende Anleitungen von Tonkassetten befolgten. Um EMG-Artefakte zu vermeiden, wurde auf ein abwechselndes An- und Entspannen der Muskulatur wie bei der progressiven Muskelentspannung verzichtet. Im Vergleich zu randomisierten Kontrollgruppen reduziert sich durch diese mit EMG-Biofeedback unterstützten Entspannungsübungen die Aktivität des Frontalis-Muskels, verringert sich die Impulsivität in Aufmerksamkeitstests und verbessert sich die Gedächtnisleistung. Auswirkungen auf das Verhalten der Kinder im Eltern- und Lehrerurteil wurden nicht untersucht.

Neurofeedback (EEG-Biofeedback). Nach Bruns und Praun (2002, S. 65) handelt es sich bei der hauptsächlich durch die Arbeitsgruppe von Joel Lubar vorgelegten Studien bei Kindern mit ADHS „um die theoretisch und empirisch am gründlichsten fundierte Neurofeedback-Anwendung". Ausgangspunkt waren zum einen Befunde, wonach ADHS-Patienten systematische Abweichungen im EEG in Form von exzessiver theta- und reduzierter beta-Aktivität zeigen. Gerade die beta-Aktivität müsste bei aufmerksamkeitsbezogenen Anforderungen vorhanden sein, weshalb deren geringere Ausprägung als Korrelat der Aufmerksamkeitsprobleme betrachtet wird. Zum anderen zeigen tierexperimentelle Studien, dass vermehrte Aktivität im unteren beta-Bereich (der so genannte sensomotorische Rhythmus, SMR) mit einer allgemeinen motorischen Inhibition verknüpft ist. Daraus wurde für Kinder mit ADHS ein Zusammenhang zwischen mangelnder motorischer Inhibition und geringer beta-Aktivität abgeleitet und empirisch bestätigt (Lubar & Lubar, 1999).

Beim Neurofeedback-Training mit ADHS-Kindern wird in 30 bis 50 Sitzungen durch optische und akustische Rückmeldung eine Abnahme an theta-Aktivität (4 bis 8 Hz) sowie eine Zunahme an beta-Aktivität (sowohl im unteren Frequenzbereich von 12 bis 15 Hz – SMR-Aktivität – als auch im mittleren Bereich von

15 bis 18 Hz) angestrebt. Bruns und Praun (2002) stellen einen Trainingsplan vor, der für die einzelnen ADHS-Subgruppen ein unterschiedliches Vorgehen beschreibt. Nach einer Reduktion der theta-Aktivität bei allen Gruppen wird die Hyperaktivität-Impulsivität über eine Förderung von SMR-Aktivität und die Unaufmerksamkeit über eine Förderung der (mittleren) beta-Aktivität angegangen. Für das Training sind Verbesserungen im klinischen Bild ausschlaggebend, nicht in erster Linie die Veränderungen der EEG-Parameter. Die Autoren empfehlen eine sorgfältige Begleitevaluation des Trainings anhand von Eltern- und Lehrerurteil sowie von Tests zur Erfassung der Daueraufmerksamkeit.

Linden et al. (1996) können anhand eines randomisierten Kontrollgruppendesigns bei Kindern mit einer nach DSM-III-R gestellten Diagnose durch ein 40 Sitzungen umfassendes Training zeigen, dass sich durch Neurofeedback-Training die Intelligenz um neun Punkte erhöht und sich die Impulsivität der Kinder im Elternurteil signifikant verringert.

4   Modifikation des Standardvorgehens

Für die Anwendung von Entspannungsverfahren ergeben sich Modifikationen des Standardvorgehens, die allgemein eine Anpassung des Vorgehens an das Alter und den Entwicklungsstand des Kindes sowie im Besonderen an die speziellen und störungsbezogenen Voraussetzungen bei Kindern mit ADHS erfordern. Die Kompetenz zur angemessenen Mitarbeit und Konzentration, die Bereitschaft zur ausdauernden Übung – sofern die Entspannung nicht nur situativ eingesetzt werden soll – sowie die Bereitschaft und Fähigkeit zu angemessenem sozialem Kontakt bei Durchführung von Entspannung in Gruppen Gleichaltriger bedürfen dabei der diagnostischen Abklärung und Berücksichtigung bei der Indikationsstellung (Krampen, 2000; Saile, 2008). Gerade die häufig praktizierte Vermittlung von Entspannungstechniken in Gruppen dürfte bei ADHS-Kindern nur praktikabel sein, wenn hinsichtlich der Symptomatik heterogene Gruppen gebildet werden und lediglich ein bis zwei Kinder mit diesem Störungsbild beteiligt sind.

5   Indikation und Kontraindikation

Bei abgesicherter ADHS-Diagnose empfehlen die vorliegenden Behandlungsstandards kind- und elternbezogene psychologische, pädagogische und medikamentöse Behandlungselemente – Entspannungsverfahren werden nicht genannt. Demnach kann von einer Kontraindikation für Entspannungsverfahren als primäre oder ausschließliche Behandlung beim Vorliegen einer ADHS-Diagnose ausgegangen werden. Diese Kontraindikation gilt umso mehr, wenn durch die (unreflektierte) Anwendung von Entspannungsverfahren der Einsatz empirisch bewährter Behandlungsansätze, die von den Fachgesellschaften empfohlen werden, verzögert wird.

Werden im Rahmen eines umfassenden Behandlungskonzepts mit dem ADHS-Kind Strategien der Selbststeuerung und des Selbstmanagements trainiert, können Entspannungsverfahren als Begleitbehandlung indiziert sein. Sie dienen dann vor allem der Ruhigstellung und Einstimmung auf die Sitzungen sowie als Vorbereitung für konkrete Trainingsschritte. In welchem Ausmaß Entspannungsverfahren andere Therapiebausteine ergänzen und unterstützen können, bedarf der weiteren empirischen Abklärung.

Bei subklinischer Ausprägung von Aufmerksamkeits- und Konzentrationsproblemen können Entspannungsverfahren indiziert sein. Bei Kindern, die die Regelschule besuchen oder bei Extremgruppen, die über die Testwerte in Konzentrations- und Aufmerksamkeitstests gebildet wurden, lassen sich dann mit relativ geringem Trainingsaufwand nachweisbare Verbesserungen in Testleistungen erreichen (z. B. Klein-Heßling & Lohaus, 1999; Krampen, 1992).

Hinweise zur Indikation und Kontraindikation des Neurofeedbacks ergeben sich zunächst aus der generellen Therapiemotivation sowie anderen Randbedingungen, die das Einhalten von 30 bis 50 Sitzungen dauernden Behandlungsprotokollen sicherstellen sollten. Für ein Neurofeedback-Training legen Lubar und Lubar (1999) Wert auf eine sorgfältige Auswahl der Patienten sowie die Indikationsstellung für weitere therapeutische Maßnahmen. Eine präzise Zuordnung der Patienten in Bezug auf die ADHS-Subgruppenzugehörigkeit ist notwendig, weil diese den Ablauf der einzelnen Behandlungsphasen mit den zu verändernden Frequenzbereichen bestimmt (Bruns & Praun, 2002). Außerdem ist auch eine Berücksichtigung und begleitende Behandlung der komorbiden Symptomatik des Kindes (Lernbehinderung, Störung des Sozialverhaltens) sowie der Psychopathologie bei anderen Familienmitgliedern (affektive Störungen, Suchtmittelabhängigkeit oder -missbrauch) erforderlich, um Stagnationen oder Rückschritte im Trainingsverlauf zu vermeiden.

6 Empirische Absicherung

Eine Reihe von Studien kann positive Effekte für Entspannungsverfahren bei der Therapie von ADHS-Kinder belegen. In der Meta-Analyse von Saile (1996) zur Behandlung von Kindern mit ADHS sind zwölf Vergleiche zwischen Verfahren aus der Gruppe Entspannung/Biofeedback und verschiedenen Kontrollbedingungen enthalten, die einen Effekt mittlerer Größenordnung erbringen.

Die Evaluation von Entspannungsverfahren bezieht sich bislang allerdings nur auf Daten, die bei Therapieende erhoben wurden, so dass über die Stabilität der Effekte noch nichts ausgesagt werden kann. Die meisten Studien stammen aus der Zeit vor 1980 und wurden von einer kleinen Forschergruppe vorgelegt, so dass aktuelle und unabhängige Replikationen ausstehen. In Bezug auf das Design der Studien und das Ziel der Intervention sind die vorliegenden Arbeiten nicht angemessen komplex angelegt. Die Zusammenstellung der Stichproben geschieht über Extremwerte in einzelnen Fragebögen oder Tests ohne eine Abklärung der Diagnose vorzunehmen. Durchgeführt werden häufig lediglich drei bis fünf Sitzungen, so dass eine Generalisierung auf Alltagsbereiche nicht zu erwarten ist. Die Wirkungen von Entspannungstrainings werden selektiv über Leistungen in Aufmerksamkeits- und Konzentrationstests oder über Elternurteile evaluiert, ohne die gängigen Standards der multimethodalen und multimodalen Veränderungsmessung über verschiedene Datenquellen zu erfüllen.

Arnold (1999) gibt einen Überblick zur Forschung über jene Behandlungsansätze bei ADHS, die nicht in den Konsensus-Konferenzen als Standard genannt werden. Sowohl Entspannung und EMG-Biofeedback als auch Neurofeedback werden als Verfahren eingestuft, die sich in kontrollierten Studien bereits bewährt haben, und bei denen eine weitere systematische Überprüfung und Replikation der Effekte lohnenswert erscheint. Als Risiken werden für den Einsatz von Entspannung das Verzögern anderer bewährter Behandlungen und für Neurofeedback der hohe Zeitaufwand und die Kosten für die apparative Ausstattung genannt.

Weiterführende Literatur

Döpfner, M., Banaschewski, T. & Sonuga-Barke, E. (2008). Aufmerksamkeitsdefizit-/Hyperaktivitätsstörungen (ADHS). In F. Petermann (Hrsg.), Lehrbuch der Klinischen Kinderpsychologie (6. vollst. veränd. Aufl.) (S. 257–276). Göttingen: Hogrefe.

Krowatschek, D. (2007). ADS und ADHS: Diagnose und Training. Dortmund: Borgmann.

Lubar, J. F. & Lubar, J. O. (1999). Neurofeedback assessment and treatment for attention deficit/hyperactivity disorders. In J. R. Evans (Hrsg.), Introduction to quantitative EEG and neurofeedback (S. 103–143). San Diego: Academic Press.

Zitierte Literatur

Arnold, L. E. (1999). Treatment alternatives for attention-deficit/hyperactivity disorder (ADHD). Journal of Attention Disorders, 3, 30–48.

Barkley, R. A. (1997). Behavioral inhibition, sustained attention, and executive functions: Constructing a unifying theory of ADHD. Psychological Bulletin, 121, 65–94.

Barkley, R. A. (2005). Das große ADHS-Handbuch für Eltern (2. erweit. Aufl.). Bern: Huber.

Braud, L. W. (1978). The effects of frontal EMG biofeedback and progressive relaxation upon hyperactivity and its behavioral concomitants. Biofeedback and Self-Regulation, 3, 69–89.

Bruns, T. & Praun, N. (2002). Biofeedback. Göttingen: Vandenhoeck & Ruprecht.

Döpfner, M., Banaschewski, T. & Sonuga-Barke, E. (2008). Aufmerksamkeitsdefizit-/Hyperaktivitätsstörungen (ADHS). In F. Petermann (Hrsg.), Lehrbuch der Klinischen Kinderpsychologie (6. vollst. veränd. Aufl.) (S. 257–276). Göttingen: Hogrefe.

Heubrock, D. & Petermann, F. (2001). Aufmerksamkeitsdiagnostik. Göttingen: Hogrefe.

Holtmann, M., Stadler, C., Leins, U., Strehl, U., Birbaumer, N. & Poustka, F. (2004). Neurofeedback in der Behandlung der Aufmerksamkeitsdefizit-Hyperaktivitätsstörung (ADHS) im Kindes- und Jugendalter. Zeitschrift für Kinder- und Jugendpsychiatrie und Psychotherapie, 32, 187–200.

Klein-Heßling, J. & Lohaus, A. (1999). Zur Wirksamkeit von Entspannungsverfahren bei unruhigem und störendem Schülerverhalten. Zeitschrift für Gesundheitspsychologie, 7, 213–221.

Krampen, G. (1992). Effekte der Grundübungen des autogenen Trainings im schulischen Anwendungskontext. Psychologie in Erziehung und Unterricht, 39, 33–41.

Krampen, G. (2000). Interventionsspezifische Diagnostik und Evaluation beim Einsatz systematischer Entspannungsmethoden bei Kindern und Jugendlichen. Report Psychologie, 25, 182–205.

Krowatschek, D. (2007). ADS und ADHS: Diagnose und Training. Dortmund: Borgmann.

Krowatschek, D., Albrecht, S. & Krowatschek, G. (2007). Marburger Konzentrationstraining (MKT) für Schulkinder. Dortmund: Borgmann.

Lauth, G. W. & Schlottke, P. F. (2002). Training mit aufmerksamkeitsgestörten Kindern (5. Aufl.). Weinheim: Beltz/Psychologie Verlags Union.

Linden, M., Habib, T. & Radojevic, V. (1996). A controlled study of the effects of EEG biofeedback on cognition and behavior of children with attention deficit disorder and learning disabilities. Biofeedback and Self-Regulation, 21, 35–49.

Lubar, J. F. & Lubar, J.O. (1999). Neurofeedback assessment and treatment for attention deficit/hyperactivity disorders. In J. R. Evans (Hrsg.), Introduction to quantitative EEG and neurofeedback (S. 103–143). San Diego: Academic Press.

Omizo, M. M. & Michael, W. B. (1982). Biofeedback-induced relaxation training and impulsivity, attention to task, and locus of control among hyperactive boys. Journal of Learning Disabilities, 15, 414–416.

Omizo, M. M., Cubberly, W. E., Semands, S. G. & Omizo, S. A. (1986). The effects of biofeedback and relaxation training on memory tasks among hyperactive boys. The Exceptional Child, 33, 56–64.

Petermann, U. (2007). Entspannungstechniken für Kinder und Jugendliche (5. veränd. Aufl.). Weinheim: Beltz.

Porter, S. S. & Omizo, M. M. (1984). The effects of group relaxation training/large muscle exercise, and parental involvement on attention to task, impulsivity, and locus of control among hyperactive boys. The Exceptional Child, 31, 54–64.

Saile, H. (1996). Metaanalyse zur Effektivität psychologischer Behandlung hyperaktiver Kinder. Zeitschrift für Klinische Psychologie, 25, 190-207.

Saile, H. (2008). Entspannungstraining. In G. W. Lauth, F. Linderkamp, S. Schneider & U. B. Brack (Hrsg.), Verhaltenstherapie mit Kindern und Jugendlichen (2. erweit. Aufl.) (S. 737–745). Weinheim: Beltz PVU.

Saile, H. & Forse, I. (2002). Allgemeine und differenzielle Effekte von behavioraler und systemischer Familientherapie bei Aufmerksamkeitsdefizit-/Hyperaktivitätsstörungen von Kindern. Zeitschrift für Klinische Psychologie, Psychiatrie und Psychotherapie, 50, 281–299.

Saile, H. & Klüsche, P. (1994). Zur Therapie hyperaktiver Kinder: Selbstinstruktionstraining und Autogenes Training im Vergleich. Trierer Psychologische Berichte, 21, Heft 6.

27 Neurodermitis

Ulrike Petermann • Blanka Hartmann • Franz Petermann

1 Symptomatik

Symptome und Nebensymptome. Die Neurodermitis stellt eine chronische oder chronisch-rezidivierende entzündliche Hauterkrankung dar. Weitgehend synonym werden die Begriffe „atopische Dermatitis" (AD) und „endogenes Ekzem" verwendet. Art und Lokalisation des Krankheitsbildes variieren mit dem Alter der Betroffenen. Bei Säuglingen treten nässende Krusten im Bereich des behaarten Kopfes und der Wangen (später auch im Arm- und Beinbereich) auf. Im Schulalter sind in erster Linie die Beugen (Arm- und Kniebereich) und der Nacken betroffen. Besonders häufig tritt die Neurodermitis bei Kindern vor dem fünften Lebensjahr auf (über 10 Prozent aller Kinder befinden sich in dieser Altersgruppe). Bei Schulkindern liegt die Häufigkeit von Neurodermitis bei ca. 15 Prozent (vgl. Stangier, 2003). Die Neurodermitis gehört neben Asthma und Rhinitis allergica zu den Erkrankungen des atopischen Formenkreises. Zur Beschreibung der Neurodermitis kann man nach Rajka (1989) eine Vielzahl von Symptomen, differenziert in Kardinal- und Nebensymptome, anführen (vgl. Tab. 27.1).

Tabelle 27.1. Symptome der Neurodermitis nach Rajka (1989)

Kardinalsymptome	Nebensymptome	
▶ Juckreiz	▶ trockene Haut	▶ Photophobia
▶ typische Verlaufs- form	▶ hertoghe Zeichen, „Dirty neck"	▶ weißer Dermographismus
▶ Ekzeme	▶ erhöhtes Gesamt-IgE	▶ Brustwarzenekzeme
▶ Atopieanamnese	▶ Lippenentzündung	▶ Winterfuß
	▶ Nahrungsmittel- unverträglichkeit	▶ Juckreiz beim Schwitzen
	▶ Keratokonus	▶ periorbitaler Halo
	▶ Unverträglichkeit von Wolle und Detergenzien	▶ anteriore subkapsu- läre Katarakte

Tabelle 27.1. (Fortsetzung)

Kardinalsymptome	Nebensymptome	
	▶ Neigung zu unspezifischen Hand- und Fußekzemen	▶ Verlauf beeinflusst durch Umwelt und emotionale Faktoren
	▶ Nachweis von Typ-1-Sensibilisierung	▶ Dennie-Morgan-Falte (Atopiefalte)
	▶ rezidivierende Konjunktividen	▶ perifollikuläre Betonung
	▶ verstärkte Hand- und Fußlinienzeichnung	▶ Gesichtsblässe, Gesichtsrötung
	▶ Neigung zu Sekundärinfektionen	▶ Nackenfältelung

Juckreiz und Kratzen. Nach Hanifin und Rajka (1980) liegt eine Neurodermitis vor, wenn drei von vier Kardinalsymptomen und mindestens drei der Nebensymptome auftreten (vgl. auch Rzany, 1991). Unter psychologischem Gesichtspunkt ist vor allem der Juckreiz zentral. Dieser führt zu intensivem Kratzen, wodurch Hautschädigungen auftreten und die Juckreizschwelle erniedrigt wird. Die erniedrigte Juckreizschwelle begünstigt wiederum häufigeres Kratzen. Auf diese Weise entsteht ein Teufelskreis zwischen Juckreiz und Kratzen.

Insbesondere das Kardinalsymptom Juckreiz (Pruritus) ist somit für die meisten Läsionen der Haut verantwortlich (Niebel, 2005; Rühle, 2000; Stangier, 2003). Derartige Hautverletzungen ziehen häufig Sekundärinfektionen und Entzündungen nach sich. Erschwerend kommt hinzu, dass die Haut des Neurodermitis-Patienten nicht widerstandsfähig gegenüber viralen und bakteriellen Infektionen ist.

Das Kratzen wird unmittelbar als „entspannend" und damit angenehm erlebt, da der Juckreiz kurzfristig reduziert wird (= negative Verstärkung); darüber hinaus erhält die kratzende Person Aufmerksamkeit von anderen (= positive Verstärkung). Diese Verstärkungsprozesse halten das Kratzverhalten aufrecht (vgl. Stangier, 2002 und Abb. 27.1). In vielen Fällen dient das Kratzen auch der Stressregulation. Von besonderer Bedeutung sind hierbei auch Juckreiz-Kognitionen, die dazu beitragen, den Juckreiz auszulösen und aufrechtzuerhalten.

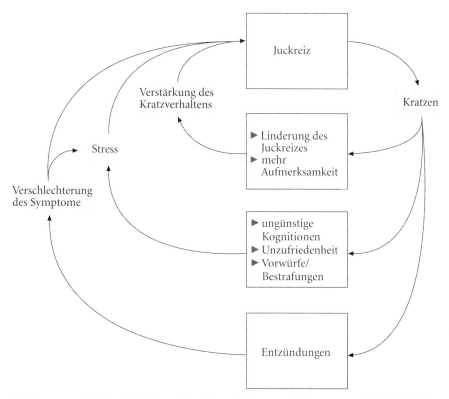

Abbildung 27.1. Die Juckreiz-Kratz-Spirale (nach Hartmann & Petermann, 2002, S. 78): Das durch Juckreiz ausgelöste Kratzen zieht Reaktionen nach sich, die das Kratzverhalten aufrechterhalten, was die Symptome verstärkt

2 Spezifisches Störungsmodell als Ansatzpunkt für Entspannungsverfahren

Die Neurodermitis wird multifaktoriell verursacht und ebenso komplex situativ ausgelöst sowie aufrechterhalten. Zur Erklärung werden biologische und psychosoziale Faktoren herangezogen (Noeker & Petermann, 2008; Stangier, 2002, 2003):

► biologische Faktoren,
► psychoimmunologische und psychoneuroimmunologische Faktoren,
► psychische Vulnerabilitätsfaktoren,
► kritische Lebensereignisse und Alltagsbelastungen sowie
► Verhaltensfaktor: Kratzen.

In einer aktuellen Meta-Analyse weisen Chida et al. (2008) darauf hin, dass psychosozialen Faktoren sowohl eine ätiologische als auch prognostische Bedeutung zukommt.

Vulnerabilitäts-Stress-Modell

Die Erkenntnis, dass vielfältige Bedingungen zusammenkommen müssen, damit eine körperliche Erkrankung wie die Neurodermitis entsteht, führte zu einem vielschichtigen Erklärungsmodell, dem Vulnerabilitäts-Stress-Modell. Es postuliert, dass verschiedene physikalische (z. B. Klima) und biologische (z. B. Allergene) Faktoren sowie emotional belastende Bedingungen (z. B. andauernde Konflikte mit anderen) in Kombination mit dem individuellen Stressbewältigungsverhalten dann zur Krankheitsentstehung führen, wenn diese Faktoren auf eine entsprechende, genetisch verankerte Disposition treffen (Stangier, 2002). Im Folgenden soll auf einige Faktoren des Vulnerabilitäts-Stress-Modells eingegangen werden. Zudem soll aufgezeigt werden, bei welchen dieser Faktoren ein Entspannungsverfahren sinnvoll ansetzen kann.

Biologische Faktoren. Diese beziehen sich auf die genetisch verankerte Disposition, auf verschiedene Reize aus der natürlichen Umwelt schnell und leicht mit Juckreiz zu reagieren oder Entzündungsreaktionen zu entwickeln. Diese Überempfindlichkeit vom Sofort-Typ kann durch Substanzen wie Gräserpollen und Blütenstaub, Hausstaub, Nahrungsmittel oder Pilzsporen ausgelöst werden. Diese ungewöhnliche Reaktionsbereitschaft wird als Atopie bezeichnet und spielt nicht nur bei Neurodermitis, sondern auch bei Heuschnupfen und Asthma bronchiale eine Rolle.

Psychoimmunologische und psychoneuroimmunologische Faktoren. Es wird von einem biopsychosozialen Modell ausgegangen, in welchem dem Hormon- und Immunsystem unter Stresseinwirkung eine besondere Bedeutung zukommt. Wirken emotionale Belastungen als Stressoren, so kann es zu einer Fehlregulation des Immunsystems der Haut kommen. Diskutiert werden unterschiedliche Fehlregulationen, die in Studien gefunden wurden, z. B. eine erniedrigte Kortisolausschüttung in Belastungssituationen, was auf eine Dysfunktion in der Hypothalamus-Hypophysen-Nebennierenrinden-Achse hindeutet, oder eine Fehlregulation der Ausschüttung von Interleukinen. Schließlich können auch andere Wirkmechanismen zum Tragen kommen, nämlich eine verstärkte Freisetzung von Neuropeptiden bei Stressbelastungen, die Juckreiz und Entzündungsreaktionen auslösen können (Rapp et al., 2003).

Es scheint auch möglich zu sein, dass Immunschwächen im Kontext chronischer Stressbedingungen durch klassische Konditionierungsprozesse verstärkt werden; so können ursprünglich nicht allergisch wirkende, neutrale Reize Überempfindlichkeitsreaktionen auslösen (Buske-Kirschbaum & Hellhammer, 1997; Stockhorst & Klosterhalfen, 1997).

Psychische Vulnerabilitätsfaktoren. Für Neurodermitis spezifische psychische Merkmale, die die Krankheitsentwicklung beeinflussen würden, können nicht ausgemacht werden. Jedoch lässt sich bei Neurodermitis-Patienten eine erhöhte

Ängstlichkeit feststellen, die aber bei vielen anderen chronischen körperlichen Erkrankungen ebenfalls auftritt. Diese erhöhte Ängstlichkeit sowie weitere ungünstige Persönlichkeitsmerkmale können zu einem negativen Krankheitsverlauf beitragen, da diese kritische Lebensereignisse und chronische Konfliktsituationen begünstigen. Somit treten schwierige Situationen häufiger auf, was wiederum die psychischen Belastungen und körperlichen Stressreaktionen erhöht. Zudem werden ungünstige Verhaltensgewohnheiten im Umgang mit Anforderungen und emotional belastenden Situationen durch ungünstige Persönlichkeitsmerkmale verstärkt, wodurch die Stressbewältigungsressourcen abnehmen (Hampel & Petermann, 2003; Niemeier et al., 2009; Stangier, 2002).

Kritische Lebensereignisse und Alltagsbelastungen. Kritische Lebensereignisse und Alltagsbelastungen können beim Ausbruch der Neurodermitis, aber auch bei anderen Hauterkrankungen sowie im Krankheitsverlauf eine Rolle spielen. Retrospektive Befragungen zeigten ein unmittelbares Vorausgehen solcher belastenden, das Leben verändernden Ereignisse, wenngleich derartige retrospektiven Informationen vorsichtig bewertet werden müssen. Alltägliche Belastungen bei gleichzeitig gegebenen Stressbewältigungsdefiziten gehen besonders mit verstärktem Juckreiz einher, was im Laufe der Zeit natürlich die Hautsymptomatik verschlechtert (vgl. auch Stangier, 1995).

Verhaltensfaktor: Kratzen. Ein zentraler, die Symptomatik aufrechterhaltender Faktor stellt das Kratzverhalten bei der Neurodermitis dar. Kratzen ist ein vermutlich angeborener Reflex bei Juckreiz. Das Kratzverhalten ist jedoch mit einer Reihe operanter Lernprozesse und negativer Kognitionen verknüpft (Noeker & Petermann, 2008).

Kratzen stellt eine negative Verstärkung dar, da dadurch der aversive Juckreiz für kurze Zeit unterbrochen wird. Die durch das Kratzen bedingten Hautschädigungen vergrößern jedoch den Juckreiz, der wiederum durch noch intensiveres und häufigeres Kratzen zu kontrollieren versucht wird. Dadurch kommt es zur Juckreiz-Kratz-Spirale, die nur schwer zu durchbrechen ist (vgl. Abb. 27.1 im ersten Abschnitt).

Die langfristig negativen Auswirkungen auf den Hautzustand durch die Schädigungen des Hautgewebes können das Kratzverhalten kaum stoppen, da diese negativen Effekte erst später eintreten, während der sehr unangenehme Juckreiz hingegen durch das Kratzen sofort nachlässt. Das nur kurzfristige Nachlassen des Juckreizes hat also kaum einen Einfluss darauf, dass das Kratzverhalten abnimmt.

Nicht nur negative Verstärkung, sondern auch klassische Konditionierungsprozesse tragen zur Verschlechterung der Symptomatik bei; neben dem Juckreiz können auch andere, neutrale Stimuli eine das Kratzverhalten auslösende Funktion erlangen, z. B. belastende Situationen oder auch Langeweile sowie die Gewohnheit, aufgrund unspezifischer Hautempfindungen zu kratzen, die jedoch keinen Juckreiz darstellen.

Mit der Juckreiz-Kratz-Spirale gehen ungünstige kognitive Verarbeitungsprozesse einher: Schamgefühle aufgrund negativer Reaktionen anderer; Schuldgefühle aufgrund von Kontrollverlust und Hilflosigkeit gegenüber dem Juckreiz; ein negatives Körperkonzept und damit verbunden ein geringes positives Selbstwertgefühl; eine ängstliche Erwartungshaltung bezüglich der nächsten Juckreizattacke (Niemeier et al., 2009; Stangier, 2002). Solche ungünstigen Kognitionen können ängstliche sowie depressive Symptome begünstigen, die sich auf den Hautzustand wiederum negativ auswirken.

Schließlich trägt die Aufmerksamkeitszuwendung von anderen, sei es in Form von Bedauern und Bemitleiden, sei es in Form von bestrafendem Verhalten, zur Aufrechterhaltung des Kratzverhaltens bei. Besonders die Eltern-Kind-Interaktion kann durch die Neurodermitiserkrankung des Kindes stark belastet sein, so dass es neben der Fürsorge für das Kind auch zu unangemessen behütendem, kontrollierendem und bestrafendem Verhalten kommen kann. Diese das Kratzverhalten des Kindes einerseits positiv verstärkenden, andererseits direkt und indirekt bestrafenden elterlichen Verhaltensweisen tragen zu einem ungünstigen Krankheitsverlauf bei.

Faktoren als Ansatzpunkte für Entspannung

Zur Begründung des Einsatzes von Entspannungsverfahren bei Neurodermitis sind drei Faktoren des Vulnerabilitäts-Stress-Modells von Bedeutung:
(1) die psychoneuroimmunologische Faktoren,
(2) die psychischen Vulnerabilitätsfaktoren und
(3) das Kratzverhalten.

Im Blickpunkt steht dabei die Auswirkung von Stress auf die Haut. Stresserleben geht in der Regel mit einer erhöhten Schweißsekretion der Haut einher, was Juckreiz auslösen bzw. verstärken kann. Personen mit erhöhter Ängstlichkeit empfinden leichter Stress, zeigen also verstärkt Schweißproduktion. Durch klassische und operante Lernprozesse können viele und ehemals neutrale Situationen eine Stressqualität erhalten und den Juckreiz sowie damit das Kratzverhalten auslösen. Da viele Alltagssituationen von diesem Automatismus betroffen sein können, wird dadurch das Krankheitsmanagement hinsichtlich der Kontrolle des Kratzverhaltens erschwert, was mit Compliance-Problemen einhergehen kann (Münzel, 1997; Niebel, 2005).

Erfolgreiche Entspannung wirkt sich sowohl elektrodermal günstig aus, da die Schweißdrüsenproduktion zurückgeht, als auch positiv emotionsregulierend. Das bedeutet, dass Angstgefühle in entspanntem Zustand weniger leicht hervorgerufen werden können und somit unangenehmes Stressempfinden reduziert wird. Weniger Stresserleben bedeutet wiederum weniger Juckreiz und bessere Kratzkontrolle.

3 Vorgehen

Das Vulnerabilitäts-Stress-Modell legt nahe, dass durch Entspannungsverfahren der Juckreiz, die Juckreiz-Kratz-Spirale und das Stressmanagement positiv beeinflusst werden können (vgl. Hampel & Petermann, 2003). Folglich wird der Einsatz von Entspannungsverfahren im Rahmen der Verhaltenstherapie empfohlen (vgl. Stangier, 2002, 2003; Stangier et al., 1992). So finden Entspannungsverfahren beispielsweise in dem kognitiv-behavioralen Anti-Stress-Training von Hampel und Petermann (2003, S. 212 ff.) in jeder Sitzung Anwendung.

Prinzipiell werden im Rahmen der Neurodermitisbehandlung verschiedene Entspannungsverfahren eingesetzt: Hypnose, progressive Muskelentspannung, autogenes Training, Biofeedback und imaginative Verfahren. Allerdings werden bei jedem Standardverfahren neurodermitisspezifische Modifikationen vorgenommen.

Vorsatzformeln. Sowohl imaginative Verfahren als auch das autogene Training integrieren in die Entspannungsinstruktionen bzw. in die Imaginationen so genannte Vorsatzformeln. Diese zielen häufig auf den Juckreiz und das Kratzverhalten ab, wie zum Beispiel (vgl. Stangier, 2002, S. 58): „Der Juckreiz wird schwächer und schwächer" oder „Der Juckreiz löst sich auf" oder „Ich beherrsche mich" oder „Ich brauche das Kratzen nicht".

Kühleinstruktionen. Beim autogenen Training besteht eine weitere Modifikation von der Standardversion darin, die Instruktionen der Wärmeübung gegen eine Kühleübung auszutauschen, um damit den Juckreiz zu reduzieren. Es wird dabei von der Annahme ausgegangen, dass auch physikalische Faktoren, wie Wärme, einen Juckreiz fördern können. Ist die Hautoberflächentemperatur hingegen angenehm kühl, geht der Juckreiz zurück bzw. entsteht nicht (vgl. Ehlers et al., 1995; Mohr, 1993; Stangier et al., 1992).

Kühleinstruktionen bezüglich der Haut werden mit dem autogenen Training kombiniert bzw. gegen die Wärmeübung der Arme und Beine ausgetauscht. Hilfreich sind hierbei Imaginationen, die die Vorstellung einer kühlen Haut unterstützen (vgl. Mohr, 1993). Solche Kühlevisualisierungen bestehen aus Instruktionen wie: „Ich stelle mir vor, dass ich meinen Arm unter einen kalten Wasserstrahl halte. Mein Arm wird dadurch angenehm kühl! Und: Ich stelle mir vor, dass ich mein Bein unter einen kalten Wasserstrahl halte. Mein Bein wird dadurch angenehm kühl!" (vgl. Zimmermann, 2001).

Imaginationen. Imaginationen können verschiedene Vorstellungen von Kühle beinhalten, aber auch Suggestionen zur Veränderung der Juckreizwahrnehmung, positive Selbstinstruktionen zur Veränderung katastrophisierender Kognitionen im Hinblick auf Juckreizattacken (vgl. auch die Vorsatzformeln) sowie Ablenkungstechniken zur Defokussierung der Aufmerksamkeit (Stangier, 2003).

Für Kinder und Jugendliche ist es vorteilhaft, ein „kühles" Bild zu imaginieren und mit einer Vorsatzformel zu kombinieren. Skusa-Freeman et al. (1997, S. 364) visualisieren mit Hilfe einer bebilderten kurzen Geschichte eine Leitfigur, mit der sich das neurodermitiskranke Kind identifizieren soll. Die Leitfigur liegt am Südpol auf einer Eisscholle, von Pinguinen umgeben, und spricht zu sich: „Meine Haut ist kühl und unempfindlich."

Progressive Muskelentspannung. Progressive Muskelentspannung besitzt den Vorteil, dass sie leicht erlernbar ist, auch von Jugendlichen gut akzeptiert wird (vgl. Petermann & Petermann, 2009), weniger störanfällig gegenüber Juckreiz ist und insgesamt sowohl Anspannung als auch Juckreiz positiv beeinflusst. Darüber hinaus eignet sich die progressive Muskelentspannung hervorragend als alternative Handlung zur Kontrolle des Kratzverhaltens, indem sie mit dem so genannten Habit-Reversal-Training kombiniert wird (vgl. Stangier, 2002, 2003).

Habit-Reversal-Training. Das Habit-Reversal-Training umfasst drei Schritte (vgl. Stangier, 2002, 2003):

(1) Wahrnehmungstraining und Selbstkontrolle: Ein Neurodermitis-Patient lernt zuerst, seine Kratzbewegung möglichst frühzeitig bewusst wahrzunehmen, einschließlich der typischen auslösenden Situation. Sodann soll die automatisierte Handlungsabfolge mit einer Stopp-Instruktion unterbrochen werden. Zur weiteren Unterstützung selbstkontrollierenden Verhaltens wird der Patient angeleitet, sich in Einzelheiten die Hautschädigungen und deren Sichtbarkeit, die Verschlechterung des Krankheitsverlaufes und den zunehmenden Behandlungsaufwand zu imaginieren.

(2) Alternativverhalten zum Kratzen: Nachdem die Kratzhandlung durch ein Signal (z. B. Stopp-Instruktion) unterbrochen ist, wird eine zum Kratzen inkompatible Handlung ausgeführt. Sie kann in einer „applied relaxation technique-Version" der progressiven Muskelentspannung bestehen. Dies bedeutet, dass im Rahmen einer Reihe von Übungsdurchgängen eine ausführliche Version der progressiven Muskelentspannung von ca. 20 Minuten auf nur wenige Minuten verkürzt wird.

(3) Einüben und Automatisieren: In sensu simuliert ein Neurodermitis-Patient die beschriebenen Schritte (1) und (2) für kritische Alltagssituationen. Dabei werden Entspannungsreaktionen zum einen an Hinweisreize gekoppelt (= cue-controlled relaxation), zum anderen zunehmend automatisiert aus-

gelöst. Schließlich erfolgt die Übertragung in Alltagssituationen; d. h., die Schritte (1) und (2) werden in vivo eingeübt und bei einer erfolgreichen Verhinderung des Kratzens selbstverstärkt.

4 Indikation und Kontraindikation

Entspannungsverfahren bei Neurodermitis-Patienten werden sowohl im Kontext von Patientenschulungsmaßnahmen als auch im Rahmen kognitiv-behavioraler Therapien durchgeführt (vgl. Ehlers et al., 1995; Hampel & Petermann, 2003; Skusa-Freeman et al., 1997; Stangier, 2002, 2003). Die gängigen Verfahren, nämlich autogenes Training und progressive Muskelentspannung, aber auch imaginative Verfahren, stellten sich bei Neurodermitis als wirksam heraus und sind deshalb indiziert (vgl. Chida et al., 2007). Selbst bei der Wärmeübung im autogenen Training scheint es zu keinen negativen Effekten zu kommen (vgl. Abschnitt 5 „Empirische Absicherung" und Hartmann & Petermann, 2002; Zimmermann, 2001). Trotzdem wird beim autogenen Training häufig eine hautspezifische Kühleübung integriert. Das Biofeedback wurde bislang – kombiniert mit Hypnose – erfolgreich bei Kindern mit Neurodermitis eingesetzt (vgl. die Übersicht von Gold et al., 2007). Ebenso liegen positive Effekte bei der Behandlung von Warzen durch imaginative Verfahren vor, d. h. es konnte bei sechs- bis zwölfjährigen Kindern (N = 61) nach acht Wochen und nach bis zu 18 Monaten eine deutliche Reduktion der Anzahl der Warzen beobachtet werden (vgl. Felt et al., 1998). Über Kontraindikationen von Entspannungsverfahren ist nichts bekannt.

5 Empirische Absicherung

Effekte der Entspannungsverfahren. Eine Reihe von Studien untersuchte die Wirksamkeit von verschiedenen Entspannungsverfahren: sei es, dass eine Technik isoliert betrachtet wurde; sei es, dass die Kombination einer Entspannungsmethode mit weiteren verhaltenstherapeutischen Techniken überprüft wurde. Demnach bewirken das autogene Training, die progressive Muskelentspannung und imaginative Verfahren folgende positiven Effekte:

▶ Kontrolle des Kratzens durch integrierte Vorsatzformeln (z. B. „Ich kontrolliere mich!") und Habit-Reversal-Training,
▶ Senkung der Hautoberflächentemperatur durch Kühleübungen (z. B. „Ich halte meinen Arm unter einen kühlen Wasserstrahl!"), deren Wahrnehmung durch Biofeedback verstärkt werden kann,

▶ positiver Einfluss auf den Umgang mit belastenden (stressigen) Situationen sowie

▶ Stärkung des Immunsystems durch entsprechende Visualisierungsübungen.

In Tab. 27.2 werden Studien zusammengestellt, die die Effekte von Entspannungsverfahren im Kontext der Bewältigung einer Neurodermitis näher untersuchten.

Tabelle 27.2. Effekte von Entspannungsverfahren im Rahmen der Neurodermitisbehandlung (erweitert nach Hartmann & Petermann, 2002, S. 79)

Entspannungsverfahren	Wirkung
autogenes Training (Stangier et al., 1992)	▶ Veränderung der Symptomatik ▶ Veränderung der Krankheitsbewältigung
autogenes Training in Kombination mit kognitiv-behavioralen Verfahren (Ehlers et al., 1995)	▶ Verbesserung der Symptomatik ▶ positive Veränderungen bei der Krankheitsbewältigung, der Juckreiz- sowie Kratzintensität
autogenes Training (Kämmerer, 1987)	▶ Verbesserung der Körperwahrnehmung ▶ Senkung der Affektspannung
autogenes Training (Zimmermann, 2001; Hartmann & Petermann, 2002)	▶ Reduzierung des Juckreizes
autogenes Training in Kombination mit einem Kühlevisualisierungstraining (Mohr, 1993)	▶ deutliche Senkung der Hautoberflächentemperatur ▶ Verbesserung der Hautsymptomatik ▶ Senkung des Juckreizes
progressive Muskelentspannung (Ratliff & Stein, 1968)	▶ Unterlassung exzessiven Kratzens
Biofeedback (Gray & Lawlis, 1983)	▶ Verbesserung der Hautsymptomatik ▶ positiver Einfluss auf Ängstlichkeit
Biofeedback (Mohr, 1993)	▶ Senkung der Hautoberflächentemperatur
Visualisierungstraining zur Förderung der Immunkompetenz (Mohr, 1993)	▶ Verbesserung der Hautsymptomatik ▶ Reduzierung des Juckreizes
Hypnose (Klinge, 1971)	▶ Verbesserung der Hautsymptomatik ▶ Senkung der Juckreiz- und Kratzintensität ▶ Senkung der Hautoberflächentemperatur

Teil IV
Anwendungsbereiche
bei Kindern und Jugendlichen

Diese zum Teil sehr alten Studien verdeutlichen, dass zur Bewertung der einzelnen Verfahren keine gute Datenlage besteht. In einer aktuellen Cochrane-Analyse erfüllten nur fünf Studien die Einschlusskriterien (= randomisierte Kontrollgruppenstudie; vgl. Ersser et al., 2007). Nur in einer Studie wurde Entspannung systematisch untersucht, und es konnte – über einen Zeitraum von 20 Wochen betrachtet – der Schweregrad der Neurodermitis im Vergleich zur Kontrollgruppe durch Hypnose und Biofeedback signifikant reduziert werden.

Autonome Reaktion? Eine Studie, die sich speziell mit der Wirkung des autogenen Trainings auf den Juckreiz und die Hautoberflächentemperatur befasst, soll kurz dargestellt werden (Zimmermann, 2001). Im Rahmen dieser Studie wurde das autogene Training in der Standardversion mit der Schwere- und Wärmeübung und in einer modifizierten Version mit einer Kühleübungen eingesetzt. In Form einer Klein-N-Studie (ohne Kontrollgruppe) wurde ein Zeitreihenversuchsplan (ABAB-Design) gewählt. Die Interventionsphasen (= B-Phasen) umfassten jeweils 20 Entspannungssitzungen mit den Neurodermitis-Patienten. Während der einzelnen Entspannungssitzungen wurde die Hautoberflächentemperatur gemessen. Direkt im Anschluss an die Entspannung sollten die Teilnehmer die psychophysiologische Wirkung der Entspannung und die Veränderung des Juckreizes einschätzen. Darüber hinaus wurden die Ärzte befragt sowie Protokollbögen eingesetzt, die über die gesamte Studiendauer hinweg jeden zweiten Tag von den Patienten ausgefüllt wurden.

Die Studie erzielte folgendes Ergebnis: Die Standard- und die Kühleversion des autogenen Trainings senkten beide den Juckreiz signifikant. Einige Patienten berichteten, dass sie darüber hinaus selbständig in spezifischen Stresssituationen Entspannungsverfahren zur Linderung des Juckreizes eingesetzt hatten. Die Wirkung der beiden Formen des autogenen Trainings auf die Hautoberflächentemperatur fiel nicht so eindeutig aus. Beide Formen führten bei der überwiegenden Anzahl der Teilnehmer der Studie anfänglich zu einer Erhöhung der Hautoberflächentemperatur, dann jedoch zu einer Senkung. Bei Personen ohne Neurodermitis führte die Standard- und Kühleversion des autogenen Trainings zu einer konstanten Erhöhung der Hautoberflächentemperatur, ohne dass es zu einer Senkung im Zeitverlauf kam (vgl. Hartmann & Petermann, 2002). Eine – zurzeit sicherlich spekulative – Interpretation dieses Ergebnisses könnte sein, dass es bei gelungener Entspannung unabhängig von einer Wärme- oder Kühleinstruktion zur üblicherweise auftretenden Erhöhung der Hautoberflächentemperatur kommt. Bei Neurodermitis-Patienten findet scheinbar sodann eine autonome Reaktion statt, die die Hautoberflächentemperatur senkt.

Weiterführende Literatur

Chida, Y., Steptoe, A., Hirakawa, N., Sudo, N. & Kubo, C. (2007). The effects of psychological intervention an atopic dermatitis. International Archives of Allergy and Immunology, 144, 1–9.

Niemeier, V., Stangier, U. & Gieler, U. (Hrsg.) (2009). Hauterkrankungen. Psychologische Grundlagen und Behandlung. Göttingen: Hogrefe.

Zitierte Literatur

Buske-Kirschbaum, A. & Hellhammer, D. (1997). Klassische Konditionierung von Immunfunktionen. In K. H. Schulz, J. Kugler & M. Schedlowski (Hrsg.), Psychoneuroimmunologie. Ein interdisziplinäres Forschungsfeld (S. 105–122). Bern: Huber.

Chida, Y., Hamer, M. & Steptoe, A. (2008). A bedirectional relationship between psychosocial factors and atopic disorders: A systematic review and analysis. Psychomatic Medicine, 70, 102–116.

Chida, Y., Steptoe, A., Hirakawa, N., Sudo, N. & Kubo, C. (2007). The effects of psychological intervention on atopic dermatitis. International Archives of Allergy and Immunology, 144, 1–9.

Ehlers, A., Stangier, U. & Gieler, U. (1995). Treatment of atopic dermatitis: A comparison of psychological and dermatological approaches to relapse prevention. Journal of Consulting and Clinical Psychology, 63, 624–635.

Ersser, S. J., Latter, S., Sibley, A., Satherley, P. A. & Welbourne, S. (2007). Psychological and educational interventions for atopic eczema in children. Cochrane Database of Systematic Reviews, 3; CD 004054.

Felt, B. T., Hall, H., Olness, K., Schmidt, W., Kohen, D., Berman, B. D., Broffman, G., Coury, D., French, G., Dattner, A. & Young, M. H. (1998). Wart regression in children: Comparison of relaxation-imagery to topical treatment and equal time interventions. American Journal of Clinical Hypnosis, 41, 130–137.

Gold, J. I., Kant, A. J., Belmont, K. A. & Butler, L. D. (2007). Practitioner Review: Clinical applications of pediatric hypnosis. Journal of Child Psychology and Psychiatry, 48, 744–754.

Gray, S. G. & Lawlis, G. F. (1982). A case study of pruritic eczema treated by relaxation and imagery. Psychological Report, 52, 627–633.

Hampel, P. & Petermann, F. (2003). Anti-Stress-Training für Kinder (2. Aufl.) Weinheim: Beltz/Psychologie Verlags Union.

Hanifin, J. M. & Rajka, G. (1980). Diagnostic features in atopic dermatitis. Acta Dermato-Venerologica, 92, 44–47.

Hartmann, B. & Petermann, U. (2002). Indikation von Entspannungsverfahren bei Neurodermitis. Prävention und Rehabilitation, 14, 77–87.

Kämmerer, W. (1987). Die psychosomatische Ergänzungstherapie der Neurodermitis atopica – Autogenes Training und weitere Maßnahmen. Allergologie, 10, 536–541.

Klinge, J. E. (1971). Atopic dermatitis. Journal of the American Institute of Hypnosis, 12, 128–131.

Mohr, W. (1993). Kühle-Imagination bei atopischer Dermatitis – therapeutische Effekte und Erfolgsmediatoren. Regensburg: Dissertation.

Münzel, K. (1997). Psychosoziale Belastung als Einflussfaktor bei allergischen Hauterkrankungen. In F. Petermann (Hrsg.), Asthma und Allergie (2. Aufl.) (S. 267–283). Göttingen: Hogrefe.

Niebel, G. (2005). Atopisches Ekzem. In P. F. Schlottke, S. Schneider, R. K. Silbereisen & G. W. Lauth (Hrsg.), Störungen im Kindes- und Jugendalter – Verhaltensauffälligkeiten (S. 211–265). Göttingen: Hogrefe.

Niemeier, V., Stangier, U. & Gieler, U. (Hrsg.) (2009). Hauterkrankungen. Psychologische Grundlagen und Behandlung. Göttingen: Hogrefe.

Noeker, M. & Petermann, F. (2008). Chronische Erkrankungen im Jugendalter. In F. Petermann & W. Schneider (Hrsg.), Angewandte Entwicklungspsychologie (S. 635–676). Göttingen: Hogrefe.

Petermann, U. & Petermann, F. (2009). Aggressives Verhalten. In F. Petermann & D. Vaitl (Hrsg.), Entspannungsverfahren. Das Praxishandbuch (4. veränd. Aufl.) (S. 352–369). Weinheim: Beltz PVU.

Rapp, U., Werfel, T., Jaeger, B. & Schmitt-Ott, G. (2003). Atopische Dermatitis und psychischer Stress. Der Hautarzt, 54, 925–929.

Ratliff, R. G. & Stein, N. H. (1968). Treatment of neurodermatitis by behaviour therapy: a case study. Behaviour Research and Therapy, 6, 397–399.

Rühle, H. (2000). Juckreiz-Kognitionen, Belastungen und krankheitsbezogene Erwartungen bei der Atopischen Dermatitis im Kindes- und Jugendalter. Hamburg: Kovac.

Rajka, G. (1989). Essential aspects of atopic dermatitis. Berlin: Springer.

Rzany, B. (1991). Klinische Erscheinungsformen der atopischen Dermatitis. Fortschritte der Medizin, 109, 149–152.

Skusa-Freemann, B., Scheewe, S., Warschburger, P., Wilke, K. & Petermann, U. (1997). In F. Petermann (Hrsg.), Asthma und Allergie (2. Aufl.) (S. 327–367). Göttingen: Hogrefe.

Stangier, U. (1995). Fallstudien zur belastungsbedingten Reaktivität von Hautkrankheiten: Eine methodenkritische Übersicht. Verhaltensmodifikation und Verhaltensmedizin, 16, 353–371.

Stangier, U. (2002). Hautkrankheiten und Körperdysmorphe Störung. Göttingen: Hogrefe.

Stangier, U. (2003). Dermatologische Erkrankungen. In U. Ehlert (Hrsg.), Verhaltensmedizin (S. 367–405). Berlin: Springer.

Stangier, U., Gieler, U. & Ehlers, A. (1992). Autogenes Training bei Neurodermitis. Zeitschrift für Allgemeinmedizin, 68, 158–161.

Stockhorst, U. & Klosterhalfen, S. (1997). Klinische Anwendungen der klassischen Konditionierung von Immunfunktionen. In K.-H. Schulz, J. Kugler & M. Schedlowski (Hrsg.), Psychoneuroimmunologie. Ein interdisziplinäres Forschungsfeld (S. 373–388). Bern: Huber.

Zimmermann, B. (2001). Indikation von Entspannungsverfahren bei Neurodermitis und Wirkungen von Entspannungsverfahren unter verschiedenen Durchführungsmodalitäten. Dortmund: Eldorado.

Prävention und Schule

Franz Petermann • Heike Natzke

I Problematik

Gesundheitsförderung und Prävention in der Schule. Aufgrund des Ausmaßes und der Vielfalt psychischer und körperlicher Probleme im Kindes- und Jugendalter rückt die Frage nach einer systematischen Förderung der Gesundheit zunehmend in das Blickfeld schulpädagogischer und bildungspolitischer Diskussionen. Phänomene, wie z. B. die alarmierende Zunahme übergewichtiger Kinder und Jugendlicher (vgl. Ebbeling et al., 2002), den exzessiven Alkoholgenuss unter Jugendlichen (vgl. Tyler et al., 2006) und die persistierenden Probleme mit gewaltbereiten Schülern (vgl. Beelmann & Raabe, 2007) verlangen nach gezielten, rechtzeitig einsetzenden Maßnahmen.

Schulen bilden ein vielsprechendes Setting für die Einführung gesundheitsfördernder und präventiver Maßnahmen, da hier ein Großteil der Kinder und Jugendlichen kosteneffizient erreicht werden kann. Werden gesundheitsfördernde Maßnahmen sorgfältig in die Schulkultur eingeführt, können sie einen nachhaltig positiven Einfluss auf das Gesundheitsverhalten von Kindern und Jugendlichen bewirken.

Gesundheitsförderungs- und Präventionsprogramme. Als vielversprechende Maßnahmen im schulischen Setting haben sich manualisierte Gesundheitsförderungs- und Präventionsprogramme erwiesen (vgl. Bühler & Heppekausen, 2005; Heinrichs et al., 2008).

Im Rahmen von eher breit und unspezifisch angelegten Gesundheitsförderungsmaßnahmen wurden in den vergangenen Jahren eine Reihe von Lebenskompetenzprogrammen entwickelt. Unter Lebenskompetenzen werden Fertigkeiten verstanden, die eine effektive Auseinandersetzung mit Anforderungen des alltäglichen Lebens erleichtern (WHO, 1994). Ähnlich wie bei Präventionsprogrammen basiert der konzeptionelle Ansatz von Lebenskompetenzprogrammen auf der Annahme, dass durch die Vermittlung von Fertigkeiten Risiken für Problemverhalten gemindert und Schutzfaktoren gestärkt werden können (vgl. Bühler et al., 2007). Lebenskompetenzprogramme werden in verschiedenen Zielbereichen, wie Substanzmissbrauch, Essstörungen, AIDS oder frühzeitiger Schwangerschaft, eingesetzt. So stellen beispielsweise ausreichende Stressbewältigungskompetenzen einen Schutzfaktor gegen Tabakabusus dar. Stressbewältigungskompetenzen der Schüler werden in Lebenskompetenzprogrammen häufig durch die Vermittlung von Entspannungstechniken erweitert.

Schulische Präventionsansätze lassen sich anhand ihrer Themenbereiche und Intensitätsgrade unterscheiden. Während sich universelle Prävention an Personen richtet, die keine spezifischen Risikomerkmale aufweisen, wendet sich selektive Prävention an Gruppen mit erhöhten biologischen, psychischen oder sozialen Risiken. Ein Beispiel für ein gut evaluiertes und langfristig angelegtes universelles Präventionsangebot bildet das „Entwicklungsorientierte Programm zur Prävention aggressiv-oppositionellen Verhaltens bei Kindern und Jugendlichen". Das Gesamtangebot besteht aus drei Basistrainings, dem „Verhaltenstraining im Kindergarten" (Koglin & Petermann, 2006), dem „Verhaltenstraining für Schulanfänger" (Petermann et al., 2006), dem „Verhaltenstraining in der Grundschule" (Petermann et al., 2007) sowie einem Aufbautraining, dem „Training mit Jugendlichen" (Petermann & Petermann, 2007). Die Trainings werden jeweils mit der Gesamtgruppe vom Lehrer innerhalb eines Halbjahres durchgeführt. Mit diesem Programm erhalten Schüler während ihrer gesamten Schulzeit die Möglichkeit, entwicklungsgemäß in ihren sozialen und emotionalen Kompetenzen gestärkt zu werden.

Ein internationales Beispiel für ein schulbasiertes Programm zur Prävention aggressiv-dissozialen Verhaltens, das seine Effektivität auch als selektives Angebot für Schüler aus sozialen Brennpunkten unter Beweis stellen konnte, bildet das PATHS-Curriculum (Greenberg & Kusché, 2006).

Indizierte Präventionsmaßnahmen sind für Hochrisikogruppen bestimmt, die bereits gewisse Merkmale einer Störung entwickelt haben. Diese Ansätze sind kaum von klinischen Behandlungen zu unterscheiden und sollen in der Regel dazu dienen, die Entwicklung zusätzlicher Störungen zu verhindern. Ein Beispiel für ein schulbasiertes indiziertes Präventionsprogramm ist das „Anger Coping Program" von Larson und Lochman (2005).

2 Spezifisches Störungsmodell als Ansatzpunkt für Entspannungsverfahren

Unterschiedliche Zielsetzungen. Bereits seit den 1980er Jahren zeichnet sich ein zunehmendes Interesse am Einsatz von Entspannungsverfahren zur Gesundheitsförderung in der Schule ab. Mit dem Einsatz von Entspannungsansätzen in der Schule werden grundsätzlich sehr unterschiedliche Ziele verfolgt. Sie sollen zum einen der Gesundheitsförderung, d. h. dem Erhalt der psychischen und physischen Gesundheit (vor allem dem Stressabbau) dienen, zum anderen der Förderung der Lern- und Konzentrationsfähigkeit bzw. der Leistungssteigerung.

Damit soll mittelbar psychischen bzw. psychosomatischen Problemen bei Kindern vorgebeugt werden (vgl. Taßler & Kühl, 1999; Winkler, 1998).

Obwohl zur Verwendung von Entspannungsverfahren im Unterricht eine große Zahl von Publikationen existieren, befassen sich die Autoren des deutschen Sprachraums in aller Regel mit praktischen Fragen und publizieren Erfahrungsberichte (vgl. z. B. Heinrich-Windl, 1996). Eine wissenschaftliche Auseinandersetzung mit der Thematik, etwa im Rahmen kontrollierter Studien zur Wirksamkeit von Entspannungsverfahren als integraler Bestandteil des Unterrichtscurriculums, lässt sich im deutschsprachigen Raum kaum ausmachen.

Eine Durchsicht der einschlägigen Veröffentlichungen lässt den Rückschluss zu, dass klassische Entspannungsverfahren, wie etwa autogenes Training oder progressive Muskelrelaxation, in ihrer ursprünglichen Form in der Schule offensichtlich eher selten vermittelt und praktiziert werden. Stattdessen kommen für das Setting Schule bzw. Unterricht praktikablere Vereinfachungen im Sinne von Kurzentspannungen oder Entspannungsritualen zum Einsatz. Dementsprechend werden zur Integration in den Unterricht Stilleübungen und imaginative Verfahren (Phantasie- und Traumreisen) sowie Atem-, Körper- und Konzentrationsübungen empfohlen.

Entspannungsübungen als Trainingsmodule. Entspannungsübungen sind mitunter Bestandteile in Präventions- und Gesundheitsförderungsprogrammen die im schulischen Setting durchgeführt werden. Sie finden sich vor allem in universellen Präventionsmaßnahmen mit eher unspezifischen und breit angelegten Zielbereichen, wie etwa Lebens- und Sozialkompetenztrainings, Stressbewältigungstrainings sowie Trainings zur Vorbeugung internalisierenden Verhaltens.

Erklärungsansätze. Den verschiedenen Zielsetzungen entsprechend wird der Einsatz von Entspannungsübungen unterschiedlich begründet. Im Hinblick auf die Vorbeugung bzw. Behandlung klinisch relevanter Störungen wie Angst und Depression sowie bei Phänomenen wie etwa Stress werden in der Regel Erklärungsansätze herangezogen, die Entspannungsverfahren mit der Beeinflussung verschiedener physiologischer Parameter – wie etwa der Senkung eines dysfunktional-erhöhten Arousals – in Zusammenhang bringen und sich positiv auf das psychische Befinden (Kognitionen, Emotionen) auswirken.

Die Möglichkeit zur Förderung von Konzentrations- und Gedächtnisleistungen durch Entspannung wird damit erklärt, dass Entspannungsprozesse eine Erhöhung der selektiven Aufmerksamkeit bewirken (Meier, 2004).

Im Folgenden soll anhand von zwei Präventions- und einem Lebenskompetenzprogramm dargestellt werden, wie Entspannungsmodule in ein solches Vorgehen integrierbar sind (vgl. auch Petermann, 2007).

3   Vorgehen

Das Programm „Freunde für Kinder"

Aufbau und Ziel des Programms. Das Programm „Freunde für Kinder" (Barrett et al., 2003) ist ein aus dem Australischen übersetztes und bearbeitetes Programm zur Prävention von Angst und Depression. Als Programmbestandteile liegen ein Manual für Gruppenleiter sowie ein Arbeitsbuch für Kinder vor. Das Gruppenprogramm kann sowohl zur universellen, selektiven als auch zur indizierten Prävention eingesetzt werden und eignet sich für den Einsatz in der Schule. Es setzt sich aus zehn Sitzungen (à 45 bis 60 Minuten) mit den Schülern sowie vier Sitzungen mit deren Eltern zusammen und umfasst darüber hinaus zwei Auffrischungssitzungen für die Kinder. Das Programm richtet sich an Kinder im Alter von sieben bis zwölf Jahren und sollte, je nach Gruppengröße, von ein bis zwei ausgebildeten Trainern durchgeführt werden.

Das Programm ist sowohl theoretisch als auch methodisch der kognitiv-behavioralen Schule zuzuordnen und hat das Ziel, kognitive sowie körper- und verhaltensbezogene Lernprozesse in Gang zu setzen, die Kindern helfen sollen, Ängste angemessen zu bewältigen. Dabei werden bewährte Methoden wie Problemlösetechniken, Selbstinstruktionen, kognitive Umstrukturierung sowie positive Verstärkung angemessenen Verhaltens verwendet.

Struktur der Sitzungen. Die Sitzungen wurden nach einem wiederkehrenden Muster gestaltet. In der Regel beginnen die Sitzungen mit einer Aufwärm-Aktivität, danach erfolgt ein Rückblick auf die vorhergehende Sitzung und das Besprechen der Hausaufgaben. Die Bearbeitung des thematischen Schwerpunkts der Sitzung umfasst meist drei bis vier Übungen. Die Sitzungen werden durch die Planung der Hausaufgaben abgeschlossen.

Entspannungsverfahren. In der vierten Sitzung werden die Schüler mit Entspannungsübungen und einer Übung zur Tiefatmung konfrontiert. Die Entspannungsübungen sind der progressiven Muskelentspannung entlehnt und beziehen alle wichtigen Körperareale, wie Gesichtsmuskeln, Nacken- und Schultermuskulatur, Hand- und Armmuskeln, Bauchmuskeln sowie Bein- und Fußmuskeln, mit ein. Das Besondere an der Darbietung der Übungen ist ihre altersgerechte Form. Zur An- und Entspannung der verschiedenen Körperareale sollen sich die Schüler in unterschiedliche Tiere hineinversetzen. Der unten stehende Kasten enthält ein Beispiel für die An- und Entspannungsübungen der Bauchmuskulatur.

Skript: Bauchmuskeln (aus Barrett et al., 2003, S. 53). Stell dir vor, du bist ein großer Bär. Du hast gerade einen großen Topf Honig zu Mittag verspeist, und dein Bauch ist ganz voll. Du möchtest zurück in die Höhle, um ein Nickerchen zu halten, aber dazu musst du dich zuerst durch die enge Felsspalte am Eingang der Höhle zwängen. O. K., zieh deinen Bauch ein . . . versuch, dich so dünn wie möglich zu machen, . . . zieh deinen Bauch noch mehr ein . . . ja, so . . . fühl, wie fest dein Bauch ist . . . du hast es geschafft, du kannst dich entspannen . . . jetzt bist du in der Höhle, aber es ist sehr kalt . . . zu kalt für ein Nickerchen . . . du beschließt, zurückzugehen und dich vor deiner Höhle in die Sonne zu legen . . . jetzt musst du dich wieder durch die Felsspalte zwängen . . . zieh deinen Bauch fest ein . . . richtig fest, ja, so . . . ja, du hast es geschafft, du bist durch die Felsspalte hindurch . . . jetzt kannst du deinen Bauch entspannen . . . fühl die warme Sonne auf deinem Fell . . . fühl, wie sich dein Bauch nun locker und entspannt anfühlt . . . du fühlst dich warm und entspannt . . . das fühlt sich gut an . . . spürst du den Unterschied . . . du fühlst dich locker und gut und schläfst in der warmen Sonne.

Die eigentlichen Entspannungsübungen sind in Aufgaben zur Sensibilisierung für Körpersignale bei An- und Entspannung eingebettet. Um die Entspannungsübungen in den Alltag einzubetten und mittel- bis langfristig Generalisierungseffekte zu erzielen, erhalten die Schüler die Aufgabe, die Übungen täglich durchzuführen. In einer Elternsitzung erhalten die Eltern die gleichen Informationen zum Thema Entspannung und Tiefenatmung wie ihre Kinder, um diese gezielt beim Üben zu Hause unterstützen zu können.

Aus der angeführten Beispielsequenz wird ersichtlich, dass die Autoren sich mit ihrer Variante der progressiven Muskelentspannung an Bernstein und Borkovec (1973) orientieren. Die von ihnen gewählte Prozedur umfasst im Vergleich zur ursprünglichen Version von Jacobson (1938) eine geringere Anzahl von Muskelgruppen, enthält stark suggestive Elemente und fordert eine maximale Kontraktion der entsprechenden Muskelgruppen.

Das Programm „Gesundheit und Optimismus GO"

Aufbau und Ziel des Programms. Das von Junge et al. (2002) entwickelte kognitiv-behaviorale Programm „Gesundheit und Optimismus GO" wendet sich an Jugendliche von 14 bis 18 Jahren und soll ähnlich wie das „Freunde für Kinder"-Training Angst und Depressionen vorbeugen sowie allgemeine gesundheitsförderliche Kompetenzen vermitteln. Es versteht sich als eine universelle Maßnahme, die in

Gruppen von zehn bis zwölf Teilnehmern, aber auch mit dem Klassenverband in der Schule durchgeführt werden kann. Das Training umfasst insgesamt acht Sitzungen (Dauer: 1,5 Stunden) und kann sowohl von (Schul-)Psychologen, Sozialpädagogen, Lehrern als auch von Kinder- und Jugendpsychotherapeuten angeleitet werden. Das Programm behandelt vier thematische Einheiten:

(1) Depression,
(2) Angst,
(3) soziales Kompetenztraining sowie
(4) Stressbewältigung (inklusive Problemlösen und Entspannung).

Alle vier Einheiten enthalten psychoedukative Komponenten wie etwa die Vermittlung der Entstehung und Aufrechterhaltung von Angst, Depression und Stress sowie des Zusammenhangs zwischen Gedanken, Gefühlen, physiologischen Reaktionen und Verhalten. Ferner werden ungünstige Denkmuster (z. B. Katastrophisieren) und Verhaltensweisen (z. B. Vermeidungsverhalten) angesprochen.

Der verhaltensorientierte Teil fokussiert vor allem die Förderung sozialer Kompetenzen und bedient sich dabei bewährter behavioraler Methoden, wie zum Beispiel Rollenspielen. Zur Verfestigung der Trainingsinhalte erhalten die Teilnehmer schriftliche Arbeitsmaterialien und regelmäßige Hausaufgaben. In Tab. 28.1 wird ein Überblick über die Sitzungen des Programms gegeben.

Entspannungsübungen. Das Thema Entspannung ist in die siebte Sitzung integriert. In dieser Sitzung beschäftigen sich die Schüler unter anderem mit Stressbewältigungsstrategien. Hierbei lernen sie zunächst, zwischen kurz- und langfristigen Stressbewältigungsstrategien zu unterscheiden. Die in der Folge dargebotene Variante der progressiven Muskelentspannung nach Jacobson wird den Schülern als eine Möglichkeit zur langfristigen und systematischen Beeinflussung von Stressreaktionen vermittelt.

Nach einer Vorbereitungsphase wird die Übung für die Bereiche Hände, Unterarme, Oberarme, Gesicht, Nacken, Schultern, Bauch, Rücken, Gesäß und Oberschenkel sowie Unterschenkel und Füße durchgeführt. Ähnlich wie im Programm „Freunde" wird eine altersentsprechend verkürzte Fassung des ursprünglichen Verfahrens angeboten, in die suggestive Elemente integriert werden. Allerdings werden die Teilnehmer hier nicht zur maximalen Kontraktion ihrer Muskeln aufgefordert. Die Anspannungsintensität wird vielmehr den Teilnehmern selbst überlassen.

Nach einer abschließenden Feedbackrunde zum Austausch der Erfahrungen erhalten die Teilnehmer ein Arbeitsblatt mit Informationen zur selbständigen Durchführung der Übung.

Tabelle 28.1. Überblick über die Sitzungen des Programms „GO!"

Sitzung	Titel	Ziele/Inhalte
1	„Let's GO!"	▶ Kennenlernen ▶ Einführung ▶ Erfahrungen mit Stress ▶ Vier Komponenten von Stress
2	„Denken, Fühlen und Handeln"	▶ Stressexperiment ▶ Das Wechselspiel von Gedanken, Gefühlen, Körper und Verhalten
3	„Angst unter der Lupe"	▶ Was ist Angst? ▶ Gesund oder krank? ▶ Die Angstreaktion und Angst vor der Angst
4	„Sich in die Höhle des Löwen wagen"	▶ Spezifische und soziale Ängste ▶ Aufrechterhaltung, Vorbeugung und Bewältigung von Angst ▶ Strategien gegen Denkfehler und ▶ Vermeidungsverhalten
5	„Die Schwarze Brille"	▶ Depressive Stimmung und Depression ▶ Aufrechterhaltung, Vorbeugung und Bewältigung von Angst ▶ Denk- und Verhaltensstrategien
6	„Sich erfolgreich durchsetzen"	▶ Soziale Kompetenz ▶ Schritte zur Selbstsicherheit ▶ Übungen zur Selbstsicherheit
7	„Achtung: Hoch-spannung!"	▶ Stressbewältigung ▶ Systematisches Problemlösen ▶ **Entspannung**
8	„Das war's!"	▶ Wiederholung und Anwendung der erlernten Techniken ▶ Richtig oder falsch? ▶ Wie helfe ich anderen und wer hilft mir? ▶ Rückmeldung und Kursabschluss

Das Programm „ALF"

Aufbau und Ziele des Programms. Das Lebenskompetenzprogramm „ALF – Allgemeine Lebenskompetenzen und Fertigkeiten" (Walden et al. 1998, 2000) für Schüler wurde zur Alkohol- und Tabakprävention sowie zum Widerstehen von Gruppendruck für Schüler der fünften und sechsten Klassen entwickelt. Es liegt jeweils ein Manual für jede Klassenstufe vor. Das lerntheoretisch-fundierte Programm enthält jeweils substanzspezifische und –unspezifische Unterrichts-einheiten für beide Klassenstufen, die in das schulische Curriculum integriert und von Lehrern vermittelt werden (vgl. Tab. 28.2). Es besteht insgesamt aus 20 strukturierten Sitzungen mit einer Dauer von jeweils 90 Minuten. Jede Sitzung folgt einem wiederkehrenden Ablaufschema, das mit der Besprechung der Hausaufgaben beginnt, mit der Bearbeitung eines spezifischen Themas fortgesetzt wird sowie mit Entspannungs-, Bewegungsübungen oder Gesprächsrunden und Hausaufgabenstellungen endet. Methodisch greift das Programm unter anderem auf Rollenspiele, Gruppendiskussionen sowie Kleingruppenarbeit zurück.

Tabelle 28.2. Themen der ALF-Unterrichtseinheiten für die fünfte und sechste Klasse

ALF für 5. Klassen	ALF für 6. Klassen
(1) Sich kennenlernen	(1) Gruppendruck widerstehen
(2) Sich wohlfühlen	(2) Einstellungen zum Rauchen
(3) Informationen zum Rauchen	(3) Klassenklima verbessern
(4) Gruppendruck widerstehen	(4) Mit Frust umgehen/Problem lösung
(5) Kommunikation und soziale Kontakte	(5) Freundschaften und Kommunikation
(6) Gefühle ausdrücken	(6) Angst und wie man damit umgeht
(7) Selbstsicherheit	(7) Einstellungen zu Alkohol
(8) Informationen zu Alkohol	(8) Positives Selbstbild
(9) Medien und Werbung wider-stehen	
(10) Entscheidungen treffen/Problemlösung	
(11) Verbesserung des Selbstbildes	
(12) Freizeitgestaltung	

Entspannungsübungen. Ab der zweiten Sitzung werden mit den Schülern regelmäßig zum Abschluss der Stunde unterschiedliche kurze Entspannungsübungen durchgeführt. Die Schüler lernen im Laufe des Trainings unterschiedliche Entspannungstechniken, wie Phantasiereisen („Entspannungsgeschichte ausdenken"), Muskelentspannungsübungen („mit Fingern eine Acht formen") sowie Atemübungen („tief ein- und ausatmen"), kennen, die in einem Zeitraum von maximal zehn Minuten durchführbar sind. Mit den Übungen werden zur besseren Umsetzbarkeit, Akzeptanz und Nachhaltigkeit abgewandelte Kurzvarianten klassischer Entspannungsverfahren, wie der progressiven Muskelentspannung nach Jacobson (vgl. Petermann, 2007), eingesetzt.

4   Indikation und Kontraindikation

Indikation. Schulische Präventionsprogramme sind – je nach Konstruktion und Zielgruppe – *universell*, d. h. unspezifisch zur Gesundheitsvorsorge oder *selektiv*, also für bestimmte Risikogruppen, oder *indiziert*, d. h. bei Vorliegen einer bestimmten Störung, einzusetzen. Das vorgestellte Trainingsprogramm „Freunde für Kinder" lässt sich sowohl zur universellen als auch zur selektiven Prävention einsetzen. Das Programm konnte seine Wirksamkeit auch bei Kindern mit bereits klinisch relevanten Störungen nachweisen und ist daher auch im psychotherapeutischen Setting einsetzbar (Barrett et al., 2003).

Das Programm „Gesundheit und Optimismus GO" ist für Teilnehmer konzipiert, die noch keine Depressions- oder Angstsymptome zeigen. Der universelle Charakter der Maßnahme wurde durch die Ergebnisse einer Studie mit 29 Schulklassen bestätigt (Manz et al., 2001).

Das Lebenskompetenzprogramm ALF richtet sich – wie universelle Präventionsprogramme – in der Regel an unspezifische Gruppen ohne Risikobelastung, wie etwa gesamte Schulklassen.

Kontraindikation. Gesundheitsförderungsprogramme und universelle Präventionsmaßnahmen sollten nicht eingesetzt werden, wenn bereits klinisch relevante psychische Störungen bei Kindern und Jugendlichen vorliegen. In diesen Fällen kann ein Präventionsprogramm eine individuelle kinder- und jugendpsychotherapeutische Behandlung nicht ersetzen. Falls die Möglichkeit besteht, kann eine parallel durchgeführte und auf die Therapieplanung und -inhalte abgestimmte Präventionsmaßnahme die angestrebte Verhaltensmodifikation unterstützen. Dieses Vorgehen verlangt allerdings eine enge Zusammenarbeit zwischen den Beteiligten (Lehrer, Eltern, Kinder- und Jugendpsychotherapeuten), die in der Regel wegen Wartezeiten/Versorgungsengpässen sowie Zeitmangel der Behandler nur schwer zu realisieren ist.

5　Empirische Absicherung

Das Programm „Freunde für Kinder" wurde in verschiedenen nationalen und internationalen Studien erfolgreich durchgeführt (Barrett & Turner, 2001; Barrett et al., 2003). Das universelle Programm „Gesundheit und Optimismus GO" konnte seine kurzfristige Wirksamkeit in einer Kontrollgruppenstudie im Hinblick auf die Veränderung dysfunktionaler Einstellungen und externaler Attribution von Angststimuli nachweisen (Manz et al., 2001). Bei Teilnehmern mit subklinischer Depressions- oder Angstsymptomatik wurden weder kurz nach dem Training noch sechs Monate später (Follow-Up) Veränderungen beobachtet, was für den universellen Charakter der Maßnahme spricht. Wie andere Lebenskompetenzprogramme konnte das Programm ALF seine kurzfristigpräventive Wirkung bislang vor allem im Bereich des Tabakkonsums nachweisen (vgl. Kröger & Reese, 2000). Der Anteil an Rauchern konnte in der Studie von Kröger und Reese (2000) in einer Befragung direkt nach Durchführung des Trainings mit 675 Schülern halbiert werden, während sich die Anzahl der Raucher in der Kontrollgruppe verdoppelt hatte. Allerdings ließen sich die kurzfristig positiven Effekte in dieser Studie nicht verstetigen. Ein Jahr nach Abschluss des Trainings hatten sich beide Gruppen nahezu wieder angeglichen, so dass man hier lediglich von einem deutlich verzögerten Beginn regelmäßigen Tabakkonsums sprechen kann. Für den Alkoholkonsum war nach der sechsten Klasse der Anteil der Schüler mit Trunkenheitserfahrungen in den ALF-Klassen signifikant niedriger als in den Kontrollklassen. Insgesamt werden die Effektstärken von Lebenskompetenzprogrammen als klein ($d = .17$) angegeben (Tobler et al., 2000).

Bei den erzielten Ergebnissen ist allerdings zu berücksichtigen, dass die Wirksamkeit der Entspannungskomponenten nicht direkt untersucht wurde. Eine gewisse Ausnahme bildet hier das Lebenskompetenzprogramm ALF. In einer kontrollierten Studie von Bühler et al. (2007) wurde eine Teilstichprobe ($n = 52$) von Fünftklässlern im Rahmen eines halbstrukturierten Telefoninterviews direkt nach Abschluss sowie ein Jahr nach dem Training zu ihren Stressbewältigungskompetenzen befragt. Die Schüler der Trainingsgruppe unterschieden sich hier signifikant von der Kontrollgruppe und wendeten verschiedene Entspannungstechniken, wie Muskelentspannungselemente, Atemübungen oder Phantasiereisen, signifikant häufiger in Stresssituationen an. Wegen der sehr geringen Teilstichprobengröße müssen diese Ergebnisse jedoch mit Vorbehalt betrachtet werden. Es kann allerdings davon ausgegangen werden, dass die erzielten (kurzfristigen) Effekte unter Mitwirkung der integrierten Entspannungsverfahren zustande gekommen sind. Darauf, wie groß der Anteil der Entspannungsverfahren an den Programmerfolgen war, kann lediglich rückgeschlossen werden. Aus dem Bereich der Stresspräventionstrainings liegen Ergebnisse einiger Studien vor, wonach Entspannungsverfahren bei Kindern als Mittel zur primären (universellen) Prävention sich als nur bedingt wirksam erwiesen haben. Die beschriebenen Effekte persistieren lediglich kurzfristig und sind nicht auf klassische systematische Verfahren beschränkt, sondern auch durch neutrale Aktivitäten zu erzielen, wie zum Beispiel durch das Erzählen einer Geschichte (Hampel & Petermann, 2003).

Abschließend lässt sich schlussfolgern: Entspannungsverfahren werden sowohl im Unterricht als auch in vielen schulischen Gesundheitsförderungs- und Präventionsprogrammen genutzt. Leider liegen für beide Anwendungsbereiche kaum kontrollierte Studien zur Wirksamkeit der einzelnen Module vor, so dass weitgehend unklar bleibt, in welchem Ausmaß Entspannungsverfahren isoliert betrachtet den beabsichtigten Zielsetzungen entsprechen.

Weiterführende Literatur

Hurrelmann, K., Klotz, T. & Haisch, J. (2007). Lehrbuch Prävention und Gesundheitsförderung (2., überarb. und erw. Aufl.). Bern: Huber.

Petermann, F. (Hrsg.) (2008). Lehrbuch der Klinischen Kinderpsychologie (6., völlig veränd. Aufl.). Göttingen: Hogrefe.

Zitierte Literatur

Barrett, P., & Turner, C. (2001). Prevention of anxiety symptoms in primary school children: Preliminary results from a universal school-based trial. British Journal of Clinical Psychology, 40, 399–410.

Barrett, P., Webster, H. & Turner, C. (2003). Freunde für Kinder – Gruppenleitermanual. München: Reinhardt.

Beelmann, A. & Raabe, T. (2007). Dissoziales Verhalten von Kindern und Jugendlichen. Göttingen: Hogrefe.

Bernstein, D. A. & Borkovec, T. D. (1973). Progressive relaxation training. Champaign: Research Press.

Bühler, A. & Heppekausen, K. (2005). Gesundheitsförderung durch Lebenskompetenzprogramme in Deutschland. Köln: Bundeszentrale für gesundheitliche Aufklärung.

Bühler, A. Schröder, E. & Silbereisen, R. K. (2007). Welche Lebensfertigkeiten fördert ein suchtspezifisches Lebenskompetenzprogramm. Quantitative und qualitative Ergebnisse einer schulbasierten Interventionsstudie. Zeitschrift für Gesundheitspsychologie, 15, 1–13.

Ebbeling, C. B., Pawlak, D. B. & Ludwig D. S. (2002). Childhood obesity: Public-health crisis, common sense cure. Lancet, 360, 473–482.

Greenberg, M. T. & Kusché, C. A. (2006). Building social and emotional competence: The PATHS Curriculum. In S. R. Jimerson & M. J. Furlong (Hrsg.), Handbook of school violence and school safety. From research to practice (S. 395–412). Mahwah: Erlbaum.

Hampel, P. & Petermann, F. (2003). Anti-Stress-Training für Kinder (2. Aufl.). Weinheim: Beltz/Psychologie Verlags Union.

Heinrich-Windl, E.(1996). Der Einsatz von Entspannungstechniken im Unterricht. NÖ-Lehrerstimme, 3, 13–15.

Heinrichs, N., Döpfner, M. & Petermann, F. (2008). Prävention psychischer Störungen. In F. Petermann (Hrsg.), Lehrbuch der

Klinischen Kinderpsychologie (6., völlig veränd. Aufl.) (S. 643–659). Göttingen: Hogrefe.

Junge, J., Neumer, S., Manz, R. & Margraf, J. (2002). Gesundheit und Optimismus GO. Weinheim: Beltz/Psychologie Verlags Union.

Koglin, U. & Petermann, F. (2006). Verhaltenstraining im Kindergarten. Göttingen: Hogrefe.

Kröger, C. & Reese, A. (2000). Schulische Suchtprävention nach dem Lebenskompetenzkonzept – Ergebnisse einer vierjährigen Interventionsstudie. Sucht, 46, 209–217.

Larson, J. & Lochman, E. (2005). Helping schoolchildren cope with anger. New York: Guilford.

Manz, R., Junge, J. & Margraf, J. (2001). Prävention von Angst und Depression bei Jugendlichen: Ergebnisse einer Follow-Up-Untersuchung nach 6 Monaten. Zeitschrift für Gesundheitspsychologie, 9, 168–179.

Meier, M. (2004). Neuropädagogik. Marburg: Tectum.

Petermann, F., Koglin, U., Natzke, H. & von Marées, N. (2007). Verhaltenstraining in der Grundschule. Göttingen: Hogrefe.

Petermann, F., Natzke, H., Gerken, N. & Walter, J.-J. (2006). Verhaltenstraining für Schulanfänger (2., veränd. und erw. Aufl.). Göttingen: Hogrefe.

Petermann, F. & Petermann, U. (2007). Training mit Jugendlichen. Förderung von Arbeits- und Sozialverhalten (8., völlig veränd. Aufl.). Göttingen: Hogrefe.

Petermann, U. (2007). Entspannungstechniken für Kinder und Jugendliche (5. erweit. Aufl.). Weinheim: Beltz.

Taßler, R. & Kühl, G. (1999). Unterrichtsstrategien zur Förderung der Aufmerksamkeit. Sonderpädagogik, 29, 158–174.

Tobler, N. S., Roona, M. R., Ochshorn, P., Marshall, D. G., Streke, A. V. & Stackpole, K. M. (2000). School-based adolescent drug prevention programs: 1998 meta-analysis. Journal of Primary Prevention, 20, 275–336.

Tyler, K. A., Stone, R. T. & Bersani, B. (2006). Examining the changing influence of predictors on adolescent alcohol misuse. Journal of Child and Adolescent Substance Abuse, 16, 95–114.

Walden, K., Kröger, C., Kirmes, J., Reese, A. & Kutza, R. (2000). ALF – Allgemeine Lebenskompetenzen und Fertigkeiten. Programm für Schüler und Schülerinnen der 6. Klasse mit Unterrichtseinheiten zu Nikotin und Alkohol. Lehrermanual. Baltmannsweiler: Schneider Verlag Hohengehren.

Walden, K., Kutza, R., Kröger, C. & Kirmes, J. (1998). ALF – Allgemeine Lebenskompetenzen und Fertigkeiten. Programm für Schüler und Schülerinnen der 5. Klasse mit Information zu Nikotin und Alkohol. Baltmannsweiler: Schneider Verlag Hohengehren.

Winkler, U. (1998). Entspannungssequenzen im Unterricht: Psychohygiene in der Schule. Bad Heilbrunn: Klinkhardt.

World Health Organisation (Hrsg.) (1994). Life skills education in schools. Genf: WHO.

29 Schmerz bei invasiven Behandlungen

Meinolf Noeker • Franz Petermann

1 Problematik

Schmerzerwartung. Die Vorstellung, eine bevorstehende medizinische Behandlung könne Schmerz erzeugen, stellt eine wichtige Quelle von Stress und Angst bei Kindern dar. Arztpraxen und Kliniken bekommen durch die Erwartung von Schmerzen einen aversiven Charakter. Der sprichwörtliche weiße Kittel wird zum konditionierten Hinweisreiz für den Arzt, der sich in der undankbaren Rolle befindet, den Schmerz aktiv zufügen zu müssen. Mit dem Ziel, behandlungsbedingte Schmerzen zu lindern, sind pharmakologische, verhaltensmedizinische und Entspannungsverfahren entwickelt worden. Häufig ist eine Kombination dieser Strategien indiziert (Kazak et al., 1998). Tab. 29.1 zeigt typische invasive Behandlungen im Kindesalter und Vorschläge zur pharmakologischen Analgesie bzw. Sedierung des behandlungsassoziierten Schmerzerlebens (vgl. Reinhold & Köster-Oehlmann, 2000; Berde & Sethna, 2002).

Tabelle 29.1. Invasive Behandlungen im Kindes- und Jugendalter sowie Vorschläge zur Analgesie bzw. Sedierung im Schulkindalter (vgl. Reinhold & Köster-Oehlmann, 2000, S. 329 zu den pharmakologischen Details)

Behandlung	Analgesie/Sedierung
Venenpunktion	EMLA
Arterienpunktion	EMLA
BZ-Stix	EMLA
Lumbalpunktion	EMLA
Blasenpunktion	EMLA+Infiltration
Leberpunktion	EMLA+Infiltration
Knochemarkspunktion	Miodazolam+Ketamin
Hautbiopsie	EMLA
Muskel-PE	Midazolam+Narkose
Pleuradrainage	Midazolam+Infiltration+Narkose

Behandlung	Analgesie/Sedierung
Verbandwechsel	Ketamin+Propofol
primäre Wundversorgung	Infiltration, Ketamin+Propofol
primäre Frakturversorgung	Midazolam+Narkose oder Regionalanästhesie
elektive Intubation	Alfentamil/Propofol oder Fentamyl/Etomidat + Relaxans
CT-Untersuchung	(Midazolam)
NMR-Untersuchung	(Midazolam)
Endoskopie: – tracheobronchial – flexibel	Midazolam/Narkose
– starr	Narkose
– gastroösophageal	Propofol
– kolorektal	Propofol

Sensitivierung des Schmerzgedächtnisses. Entspannungsverfahren sind in der Vergangenheit häufig mit dem Argument entwickelt worden, sie seien eine vermeintlich nebenwirkungsärmere Alternative zur pharmakologischen Schmerztherapie. Dabei ist der hohe präventive Nutzen einer ausreichend dosierten Analgesie vor allem bei Behandlungsschmerzen im Säuglings- und Kleinkindalter nicht hinreichend erkannt und gewürdigt worden. Gerade kleine Kinder verfügen entwicklungsbedingt noch nicht über hinreichende kognitive und verhaltensbezogene Kompetenzen, um Schmerzerfahrungen so zu regulieren, dass eine Traumatisierung ausbleibt. Sowohl analgetische Medikation als auch Entspannungsverfahren reduzieren somit nicht nur akutes Leiden im Rahmen der Behandlung selbst, sondern sie verhindern zusätzlich eine negative Konditionierung medizinischer Settings und eine Sensitivierung des Schmerzgedächtnisses.

Frühkindliche Sensitivierung des Schmerzgedächtnisses durch unzureichende Analgesie
Neonatologische Risikokinder, die schon früh im Säuglingsalter Behandlungsschmerzen erfahren, entwickeln eine Sensitivierung ihrer Schmerzwahrnehmung und eine Hyperreagibilität auf Schmerzreize hin (vgl. Young, 2005). Eine solche Schmerzsensibilisierung wurde bis in die jüngere Vergangenheit durch eine unzureichende Analgesie mitbedingt (Berde & Sethna, 2002).

▶

Traumatisierende Schmerzerfahrungen prägen die frühen Schmerzschemata nachhaltig (Ornstein et al., 1999). Bei späteren Schmerzepisoden werden diese Engramme aus dem Schmerzgedächtnis reaktiviert und steigern überproportional das akute Angst- und Schmerzerleben. Eine frühe Schmerzsensitivierung ist besonders bedrohlich für Kinder, die infolge einer späteren chronischen Erkrankung mit vielen schmerzhaften Prozeduren konfrontiert werden. Die frühe Schmerzsensibilisierung beeinträchtigt dann die Adaptation an die chronische Erkrankung und ihre Behandlungsanforderungen. Ein Teufelskreis kann sich etablieren: Die früh erworbene Schmerzempfindlichkeit erhöht das Angstniveau und beeinträchtigt so eine kompetente Bewältigung der aktuellen Behandlungsschmerzen. Die erneute Traumatisierungserfahrung verifiziert die vorbestehenden Schmerzschemata und steigert so die Hypersensitivität gegenüber Schmerzreizen.

Schmerzbewältigungskompetenzen. Das Konzept einer biopsychosozialen Schmerztherapie bedeutet, die Effekte kognitiv-behavioraler Faktoren auf die physiologische Schmerzintensität in gleicher Weise wie die Schutzwirkung einer pharmakologischen Behandlung auf das psychische Entwicklungsergebnis anzuerkennen (Blount et al., 2006). Dies ist in der allgemeinen Therapieplanung und der spezifischen Indikationsstellung für Entspannungsverfahren zu berücksichtigen. Bei „banalen" Schmerzreizen bzw. bei Patienten mit hohen Schmerzbewältigungskompetenzen können Entspannungsverfahren gut eine Anästhesie ersetzen. Erfolgreich praktizierte verhaltensmedizinische Verfahren bieten gegenüber pharmakologischen Interventionen den Vorteil, internale Kontrollüberzeugungen und aktive Bewältigungskompetenzen bei Schmerzexposition zu stärken; pharmakologische Strategien reduzieren demgegenüber „nur" den Bedrohungscharakter von invasiven Behandlungen.

Schmerzhafte Punktionen bei Krebserkrankungen. Eine umfassende Schmerztherapie bei invasiven Behandlungen hat sich paradigmatisch in der Kinderonkologie entwickelt. Bei einem Kind mit akuter lymphoblastischer Leukämie (ALL) umfasst das Standardbehandlungsprotokoll bei positivem Krankheitsverlauf mindestens drei Knochenmarkspunktionen und elf Lumbalpunktionen. Bei einem Rezidiv kommen mindestens fünf Knochenmarks- und acht Lumbalpunktionen hinzu. Bei diesen Kindern mit lebensbedrohlichen Leukämie-, Lymphom- und Tumorerkrankungen ist erstens die psychosoziale Gesamtbelastung enorm hoch, und zweitens sind diese Kinder einer hohen Anzahl schmerzhafter Punktionen ausgesetzt, so dass sich ein besonderer Unterstützungsbedarf ergibt (Noeker, 2002; Petermann & Noeker, 2001; Zernikow et al., 2000). Da die Entwicklung von Entspannungsverfahren in diesem Bereich besonders fortgeschritten ist, entlehnt der vorliegende Beitrag viele Entspannungsverfahren aus diesem Anwendungsgebiet (Noeker & Petermann, 1990). Die Strategien sind in der Regel sehr gut auf schmerzhafte Eingriffe bei anderen Krankheitsgruppen übertragbar.

2 Spezifisches Störungsmodell als Ansatzpunkt für Entspannungsverfahren

Schmerzverarbeitung bei invasiven Behandlungen. Schmerz umfasst biologische, psychische und soziale Aspekte, die dynamisch miteinander interagieren.

Übersicht

Biopsychosoziale Einflussfaktoren der Schmerzverarbeitung

Biologische Faktoren
- ▶ Genetik: individuelle Ausstattung der Neurotransmitter und Schmerzrezeptoren
- ▶ geschlechtsspezifische Schmerzreaktionen
- ▶ konstitutionelle Schmerzempfindlichkeit und entwicklungsneurologisches Reifungsstadium der schmerzverarbeitenden Systeme
- ▶ strukturelle Veränderungen im Schmerzgedächtnis aufgrund früherer Schmerzerfahrungen

Psychologische Faktoren
- ▶ Temperamentsfaktoren: exzitables, schmerzsensitives Temperament
- ▶ Bedeutung des Schmerzes: kognitives Verständnis der Behandlungssituation
- ▶ Kontrollerwartungen bzgl. der Durchführung der Behandlung und Selbstwirksamkeit bzgl. der eigenen Schmerzbeeinflussung
- ▶ schmerzbezogene Bewältigungskompetenzen
- ▶ Bilanz bisheriger Schmerzerfahrungen (positiv gemeistert versus traumatisiert)
- ▶ dispositioneller Aufmerksamkeitsstil: vigilant versus schmerzvermeidend
- ▶ Schmerzkontingenzen: Verstärkung bisherigen Schmerzverhaltens

Sozial-familiäre Faktoren
- ▶ Elternverhalten: Modelle für Schmerzverhalten; emotionale Unterstützung bei der Durchführung der Behandlungsprozedur
- ▶ Arztverhalten: respektvoll gegenüber dem Kind und seinem Schmerzerleben; die Behandlungsnotwendigkeit glaubwürdig und altersgemäß vermittelnd

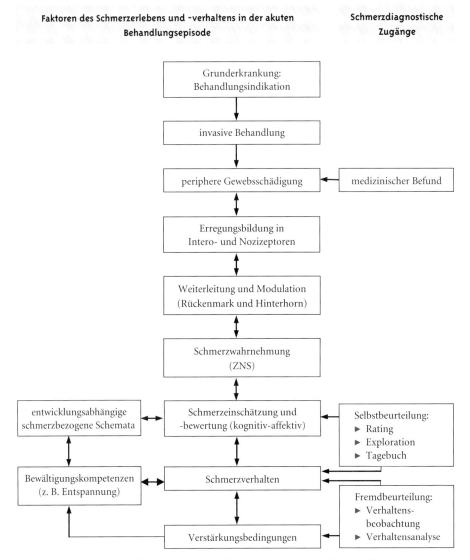

Faktoren des Schmerzerlebens und -verhaltens in der akuten
Behandlungsepisode

Schmerzdiagnostische
Zugänge

Abbildung 29.1. Ebenen der Schmerzverarbeitung und korrespondierende Ebenen der
Schmerzdiagnostik

Der Prozess des Schmerzgeschehens ist hierarchisch organisiert. Abb. 29.1 zeigt
die beteiligten Verarbeitungsebenen und ordnet diesen korrespondierende Ebenen der Schmerzdiagnostik zu.

Der sensorische Aspekt bezieht sich auf die Stimulation und Aktivierung von
Nozizeptoren in der Peripherie. Über das Rückenmark wird die Schmerzsensa-
tion weitergeleitet und dann zentral verarbeitet. Kognitive und emotionale Faktoren steuern damit die Interpretation und Bewertung der Schmerzsignale und

damit das Schmerzverhalten. Das Schmerzverhalten (Rückzug von der Schmerz-quelle, Schreien, Weinen) ist primär angeboren und reflexgesteuert (responden-tes Verhalten). Der Schmerzausdruck ist alters- und kulturspezifisch ausgestaltet und durch Lernprozesse modifiziert (Hill & Craig, 2002). Bei Kindern erfüllt er wichtige kommunikative Funktionen (z. B. Anklammern, um Trost und Unter-stützung zu stimulieren). Das Verhalten eines Kindes vor, während und nach einer schmerzhaften Behandlung kann mehr oder weniger funktional und adap-tiv sein, was die technische Kooperation bei der Behandlungsdurchführung (Stillhalten während des Einstichs einer Punktionsnadel) und die Selbstregula-tion des eigenen Schmerzempfindens angeht.

Angsttherapie als Mediator der Schmerztherapie. Angst und Schmerz bilden im Erleben der Kinder eine untrennbare Einheit, die als Distress bezeichnet wird. Eine Konsequenz intensiven Distress ist Leiden.

Definition

Definitionen im Umfeld des Schmerzbegriffs (modifiziert nach Berde & Wolfe, 2003)

Nozizeption ist der Prozess der Wahrnehmung von Gewebsschädigung oder Entzündung durch Auslösung und Weiterleitung afferenter Neurotransmis-sion.

Schmerz ist eine unangenehme sensorische und emotionale Erfahrung, die mit tatsächlicher oder potentieller Gewebsschädigung assoziiert ist oder in Begrif-fen einer solchen Schädigung beschrieben wird.

Angst stellt ein subjektives Gefühl der Bedrohung dar.

Distress ist der Oberbegriff für Schmerz- und Angstreaktionen, die auf der Verhaltensebene in der Regel nicht voneinander abzugrenzen sind.

Leiden umfasst einen spezifischen Zustand der Bedrohung oder Beeinträchti-gung der Funktionsfähigkeit und Integrität der Person infolge von Distress.

Die Bedrohungseinschätzungen sind entscheidende Mediatoren des Zusammen-hangs zwischen peripher schmerzauslösender Behandlung und affektivem Schmerzempfinden. Primäre Einschätzungsprozesse richten sich auf Erwartun-gen hinsichtlich der Intensität und Dauer der Schmerzen; sekundäre Einschät-zungsprozesse richten sich auf die eigenen Schmerzbewältigungsressourcen. Wenn Kinder intensive Schmerzen erwarten und sich gleichzeitig wenig zutrau-en, diese in erträglicher Weise tolerieren und regulieren zu können, reagieren sie mit Verweigerung, Anklammerung und Panik. Die kognitiven Einschätzungen werden aktiviert auf der Basis überdauernder schmerzspezifischer Schemata und Glaubenssätze („pain beliefs"), die wiederum in vorangegangenen Schmerz- und

Behandlungsepisoden erworben bzw. moduliert wurden (vgl. Abb. 29.1). Im Zuge wiederholter invasiver Behandlungen können sich dysfunktionale Wechselwirkungen zwischen verzerrten Schmerzkognitionen in der akuten Behandlung („state") und generalisierten schmerzbewältigungsbezogenen Schemata („trait") etablieren (Noeker, 2008). Die Aktivierung dysfunktionaler Kognitionen in einer akuten Schmerzepisode aus dem Gedächtnis blockiert ein gezieltes Bewältigungsverhalten und erhöht so das Risiko für ein unbefriedigendes, möglicherweise traumatisierendes Bewältigungsergebnis (vgl. Chen et al., 2000b; Young, 2005). Die negative Erfahrung und Verarbeitung dieser Schmerzepisode verfestigt wiederum Konditionierungseffekte (Nadeln, Ärzte, Kliniken), vertieft die Sensitivierung des Schmerzgedächtnisses und beeinträchtigt erneut die schmerzbezogene Selbstwirksamkeit. In der nächsten Behandlungsepisode werden diese negativ stabilisierten Schemata erneut reaktiviert.

Der wichtigste Ansatzpunkt verhaltensmedizinischer und entspannungstherapeutischer Interventionen liegt folglich in den kognitiven, angstgesteuerten Einschätzungsprozessen. Zudem vermitteln diese Interventionen Bewältigungsfertigkeiten, die wiederum geeignet sind, konkrete Erfahrungen des Kompetenzerlebens bei schmerzhaften Behandlungen zu vermitteln. In Tab. 29.2 sind wichtige verhaltensmedizinische Interventionsverfahren aufgeführt (vgl. Chen et al., 2000a; Uman et al., 2006). Bei näherer Betrachtung fällt auf, dass diese wesentlich aus der Angstbehandlung entlehnt sind. Ihr Wirkmechanismus ist daher im engeren Sinne kein direkt schmerztherapeutischer, sondern sie beeinflussen das subjektive Schmerzerleben vielmehr über den entscheidenden Mediator der Angstreduktion.

Tabelle 29.2. Verhaltensmedizinische Interventionsverfahren zur Reduktion von Angst vor schmerzhaften Behandlungen

Intervention	Beschreibung	Therapieziel
Desensibilisierung	systematische Annäherung an den angstauslösenden Schmerzreiz (z. B. schrittweise Konfrontation mit Injektionsnadel)	Reduktion der antizipatorischen Angst vor der Behandlung
positive Verstärkung	verbale oder materielle Bekräftigung nach der Behandlung als Anerkennung der Schmerztoleranz	Transformation der Bedeutung der Behandlung von einer aversiven Bestrafung zu einer Herausforderung

▶

Tabelle 29.2. (Fortsetzung)

Intervention	Beschreibung	Therapieziel
kognitive Um- strukturierung im Anschluss an die Behandlung	positives Umdeuten erleb- ter Behandlungen (kein Bagatellisieren der Schmerz- intensität, sondern Stolz auf Bewältigungsleistung)	Reduktion der Bedro- hungseinschätzungen bzw. Stärkung von Selbstwirk- samkeitserwartungen für zukünftige Behandlungen
Hypnose	Dissoziation der Schmerz- erfahrung durch Einbezug in Phantasiegeschichte	Ablenkung des Aufmerk- samkeitsfokus
Gedankenstopp und Selbst- instruktion	Gedankenstopp bei auftre- tenden ängstlichen Kogniti- onen und Ersetzen durch hilfreiche und mutmachen- de Selbstinstruktionen	Ausschalten katastrophi- sierenden Denkens und Angstkontrolle
Ablenkung	äußere wie innere Ablenkungsstrategien	Verlagerung des Aufmerksamkeitsfokus
Modelllernen und Verhaltensein- übung	Beobachten der Durch- führung der gleichen Be- handlung an einem anderen Kind mit positiven Bewälti- gungsstrategien	verhaltensnahes Lernen und Einüben konkreter Bewältigungsstrategien; Stärkung von Selbstwirk- samkeitserwartung

3   Vorgehen

Der Einsatz von verhaltensmedizinischen und entspannungsorientierten Verfahren umfasst außerhalb der Notfallbehandlung zwei Stufen (vgl. auch Kapitel 25,
„Funktioneller Bauchschmerz"):
(1) die Vorbereitung der Behandlung und
(2) die Begleitung und Unterstützung des Kindes während der konkreten
    Durchführung der Behandlung.

Vorbereitung auf die Behandlung. Durch die Vorbereitung des Kindes auf die
Behandlung werden neben der spezifischen Vermittlung von Fertigkeiten auch
wichtige unspezifische positive Effekte bewirkt. Die Vorbereitungssitzung stimuliert eine Grundhaltung der aktiven Bewältigung anstelle eines passiven, hilflosen
Ausgeliefertseins. Auf der Beziehungsebene stärkt sie das Behandlungsbündnis

zwischen Kind, Eltern, Arzt und Therapeut. Die Vorbereitung zeigt dem Kind, dass sein Interesse nach Schmerzlinderung ernst genommen wird und dass es in das Behandlungsprozedere einbezogen wird. Da sie implizit die Intention einer Schmerzlinderung und nicht etwa -steigerung signalisiert, wird Phantasien des Kindes entgegengewirkt, die Behandlung sei eine Bestrafung für vermeintliches Fehlverhalten.

Übersicht

Vorbereitung des Kindes auf die Behandlung
(1) Rapport herstellen, dabei zwei Aspekte verdeutlichen
- ▶ Einerseits Unausweichlichkeit der Behandlung
- ▶ Andererseits gemeinsames Ziel der bestmöglichen Angst- und Schmerzlinderung im Interesse des Kindes

(2) Diagnostische Aspekte
- ▶ Allgemeiner Entwicklungsstand
- ▶ Plausibilität der Behandlung im Kontext des subjektiven Krankheits- und Behandlungskonzepts des Kindes
- ▶ Vorherige Schmerzerfahrungen
- ▶ Schmerzbezogene Bewältigungsstrategien: gezeigte und präferierte
- ▶ Aufmerksamkeitsstil: schmerzvermeidend versus vigilant
- ▶ Fragen zu spezifischen Befürchtungen
- ▶ Offene Frage: Wie können wir dich am besten unterstützen?

(3) Interventionelle Aspekte
- ▶ Mit durchführendem Arzt und assistierender Krankenschwester bekannt machen
- ▶ Behandlungsraum und (auf Wunsch) medizinische Instrumente zeigen
- ▶ Falls behandlungstechnisch umsetzbar, Voraussagbarkeit und Kontrollierbarkeit für das Kind erhöhen: Welcher Arzt? Welche Einstichstelle? Anwesenheit von Eltern oder Bezugspersonen während der Behandlung gewünscht? Wie können diese den Patienten möglichst optimal unterstützen? Wann sind Informationen über anstehende Behandlungen gewünscht (z. B. kurzfristig oder lange vorher)?
- ▶ Prozedurale Information (Ablaufsequenz der Maßnahme) und sensorische Information („Du wirst zu einem bestimmten Moment folgende Empfindungen spüren …") vermitteln
- ▶ Semantisch hilfreiche Formulierung wählen (anstatt über die Realität oder Intensität des zu erwartenden Schmerzes zu diskutieren, besser die Realität des Schmerzes anerkennen und auf die Frage konzentrieren, welche Schmerzintensität toleriert werden kann); ggf. Schmerz- ▶

toleranz und Bewältigungstechniken an „experimentell" kontrollierbarem Schmerzreiz (Hand im Gefäß mit Eiswasser) einüben

► Individuell passende Bewältigungsstrategien identifizieren (z. B. forcierte Ausatmung)
► Bewältigungsstrategien durch Simulation des Ablaufs der Behandlung im Rollenspiel einüben, ggf. in gestufter Form (an der Puppe, am Therapeuten, am Kind)
► Emotionale Unterstützung bieten
► Contracting: (1) Regel vereinbaren: „Bewegen während der Behandlung: Nein ! Weinen und schreien während der Behandlung: Ja !"
(2) Individuelle Regel vereinbaren für den Fall „akuter psychischer Dekompensation" während der Behandlung

Durchführung der Behandlung. Im Anschluss an die Vorbereitung erfolgt die Durchführung, die sich möglichst eng an das vorher besprochene Prozedere anlehnt, um die Voraussagbarkeit und Kontrollierbarkeit für das Kind zu gewährleisten. Im Kasten unten wird der klinische Ablauf eines komprimierten Standardverfahrens für die klinische Routine dargestellt. Es handelt sich um die Methode der forcierten Ausatmung. Die Technik und Sequenz der Durchführung wurde dem Kind zuvor in der Vorbereitungsphase verbal erläutert und dann verhaltensnah im Ablauf simuliert und eingeübt.

Übersicht

Entspannungsverfahren „forcierte Ausatmung". Prozedere der entspannungsorientierten Atemtechnik zur Angst- und Schmerzbewältigung bei Injektionen und Punktionen:
(1) Patient nimmt bequeme Position ein (auf der Untersuchungsliege).
(2) Patient konzentriert sich auf Atemfluss.
(3) Arzt bereitet Injektion vor (Suche der Vene, desinfizieren etc.).
(4) Entsprechend der vorherigen Absprache mit dem Kind, gibt Therapeut prozedurale und sensorische Information bzw. informiert kontinuierlich (bei vigilanten Patienten) oder lenkt ab (bei vermeidenden Patienten).
(5) Nach Abschluss der Vorbereitungen holt Therapeut Einverständnis zum Beginn der Behandlung ein.
(6) Patient konzentriert sich weiter auf Einatmung und Ausatmung.
(7) Therapeut gibt Kommando durch Zählen rückwärts: drei – zwei – eins – null. Bei „drei" atmet der Patient tief ein, ggf. unterstützt von einer bildlichen Vorstellung (z. B. Aufblasen eines Reifens oder bunten Luftbal-

►

lons). Bei „null" handeln Patient, Arzt und Therapeut in synchroner Weise wie folgt: Arzt sticht Injektionsnadel ein. Patient atmet tief durch den Mund aus, ggf. kombiniert mit simultanem, stützendem Ausatmen des Therapeuten, einem begleitenden Ton (Geräusch des Windes oder Seufzen), einem Spielzeug (Seifenblasen, Luftrüssel, Kerze auspusten).

(8) Therapeut bewertet nach kurzer Pause die Situation sofort um und bekräftigt die Bewältigungsleistung („Schau her, die Nadel ist schon drin! Das hast du schon hinter dir! Ging doch schnell, oder ?!").

(9) Reorientierung und kleine Pause

(10) Erneut handeln Patient, Arzt und Therapeut synchron: Arzt aspiriert Körperflüssigkeit (Blut, Liquor etc.). Patient atmet weiter tief und entspannt ein und aus; bei erneuten Schmerzen gibt Therapeut erneute Anweisung zu forciertem Ausatmen.

(11) Nach Ende der Behandlung bagatellisieren Arzt und Therapeut den Schmerz nicht, sondern anerkennen und bekräftigen stattdessen die Bewältigungsleistung.

(12) Später wird das gemeinsame Management der Behandlung ausgewertet: Defizite werden als Anlass für Optimierung des Vorgehens genutzt; erfolgreiche Bewältigungsstrategien werden geankert als Ressource für die nächste Behandlung.

Bei der konkreten Durchführung liegt der Schwerpunkt der Intervention im Moment der höchsten Angst- und Schmerzauslösung, nämlich exakt im Moment des Nadeleinstichs. Mit diesem wird die forcierte Ausatmung simultan praktiziert. Die Ausatmung kann unterschiedlich gehandhabt werden:

▶ Sie kann frei erfolgen, nur unterstützt von dem parallelen Ausatmen des Therapeuten und einem unterstützenden, gleich schwebenden Ton;

▶ sie kann unterstützt sein von einer bildgetragenen Imagination, wie beispielsweise der Vorstellung eines großen Reifens oder Luftballons, der mit dem Einatmen zuvor im Bauch aufgeblasen wurde und jetzt die Luft frei ausströmen lässt;

▶ sie kann aber vor allem bei kleineren Kindern mit spielerischen Mitteln ritualisiert werden, die dazu beitragen, die ernste, gespannte Stimmung aufzulösen. Dazu zählen die Verbindung des Ausatmens mit dem Pusten von Seifenblasen (zusätzliche visuelle, spielerische Ablenkung), so genannten Luftrüsseln (auf Kirmesmärkten und in Spielzeugläden erhältliche Spielzeuge, die sich beim Aufblasen aufrollen und gleichzeitig einen Pfeifton erzeugen), Kerzen (real oder phantasiert; kombinierbar mit der Vorstellung eines Geburtstagskuchens mit anschließendem begeisterten Klatschen der Anwesenden).

Die Technik der forcierten Ausatmung eignet sich hervorragend vor allem für Behandlungen mit einer kurzzeitig intensiven, aber zeitlich begrenzten Dauer wie Injektionen und Punktionen.

Vorteile der forcierten Ausatmung

▶ einfache Induktion einer kurzfristig hochwirksamen Entspannungsreaktion

▶ Bindung des Aufmerksamkeitsfokus

▶ Transformation des Bedeutungskontextes durch die Aufgabenstellung

▶ sehr einfach zu erlernen, hohe Akzeptanz bei Kindern

▶ wenig aufwendig, kann leicht in klinische Routineabläufe integriert werden

▶ sehr leicht in das Verhaltensrepertoire des Kindes überführbar und damit langfristig als Bewältigungsstrategie nutzbar

▶ einsetzbar über eine große Entwicklungsspanne (vom Vorschulkind bis in das Erwachsenenalter; auch bei Kindern mit Behinderung durch Rollenspiel oder Modelllernen in Grundzügen vermittelbar)

4 Modifikation des Standardvorgehens

Neben dem sehr praktikablen Basisverfahren der forcierten Ausatmung sind vor allem hypnotherapeutische Strategien zur Transformation der Schmerzerfahrung entwickelt worden. Ihr Wirkprinzip besteht darin, eine therapeutische Dissoziation vom Schmerz zu suggerieren.

Hypnotherapeutische Strategien zur Induktion von Taubheit der Einstichstelle (vgl. Ollness & Kohen, 1996)

▶ Suggestion von Taubheit an der Einstichstelle: „Klopf mit deinem Zeigefinger auf die Stelle an deinem Arm, wo wir gleich Blut abnehmen wollen. Spürst du beim Klopfen, wie sich von Mal zu Mal die Stelle tauber und dumpfer anfühlt?" Ggf. Erweiterung um eine dissoziierende Suggestion: „Mit jedem Klopfen spürst du deutlicher, wie taub sich der Arm anfühlt … Ein lebloses Gefühl, vielleicht so ähnlich wie der Arm einer Puppe … fast fühlt es sich an, als ob er gar nicht mehr richtig zu dir gehört, dieser Arm. Ja, du kannst dir vorstellen, dass er sich wie losgelöst anfühlt vom Rest deines Körpers."

▶ Suggestion einer lokalanästhetisch wirksamen Salbe: „Stell dir vor, du streichst Betäubungssalbe auf diesen Teil deines Körpers. Kannst du fühlen, wie die Stelle sich zunehmend tauber und tauber anfühlt?"

▶ Handschuhanästhesie: „ … spürst du dieses taube Gefühl in der Hand? Berühr mit dieser Hand deinen Oberschenkel und reich dieses Gefühl weiter von deiner Hand auf den Oberschenkel … und spür wie sich auch dort das taube Gefühl ausbreitet … in die Tiefe geht … und stärker wird …"

Komplexe multimodale Interventionspakete sind entwickelt worden, um die Vorteile unterschiedlicher kognitiv-behavioraler Strategien und Entspannungsverfahren kombinieren zu können. Beispielhaft anzuführen ist das Interventionspaket von Jay et al. (1987) zur Vorbereitung von Lumbal- und Knochenmarkspunktionen in der pädiatrischen Onkologie. Es zeigt modellhaft, wie die Kombination von fünf unterschiedlichen Therapiebausteinen den Gesamteffekt optimieren kann.

Multimodales Interventionspaket im Rahmen von Lumbal- und Knochenmarkspunktionen (vgl. Jay et al., 1987)

▶ Modelllernen über Video: Den Kindern wird ein Videofilm gezeigt, in dem Modellkinder ihre Gedanken, Gefühle und Bewältigungsstrategien vor und während einer anstehenden Punktion mitteilen. Es sind solche Kinder zu sehen, die zwar Ängste zeigen, aber auch optimistisch vermitteln, durch Anwendung ihrer gelernten Bewältigungsstrategien den Schmerz tolerieren zu können.

▶ Atemübungen: Mit den Kindern werden einfach reproduzierbare Atemtechniken eingeübt (vgl. Technik der forcierten Ausatmung).

▶ Einsatz imaginativer Vorstellungsbilder: Es werden Phantasiegeschichten mit beliebten Vorbildfiguren (z. B. Supermann) imaginiert, in denen dem Kind eine wichtige Rolle zukommt. Das Kind muss beispielsweise gemeinsam mit Supermann ein Abenteuer bestehen, bei dem es auch zu einer Verletzung kommt. Die Schmerzempfindung durch die Behandlung soll so durch eine Transformation des Bedeutungskontextes kognitiv umstrukturiert werden.

▶ Positiver Anreiz: Das Kind erhält im Anschluss an die Behandlung eine kleine Trophäe als Belohnung für kooperatives Verhalten wie Stillsitzen, aktive Durchführung der Atemübungen etc.

▶ Verhaltenseinübung: Die Punktionen werden mit dem Kind vorab simuliert. Das Kind kann dabei prozedurale Informationen über den konkreten

Verfahrensablauf (etwa die zeitliche Dauer des Nadeleinstichs und des Ansaugens von Knochenmark) und sensorische Informationen (etwa Geruch oder Temperatur der Desinfektion) abspeichern und bei der realen Prozedur als Orientierungshilfe wieder abrufen.

5 Indikation und Kontraindikation

Alle vorliegenden Studien berichten übereinstimmend von einem hohen Nutzen der Anwendung von Entspannungsverfahren bei prozeduralem Schmerz. Zur Messung des Therapieeffekts wurden bisher meistens proximale Outcomeparameter wie die unmittelbare Intensität des Schmerzempfindens herangezogen. Den langfristig positiven Effekten der Prophylaxe einer Sensitivierung des Schmerzgedächtnisses wird erst seit den letzten Jahren Beachtung geschenkt (vgl. Chen et al., 2000b; Young, 2005). Kontraindikationen einer Anwendung von Entspannungsverfahren zur Schmerzlinderung sind nicht bekannt.

Es ist daher wünschenswert, Entspannungsverfahren in die klinische Routine zu integrieren. Um dies zu realisieren, sollten Basisverfahren der entspannungsorientierten Unterstützung implementiert werden, die nicht mit dem oft hektischen Klinikbetrieb kollidieren, sondern unkompliziert eingesetzt werden können. Das Verfahren der forcierten Ausatmung bietet hier den enormen Vorteil einer hohen Kompatibilität mit klinischen Routineabläufen. Es kann sowohl von Mitarbeitern (Ärzte, Pflegekräfte) als auch von Eltern erlernt und angewendet werden, die über keine spezifische Ausbildung in Entspannungsverfahren verfügen. Komplexe, multimodale Verfahren wie das von Jay et al. (1987) sind in der Praxis für Patienten mit deutlicher Traumatisierung und Vermeidungsverhalten vorbehalten. Sie sind wertvoll für die empirische Weiterentwicklung differentieller Strategien zur Schmerzkontrolle, müssen aber dann für die klinische Routineanwendung wiederum vereinfacht werden.

6 Empirische Absicherung

Powers (1999) hat in einer Übersichtsarbeit die guten Effekte von verhaltensmedizinischen Strategien und Entspannungsverfahren bei behandlungsbedingtem Schmerz dokumentieren können. Kleiber und Harper (1999) haben in einer Meta-Analyse die Wirksamkeit auch einfacher Ablenkungsstrategien belegt. Ein atemtherapeutisches Entspannungsverfahren, das der forcierten Ausatmung ähnelt, wurde von French et al. (1994) an einem großen pädiatrischen Kollektiv mit sehr gutem Erfolg evaluiert. Aktuelle Arbeiten widmen sich vordringlich der Frage nach der differentiellen Indikation zwischen psychologischen versus pharmakologischen versus kombinierten Interventionsstrategien (Kazak et al., 1998; Kuppenheimer & Brown, 2002; Uman et al., 2006). Alle Verfahren eignen sich gleichermaßen zur Schmerzreduktion. Die Daten zu ihrem differentiellen Einsatz sind bis jetzt widersprüchlich, so dass empirisch begründete Richtlinien zur Zeit noch nicht formuliert werden können.

Weiterführende Literatur

Mühlig, S., Breuker, D. & Petermann, F. (2002). Schmerz. In F. Petermann (Hrsg.), Lehrbuch der Klinischen Kinderpsychologie und -psychotherapie (5. Aufl.) (S. 587–621). Göttingen: Hogrefe.

Zernikow, B. (Hrsg.) (2001). Schmerztherapie bei Kindern. Berlin: Springer.

Zitierte Literatur

Berde, C. B. & Sethna, N. F. (2002). Analgetics for the treatment of pain in children. New England Journal of Medicine, 347, 1094–1103.

Berde, C. B. & Wolfe, J. (2003). Pain, anxiety, distress, and suffering: Interrelated, but not interchangeable. The Journal of Pediatrics, 42, 361–363.

Blount, R. L., Piira, T., Cohen, L. L. & Cheng P. S. (2006). Pediatric procedural pain. Behavior Modification, 30, 24–49.

Chen, E., Joseph, M. H. & Zeltzer, L. K. (2000a). Behavioral and cognitive interventions in the treatment of pain in children. Pediatric Clinics of North America, 47, 513–525.

Chen, E., Zeltzer, L. K., Craske, M. G. & Katz, E. R. (2000b). Children's memories for painful cancer treatment procedures: Implications for distress. Child Development, 71, 933–947.

French, G. M., Painter, E. C. & Coury, D. L. (1994). Blowing away shot pain: a technique for pain management during immunization. Pediatrics, 93, 384–88.

Hill, M. L. & Craig, K. D. (2002). Detecting deception in pain expressions: the structure of genuine and deceptive facial displays. Pain, 98, 135–144.

Jay, S. M., Elliott, C. H., Katz, E. & Siegel, S. E. (1987). Cognitive-behavioral and pharmacological interventions for children's distress during painful medical procedures. Journal of Consulting and Clinical Psychology, 55, 860–865.

Kazak, A. E., Penati, B., Brophy, P. & Himelstein, B. (1998). Pharmacologic and psychologic interventions for procedural pain. Pediatrics, 102, 59–66.

Kleiber, C. & Harper, D. C. (1999). Effects of distraction on children's pain and distress during medical procedures: a meta-analysis. Nursing Research, 48, 44–49.

Kuppenheimer, W. G. & Brown, R. T. (2002). Painful procedures in pediatric cancer. A comparison of interventions. Clinical Psychology Review, 22, 753–786.

Noeker, M. (2002). Praxis behavioralsystemischer Familienberatung bei Tumor- und Leukämieerkrankungen im Kindes- und Jugendalter. Psychotherapie im Dialog, 3, 53–60.

Noeker, M. (2008). Funktionelle und somatoforme Störungen im Kindes- und Jugendalter. Göttingen: Hogrefe.

Noeker, M. & Petermann, F. (1990). Treatment-related anxieties in children and adolescents with cancer. Anxiety Research, 3, 101–111.

Ollness, K. & Kohen, D. P. (1996). Hypnosis and hypnotherapy with children (3. Aufl.). New York: Guilford.

Ornstein, P. A., Manning, E. L. & Pelphrey, K. A. (1999). Children's memory for pain. Journal of Developmental and Behavioral Pediatrics, 20, 262–277.

Petermann, F & Noeker, M. (2001). Childhood cancer: Psychological aspects. In N. Smelser & P. Baltes (Hrsg.), International Encyclopedia of the Social and Behavioral Sciences, Vol. 3 (S. 1701–1705). Oxford: Pergamon.

Powers, S. W. (1999). Empirically supported treatments in pediatric psychology: Procedure-related pain. Journal of Pediatric Psychology, 24, 131–145.

Reinhold, P. & Köster-Oehlmann, P. (2000). Schmerzhafte interventionelle Eingriffe. Der Schmerz, 14, 324–332.

Uman, L. S., Chambers, C. T., McGrath, P. J. & Kisely, S. (2006). Psychological interventions for needle-related procedural pain and distress in children and adolescents. Cochrane Database Systematic Review, 18; CD005179.

Young, K. D. (2005). Pediatric procedural pain. Annals of Emergency Medicine, 45, 160–171.

Zernikow, B. (Hrsg.). (2001). Schmerztherapie bei Kindern. Berlin: Springer.

Zernikow, B., Grießinger, N. & Fengler, R. (2000). Praktische Schmerztherapie in der Kinderonkologie. Der Schmerz, 14, 213–235.

3O Stress

Petra Hampel • Franz Petermann

I Symptomatik

Stressoren. In Studien mit Kindern und Jugendlichen hat sich gezeigt, dass psychische und physische Stresssymptome besser durch die Anzahl der Alltagsstressoren (Mikrostressoren oder „daily stressors") als durch die Anzahl kritischer Lebensereignisse vorhergesagt werden können (Makrostressoren). Hierbei scheint die Verkettung von Mikro- und Makrostressoren besonders kritisch zu sein (vgl. Hampel & Petermann, 2003). Die Alltagsstressoren sind im Wesentlichen im schulischen bzw. leistungsthematischen und sozialen Kontext angesiedelt (vgl. Matheny et al., 1993). Dabei wurden Alters- und Geschlechtseffekte berichtet: Compas et al. (1989) konnten feststellen, dass bei

▶ den jüngeren Jugendlichen (12 bis 14 Jahre) die familiären Stressoren,
▶ der mittleren Altersgruppe (15 bis 17 Jahre) die Belastungen durch die Gleichaltrigen und
▶ den älteren Jugendlichen (18 bis 20 Jahre) die schulischen Leistungsstressoren

die psychischen Symptome vorhersagen. Für den Geschlechtsfaktor lässt sich festhalten, dass Mädchen über mehr Belastungssituationen berichten, die insbesondere im zwischenmenschlichen Bereich angesiedelt sind (zusammenfassend siehe Matheny et al., 1993). Außerdem bewerten die Mädchen ihre Belastungen auch als beanspruchender und ernster.

Stresssymptome. Studien bei Kindern und Jugendlichen belegen, dass Kinder unter Stress starke Symptome entwickeln: So konnte bei chronisch belasteten Kindern nachgewiesen werden, dass physiologische, emotionale und verhaltensmäßige Anzeichen zu beobachten sind. Hampel et al. (2001) erfragten die körperlichen Beanspruchungssymptome bei 1000 Schülern der dritten bis siebten Klasse. Lediglich 36 Prozent der Kinder gaben an, keine Einschlafschwierigkeiten zu haben. Demgegenüber berichteten 48 Prozent, an einem bis vier Tagen pro Woche Einschlafschwierigkeiten zu haben. Sechs Prozent konnten an keinem Tag in der vergangenen Woche einschlafen, weil sie sich so viele Gedanken gemacht hatten. Es fanden sich außerdem noch Geschlechtsunterschiede. So litten Mädchen deutlich stärker unter Stresssymptomen, wie z. B. Kopf- und Bauchschmerzen oder Einschlafschwierigkeiten.

Stressverarbeitungsstrategien. In der Literatur wird zwischen den emotionsregulierenden und den problemlösenden Bewältigungsstrategien nach R. S. Lazarus unterschieden (vgl. Abschnitt 2 „Störungsmodell"). Im Falle einer problembezogenen Bewältigung wird versucht, das Problem direkt zu verändern. Dagegen werden bei der emotionsbezogenen Bewältigung stressbegleitende Emotionen reguliert, wie Angst, Zorn oder Depression. Weitere Autoren bevorzugen ein dreidimensionales Konzept, bei dem zwei günstige Stile (emotionsregulierend vs. problemlösend oder internal vs. aktional) von einem ungünstigen Stil abgegrenzt werden (Hampel & Petermann, 2003, 2006; Seiffge-Krenke, 1993).

Stressverarbeitungsstrategien und Geschlecht. Mädchen bewältigen Belastungen insbesondere durch die Suche nach sozialer Unterstützung (zusammenfassend siehe Hampel & Petermann, 2003). Emotionsregulierende Strategien wie Entspannung oder Mitteilen von Emotionen werden von Mädchen mehr angewendet als von Jungen. Sie setzen aber auch mehr ungünstige emotionsregulierende Strategien ein, wie Medikamenteneinnahme und Ausleben von Gefühlen. Zum Einsatz problemlösender Strategien sind die Befunde jedoch sehr inkonsistent.

Dagegen kann festgehalten werden, dass Mädchen mehr ungünstige Verarbeitungsstrategien anwenden: Sie vermeiden und resignieren mehr. In einer Studie von Hampel et al. (2001) zeichneten sich die Mädchen neben einem erhöhten Stresserleben und erhöhten Beanspruchungssymptomen noch durch ein ungünstiges Muster in der Stressverarbeitung aus: Sie setzten weniger die emotionsregulierenden Strategien „Ablenkung" und „Bagatellisierung" ein, wendeten weniger die problemlösende Strategie „Positive Selbstinstruktionen" an und benutzten mehr stressvermehrende Strategien (passive Vermeidung, gedankliche Weiterbeschäftigung, Resignation, Aggression). Lediglich die „Suche nach sozialer Unterstützung" war als günstige (problemlösende) Strategie im Vergleich zu den Jungen erhöht.

Seiffge-Krenke (1993) schlussfolgert, dass sich der „weibliche Bewältigungsstil" nicht von Verarbeitungsmustern klinischer Populationen unterscheidet und somit im Zusammenhang mit einem erhöhten Risiko für die Entwicklung psychischer Störungen steht.

Stressverarbeitung und Alter. Die Befundlage zum Einsatz von Bewältigungsmaßnahmen ist sehr uneinheitlich, was sich insbesondere auf die unterschiedlichen Erfassungsinstrumente, Klassifikationen der Stressverarbeitungsstrategien und untersuchten Altersstufen zurückführen lässt (vgl. Compas et al., 2001). Es kann festgehalten werden, dass sich emotionsregulierende Bewältigungsstrategien erst im Entwicklungsverlauf ausbilden (zusammenfassend siehe Fields & Prinz, 1997). So regulieren Kinder zwischen sechs und zwölf Jahren ihre negativen Emotionen durch den Einsatz aktionaler Strategien (Suche nach sozialer Unterstützung, sozialer Rückzug, Ausleben von Gefühlen). Im frühen bis mittleren Jugendalter werden die crworbenen externalen Verhaltensstrategien um kognitive Repräsentationen erweitert (Compas et al., 2001), so dass sich intrapsychische emotionsregulierende Strategien (z. B. Bagatellisierung) erst später entwickeln. Somit ist insbesondere ein Anstieg dieser emotionsregulierenden Verarbeitungsstrategien von der späten Kindheit bis zum mittleren Jugendalter anzunehmen. Dieser Verlauf ist auch darin begründet, dass die emotionsbezogene Bewältigung weniger beobachtbar ist und somit nicht einfach durch Modelllernen erworben werden kann.

Die problembezogene Bewältigung scheint dagegen eher stabil zu sein. Dieser Verlauf spiegelt wider, dass die kognitive Entwicklung schon wesentlich früher beginnt. So werden Problemlösestrategien im Vorschulalter erworben und sind im Alter von acht bis zehn Jahren im Wesentlichen ausgebildet. Befunde zur ungünstigen Stressverarbeitung legen nahe, dass diese Strategien im Jugendalter zunehmen. So wurde gezeigt, dass Resignation und Selbstkritik im Alter von 9 bis 14 Jahren ansteigen. Dies lässt darauf schließen, dass im frühen und mittleren Jugendalter noch keine ausreichende Bewältigungskompetenz entwickelt wurde, um das hohe Ausmaß an Stressoren im Jugendalter zu bewältigen.

2 Spezifisches Störungsmodell als Ansatzpunkt für Entspannungsverfahren

In der klinisch-psychologischen Forschung wurden Aspekte einer klinischen Stressforschung bislang weitgehend vernachlässigt, obwohl diese nahelegen, dass Stresseffekte die kindliche Entwicklung beeinträchtigen und durch eine verbesserte Stressverarbeitungskompetenz gedämpft werden können (Hampel & Petermann, 2003, 2006; vertiefend siehe Seiffge-Krenke & Lohaus, 2007). So kann geschlossen werden, dass eine mangelnde Stressbewältigungskompetenz einen bedeutsamen Risikofaktor in der psychischen Entwicklung von Kindern und Jugendlichen darstellt (Compas et al., 2001).

Psychologische Stresskonzepte. Trotz umfangreicher Forschungen besteht noch keine allgemein gültige Definition des Begriffs „Stress". Frühere Konzepte, die so genannten reizorientierten Ansätze, verstanden Stress als eine allgemeine Reaktionsweise auf Umwelt- oder Lebensereignisse. Dagegen fokussierten reaktionsorientierte Ansätze auf die auslösenden Bedingungen (Stressoren). Allerdings kann durch eine isolierte Betrachtung der auslösenden situativen Bedingungen und Stressreaktion das Stressgeschehen nur unzureichend beschrieben werden. Eine vollständigere Darstellung ergibt sich, wenn beide Komponenten berücksichtigt und psychologische Vermittlungsprozesse einbezogen werden. Dementsprechend wird in neuerer Zeit Stress als relationaler Begriff aufgefasst (Lazarus, 1998).

Psychologische Erweiterungen stresstheoretischer Konzepte: Transaktion. Die beziehungsorientierten oder relationalen Stresskonzepte verstehen Stress als Anpassungsprozesse zwischen einer Person und ihrer Umwelt und verwerfen die Hypothese einer unspezifischen Reaktion auf beliebige Stressoren. Der bedeutendste Vertreter dieser Konzeption ist R. S. Lazarus, der einen transaktionalen Ansatz entwickelt hat (Lazarus & Folkman, 1986). Lazarus postuliert eine wechselseitige Person-Umwelt-Auseinandersetzung, in der sowohl die Person aktiv handelnd auf die Umwelt einwirkt als auch die Umwelt auf das Verhalten der Person. Somit trägt die Person aktiv zum Stress- und Bewältigungsgeschehen bei. Kognitive Bewertungen stehen im Mittelpunkt seiner Theorie (vgl. Abb. 30.1): Kognitive Bewertungen des belastenden Ereignisses (primäre Bewertung) und der zu Verfügung stehenden Ressourcen (sekundäre Bewertung) vermitteln zwi-

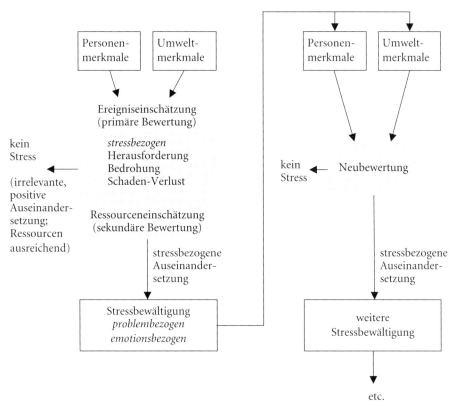

Abbildung 30.1. Stress und Stressbewältigung nach Lazarus (nach Hampel & Petermann, 1997, S. 58): Die drei Arten der kognitiven Bewertung (primäre und sekundäre Bewertung, Neubewertung) sowie die beiden Arten der Bewältigung (problembezogen und emotionsbezogen) stellen die Komponenten des Stressprozesses dar

schen der Belastung und der daraus resultierenden Reaktion und formen diese Reaktionen aus (Lazarus, 1998). Demnach wird Stress als Verbindung zwischen der Umwelt und der Person angesehen. Allerdings geht Lazarus nicht nur von einer wechselseitigen Person-Umwelt-Auseinandersetzung – im Sinne einer statischen Interaktion – aus, sondern postuliert darüber hinaus, dass diese Interaktion einen prozesshaften Charakter aufweist, was mit dem Begriff der „Transaktion" umschrieben wird: Die stressvolle Auseinandersetzung entspricht einem dynamischen Anpassungsprozess mit Neubewertungen der veränderten Situation (siehe Abb. 30.1).

Problem- versus emotionsbezogene Bewältigung. Beanspruchen oder übersteigen die Anforderungen die Fähigkeiten der Person, werden Bewältigungsprozesse angeregt. Lazarus teilt die Bewältigungsmaßnahmen nach ihrer Funktion in zwei Kategorien ein: instrumentelle oder problembezogene Bewältigung und palliative oder emotionsbezogene Bewältigung. Eine wesentliche emotionsregulierende Bewältigung ist nach Lazarus, aber auch im Stressimpfungstraining von Meichenbaum (2003), die Entspannung. Sowohl für das Erwachsenen- als auch für das Kindes- und Jugendalter hat sich herausgestellt, dass ein situationsangepasster Einsatz der Strategien mit geringeren Anpassungsproblemen verbunden ist: Werden problembezogene Bewältigungsstrategien in kontrollierbaren Belastungssituationen und emotionsregulierende Strategien in unkontrollierbaren Situationen eingesetzt, sind die psychischen Symptome verringert.

Zur Rolle der Entspannung in Stressbewältigungstrainings bei Kindern. Befunde zur Stressforschung im Kindes- und Jugendalter haben gezeigt, dass erst im Jugendalter emotionsregulierende Bewältigungsstrategien vermehrt eingesetzt werden. Entspannung sollte somit als Baustein in einem multimodalen Stressbewältigungsprogramm verwendet werden, um eine wesentliche emotionsregulierende Bewältigungsstrategie aufzubauen, die im Kindes- und frühen Jugendalter nicht im Verhaltensrepertoire verankert ist. Der Aufbau emotionsregulierender Bewältigung ist umso wichtiger, da Kinder und Jugendliche sehr oft mit unkontrollierbaren Situationen konfrontiert werden, in denen Problemlöseversuche nicht förderlich sind, aber eine Emotionsregulierung angezeigt ist.

Darüber hinaus legen die Effekte der Entspannungsverfahren nahe, dass die Entspannung als vorgeschaltete Methode zu anschließenden Fertigkeitstrainings sehr geeignet ist: So lassen sich auf diese Weise die Konzentrationsfähigkeit und selektive Aufmerksamkeit erhöhen, wodurch Informationsverarbeitungs- und Gedächtnisprozesse begünstigt werden (vgl. U. Petermann, 2007). Gleichfalls führt Entspannung zu einer Aktivitätsminderung, so dass sich auch auf der Verhaltensebene Ruhe einstellt, wodurch ausgeglichenes Verhalten gefördert wird (U. Petermann, 2007). Außerdem erfahren Kinder und Jugendliche in einem Entspannungstraining, dass sie ihr Verhalten, ihre Empfindungen und ihre Gedanken selbst kontrollieren können. Hierdurch werden die Selbstwirksamkeitserwartungen erhöht, was von großer Bedeutung ist, da die Kinder häufig eine Unkontrollierbarkeit der Belastungssituation erfahren.

3 Vorgehen

Im deutschsprachigen Raum wurden bislang zwei kognitiv-behaviorale Stressbewältigungstrainings für Kinder und Jugendliche entwickelt (vgl. Hampel, 2007). Im Folgenden soll das „Bleib locker"-Training von Klein-Heßling und Lohaus (2000) kurz dargestellt werden, das Übungen zur progressiven Muskelentspannung mit einbezieht. Anschließend wird die Integration von zwei Entspannungsverfahren in ein Stressbewältigungsprogramm anhand des „Anti-Stress-Trainings für Kinder" von Hampel und Petermann (2003) verdeutlicht.

„Bleib locker"

Das Stressbewältigungsprogramm „Bleib locker" für Dritt- und Viertklässler findet mit acht bis maximal zwölf Kindern statt und erstreckt sich in einem wöchentlichen Intervall über acht Doppelstunden für die Kinder. Außerdem werden die Eltern an einem Informationsabend und zwei Elternabenden beraten. Zunächst wird Wissen über das Stressgeschehen vermittelt und die Wahrnehmung von Stressreaktionen geschult. Darüber hinaus soll im Training das Repertoire der verfügbaren Bewältigungsmaßnahmen erhöht werden, wobei sowohl emotions- als auch problembezogene Bewältigungsmaßnahmen gefördert werden. Als Entspannungsverfahren wird eine kindgerechte Version der progressi-

---

Beispiel

Instruktionen zur Veranschaulichung der An- und Entspannung der Gesichtsmuskulatur. „Oh, da kommt eine lästige Fliege herangeflogen und landet mitten auf deiner Nase. Versuch, sie zu verscheuchen, ohne deine Hände dabei zu benutzen. Runzle deine Nase. Mach so viele Runzeln in deine Nase, wie du kannst. Endlich hast du die Fliege verscheucht. Jetzt kannst du deine Nase entspannen.

Ups, da kommt die Fliege schon wieder zurück und landet wieder genau auf deiner Nase. Verscheuch sie noch einmal, indem du deine Nase so stark wie möglich runzelst. Merkst du, wie deine Backen, dein Mund, deine Augen und deine Stirn dir helfen, die Nase zu runzeln? Okay, du hast es wieder geschafft, die lästige Fliege zu vertreiben. Du kannst dein Gesicht wieder entspannen. Lass dein Gesicht ganz glatt werden, es hat keine Runzeln mehr. Dein Gesicht fühlt sich jetzt ganz glatt, angenehm und entspannt an."

ven Muskelentspannung vermittelt. So wurden Assoziationshilfen eingebaut, die den Kindern eine Entspannung erleichtern, wie z. B. Instruktionen zur Veranschaulichung der An- und Entspannung der Gesichtsmuskulatur (siehe Beispielkasten).

In einer 20-minütigen Übung werden in der ersten Trainingsstunde gezielt einzelne Muskeln im Liegen entspannt (Arme, Gesichtsmuskeln). Dagegen werden in einer zehnminütigen Übung in der vierten Trainingsstunde Muskelgruppen im Sitzen entspannt. In der siebten Trainingsstunde werden in einer ca. fünfminütigen Entspannung im Sitzen alle Muskeln gleichzeitig entspannt und Atemübungen durchgeführt. Kritisch anzumerken ist jedoch, dass die Entspannung weitgehend mit Hilfe von Audiokassetten zu Hause eingeübt, aber nicht regelmäßig innerhalb des Trainings durchgeführt wird.

„Anti-Stress-Training" (AST)

Das AST wurde für Kinder im Alter von 8 bis 13 Jahren entwickelt (Hampel & Petermann, 2003) und wird in Gruppen von maximal sechs Kindern durchgeführt. Es bezieht die folgenden effektiven Methoden der kognitiven Verhaltensmodifikation mit ein: Wissensvermittlung über Stress, Wahrnehmungsschulung, kognitive Verfahren (Problemlöse- und Selbstinstruktionstechniken), Modelllernen, Selbstbeobachtung, Rollenspiele und Entspannung. Hierbei wurden sowohl bildgetragene Entspannung als auch Übungen zur progressiven Muskelentspannung integriert. Eine intensive Trainingsvariante mit acht zweistündigen Sitzungen bezieht in zwei Terminen die Eltern mit ein und ist als Maßnahme zur Sekundär- oder Tertiärprävention konzipiert worden: das AST_8.

Das AST basiert theoretisch auf der psychologischen Stresskonzeption von R. S. Lazarus (Lazarus & Folkman, 1986). Der Aufbau des AST_8 lehnt sich an das „Stressimpfungstraining" von Meichenbaum (2003) an. Ziele dieses Programms sind es, zunächst die aktuelle psychische Belastung der Kinder zu vermindern (Stressreduktion) und darüber hinaus den Umgang mit Belastungssituationen langfristig zu verbessern (Stressmanagement). Kognitive Umstrukturierung und emotionsregulierende Strategien, die zu Beginn des Trainings eingesetzt und aufgebaut werden, sollen eine Stressreduktion gewährleisten. Hierbei wird zur Entspannung sowohl ein imaginatives Verfahren als auch ein sensorisches Verfahren (progressive Muskelentspannung) eingesetzt. Die Verfahren werden innerhalb der Trainingssitzungen eingeübt und über Audiokassetten in den Alltag integriert (vgl. Tab. 30.1).

Imaginatives Verfahren. In der zweiten, dritten und vierten Trainingssitzung werden imaginative Verfahren in liegender Position durchgeführt (vgl. Tab. 30.1). In diesen drei imaginativen Verfahren wurde ein kognitives Entspannungsverfahren (Elemente des autogenen Trainings: Schwere, Wärme, Ruhe und Atmung) mit

Tabelle 30.1. Wesentliche Methoden des AST mit Elternbeteiligung in den acht Trainingssitzungen

Einheit	Wesentliche Methoden
1	▶ Wissensvermittlung ▶ Körperwahrnehmungsschulung ▶ Wahrnehmungsschulung emotionaler Reaktionen ▶ Stressdiagnostik ▶ Hausaufgaben zur Selbstbeobachtung der Atmung und des Stressgeschehens
2	▶ *Entspannung:* Einführung und imaginatives Verfahren 1 ▶ Diskrimination von günstigen und ungünstigen Verarbeitungsstrategien ▶ Positive Selbstinstruktionen ▶ Problemlösung ▶ Hausaufgaben zur Selbstbeobachtung des Stressgeschehens sowie zum Einüben positiver Selbstinstruktionen und imaginatives Verfahren 1
3	▶ *Entspannung:* imaginatives Verfahren 2 ▶ Ermittlung individueller Erholungsaktivitäten ▶ Rollenspiel: Klassenarbeit schreiben ▶ Hausaufgaben zum Einüben von Erholungsaktivitäten und imaginatives Verfahren 2
4 (Eltern-Kind)	▶ Wahrnehmungsschulung emotionaler Reaktionen ▶ Ermittlung von Eltern-Kind-Erholungsaktivitäten ▶ *Entspannung:* imaginatives Verfahren 3 ▶ Stressdiagnostik ▶ Hausaufgaben zum Einüben von Erholungsaktivitäten und imaginatives Verfahren 3; Eltern: Selbstbeobachtung des eigenen Stressgeschehens
5	▶ *Entspannung:* Einführung in die progressive Muskelentspannung und entsprechende Übung im Liegen ▶ Rollenspiel: gehänselt werden oder freies Thema ▶ Rückfallprävention ▶ Hausaufgaben zum Einüben von günstigen Verarbeitungsstrategien und progressive Muskelentspannung 1
6	▶ *Entspannung:* Einführung in progressive Muskelentspannung und entsprechende Übung im Liegen ▶ Rollenspiel: freies Thema ▶ Rückfallprävention ▶ Hausaufgaben zum Einüben der progressiven Muskelentspannung 2 und Vorstellung zukünftiger Stressbewältigung

▶

Tabelle 30.1. (Fortsetzung)

Einheit	Wesentliche Methoden
7 (Eltern-Kind)	▶ Problemlösung ▶ Positive Selbstinstruktionen ▶ Rückfallprävention ▶ *Entspannung:* progressive Muskelentspannung im Sitzen ▶ Rollenspiel: schwierige Klassenarbeit zurückbekommen ▶ Hausaufgaben zum Einüben der progressiven Muskelentspannung 3 und Vorstellung zukünftiger Stressbewältigung
8	▶ *Entspannung:* Kurzformel ▶ Entspannungsgebundenes Rollenspiel ▶ Rückfallprävention

imaginativen Methoden kombiniert, um den Entspannungseffekt zu optimieren (vgl. U. Petermann, 2007). Der Einstieg erfolgt hierbei durch die Vorstellung eines Ruhebildes und die Formeln des autogenen Trainings. Am Ende der Geschichten wird wieder zum Einstiegsbild gewechselt, was als Vorbereitung zur Rückorientierung dient. Im dazwischen liegenden Erlebnisbild werden günstige Stressverarbeitungsstrategien über die Leitfiguren vermittelt. Durch den Einbau von Reaktionspropositionen (Zauberformeln) soll ein Alltagstransfer der günstigen Stressverarbeitungsstrategien „Soziale Unterstützung", „Positive Selbstinstruktionen" und „Situationskontrolle" unterstützt werden (vgl. Tab. 30.2; vertiefend siehe Fasthoff et al., 2003).

Tabelle 30.2. „Stresssituationen" und „Zauberformeln" der drei imaginativen Verfahren des AST mit Elternbeteiligung (nach Hampel & Petermann, 2003)

	Imaginatives Verfahren 1 (Jasmin & Josh)	Imaginatives Verfahren 2 (Felix)	Imaginatives Verfahren 3 (Tina)
Stress-situation	Sportart nicht beherrschen	schwierige Klassenarbeit	Streit mit Eltern
Zauber-formel	„Um Hilfe bitten, dann klappt's gut, ich fühl' mich stärker und hab' mehr Mut!"	„Ich geh' die Sache an und mach' mir einen Plan. Jetzt hab' ich Mut, ich mache meine Sache gut!"	„Ich schaff' das schon, ich mach' es gut! Ja, der Mut steht mir gut!"

Um die Zauberformeln zu festigen, wird im Auswertungsgespräch die jeweilige Zauberformel besprochen, visuell dargeboten und mehrmals in der Gruppe nachgesprochen (vgl. Abb. 30.2).

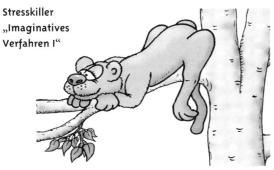

Stresskiller „Imaginatives Verfahren I"

Um Hilfe bitten, dann klappt's gut,
ich fühl' mich stärker und hab' mehr Mut!

Abbildung 30.2. Visualisierung der Zauberformel des imaginativen Verfahrens I

Progressive Muskelentspannung. In der fünften und sechsten Trainingssitzung wird die progressive Muskelentspannung in liegender Position durchgeführt, wobei einzelne Muskeln entspannt werden. In der siebten Trainingssitzung wird im Sitzen eine Übung durchgeführt, in der Muskelgruppen entspannt werden. Entsprechend der Altersgruppe wurden Assoziationshilfen eingebaut, die den Kindern und Jugendlichen die gezielte An- und Entspannung der Muskeln erleichtern sollen. So wird für die Stirnübung folgende Instruktion gegeben (vgl. U. Petermann, 2007): „Nun spann deine Stirn an. Zieh dazu deine Augenbrauen zusammen, wie wenn du böse schauen und jemanden erschrecken wolltest."

Kurzformel. Abschließend erlernen die Kinder und Jugendlichen auch eine Kurzformel der Entspannung, die ungefähr drei Minuten dauert. Ziel dieser Kurzformel ist es, dass sie in einer akuten Belastungssituation die Erregung reduziert. Hierfür erhalten die Kinder und Jugendlichen zunächst eine atem- und eine muskelorientierte Kurzformel zur Auswahl, die dann in einem entspannungsgebundenen Rollenspiel eingeübt wird. Hier wird zunächst von den Kindern und Jugendlichen die Belastungssituation ermittelt, in der sie die Kurzformel erfolgreich einsetzen können. Im Rollenspiel wird die Belastungssituation gespielt und die ausgewählte Kurzformel eingeübt. Hiermit wird angestrebt, dass diese im Training erworbene Bewältigungsstrategie auf den Alltag übertragen und dort flexibel eingesetzt werden kann. Insgesamt ist festzuhalten, dass die Entspannungsübungen mit immer geringer werdendem Zeitaufwand durchgeführt werden, um ein Ausblenden dieses Verfahrens zu gewährleisten.

4 Indikation und Kontraindikation

Indikation. Stressbewältigungstrainings können sowohl präventiv als auch kurativ eingesetzt werden. Altersangemessen entwickelte Trainings können ab dem Schulalter eingesetzt werden. Hierbei sollte beachtet werden, dass im Grundschulalter insbesondere emotionsregulierende Strategien aufgebaut und problemlösende Strategien gefestigt werden. Im Jugendalter müssen die ungünstigen Strategien bewusst gemacht und günstige Strategien gefestigt werden.

In der Primärprävention können Stressbewältigungstrainings als wichtiges Modul in Programme zur Gesundheitsförderung eingebunden werden. In der Sekundärprävention eignen sie sich, chronische Belastungen von Kindern zu mindern (z. B. Scheidung/Trennung der Eltern oder Tod von Freunden). Des Weiteren können solche Trainings verhindern, dass sich stressbedingt Erkrankungen verschlechtern (z. B. bei chronisch körperlich kranken Kindern und Jugendlichen). Ebenfalls ist die Integration von Stressbewältigungstrainings in Behandlungsprogramme bei solchen psychischen und psychosomatischen Erkrankungen angezeigt, bei denen mangelnde Bewältigungskompetenzen die Erkrankung verschlimmern (soziale Unsicherheit, Depression, Kopf- und Bauchschmerzen, Schlafprobleme). In der Tertiärprävention eignen sich die Trainings, um krankheitsbedingte Belastungen zu bewältigen, wie schmerzhafte medizinische Eingriffe oder Stigmatisierung aufgrund von Hauterkrankungen. Familienorientierte Ansätze sind im sekundär- und tertiärpräventiven Bereich von Vorteil, da hierdurch der Umgang mit alltäglichen und krankheitsbedingten Belastungen im familiären Umfeld verbessert werden kann. In unserer Arbeitsgruppe wurden erste positive Erfahrungen bei Geschwistern krebskranker Kinder im Rahmen eines familienorientierten Stressbewältigungstrainings in der stationären Rehabilitation gesammelt.

Kontraindikation. Stressbewältigungstrainings sind für Kinder nicht geeignet, bei denen andere Beeinträchtigungen oder Störungen im Vordergrund stehen, die nicht mit dem Stresserleben in Beziehung stehen. So sind die Trainings bei massiven Verhaltensstörungen sowie Lern- und geistiger Behinderung kontraindiziert.

5 Empirische Absicherung

Zur Rolle der Entspannung. Bisherige Stressbewältigungsprogramme für das Kindes- und Jugendalter haben häufig Entspannungsverfahren als alleinige Interventionsmethode eingesetzt. Sie konnten jedoch kaum langfristig den Umgang mit Belastungen verbessern (vgl. Beyer et al., 2007; Hampel, 2007). In zwei

Studien im primärpräventiven Bereich stellte sich heraus, dass bei Fokussierung auf Entspannung die Stressverarbeitung von Kindern und Jugendlichen nicht bedeutsam verändert werden kann (Beyer et al., 2007; Klein-Heßling & Lohaus, 1995). In einer weiteren Studie konnte ausgeschlossen werden, dass dieser Befund auf das verwendete Entspannungsverfahren zurückgeführt werden kann (Lohaus & Klein-Heßling, 2000). Die Autoren untersuchten die differentielle Wirksamkeit sensorischer (progressive Muskelentspannung), kognitiver (autogenes Training) und imaginativer Verfahren im Vergleich zu neutralen Geschichten und konnten aufzeigen, dass alle Bedingungen lediglich kurzfristig zur Spannungsreduktion führen, jedoch nicht die Stressverarbeitung verändern. In einer weiteren Studie mit 128 Kindern der vierten bis sechsten Klasse konnte nachgewiesen werden, dass die negativen Befunde zur Stressverarbeitung nicht in der Anzahl der Sitzungen und der Intensität der Entspannung bedingt sind (Klein-Heßling & Lohaus, 2002). Insgesamt halten die Autoren fest, dass imaginative Verfahren insbesondere bei ängstlichen und eher älteren Kindern effektiv sind. Darüber hinaus vermuten sie, dass Entspannungsübungen im sekundärpräventiven Bereich wirksamer sind, weil den Kindern der Nutzen der Übungen bewusst wird. Zukünftig sollte der Frage nachgegangen werden, ob imaginative Verfahren, die Reaktionspropositionen einbinden und eine Imagination einer aktiven Problemlösung einer Belastungssituation ermöglichen, den Alltagstransfer von Entspannung begünstigen und somit die Stressverarbeitung günstig beeinflussen. Dies wird durch Befunde einer Pilotstudie mit 18 Kindern im Alter zwischen acht und zwölf Jahren mit einer mittleren bis starken körperlichen Stresssymptomatik unterstützt (vgl. Hampel & Petermann, 2003): Kinder, die eine Variante des AST_8 mit integrierter progressiver Muskelentspannung erhielten, profitierten weder kurz- noch langfristig in der habituellen Stressverarbeitung. Dagegen verbesserte sich die Stressverarbeitung bei Kindern, die an einer Variante des AST_8 mit imaginativen Verfahren, entspannungsgebundenen Rollenspielen und progressiver Muskelentspannung teilnahmen. So waren die positiven Selbstinstruktionen und die Situationskontrolle ein halbes Jahr nach der Intervention im Vergleich zu den Ausgangswerten erhöht.

Multimodale Stressbewältigungstrainings. Insgesamt lässt sich zusammenfassen, dass primärpräventive Programme das psychische Befinden und körperliche Stresssymptome wie Spannungskopfschmerzen oder Schlafstörungen verringern (vertiefend siehe Seiffge-Krenke & Lohaus, 2007). Insbesondere die Kinder im Alter zwischen acht und zehn Jahren profitierten bei den positiven Selbstinstruktionen von einer primärpräventiven Variante des AST. Zwei Pilotstudien zu der neu entwickelten Variante des AST für Erstklässler legen nahe, dass sich die Stressverarbeitung bezogen auf soziale Belastungssituationen verbessert (Hampel et al., 2003). Klein-Heßling und Lohaus (1995) konnten im Wesentlichen zeigen, dass insbesondere das Problemlösetraining das Stresserleben der Dritt- bis Viert-klässler reduzierte. Diese günstigen Effekte des Problemlösetrainings (kombi-niert mit Modulen zur kognitiven Umstrukturierung bzw. sozialen Unterstüt-zung) auf die Stressverarbeitung konnten ebenfalls bei Jugendlichen festgestellt werden (Beyer et al., 2007, S. 260). Im Hinblick auf die selbst berichteten physi-schen Stresssymptome profitierte vor allem die Wissenstrainingsgruppe neben der Kombinations- und Problemlösegruppe. Im sekundär- und tertiärpräventi-ven Bereich konnten positive Effekte nachgewiesen werden auf

▶ die Prüfungsängstlichkeit und Zustandsangst prüfungsängstlicher Mädchen,
▶ die Depressionswerte depressiver Jugendlicher,
▶ das Krankheitsmanagement und die Stoffwechsellage diabeteskranker Ju-gendlicher und
▶ die Stressverarbeitungskompetenzen neurodermitis-, asthma- und krebs-kranker Jugendlicher (vgl. Hampel & Petermann, 2003).

Weiterführende Literatur

Hampel, P. & Petermann, F. (2003). Anti-Stress-Training für Kinder (2. Aufl.). Weinheim: Beltz/Psychologie Verlags Union.

Schwarzer, R. (2000). Streß, Angst und Handlungsregulation (4. Aufl.). Stutt-gart: Kohlhammer.

Seiffge-Krenke, I. & Lohaus, A. (Hrsg.) (2007). Stress und Stressbewältigung im Kindes- und Jugendalter. Göttin-gen: Hogrefe.

Zitierte Literatur

Beyer, A., Fridrici, M. & Lohaus, A. (2007). Trainingsprogramme für Jugendliche. In I. Seiffge-Krenke & A. Lohaus (Hrsg.), Stress und Stressbewältigung im Kindes-und Jugendalter (S. 247–263). Göttingen: Hogrefe.

Compas, B. E., Connor-Smith, J. K., Saltz-man, H., Harding Thomsen, A. & Wads-worth, M. E. (2001). Coping with stress during childhood and adolescence: Pro-blems, progress, and potential in theory and research. Psychological Bulletin, 127, 87–127.

Compas, B. E., Phares, V. & Ledoux, N. (1989). Stress and coping preventive interventions for children and adolescents. In L. A. Bond & B. E. Compas (Hrsg.), Primary prevention and promotion in the schools (S. 319–340). New York: Sage.

Fasthoff, C., Petermann, F. & Hampel, P. (2003). Zur Bedeutung von Entspan-nungsverfahren als Modul in Stressbewäl-tigungstrainings von Kindern. Report Psy-chologie, 28, 86–95.

Fields, L. & Prinz, R. J. (1997). Coping and adjustment during childhood and adoles-cence. Clinical Psychology Review, 17, 937–976.

Hampel, P. (2007). Stressbewältigungstrai-ning im Kindesalter. In I. Seiffge-Krenke & A. Lohaus (Hrsg.), Stress und Stress-bewältigung im Kindes- und Jugendalter (S. 235–246). Göttingen: Hogrefe.

Hampel, P. & Petermann, F. (1997). Patien-tenschulung und Patientenberatung – Zur Bedeutung der Streßkonzepte. In F. Peter-mann (Hrsg.), Patientenschulung und Patientenberatung (2. Aufl.) (S. 53–99). Göttingen: Hogrefe.

Hampel, P. & Petermann, F. (2003). Anti-Stress-Training für Kinder (2. Aufl.).

Weinheim: Beltz/Psychologie Verlags Union.

Hampel, P. & Petermann, F. (2006). Perceived stress, coping, and adjustment in adolescents. Journal of Adolescent Health, 38, 409–415.

Hampel, P., Petermann, F. & Dickow, B. (2001). Stressverarbeitungsfragebogen von Janke und Erdmann angepasst für Kinder und Jugendliche (SVF-KJ). Göttingen: Hogrefe.

Hampel, P., Petermann, F., Stauber, T. & Fasthoff, C. (2003). Konzeption eines kognitiv-behavioralen Anti-Stress-Trainings (AST) für Erstklässler. Zeitschrift für Klinische Psychologie, Psychiatrie und Psychotherapie, 51, 346–360.

Klein-Heßling, J. & Lohaus, A. (1995). Stressbewältigung im Kindesalter: Modifikation und Evaluation einer Präventionsmaßnahme. Kindheit und Entwicklung, 4, 240–247.

Klein-Heßling, J. & Lohaus, A. (2000). Stresspräventionstraining für Kinder im Grundschulalter (2. Aufl.). Göttingen: Hogrefe.

Klein-Heßling, J. & Lohaus, A. (2002). Benefits and interindividual differences in children's responses to extended and intensified relaxation training. Anxiety, Stress, and Coping, 15, 275–288.

Lazarus, R. S. (1998). Coping from the perspective of personality. Zeitschrift für Differentielle und Diagnostische Psychologie, 19, 213–231.

Lazarus, R. S. & Folkman, S. (1986). Cognitive theories of stress and the issue of circularity. In M. E. Appley & R. Trumbull (Hrsg.), Dynamics of stress. Physiological, psychological, and social perspectives (S. 63–80). New York: Plenum.

Lohaus, A. & Klein-Heßling, J. (2000). Coping in childhood: A comparative evaluation of different relaxation techniques. Anxiety, Stress, and Coping, 13, 187–211.

Matheny, K. B., Aycock, D. W. & McCarthy, J. (1993). Stress in school-aged children and youth. Educational Psychology Review, 5, 109–134.

Meichenbaum, D. (2003). Intervention bei Stress – Anwendung und Wirkung des Streßimpfungstrainings (2. Aufl.). Bern: Huber.

Petermann, U. (2007). Entspannungstechniken für Kinder und Jugendliche (5. erweit. Aufl.). Weinheim: Beltz.

Seiffge-Krenke, I. (1993). Coping behavior in normal and clinical samples: More similarities than differences? Journal of Adolescence, 16, 285–304.

Seiffge-Krenke, I. & Lohaus, A. (Hrsg.) (2007). Stress und Stressbewältigung im Kindes- und Jugendalter. Göttingen: Hogrefe.

Glossar

Abhängigkeit. Unbezwingbares Verlangen zur fortgesetzten Einnahme von Sucht- oder Arzneimitteln mit einer Tendenz, die Dosis zu steigern; es treten Entzugserscheinungen nach Abstinenz auf.

Absorptionsfähigkeit. Gute Konzentrationsfähigkeit mit besonders nach innen gerichteter Aufmerksamkeit. Eine Einengung des Aufmerksamkeitsfokus führt zur Ausblendung irrelevanter Reize.

Abusus. Missbrauch; besonders von Genuss-, Arznei- und Betäubungsmitteln.

Acetylcholin. Überträgerstoff, der vor allem im parasympathischen Nervensystem und in der Muskelendplatte vorkommt.

ACTH. Adrenocorticotropes Hormon; wird als Stresshormon bezeichnet und in der Hypophyse (Hirnanhangsdrüse) gebildet.

Adipositas. Extreme Vermehrung von Fettgewebe; Fettsucht als Folge übermäßiger Nahrungsaufnahme oder als Symptom von Stoffwechselerkrankungen.

Affinität. Maß für die Tendenz einer Substanz, sich an einen bestimmten Rezeptor zu binden.

Agoraphobie. Unbegründete Furcht, öffentliche Plätze, Einrichtungen und Menschenansammlungen aufzusuchen, allein zu verreisen, mit dem Bus, der Bahn oder dem Flugzeug zu reisen oder auch allein das Haus zu verlassen.

Akinese. Bewegungsarmut bzw. die Unfähigkeit, Bewegungen zu beginnen. Grund sind Störungen der extrapyramidalen Bahnen im Gehirn, wie sie bei Krankheiten (Morbus Parkinson) oder bei Behandlung mit bestimmten Medikamenten (Neuroleptika) auftreten können.

Aktionspotential. Die der Signalfortleitung dienende, kurzzeitige Änderung des Membranpotentials von Nerven oder Muskeln bei überschwelliger Reizung durch schnellen Natrium-Einstrom.

Amygdala (dt. Mandelkern). Paariges Kerngebiet auf der Innenseite der Hirnhemisphären vor dem Hippocampus. Ankommende Reize werden hier auf ihren emotional bedrohlichen Inhalt (Angst) hin bewertet; dann werden entsprechende vegetative Reaktionen als Schutzprogramme vorbereitet. Außer für Warn- und Abwehrreaktionen ist die Amygdala für bestimmte Lern- und Gedächtnisinhalte und für affekt- und lustbetonte Empfindungen wichtig.

Anaesthesie. Unempfindlichkeit gegenüber Schmerz-, Temperatur- und Berührungsreizen; gewünschtes Ergebnis der Narkose.

Analgesie. Aufhebung der Schmerzempfindung entweder als Folge einer Schädigung sensibler Leitungsbahnen des zentralen oder peripheren Nervensystems durch künstliche Leitungsblockade der Schmerzbahn oder durch Ausschaltung der Schmerzzentren (medikamentös durch Analgetika).

angewandte Entspannung. Kurzvariante der progressiven Muskelentspannung, welche vor allem bei der Angstbehandlung eingesetzt wird.

Angina pectoris. Meist aufgrund krankhafter Verengung der Herzkranzgefäße kommt es vor allem unter körperlicher und seelischer Belastung zu einem Missverhältnis zwischen Sauerstoffangebot und Sauerstoffbedarf. Folge ist ein plötzlich einsetzender stechender Schmerz hinter dem Brustbein, der Sekunden bis Minuten anhält, ggf. in die linke Schulter und Armregion ausstrahlt. Es wird ein einschnürendes Gefühl im Brustkorb erlebt, mit Atemnot bis hin zu Todesangst. Angina pectoris ist prinzipiell ein Vorbote eines Herzinfarkts.

Angst. Ein Leidenszustand, der länger andauert und im Gegensatz zu Furcht nicht durch explizite bedrohliche Situationen, sondern durch die Antizipation einer potentiellen Bedrohung ausgelöst wird.

Anorexia nervosa. Psychische Erkrankung überwiegend bei Mädchen in der Jugend und jungen Frauen mit sekundärem somatischen Erscheinungsbild. Das Körpergewicht wird absichtlich über Manipulationen der Nahrungszufuhr und der Verdauungsvorgänge nicht über dem der Körpergröße oder dem Alter entsprechenden Minimum gehalten, d. h. Gewichtsverlust auf ein Gewicht von 15 Prozent oder mehr unter dem zu erwartenden Gewicht bzw. während der Wachstumsperiode Ausbleiben der zu erwartenden Gewichtszunahme. Die Betroffenen haben starke Angst vor einer Gewichtszunahme und eine verzerrte, schwer korrigierbare Einstellung zu ihrem eigenen Körper (Körperschemastörung) und zu Nahrung.

Antidepressiva. Medikamente zur Behandlung von Depression. Man unterscheidet Medikamente, die (a) dämpfend, (b) depressionslösend und stimmungsaufhellend sowie (c) aktivierend und antriebssteigernd wirken.

Antihypertensiva. Medikamente zur Senkung des Blutdrucks.

Antiphlogistika. Entzündungshemmende Medikamente.

Anxiolytika. Medikamente, die bestimmte Angst- und Spannungszustände dämpfen bzw. lösen.

Arousal. Physiologische, emotionale oder kognitive Erregung auf einen äußeren oder inneren Reiz. Zeigt sich in gesteigerten geistigen oder motorischen Funktionen (Hyperarousal = Übererregung).

Arthritis. Gelenkentzündung mit Schmerzen, Bewegungseinschränkung und Schwellung, die bei der chronischen Verlaufsform vor allem zu einem Funktionsverlust führt.

Ataxie. Störung der Koordination von Bewegungsabläufen.

Atemwegsobstruktion. Verschluss oder Verengung der Atemwege, die z. B. durch Sekret, Tumor, Verkrampfung der Bronchialmuskeln oder chronisch-obstruktive Bronchitis entsteht.

Atemwegswiderstand. Resistance (Raw) kPa/l x s Strömungswiderstand in den Atemwegen, der dem Luftstrom während der Atmung entgegenwirkt. Der Atemwegswiderstand ist ein empfindlicher Parameter für die zentrale Atemwegsobstruktion. Eine Widerstandsabnahme im Bronchospasmolysetest deutet auf eine medikamentös beeinflussbare Reversibilität der Obstruktion hin.

atmungsgebundene Schlafstörungen. Störungen, die mit Atmungsstörungen einhergehen. Beim obstruktiven Schlafapnoe-Syndrom kommt es durch den Verschluss der oberen Luftwege zu Atemstillständen.

Atropin. Inhaltsstoff von Nachtschattengewächsen (z. B. der Tollkirsche); Medikament mit schneller Wirkung. Besetzt postsynaptische Rezeptoren des Parasympathikus und führt dadurch zur Erweiterung der Hautgefäße, Erschlaffung der glatten Muskulatur (Muskulatur der inneren Organe), wirkt krampflösend im Verdauungstrakt, in Bronchien und Harnblase, beschleunigt die Herzfrequenz, hemmt die Sekretion (z. B. von Speichel und Verdauungssäften), erweitert die Pupillen und führt zu Akkommodationsstörungen.

autogenes Training. Eine Art Selbsthypnose, bei der das Individuum entspannungsinduzierende Instruktionen an sich selbst richtet.

Axon. Fortsatz vom Zellkörper (Soma) einer Nervenzelle (Neuron), der am so genannten Axonhügel entspringt und sich oft verzweigt. Er überträgt Nervensignale auf andere Nerven-, Muskel- oder Drüsenzellen (efferente Fasern). Der Kontakt zu diesen anderen Zellen wird über Synapsen hergestellt.

Basalganglien. Motorische Funktionseinheit im Gehirn. Bei Morbus Parkinson gehen Zellen in der Substantia nigra zugrunde, die Dopamin produzieren und für eine hohe Konzentration dieses Neurotransmitters in den Basalganglien sorgen. Sie sind daher ein Ansatzpunkt für die medikamentöse Therapie bei Morbus Parkinson.

Baseline. Grundlinie, Ausgangswert; bei physiologischen Untersuchungen besonders wichtig, da die Ausgangswerte bei Experimenten intra- und interindividuell stark schwanken können.

Benzodiazepine. Zentral dämpfende Psychopharmaka, die angstlösende, erregungsdämpfende, muskelentspannende und krampflösende (antiepileptische) Effekte haben. Im Säugetiergehirn sind spezielle, postsynaptische Rezeptoren (Benzodiazepinrezeptoren) nachgewiesen, über die diese Medikamente vor allem wirken. Die Hauptindikation liegt in der Behandlung von Angst- und Schlafstörungen.

Bewältigung. Bezieht sich auf Anstrengungen, mit Anforderungen und Konflikten fertig zu werden. Im Falle einer „problembezogenen Bewältigung" wird versucht, das Problem direkt zu verändern (z. B. durch Suche nach sozialer Unterstützung oder Situationskontrolle). Dagegen werden bei der „emotionsbezogenen Bewältigung" stressbegleitende Emotionen, wie Angst, Zorn oder Depression, reguliert (z. B. durch das Einsetzen von Entspannungsverfahren).

bildgetragene Kurzentspannung. Kombination eines Imaginationsverfahrens mit der Schwere- und Wärmeübung des autogenen Trainings (→ Kapitän-Nemo-Geschichte).

Biofeedback. Gerätegestützte Messung und Rückmeldung von Körpervorgängen, die der unmittelbaren Sinneswahrnehmung nicht zugänglich sind, mit dem Ziel, diese zu verändern.

Biosignale. Physikalisch definierte (z. B. über Frequenz und Amplitude) Signale des Körpers.

Bluthirnschranke (BBB – blood-brain barrier). Bezeichnung für ein System, das den Durchtritt von Substanzen vom Blut ins Gehirn erschwert oder unmöglich macht. Bestimmte Stoffe, wie z. B. Alkohol, Nikotin oder LSD, können diese Schranke überwinden, da sie fettlöslich sind.

Bronchokonstriktion. Verengung (Konstriktion) der Bronchien, die durch ein Zusammenziehen der glatten Bronchialmuskulatur entsteht. Eine dauerhafte, krampfartige Verengung der Bronchien bezeichnet man als Bronchospasmus. Durch die Bronchokonstriktion steigt der Atemwegswiderstand, was zu einer verschlechterten Belüftung der Lunge führt. Sie entsteht z. B. pathologisch durch Freisetzung von Entzündungsmediatoren in der Bronchialschleimhaut bei Asthma bronchiale.

Bronchiolen. Verzweigungen der Luftröhrenäste, deren Wände glatte Muskulatur und Flimmerepithel enthalten.

Bronchospasmolytika. Medikamente, die den Bronchialmuskeltonus verringern und dadurch eine Bronchienerweiterung bewirken (Beta-Sympathomimetika, Anticholinergika, Phosphodiesterase-Hemmer).

Bulimie. Ess-, Brechsucht, die organische oder psychische Ursachen (bei Bulimia nervosa) haben kann. Typische Begleitsymptome der Bulimia nervosa sind u. a. Depressionen und körperliche Folgeschäden, wie z. B. Elektrolytstörungen, Verdauungs-, Kreislaufprobleme und Karies.

Chronaxie. Die minimale Reizzeit für die Erregung von Nerven. Dazu wird (a) die Mindeststromstärke bestimmt, die bei längerer Reizung (über mehrere Millisekunden) zur Auslösung einer Muskelzuckung notwendig ist (= Rheobase), (b) diese Mindeststromstärke (Rheobase) verdoppelt und (c) die Zeit (= Chronaxie) ermittelt, die mit dieser doppelt so großen Stromstärke gereizt werden muss, um eine Muskelzuckung auszulösen.

Chronobiologie. Erforschung der Auswirkungen von tages- und jahreszeitlichen Rhythmen auf biologische Systeme.

Circulus vitiosus (Zirkelschluss, logischer Zirkel). Der Versuch, eine Aussage zu beweisen, indem die Aussage selbst als Voraussetzung Verwendung findet.

Colitis ulcerosa. Unspezifische Entzündung von Dick- und Mastdarm, meist chronisch rezidivierend.

Compliance. Therapiemitarbeit.

Coping(-Strategien). Bewältigungsstrategien. Coping wird beschrieben als Auseinandersetzung/Bewältigung und dem Fertigwerden mit unabänderlichen Lebensereignissen, wie z. B. Krankheiten oder Verlusten.

degenerative Nervenerkrankung. Erkrankungen, bei denen Nerven- oder Gehirngewebe zugrunde geht mit schrittweiser Funktionsbeeinträchtigung, z. B. Morbus Alzheimer, Morbus Pick, Chorea Huntington, Morbus Parkinson.

Desynchronisation. EEG-Phasen, in denen statt des regelmäßigeren, synchronisierten alpha-Grundrhythmus der unregelmäßigere, desynchronisierte beta-Grundrhythmus auftritt. Der alpha-Grundrhythmus herrscht im entspannten Wachzustand vor, der beta-Grundrhythmus entspricht dem aktiven Wachzustand.

differentielle Entspannung. Beibehaltung der generellen Entspannung bei alltäglichen Betätigungen und Aktivitäten.

Dopamin. Überträgersubstanz im Nervensystem, die z. B. bei der Parkinsonkrankheit in nicht ausreichender Menge produziert wird (→ Neurotransmitter). Dopamin wird umgangssprachlich als Glückshormon bezeichnet.

double-bind. Paradoxe oder Dilemma-Kommunikation, in der zwei oder mehr widersprüchliche Mitteilungen gegeben werden.

DSM-IV. Diagnostisches und Statistisches Manual psychischer Störungen; Handbuch zur Klassifikation und Vereinheitlichung der Nomenklatur in der Psychiatrie (4. Version).

Dysmenorrhoe. Schmerzhafte Menstruation, evtl. schon vor Beginn und unabhängig von der Stärke der Blutung.

EEG. Elektroenzephalogramm. Das Kurvenbild, das durch die Elektroenzephalographie gewonnen wird. Diese ist eine elektrophysiologische Methode zur Registrierung der spontanen oder ausgelösten (evozierten) elektrischen Aktivität des Gehirns, insbesondere der Großhirnrinde. Mit Elektroden werden von der Schädeldecke die ununterbrochen ablaufenden Spannungsschwankungen der darunterliegenden Großhirnrinde aufgezeichnet.

Effektstärken. Die Effektstärken werden in Meta-Analysen oder zum Vergleich von Therapie- und Kontrollgruppen als Maß für den durchschnittlichen Erfolg therapeutischer Maßnahmen eingesetzt, da die Stichprobengröße nicht in ihre Berechnung eingeht.

Einstiegsbilder. Gleichbleibende Elemente in der bildgetragenen Kurzentspannung, die zu Beginn erzählt werden, um konzentrative Ruhe herzustellen (z. B. das Anziehen des Tauchanzuges in der Kapitän-Nemo-Geschichte; → Kapitän-Nemo-Geschichte).

EKG. Elektrokardiogramm. Das Kurvenbild, das durch die Elektrokardiographie gewonnen wird. Diese ist eine elektrophysiologische Methode zur Registrierung der Aktivität des Herzens von bestimmten Messpunkten an der Oberfläche des Körpers. Sie ermöglicht Aussagen über die Funktion des Herzmuskels sowie über die Erregungsbildung, -ausbreitung und -rückbildung am Herzen.

Eliminationshalbwertzeit. Zeitspanne, die der Organismus benötigt, um die Plasmakonzentration eines Medikamentes auf die Hälfte des Anfangswertes zu senken. Wichtiges Maß zur Dosierung von Arzneimitteln.

EMG. Elektromyographie. Eine elektrophysiologische Methode zur Aufzeichnung der Muskelaktivität. Wichtiges Verfahren bei Biofeedback-Untersuchungen und -Behandlungen.

Empfindungskontrolle. Verändertes Körpererleben durch sensorische Entspannungsübungen, z. B. intensivere Temperaturempfindungen.

Entspannungsverfahren. Gruppe verschiedener Methoden, mit denen Entspannung gelernt und ihr gezielter Einsatz geübt wird.

entwicklungsorientierte Prävention. Vorbeugendes Programm mit dem Ziel, jene Risikobedingungen zu reduzieren und Schutzbedingungen zu fördern, die maßgeblich die weitere Entwicklung von Kindern und Jugendlichen beeinflussen. Die auf diesem Konzept basierenden Präventionsprogramme setzen an altersspezifischen Risikobedingungen an und orientieren sich an den jeweiligen Entwicklungsphasen. Zudem sind sie in der Vermittlung der Programminhalte altersspezifisch ausgelegt.

Erlebnisbilder. Wechselnde Elemente in der bildgetragenen Kurzentspannung, die als Fortsetzungsgeschichte erzählt werden und mit denen das Entspannungserleben intensiviert werden soll. In die Erlebnisbilder können Vorsatzformeln integriert werden, die in den Alltag zu übertragen sind.

essentielle Hypertonie. Bluthochdruckerkrankung, bei der der arterielle Strömungswiderstand durch Engstellung der Gefäße ohne andere erkennbare organische Ursache erhöht ist. Diese Erkrankung heißt essentiell (= primär), weil sie nicht (sekundäre) Folge einer anderen Erkrankung ist (→ Hypertonie).

evozierte Potentiale. Kurzdauernde Spannungsänderungen der Großhirnrinde, die vor allem nach psychosensorischen Reizen auftreten.

Exposition. Darbietung eines Reizes (Stimulus). Bei der verhaltenstherapeutischen Angstbehandlung sind Exposition und Reaktionsverhinderung zwei Komponenten der Therapiemethode. Bei der Behandlung in vivo wird der Patient in der Realität mit dem angstauslösenden Reiz konfrontiert, bei der Behandlung in sensu stellt er sich den Reiz nur vor.

Extrasystolen. Herzschläge, die außerhalb des regulären Grundrhythmus des Herzens verspätet oder vorzeitig, einzeln oder gehäuft einfallen und je nach Art und Umständen harmlos bis lebensbedrohlich sein können.

Flooding (engl. Reizüberflutung). Mit Angst assoziierte oder sie auslösende Reize werden einem Patienten in der Therapie in voller Stärke und dichter Folge dargeboten.

Fokussierung. Die Fähigkeit, bestimmte Reize zu identifizieren, zu differenzieren und die Aufmerksamkeit über eine gewisse Zeit auf sie gerichtet zu halten.

Formatio reticularis. Neuronennetzwerk von der Medulla oblongata (verlängertes Rückenmark) bis zum Zwischenhirn. Einige der wichtigsten Funktionen: Atmungs- und Kreislaufzentrum, ARAS (aufsteigendes retikuläres Aktivierungssystem).

Frühdyskinesie. Grimassierende Mundbewegungen, die als Nebenwirkung bereits nach relativ kurzer Therapiedauer mit → Neuroleptika aufgrund der dopaminreduzierenden Wirkung dieser Substanzen auftreten.

GABA-Rezeptor. Bindungsstelle für Gammaaminobuttersäure (GABA), eine Überträgersubstanz im Gehirn, die erregungsdämpfend wirkt.

Ganglien. Nervenzellen und -fasern mit umhüllenden gliösen Mantelzellen.

gastrointestinale Störungen. Reizmagen und Reizdarm (→ Reizkolon) treten häufig nach Infektionen, Stress und Antibiotikagaben auf. Symptome sind u.a. Blähungen, Schmerzen, Spannung, Brennen oder frühem Sättigungsgefühl.

gelenkte/geleitete Imagination. Im Rahmen dieses verhaltenstherapeutisch-fundierten Verfahrens werden den Patienten regelmäßig weitgehend vorgefertigte Imaginationstexte dargeboten, die bei ihnen angenehme genesungsunterstützende Vorstellungsbilder herrufen sollen. Die gelenkte Imagination wird in der Regel mit Entspannungskomponenten verknüpft und als flankierende Maßnahme vor allem im Bereich der Verhaltensmedizin (z. B. bei der Behandlung von Krebs, Fibromyalgie) eingesetzt.

Generalisierte Angststörung (GAS). Eine chronifizierte Erwartungsangst mit Sorgen hinsichtlich verschiedener Lebensbereiche, welche von zusätzlichen Symptomen, wie z. B. Ruhelosigkeit, Muskelverspannungen und Schlafproblemen, begleitet sind.

Habituation. Abklingen und Verschwinden einer Reaktion bei häufiger und identischer Reizung.

Halluzination. Sinnestäuschung, bei der die Wahrnehmung kein reales Objekt hat und ein Sinnesreiz fehlt.

Hautkapillarisierung. Ausstattung der Haut mit kleinsten Blutgefäßen.

Herzangst-Syndrom. Angst vor einer Herzerkrankung ohne organische Ursache.

Herzminutenvolumen. Die vom Herzen in einer Minute ausgeworfene Blutmenge.

Herzrate. Anzahl der Herzschläge pro Minute.

Hippocampus (griech. hippos „Pferd" und griech. kampos „Seeungeheuer", „Wurm"). Teil des limbischen Systems im Temporallappen, das für die Gedächtniskonsolidierung wichtig ist; eine Zerstörung des Hippocampus macht die langfristige Speicherung neuer Informationen unmöglich. Menschen mit beidseitigen Hippocampusschädigungen weisen anterograde Amnesien auf, können also keine neuen Erinnerungen mehr formen.

Hirnhemisphären. Großhirnhälften.

Histamin. Gewebshormon, das u. a. bei einer allergischen Reaktion oder Gewebszerstörung freigesetzt wird. Es bewirkt die Zusammenziehung glatter Muskelfasern (z. B. Bronchialmuskulatur), Erweiterung der Blutkapillaren, Erleichterung der Ödembildung, Steigerung der Herzfrequenz und Magensäuresekretion.

Hyperreagibilität. Überempfindlichkeit und übersteigerte Reaktionsbereitschaft der Bronchialschleimhaut auf direkte oder indirekte Reize. Asthma bronchiale ist zu fast 100 Prozent mit einer Hyperreagibilität des Bronchialsystems verknüpft. Direkt wirken pharmakologische Substanzen, wie z. B. Histamin, Methacholin, indirekt wirken Allergene, chemische Irritanzien oder physikalische Reize, wie etwa kalte Luft, Staub (z. B. Einatmen von kalter Luft). Die überempfindliche Bronchialschleimhaut reagiert auf Reize mit einer → Bronchokonstriktion.

Hypertonie. Erhöhung eines Druckes oder einer Spannung, i. e. S. Bluthochdruck. Der Blutdruck kann sekundär als Folge einer Organerkrankung oder primär ohne erkennbare organische Ursache erhöht sein.

Hyperventilationstest. Forcierte, schnelle und tiefe Atmung, z. B. zur Provokation von Panikanfällen oder Krampfpotentialen im EEG.

hypnagoge Phänomene. Während des Einschlafens auftretende Erlebnisse.

Hypnotherapie. Nach Milton Erickson wird damit eine psychotherapeutische Methode bezeichnet, bei der Therapeut und Patient miteinander kommunizieren, während sich der Patient in einem hypnotischen, tranceartigen Zustand befindet.

Hypnotika. Schlafmittel.

Hypochondrie. Somatoforme Störung; Angst an ernsthafter Erkrankung zu leiden, ohne objektive Befunde.

Hypothalamus. Unterhalb des Thalamus gelegener Teil des Zwischenhirns und höchstes Regulationsorgan der vegetativen Funktionen; durch ihn werden z. B. die Nahrungsaufnahme, Wasseraufnahme, Körpertemperatur, Kreislauf, Sexualität und Schlaf geregelt.

ICD-10. International **C**lassification of **D**iseases; Handbuch zur international einheitlichen Klassifizierung von Erkrankungen, das von der WHO in der 10. Version herausgegeben wird.

idiosynkratisches Modell. Eine individuelle, auf den jeweiligen Patienten zugeschnittene modellhafte Darstellung z. B. des Therapieverlaufs zur Ableitung von (verhaltens-)therapeutischen Maßnahmen.

Imagery Rescripting. Dieses verhaltenstherapeutische Verfahren beinhaltet eine Kombination aus kognitiver Umstrukturierung und der Ersetzung verzerrter durch angemessene Vorstellungen (z. B. Horrorvorstellungen durch realitätskonforme „innere Bilder").

Imaginationen. Dynamische, psychophysiologische Prozesse, bei denen in der Vorstellung realitätsnahe Wahrnehmungen erzeugt werden, ohne durch reale Reize von außen ausgelöst worden zu sein.

Inhibition. Hemmung.

Interozeption. Wahrnehmung von Signalen aus dem Körperinneren.

interpersonelle Sensitivität. Die Fähigkeit wahrzunehmen, wie sich eine bestimmte Person in einer spezifischen Interaktion oder Situation fühlt.

Introvertiertheit. Verschlossenheit, geringe Neigung zu verbalen Äußerungen; das Gegenteil ist Extravertiertheit.

Kammerflattern. Sehr rasche Folge regelmäßiger Herzaktionen der Herzkammern unabhängig von den Vorhöfen, mit einer Frequenz von ca. 300 Schlägen pro Minute und unzureichender Füllung bzw. Auswurfleistung des Herzens. Geht unbehandelt oft über in Kammerflimmern und Herz-Kreislauf-Stillstand.

Kapitän-Nemo-Geschichte. Für Kinder (im Alter von 4 bis 12 Jahren) konzipierte Unterwassergeschichten mit Fortsetzungscharakter, die imaginative Elemente mit denen des autogenen Trainings kombinieren, um einen Zustand der Ruhe zu erzeugen.

Kardiotachogramm. Darstellung, in der kurzzeitige Schwankungen der Herzfrequenz, phasische Herzratenänderungen erkennbar werden. Der zeitliche Abstand zwischen je zwei Herzschlägen (RR-Intervall) wird fortlaufend gemessen und ermittelt, wie viele Schläge pro Minute das Herz ausführen würde, wenn es weiterhin die gleichen zeitlichen Abstände zwischen den jeweils zwei Herzschlägen produzieren würde.

kardiovaskulär. Herz und Gefäße betreffend.

Katamnese. Kritische Beschreibung eines Krankheitsfalles nach Ablauf der Erkrankung und Abschluss der Behandlung.

Katecholamine. Körpereigene Stoffe; haben eine anregende Wirkung auf das Herz-Kreislauf-System; zu dieser Gruppe gehören u. a. Adrenalin, Noradrenalin, Dopamin und Dobutamin.

körperdysmorphe Störung (= Dysmorphophobie). Eine (psychische) Störung der Wahrnehmung des eigenen Körpers; der Körper oder bestimmte Körperteile werden als hässlich oder entstellt wahrgenommen; häufig verbunden mit zwanghaften Gedanken im Hinblick auf den Körper.

Kognition/kognitiv (lat. cognoscere „erkennen"). Uneinheitlicher Begriff – beschreibt beim Menschen das Denken im Allgemeinen. Zu den kognitiven Fähigkeiten zählen u. a. Planen, Erinnerung, Kreativität, Aufmerksamkeit, Wille, Glaube oder auch Orientierung. Kognition ist nicht gleichzusetzen mit Bewusstsein.

kognitive Bewertung. Wesentliche Komponente des Stresskonzepts von Lazarus, der Stress als eine Person-Umwelt-Auseinandersetzung bezeichnet. Es werden unterschieden: primäre Bewertung (Einschätzung des Wohlbefindens), sekundäre Bewertung (Einschätzung der verfügbaren Bewältigungsfähigkeiten und -möglichkeiten) und Neubewertungen (Einschätzung der sich verändernden Auseinandersetzung).

kontingentes Feedback. Rückmeldung, die dem Verlauf eines physiologischen Prozesses einer Person entspricht (wahres Feedback).

Kontingenzmanagement. Methode, mit der Verhalten in eine gewünschte Richtung gelenkt werden kann. Dazu werden positive bzw. aversive Reize von Therapeuten, den Personen selbst oder von Personen der sozialen Umgebung systematisch dargeboten bzw. entfernt.

Kontraindikation. Umstand, der bestimmte diagnostische oder therapeutische Maßnahmen trotz vorhandener Indikation verbietet, oder der die Abwägung der Risiken einer Behandlung bzw. Nichtbehandlung notwendig macht.

Konversionsenzym. Enzym (Katalysator) zur Umwandlung von einer Substanzform in eine andere.

Koronardurchblutung. Blutfluss in den arteriellen Kranzgefäßen zur Versorgung des Herzmuskels (Koronararterien). Arteriosklerotische Verengung (Koronarsklerose) eines oder mehrerer Gefäß-Äste stört die Durchblutung und damit die Versorgung des Herzens. Sich daraus ergebende Krankheitsbilder sind u. a. Angina pectoris und Herzinfarkt.

Koronarerweiterungsmittel. Medikamente (z. B. Nitroglycerin) zur Gefäßerweiterung vor allem bei Herzkrankheiten. Bei Angina pectoris führt die Gabe des Medikamentes zu sofortiger Schmerzbefreiung.

Kortex. Großhirnrinde.

Kortisol. Ein Steroidhormon, das in der Nebennierenrinde gebildet wird und zu den Stresshormonen gehört.

Lebenskompetenztraining. Fertigkeiten, die eine angemessene Gestaltung sozialer Kontakte und die Bewältigung von Problemen und Stresssituationen im alltäglichen Leben ermöglichen. Lebenskompetenzen sind z. B. Umgang mit Gefühlen, Selbstbehauptung, Teamfähigkeit und Konfliktfähigkeit. Ähnlich wie bei Präventionsprogrammen basiert der konzeptionelle Ansatz von Lebenskompetenzprogrammen auf der Annahme, dass durch die Vermittlung von Fertigkeiten Risiken für Problemverhalten gemindert und Schutzfaktoren gestärkt werden können.

Leitmotiv. Gleichbleibende Elemente in einem Imaginationsverfahren, die einen Signalwert besitzen für Sicherheit oder Ruhe, z. B. die Figur Kapitän Nemo, der Taucheranzug, das Wasser, das Unterseeboot Nautilus (→ Kapitän-Nemo-Geschichte; → bildgetragene Kurzentspannung).

limbisches System. Beidseitig und symmetrisch netzwerkartig um den Hirnstamm verschaltete Hirnstrukturen, die zentrale Bedeutung für die Gedächtnisbildung und die Emotion haben. Wichtige Verbindungen hat das limbische System mit dem Frontallappen und dem Hypothalamus. Das System ist zudem für die Ausschüttung von Endorphinen zuständig.

Linksventrikel-Hypertrophie. Erweiterung der linken Herzkammer in zwei Formen: (a) als pathologische Form mit abnehmender Kammerwandstärke des Herzens mit reduzierter Pumpleistung und (b) beim Sport nach Langzeitausdauer-Training auftretende Vergrößerung.

Lippenbremse. Atemtechnik, bei der durch die Nase eingeatmet und anschließend langsam durch leicht zusammengepresste Lippen ausgeatmet wird. Die dosierte Ausatmung bremst den Ausatemstoß ab. Es entsteht ein leichter Überdruck, der sich nach unten in die Bronchien fortsetzt. Dadurch wird verhindert, dass die Bronchien beim Ausatmen zusammenfallen. Die Luft kann langsam, aber leichter als zuvor ausströmen.

MAO-Hemmer. Substanzen mit antidepressiver Wirkung. Verhindern den Abbau bestimmter Transmitter (Monamine, Serotonin, Dopamin und Noradrenalin) im zentralen Nervensystem, indem sie das für den Abbau dieser Transmitter notwendige Enzym Monoaminooxydase (MAO = Katalysator) hemmen.

Meditation. Sammelbegriff für Methoden, die primär der Bewusstseinserweiterung dienen, darüber hinaus aber auch Entspannungsreaktionen hervorrufen, z. B. transzendentale Meditation, Vipassana, Zen-Meditation oder Yoga.

Meta-Analyse. Zusammenfassende statistische Auswertung und Bewertung von verschiedenen Studienergebnissen.

Metabolismus. Stoffwechsel.

Morbus Crohn (Enteritis regionalis Crohn). Darmentzündung unklarer Ätiologie mit Koliken, Schmerzen, Gewichtsabnahme, Durchfällen, Fieber.

Morbus Parkinson. Degenerative Hirnerkrankung, bei der dopaminproduzierende Nervenzellen in den Basalganglien zerstört werden. Durch die Verminderung der Dopaminmenge ist kein ausreichender Antagonismus gegen die Wirkung des Neurotransmitters Acetylcholin mehr vorhanden. Da die hemmende Kontrolle des Dopamins reduziert ist, feuern zu viele der Motoneurone, was als Hauptsymptom zu unkontrollierbarem Muskeltremor und zur Muskelstarre (Rigor) führt. Weitere körperliche Auswirkungen sind Akinese (Unfähigkeit, Bewegungen in Gang zu bringen), Haltungsinstabilität (posturale Instabilität) und später eine maskenhafte, ausdruckslose Mimik und Pillendrehbewegungen der Finger; daneben treten intellektuelle und emotionale Beeinträchtigungen auf.

Morbus Raynaud. Zentralnervös bedingte Erkrankung bei der anfallsweise Vasokonstriktionen auftreten, die zu einer Sauerstoffunterversorgung meist an den Fingern führt.

Motoneuron. Wird auch motorische Vorderhornzelle genannt. Der Zellkern befindet sich in der grauen Substanz des Rückenmarks, die Nervenfasern verlassen das Rückenmark durch die Vorderwurzeln und innervieren Skelettmuskelfasern.

Myokardinfarkt (Herzinfarkt). Zelltod eines umschriebenen Bezirks im Herzmuskel durch Verschluss des versorgenden Blutgefäßes. Oft länger als 15 bis 30 Minuten andauernde schwere Schmerzsymptomatik im Brustbereich, ausstrahlend in die linke Schulter und Arm, Vernichtungsgefühl, Todesangst.

Myokardischämie. Verminderte oder unterbrochene Durchblutung des Herzmuskels (→ Angina pectoris).

Narkolepsie. Schlafstörung, die durch folgende Symptome charakterisiert ist: imperativer Schlafdrang, Kataplexien (plötzlicher muskulärer Tonusverlust, der im Zusammenhang mit Affekten wie Schrecken, Freude, Wut usw. auftritt), hypnagoge Halluzinationen, nächtliche Schlafstörungen und automatisches Handeln.

Neurodermitis (auch endogenes Ekzem). Hauptsymptom ist quälender Juckreiz bei unterschiedlichen Hautveränderungen; wahrscheinlich polygen vererbt.

Neurofeedback. Einsatz von Biofeedback-Methoden zur Beeinflussung hirnphysiologischer Signale (EEG, Magnetencephalographie, funktionale Magnetresonanztomographie).

Neuroleptika. Psychopharmaka mit antipsychotischer, sedierender und psychomotorisch dämpfender Wirkung. Anwendung bei akuten Psychosen, Schizophrenie, Narkose und als Schlaf-/Beruhigungsmittel. Wirkungsmechanismus ist die Blockade prä- und postsynaptischer Dopaminrezeptoren. Diese Medikamente werden eingeteilt nach ihrer neuroleptischen Potenz bezogen auf Chlorpromazin in schwache, mittelstarke, starke und sehr starke Mittel.

Neurotransmitter. Chemische Substanzen, die in die Synapsen im zentralen und peripheren Nervensystem ausgeschüttet werden, und die den elektrischen Impuls einer Nervenzelle biochemisch an die Empfängerzelle weitergeben. Dazu sind die Neurotransmitter in kleinen Speichereinheiten (= Vesikeln) der präsynaptischen Nervenendigungen gespeichert und werden durch ein Aktionspotential freigesetzt. Die wichtigsten bekannten inhibitorischen und exitatorischen Neurotransmitter sind: Acetylcholin, Adrenalin, Noradrenalin, Dopamin, Serotonin, GABA.

Noradrenalin. Überträgerstoff (Neurotransmitter) aus der Gruppe der Katecholamine, der vor allem im sympathischen Nervensystem vorkommt.

Nozizeption. Schmerzempfindung.

Okulomotorik. Die Beweglichkeit des Auges.

olfaktorisch. Den Geruchssinn betreffend.

Opiate. Bestandteile (Alkaloide) des Opiums oder vergleichbare synthetische Präparate, die zu Euphorie, Schmerzlinderung und Benommenheit führen. Das Hauptalkaloid des Opiums ist Morphium (Morphin).

Panikattacke. Plötzlich auftretender Angstanfall mit massiven vegetativen Begleiterscheinungen.

Parasomnien. Störungen des Schlafprozesses. Sie sind Ausdruck einer Aktivierung des

ZNS, die sich in der Regel in Skelettmuskeln oder im autonomen Nervensystem niederschlagen. Parasomnien werden in vier Gruppen eingeteilt: Aufwachstörungen (z. B. Schlafwandeln), Schlaf-Wach-Übergangsstörungen (Sprechen im Schlaf), REM-Schlaf-gebundene Parasomnien (Verhaltensstörungen im REM-Schlaf) und andere Parasomnien (Zähneknirschen).

Parasympathikus (parasympathisches Nervensystem). Vom Sympathikus abgrenzbarer Teil des vegetativen (autonomen) Nervensystems. Die präganglionären Nervenzellen sind vor allem im Hirnstamm und im unteren Teil des Rückenmarks (Kreuzmark) lokalisiert und nehmen über lange Nervenfasern Verbindung zu organnah gelegenen postganglionären Nervenzellen auf, die dann die Zielorgane versorgen. Der Parasympathikus innerviert die glatte Muskulatur und die Drüsen des Magen-Darm-Trakts und der Ausscheidungsorgane, die Drüsen der Sexualorgane und der Lunge, die Vorhöfe des Herzens, die Tränen- und Speicheldrüsen und die inneren Augenmuskeln. Im Unterschied zum → Sympathikus, der alle Gefäße beeinflusst, innerviert er nicht die Schweißdrüsen und die glatte Gefäßmuskulatur in den Arterien und Venen. Wenn Organe von Sympathikus und Parasympathikus angesteuert werden, dann ist die Erregung antagonistisch, z. B. führt die Erregung des Sympathikus zu einem Ansteigen der Herzrate, die Erregung des Parasympathikus führt dagegen zu einer Herzratenabnahme.

Parietallappen. Scheitellappen des Gehirns.

paroxysmal. In Anfällen auftretend; paroxysmale Tachykardie. In Anfällen auftretende schnelle Herzrate von 130 bis 220 Schlägen pro Minute.

Pavor nocturnus. Nachtangst, meist bei Kindern; plötzliches Aufwachen mit Angst und Verwirrtheit.

Peak-flow-Wert. Maximale Atemstromstärke. Bei der möglichst schnellen Ausatmung erreicht der Ausatmungsstrom (gemessen in Liter pro Sekunde) zu einem bestimmten Zeitpunkt ein Maximum, das als Peak-flow bezeichnet wird. Wird zur Lungenfunktionsdiagnostik eingesetzt.

PET. **P**ositronen-**E**missions-**T**omographie. Nach Injektion von Radiopharmaka erfolgt die Computer-Schichtaufzeichnung des Stoffwechsels (z. B. im Gehirn).

Pharmakokinetik. Die Aufnahme, Verteilung, Verstoffwechslung und Ausscheidung eines Medikamentes im Organismus.

präventive Maßnahmen. Präventionsmaßnahmen haben allgemein zum Ziel, Erkrankungen zu verhindern.

präfrontaler Kortex. Hirnareale, die zum Stirnhirn gehören und für die Kontrolle und Steuerung von Bewegungen, Sprache, emotionalen Prozessen und geistigen Operationen verantwortlich sind.

Progressive Relaxation (Progressive Muskelrelaxation; PMR). Verfahren, bei dem durch systematisches Anspannen und Entspannen verschiedener Muskelgruppen und durch die Wahrnehmung der dabei produzierten, körperlichen Effekte allgemeine Entspannung induziert wird.

Propriozeption. Bezeichnung für Meldungen über normale Funktionszustände der Skelettmuskulatur, die durch besondere Rezeptoren vermittelt werden. Ein Regelmechanismus, der ohne die Beteiligung des Bewusstseins die Haltungsstabilisierung, Kontrolle der Willkürbewegungen und Dosierung des Kraftaufwandes usw. regelt.

Psychophysiologie. Untersuchung der Zusammenhänge zwischen Verhalten und physiologischen Vorgängen mit nicht-invasiven Methoden. Verhalten ist dabei jeder subjektive oder motorische Vorgang, der sich mit psychologischen Begriffen ausdrücken lässt.

Psychosomatik. Lehre von den Beziehungen zwischen Körper und Seele und von den psychischen Einflüssen auf das Körpergeschehen und die Entstehung von Krankheiten bzw. von Körperprozessen als Reaktion auf psychische Reaktionen.

psychovegetativ. Den Zusammenhang von psychischer Erregung auf Reaktionen des autonomen Nervensystems betreffend.

Reaktionsproposition. Stellt eine Komponente des Bioinformations-Modells emotionaler Verarbeitung dar; es wird damit die physiologische Reaktion in z. B. angstbesetzten Situationen (wie Herzklopfen, Muskelverkrampfungen, Weglaufen) beschrieben.

Reinfarkt. Erneutes Auftreten eines Herzinfarktes.

Reizkolon (Reizdarm). Stuhlregulationsstörung in Folge gestörter Darmmotilität und -sekretion.

Reizkontrolltechniken. Das Prinzip der Reizkontrolle besteht darin, dass verhaltensregulierende Umweltreize in einer Weise verändert werden, um auf diese Weise das Zielverhalten wahrscheinlicher zu machen (z. B. bei Schlaflosigkeit nur bei Müdigkeit zu Bett gehen anstatt zur gewohnten Zeit).

Relaxation. Entspannung.

REM-Phasen (rapid eye movements). Typische Augenbewegungen und EEG-Muster in der Tiefschlafphase.

reziproke Inhibition (Hemmung). In der Physiologie bezeichnet der Begriff die Hemmung eines Spinalreflexes durch Aktivierung seines Antagonisten. Der Begriff wurde in die Verhaltenstherapie übernommen; dort bezeichnet er den Prozess der gleichzeitigen Darbietung angstauslösender Reize (UCS) zusammen mit angstantagonistischen Reaktionen (Entspannung, UCR). Dieser führt durch die Hemmung der Angstreaktion zum Abbau der Angst.

Rhinitis. Schnupfen; allergische Rhinitis: Heuschnupfen.

schulische Gesundheitsförderung. Zielt auf eine Förderung der Gesundheit aller in der Schule lehrenden, lernenden und anderweitig tätigen Personen im Sinne einer gesundheitsbezogenen Veränderung ihrer Lebensstile, des Unterrichts, des Schullebens und der schulischen Umwelt ab. Einen integralen Bestandteil schulischer Gesundheits-

förderungsprogramme bilden oft Lebenskompetenzprogramme.

Selbstinstruktion. Offene oder verdeckte Selbstanweisungen, die verhaltenssteuernd eingesetzt werden.

Selbstsicherheitstraining. Verhaltenstherapeutische Methode, bei der Patienten lernen, unberechtigte Forderungen abzulehnen, eigene Wünsche und Forderungen mit Nachdruck zu vertreten, positive und negative Gefühle auszudrücken, Kontaktängste zu reduzieren und Angst vor eigenen Fehlschlägen und Kritik anderer abzubauen. Therapieziel ist Selbstsicherheit, Selbstbehauptung und soziale Kompetenz.

Selbstwirksamkeit. Erwartungen einer Person, dass sie in einer gegebenen Situation ein Verhalten zeigen kann.

sensorisch. Die Wahrnehmung und Empfindung betreffend.

sensorische Deprivation. Reduzierung der Informationszufuhr aus der Außenwelt, die zu veränderten Bewusstseinszuständen mit Halluzinationen, Veränderungen des Körperschemas und des Denkens führt.

sensumotorisch. Den Zusammenhang von sensorischem und motorischem System betreffend.

Serotonin. Gehört zur Gruppe der Monoamine; selektive Serotonin-Wiederaufnahme-Hemmer (SSRIs) gehören zu den Antidepressiva (→ Neurotransmitter).

Shaping-Prozedur. Schrittweiser Aufbau von komplexen Verhaltensmustern, die im Repertoire eines Individuums nicht vorhanden sind, aus Bestandteilen dieser Zielreaktion. Dabei wird das Zielverhalten in einzelne Schritte aufgeschlüsselt und dann die Annäherung an das Ziel differentiell so verstärkt, dass die Einzelschritte schließlich zu einer komplexen Reaktion verkettet sind.

somatomotorisch. Die für die Haltungs- und Bewegungsmotorik verantwortlichen Abschnitte des Nervensystems betreffend.

Spasmolytikum. Medikament, das den Tonus der glatten Muskulatur herabsetzt (u. a.

im Magen-Darm-Trakt, in Gefäßen, Bronchien) und dadurch krampflösend wirkt.

Spastik. Vermehrung des Muskeltonus durch eine hirnschadenbedingte Lähmung kortikospinaler Systeme, vor allem zentraler pyramidal- oder extrapyramidal-motorischer Neurone.

SPECT. **S**ingle-**P**hoton-**E**missions-**C**omputer-**T**omographie. Nach Injektion von Radiopharmaka mit Gammastrahlung erfolgt eine Computer-Schichtaufzeichnung z. B. des Gehirns.

Stimulus, Stimuli. Reiz.

Stressoren. Innere oder äußere Anforderungen (auch als belastende Situationen oder Input bezeichnet), die eine Stressreaktion auslösen. Ob eine Anforderung tatsächlich als Belastung wahrgenommen wird, hängt dabei von den subjektiven Bewertungen des potentiellen Stressors ab.

Stressreaktionen. Werden auch als Beanspruchung oder Output bezeichnet. Zu unterscheiden sind die physiologisch-vegetative Ebene (z. B. Kopf- und Bauchschmerzen, Ein- und Durchschlafstörungen, Erschöpfungszustände), die kognitiv-emotionale Ebene (z. B. Beeinträchtigung des kognitiven Leistungsvermögens, Lust- und Antriebslosigkeit, Auftreten von Ängsten) und die verhaltensbezogene Ebene (z. B. körperliche Unruhe, Konzentrationsschwierigkeiten, Veränderung des Sozialverhaltens).

Stressverarbeitung. Die Verarbeitungsmaßnahmen werden unabhängig von der Effektivität betrachtet. Coping wird nicht gleichgesetzt mit dem Lösen des Problems oder der Reduktion der psychischen Beanspruchung. Hierfür wäre der Begriff „Bewältigung" (engl. mastery) angemessen. Als deutsche Übersetzung des Begriffs „coping" sollte daher eher der Begriff „Stressverarbeitung" bevorzugt werden. Es wird offen gelassen, ob eine Belastungssituation erfolgreich bewältigt wird oder nicht. Günstige Stressverarbeitungsstrategien sind z. B. Situationskontrolle oder positive Selbstinstruktionen, ungünstige Stressverarbeitungsstrategien sind z. B. Resignation oder Aggression.

Suchtpotential. Relative Angabe des Abhängigkeit bewirkenden Effekts eines Medikamentes, meist im Vergleich zu Morphin bestimmbar.

sudomotorisch. Auffällige Schweißsekretion und/oder Ödem (Schwellung), häufig bei Schmerzpatienten zu beobachten.

Suggestion/Suggestibilität. Im weitesten Sinne versteht man darunter eine einseitige Richtungs- und/oder Bedeutungszuweisung. Sie signalisiert (suggeriert) explizit oder implizit der betreffenden Person, was und wie sie etwas bewerten, tun oder unterlassen soll. Sie kann, muss aber nicht, der Anregung Folge leisten. Es sollten Alternativmöglichkeiten bestehen. Suggestibilität bezeichnet Einflussfaktoren, die suggestionskonforme Reaktionen begünstigen oder beeinträchtigen können. Die Suggestibilitätsforschung untersucht die interindividuellen Unterschiede der Suggestionierbarkeit.

Sympathikolyse. Hemmung der Wirkung des sympathischen Nervensystems.

Sympathikotonus. Überwiegen der Aktivität des sympathischen Nervensystems (→ Sympathikus).

Sympathikus. Parallel zur Wirbelsäule verlaufender Nervenstrang, der die Impulse des sympathischen Nervensystems zu den Zielorganen vermittelt. Vom → Parasympathikus abgrenzbarer Teil des vegetativen (autonomen) Nervensystems. Die sympathischen Nerven innervieren die glatte Muskulatur aller Organe, die Herzmuskulatur und manche Drüsen. Die Trennung von Sympathikus und Parasympathikus ist anatomisch, biochemisch und funktionell begründet. Funktionell besteht ein Antagonismus im Sinne einer Gegenspielerfunktion. Der Sympathikus wirkt dabei in Richtung auf erhöhte momentane Leistungsfähigkeit des Organismus, z. B. bei einer hohen Energieanforderung durch die Umwelt (Steigerung von Puls- und Atemfrequenz, Erhöhung des

Blutdrucks, Pupillenerweiterung, Schweißabsonderung, Reduktion der Magen-Darm- und Drüsentätigkeit), während der Parasympathikus eher einen dämpfenden Einfluss ausübt.

systematische Desensibilisierung. Verhaltenstherapeutische Methode, die vor allem zur Behandlung von Phobien eingesetzt wird. Dazu werden (a) Situationen nach dem Grad ihres Potentials zur Angstauslösung in eine Hierarchie gebracht, (b) dem Patienten Entspannungszustände induziert und (c) der Patient schrittweise mit immer stärker angstauslösenden Situationen konfrontiert. Die Verbindung von Angstauslöser und angstantagonistischem Zustand bewirkt die Hemmung der Angst.

Tachykardie. Steigerung der Herzrate auf über 100 Schläge pro Minute; sie kann u. a. vom Sinusknoten ausgehen.

Thalamus. Somatotopisch gegliederte Umschaltstation im basalen Vorderhirn, die sich aus vielen Kerngebieten zusammensetzt. Hier sammeln sich alle sensorischen Bahnen, bevor sie das letzte Mal vor den Projektionsfeldern der Großhirnrinde umgeschaltet werden. Sorgt für emotionale Färbung von Erlebnissen und steuert die elektrische Aktivität des Großhirns und damit auch die Aufmerksamkeits- und Wachheitsfunktionen.

Tinnitus. Ohrensausen, Ohrgeräusche.

Toleranzentwicklung. Unempfindlichwerden des Organismus bei Langzeitanwendung einer pharmakologischen Substanz.

Tonus. Spannungszustand eines Gewebes, u. a. der Muskulatur.

Tremor. Tremor (lat. tremere „zittern") bezeichnet Zitterbewegungen einzelner Körperteile durch abwechselnde Kontraktion antagonistischer Muskelgruppen.

Typ-A-Verhalten. Ein komplexes Muster von Verhalten und Emotionen, das als zeitlich überdauerndes Merkmal durch Konkurrenzverhalten, Feindseligkeit, Ungeduld und Zeitnot gekennzeichnet ist.

Überblähung der Lunge. Von einer Überblähung spricht man, wenn das nach maximaler Ausatmung in der Lunge verbleibende Luftvolumen (Residualvolumen) pathologisch erhöht ist. Bei einer Überblähung kommt es zur Ansammlung von Luft in den Alveolen, die nicht wieder abgeatmet wird. Eine statische Überblähung liegt im Ruhezustand, eine dynamische Überblähung unter körperlicher Belastung vor.

Vagus; vagal. Größter Nerv des Parasympathikus; den Vagus betreffend.

vaskulärer Kopfschmerz. Gefäßbedingter Kopfschmerz durch die Eng- bzw. Weitstellung der Hirngefäße.

Vasodilatation. Erweiterung der Blutgefäße.

Vasokonstriktion. Engstellung der Blutgefäße.

vegetatives Nervensystem (autonomes oder unwillkürliches Nervensystem). Dem Willen und dem Bewusstsein primär nicht untergeordnete Nerven und Ganglienzellen, die der Regelung der Vitalfunktionen, z. B. Atmung, Verdauung, Stoffwechsel, Herzkreislauf, Sekretion dienen. Es teilt sich auf in die drei Subsysteme → Sympathikus, → Parasympathikus und Darmnervensystem. Das Darmnervensystem mit Nervenfasern und Ganglien in den Wänden von Hohlorganen besitzt eine gewisse Selbständigkeit und kann auch ohne zentralnervöse Beeinflussung durch Sympathikus und Parasympathikus funktionieren.

verdeckte Sensibilisierung. Es handelt sich um ein verhaltenstherapeutisches Verfahren, um dysfunktionales Verhalten abzubauen. Ursprünglich als angenehm erlebte Vorstellungen, die Problemverhalten (z. B. Alkoholmissbrauch) auslösen, werden hier mit aversiven Vorstellungen (z. B. Übelkeit) gekoppelt. Sie verlieren dadurch ihren Aufforderungscharakter für die Aufrechterhaltung des Problemverhaltens.

vestibulär. Zum Gleichgewichtsorgan gehörend.

Vigilanzaufgaben. Aufgaben mit geringer Reizdichte, zu deren Bewältigung Aufmerksamkeit und Wachheit notwendig sind.

Viszerozeption. Wahrnehmung von Signalen aus den Eingeweiden (Viszera).

zerebrale Lähmung. Lähmung, die durch Ausfälle von motorischen Zentren im Gehirn verursacht wird.

zerebraler Insult. Durchblutungsstörung des Gehirns (z. B. durch Arteriosklerose zerebraler Gefäße) oder ein Schlaganfall (Hirninfarkt oder intrazerebrale Massenblutung).

zingulärer Kortex. Hirnareale, die sich wie ein Gürtel (lat. Cingulum) über dem Balken, der beide Hirnhälften miteinander verbindet, ausbreiten und an Aufmerksamkeits- und Entscheidungsprozessen beteiligt sind. Der anteriore Anteil vermittelt verbale und nonverbale Gedächtnisinhalte. Ihm sind (u. a.) die Exekutivfunktionen zugeschrieben.

Autorenverzeichnis

Prof. Dr. Jürgen Beckmann
Lehrstuhl für Sportpsychologie
Fakultät für Sportwissenschaft
der Technischen Universität München
Connollystr. 32
80809 München
Beckmann@sp.tum.de

Dr. Christine Carl
Abteilung für Psychiatrie und
Psychotherapie des Kindes- und Jugendalter
St. Elisabethenkrankenhaus
79539 Lörrach
c.carl@elikh.de

Dr. Ulrike de Vries
Zentrum für Klinische Psychologie
und Rehabilitation
der Universität Bremen
Grazer Straße 6
28359 Bremen
udevries@uni-bremen.de

Dr. Beate Ditzen
Klinische Psychologie und Psychotherapie
Psychologogisches Institut
der Universität Zürich
Binzmühlestraße 14/26
CH-8050 Zürich
b.ditzen@psychologie.uzh.ch

Prof. Dr. Ulrike Ehlert
Klinische Psychologie und Psychotherapie
Psychologisches Institut
der Universität Zürich
Binzmühlestraße 14/16
CH-8050 Zürich
u.ehlert@psychologie.unizh.ch

Prof. Dr. Wolf-Dieter Gerber
Institut für Medizinische Psychologie und
Medizinische Soziologie im Zentrum
Nervenheilkunde
Universität Kiel
Diesterwegstraße 10–12
24113 Kiel
Gerber@med-psych.uni-kiel.de

Dr. Gabriele Gerber-von Müller
Institut für Medizinische Psychologie und
Medizinische Soziologie im Zentrum
Nervenheilkunde
Universität Kiel
Diesterwegstraße 10–12
24113 Kiel
gerbervonmueller@gmx.com

Prof. Dr. Vladimir Gheorghiu
Fachbereich Psychologie
Universität Gießen
Otto-Behaghel-Straße 10
35394 Gießen
vladimir.a.gheorghiu@psychol.uni-giessen.de

Prof. Dr. Beatrix Gromus
Othmarscher Kirchenweg 150
22763 Hamburg
gromus@uke.uni-hamburg.de

Prof. Dr. Alfons Hamm
Institut für Psychologie
Universität Greifswald
Franz-Mehring-Straße 47
17487 Greifswald
hamm@uni-greifswald.de

Prof. Dr. Petra Hampel
Fachbereich Soziale Arbeit und Gesundheit
Fachhochschule Kiel
Sokratesplatz 2
24149 Kiel
petra.hampel@fh-kiel.de

Dr. Blanka Hartmann
Institut für Förderpädagogik,
Verhaltensgestörtenpädagogik
Erziehungwissenschaftliche Fakultät
Universität Leipzig
Marschnerstraße 29–31
04109 Leipzig
blanka.hartmann@rz.uni-leipzig.de

Prof. Dr. Thomas Heidenreich
Fakultät Soziale Arbeit, Gesundheit
und Pflege
Hochschule Esslingen
Flandernstraße 101
73732 Esslingen
thheiden@hs-esslingen.de

Dipl.-Psych. Katrin Junghanns-Royack
Kitsap Mental Health Services
5455 Almira Dr. NE
Bremerton, WA 98311
USA
katrin.junghanns@yahoo.com

Prof. Dr. Georg Jungnitsch
Am Fürhopt 4
82418 Murnau
georg.jungnitsch@soz.fh-regensburg.de

Dr. Michael Kellmann
Schools of Human Movement Studies
and Psychology
The University of Queensland
St Lucia Qld 4072
Australia
mkellmann@hms.uq.edu.au

Dr. Hans-Christian Kossak
Schnatstraße 10
44795 Bochum
hans-christian.kossak@t-online.de

PD Dr. Michael Kusch
Institut für Gesundheitsförderung und
Versorgungsforschung GmbH
an der Ruhr-Universität Bochum
Universitätsstraße 150
GA 6/137–138
44801 Bochum
michael.kusch@rub.de

Dr. Lutz Mussgay
Psychosomatische Fachklinik
St. Franziska-Stift
Franziska-Puricelli-Straße 3
55543 Bad Kreuznach
l.mussgay@fskh.de

Prof. Dr. Alexandra Martin
Universitätsklinikum Erlangen
Psychosomatik und
Psychotherapieforschung
Universität Erlangen-Nürnberg
Schwabachanlage 6
91054 Erlangen
alexandra.martin@uk-erlangen.de

Dipl.-Psych. Heike Natzke
Zentrum für Klinische Psychologie
und Rehabilitation
der Universität Bremen
Grazer Straße 6
28359 Bremen
hnatzke@uni-bremen.de

Prof. Dr. Dr. Petra Netter
Differentielle Psychologie
Fachbereich Psychologie
Universität Gießen
Otto-Behaghel-Straße 10
35394 Gießen
petra.netter@psychol.uni-giessen.de

PD Dr. Meinolf Noeker
Zentrum für Kinderheilkunde
der Universität Bonn
Adenauer Allee 119
53113 Bonn
m.noeker@uni-bonn.de

Dr. Ulrich Ott
Bender Institute of Neuroimaging
Universität Gießen
Otto-Behaghel-Straße 10
35394 Gießen
ulrich.ott@psychol.uni-giessen.de

Prof. Dr. Franz Petermann
Zentrum für Klinische Psychologie
und Rehabilitation
der Universität Bremen
Grazer Straße 6
28359 Bremen
fpeterm@uni-bremen.de

Prof. Dr. Ulrike Petermann
Zentrum für Klinische Psychologie
und Rehabilitation
der Universität Bremen
Grazer Straße 2 und 6
28359 Bremen
upeterm@uni-bremen.de

Prof. Dr. Winfried Rief
Klinische Psychologie und Psychotherapie
Fachbereich Psychologie
Universität Marburg
Gutenbergstraße 18
35032 Marburg
rief@mailer.uni-marburg.de

Prof. Dr. Dieter Riemann
Abteilung für Psychiatrie und
Psychotherapie mit Poliklinik
Universitätsklinik für Psychiatrie und
Psychosomatik
Hauptstraße 5
79104 Freiburg
dieter.riemann@uniklinik-freiburg.de

Prof. Dr. Thomas Ritz
Department of Psychology
Southern Methodist University
P.O. Box 750442
Dallas, TX 75275-0442
USA
tritz@smu.edu

Dr. Helmut Saile
Fachbereich 1 – Psychologie
Universität Trier
Tarforst
54286 Trier
saile@uni-trier.de

PD Dr. Kati Thieme
Zentralinstitut für Seelische Gesundheit
in Mannheim
J5
68159 Mannheim
kati.thieme@zi-mannheim.de

Prof. Dr. Dieter Vaitl
Bender Institute of Neuroimaging
Universität Gießen
Otto-Behaghel-Str. 10
35394 Gießen
dieter.vaitl@psychol.uni-giessen.de

Sachwortverzeichnis

Sachwortverzeichnis

Sachwortverzeichnis

Sachwortverzeichnis

O

Okulomotorik 486
operante Methode 277
Opiate 50, 486
Opioide 50
oppositionelles Trotz-
    verhalten 352
Orgasmusstörung 316

P

Paartherapie 321
pain cocktail 278
Panikattacke 47, 56, 182,
    486
– situationsbegünstigte
    183
– unerwartete 182
Panikstörung 182, 191
Parasomnien 486
Parasympathikus 487
Parasympatholytika 41, 51,
    52
Parietallappen 487
passive Konzentration 66
Patientenschulung 264
Pavor nocturnus 487
Peak-flow-Wert 487
Persönlichkeitsentwicklung
    340
Persönlichkeitsstörung 196,
    199, 204
– vermeidend-selbst-
    unsichere 196, 199, 200
Phantasiereise 471, 472,
    475
Pharmakokinetik 487
Pharmakotherapie 36, 58
Phobie 182, 196
– Zahnarzt 301
physiologisches Anspan-
    nungsniveau 202, 205,
    206, 207, 209
physiologisches Erregungs-
    niveau 373, 377
Physiotherapie 259
Placebo-Intervention 378

Positronen-Emissions-
    Tomographie (PET)
    24, 487
posthypnotische Amnesie
    302
präfrontaler Kortex 487
Prävention 5, 232, 364, 374,
    436
Präventionsprogramm 375,
    444
– ALF (Allgemeine Lebens-
    kompetenzen und Fertig-
    keiten) 437, 438, 443,
    445
– in der Schule 436
präventive Maßnahme 487
primäre Insomnie 241
Primärprävention 474
problembezogene
    Bewältigung 466, 468
Problemlösestrategie 466
progressive Muskelentspan-
    nung 2, 3, 143, 188,
    207, 232, 259, 264, 265,
    319, 321, 331, 344, 346,
    357, 358, 363, 365, 374,
    375, 376, 377, 417, 430,
    431, 432, 441, 470, 471,
    473
progressive Muskelrelaxa-
    tion 207, 487
Propriozeption 487
Prudent Limited Office
    Treatment 334
pseudohalluzinatorische
    Erlebnisse 34
Psychodiagnostik 13
Psychoimmunologie 257
psychologische Stress-
    reaktion 168
Psychophysiologie 2, 487
psychophysiologisches
    Modell der primären
    Insomnie 242
Psychosomatik 487
psychosomatische Störung
    12

Psychostimulanzien 414
Psychotherapie 258
– bei chronisch kranken
    Menschen 258
Punktion 450

R

Rapid-Induction-Analgesia
    (RIA) 304
Reaktionsproposition 362,
    365, 374, 475, 488
Regeneration 340
Regenerationsbeschleuniger
    341
Rehabilitation 5
Reinfarkt 488
Reizkolon 488
Reizkontrolltechnik 488
Reizverarbeitungsstörung
    382
Reizverarbeitungstraining
    387
REM-Phase 488
Ressourceneinschätzung
    467
reziproke Hemmung 188,
    488
rheumatische Erkrankungen
    252
– abnutzungsbedingte 252
– entzündliche 252
– Hauptgruppen 252
– Klassifikation 252
– weichteilbezogene 252
Rollenspiel 208, 363, 473
Rückenschmerzen 159,
    270

S

Sadativa 39
Schildkröten-Phantasie-
    Verfahren 357, 365, 374
Schizophrenie 47
Schlaf 101
Schlaflosigkeit 44
Schlafqualität 342
Schlafspindeln 23, 27

Schwierige Situationen meistern, Sicherheit gewinnen

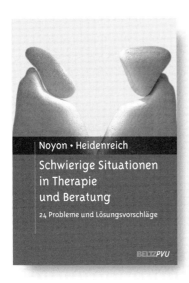

**Ob aggressive, schweigende oder antriebs-
lose Klienten, ob Machtkämpfe, fehlende
Rückmeldung oder Terminabsagen —
schwierige Situationen dieser oder anderer
Art kennt jeder Berater und jede Psychothe-
rapeutin. Wie sie zu meistern sind, zeigt
dieses störungsübergreifende Praxisbuch
auf lebendige und humorvolle Weise.**

Noyon und Heidenreich stellen schwierige
Situationen dar, wie sie sich in Therapie und
Beratung mit verschiedensten Patienten
bzw. Klienten ergeben können. Fallbeispiele
verdeutlichen die jeweilige Situation, die
anschließend hinsichtlich ihrer behand-
lungsrelevanten Merkmale analysiert wird.

Konkrete Interventionsideen sowie die
Gegenüberstellung von Do's und Don'ts
zeigen Wege auf, mit den Situationen so
umzugehen, dass die Therapie oder Beratung erfolgreich fortgeführt werden kann –
oder aber wie sie auf angemessene Weise
zu beenden ist. Inklusive Vorlagen für The-
rapieverträge und Patientenanschreiben.

Alexander Noyon •
Thomas Heidenreich
**Schwierige Situationen
in Therapie und Beratung**
24 Probleme und Lösungsvorschläge
2009. VIII, 195 Seiten. Gebunden
ISBN 978-3-621-27687-0

Verlagsgruppe Beltz • Postfach 100154 • 69441 Weinheim • www.beltz.de

Schüchterne Kinder in die Mitte bringen

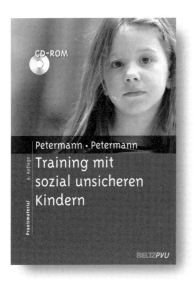

Sie möchten mit anderen Kindern spielen, trauen sich aber nicht zu fragen. In der Schule wagen sie es nicht, eine Antwort zu geben. Sozial unsichere Kinder stehen abseits und würden doch gerne dazugehören.

Schon im Kindergarten fallen diese Kinder auf. Spätestens in der Grundschule muss dann interveniert werden, um Angststörungen im Erwachsenenalter vorzubeugen.

Das Trainingsprogramm bietet ein fundiertes Konzept für die Arbeit mit dem einzelnen Kind, mit Kindergruppen und mit Eltern an. Es verbindet Ansätze der Kognitiven Verhaltenstherapie mit Rollenspiel und Interventionen in der Familie.

Ulrike Petermann • Franz Petermann
Training mit sozial unsicheren Kindern
Einzeltraining, Kindergruppen, Elternberatung. Mit CD-ROM.
9., vollst. überarb. Auflage 2006
XIV, 294 Seiten. Gebunden.
ISBN 978-3-621-27597-2

Verlagsgruppe Beltz • Postfach 100154 • 69441 Weinheim • www.beltz.de

Therapieren statt bestrafen

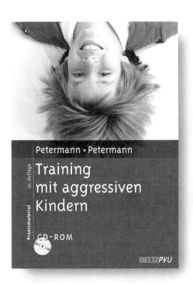

Franz Petermann • Ulrike Petermann
Training mit aggressiven Kindern
Mit CD-ROM
12., vollst. überarb. und erw. Auflage
2008. XIV, 382 Seiten. Gebunden.
ISBN 978-3-621-27662-7

Aggressive Kinder: Den anderen erscheinen sie als Störenfriede, sie selbst fühlen sich als Opfer. Das bewährte Trainingsprogramm von Petermann und Petermann zeigt, wie man aggressive Kinder aus dem Teufelskreis der Gewalt herausführt.

Das Training mit aggressiven Kindern kann als Einzel- oder Gruppentraining durchgeführt werden, kombiniert mit begleitender Elternarbeit. Es ist für Jungen und Mädchen zwischen 6 und 12 Jahren geeignet, die durch aggressives und oppositionelles Verhalten auffallen. Es ist gut in der Erziehungsberatung, der Psychotherapie, in Kinderheimen, stationären Settings etc. einzusetzen.

Neu in der 12. Auflage:
▶ Die Durchführung des Gruppentrainings jetzt noch benutzerfreundlicher
▶ Neues Empirie-Kapitel zur Wirksamkeit des Programms
▶ Durchgehend aktualisiert

Viele Beispiele aus der Praxis und eine differenzierte Darstellung kritischer Therapiesituationen runden das Aggressionstraining ab.

Verlagsgruppe Beltz • Postfach 100154 • 69441 Weinheim • www.beltz.de

So schützen sich Therapeuten und Berater in ihrem schwierigen Beruf

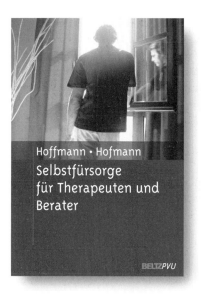

Nicolas Hoffmann • Birgit Hofmann
**Selbstfürsorge für Therapeuten
und Berater**
2008. XIV, 206 Seiten. Gebunden.
ISBN 978-3-621-27581-1

Therapie und Beratung erfordern vor allem die Berücksichtigung der Interessen der Patienten. In diesem Buch finden Therapeuten und Berater umfassende Hilfe zu einer zusätzlichen eigenen Selbstfürsorge – und zwar so, dass sie *in* der Situation anders agieren können.

10 % der Psychotherapeuten leiden an diagnostizierbaren psychischen Störungen. Sobald sie sich treffen, tauchen die Themen berufliche Überlastung, schwierige Patienten, Stress bei der Arbeit und Sinnkrise auf: Dieses Buch zeigt Maßnahmen, wie man als Therapeut und Berater
▶ Depressive aushält,
▶ Aggressive in die Schranken verweist,
▶ Nicht-Motivierte bewegt,
▶ Narzissten daran hindert, die Regie in der Therapie zu übernehmen …

Bei ihren Psychohygiene-Vorschlägen zur Abhilfe gehen die Autoren weit über das hinaus, was im Allgemeinen zu Burnout und Work-Life-Balance empfohlen wird. Therapeuten und Berater finden eine Vielzahl von Möglichkeiten, das eigene Befinden während der Therapie zu regulieren und ihre Gesundheit zu schützen. Die jeweiligen Ansätze sind psychologisch fundiert, und viele davon enthalten Elemente aus der Verhaltenstherapie.

Verlagsgruppe Beltz • Postfach 100154 • 69441 Weinheim • www.beltz.de

Mehr als bloß schüchtern:
Das Manual zur Sozialen Phobie

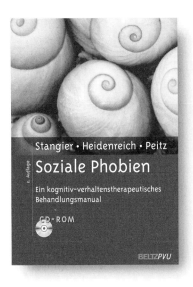

Ulrich Stangier •
Thomas Heidenreich • Monika Peitz
Soziale Phobien
Ein kognitiv-verhaltensthera-
peutisches Behandlungsmanual
Mit CD-ROM
2., korr. u. erweiterte Auflage 2009
XII, 201 Seiten. Gebunden
ISBN 978-3-621-27611-5

Soziale Phobien sind sehr verbreitet. Sie stellen die häufigste Angststörung und neben Depression und Alkoholabhängigkeit die dritthäufigste psychische Störung dar. In der Praxis werden sie allerdings noch selten erkannt und hinsichtlich der oft gravierenden Beeinträchtigungen unterschätzt. Dieses Manual unterstützt Therapeuten bei Diagnose und Behandlung.

Betroffene erleben sich als in ihrem Schneckenhaus eingeschlossen, haben Angst vor ungefährlichen Situationen und vermeiden sie. Ihr Bewegungsradius ist begrenzt. Obwohl wirksame Methoden der Psychotherapie entwickelt wurden, finden nur wenige Betroffene gezielte Hilfe. Darum wird in diesem Behandlungsmanual viel Gewicht auf die Diagnostik gelegt: Woran erkennt man, dass Sozialangst vorliegt? Ist sie mit depressiver Verstimmung gepaart?

Das Manual bietet ein Basiskonzept kognitiver Verhaltenstherapie, das individuell angepasst werden kann:
▶ aufeinander aufbauende Behandlungsschritte
▶ viele Fallbeispiele
▶ ausführliche Arbeitsmaterialien
▶ konkret ausgerichtet auf die praktische Umsetzung.

Neu: Alle Arbeitsmaterialien auf CD-ROM.

Verlagsgruppe Beltz • Postfach 100154 • 69441 Weinheim • www.beltz.de

Entspannen mit Kindern und Jugendlichen

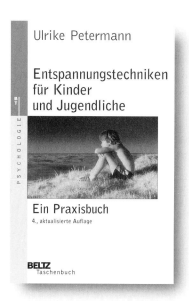

Ulrike Petermann

Entspannungstechniken für Kinder und Jugendliche
Ein Praxisbuch
127 Seiten, Broschiert.
ISBN 978-3-407-22177-3

Ein bewährter, praxisorientierter Leitfaden für die Anwendung von Entspannungsverfahren in der Arbeit mit Kindern und Jugendlichen.

Besonders in der Arbeit mit auffälligen oder verhaltensgestörten Kindern und Jugendlichen sind Entspannungstechniken und Rituale von großer Bedeutung. Hyperaktivität, Aggressivität, Übererregung, Angstreaktionen und Angespanntheit lassen sich durch Entspannungsverfahren vermindern oder ganz abbauen, sodass günstige Voraussetzungen für die therapeutische, pädagogische oder schulische Arbeit geschaffen werden. Denn erst Entspannung und Gelöstheit ermöglichen eine Gesprächsatmosphäre, in der Reflexion, Selbstwahrnehmung und Verhaltensmodifikation möglich sind

Prof. Dr. Ulrike Petermann erläutert in diesem Buch geeignete Verfahren zur Entspannung für die verschiedenen Altersgruppen und für Einzel- und Gruppentherapie. Auf Indikation und Kontraindikation wird ebenso eingegangen wie auf die Anforderungen an die Durchführung.

Verlagsgruppe Beltz · Postfach 100154 · 69441 Weinheim · www.beltz.de